乳癌の
ホルモン療法を
知っていますか

野村 雍夫

及川 達司

はじめに —— ホルモン療法とはなにか？

　乳癌患者と御家族にとって、乳癌の治療を受ける際に、全身的治療に関して少なくとも2回の決断を要する時がある。まず、乳癌と診断された時に、手術法の選択とともに、手術前か後にどのような全身的治療を行うかを選択、決定することが必要となる。乳癌の性格、サブタイプに基づいた治療法の特徴や副作用、予後などの説明を受ける。しかし、一度や二度の説明では十分な理解と納得は得られにくいと考えられる。
　二度目の決断は、乳癌が再発したと告げられた時である。再発が自分の健康、生命にどのように影響するか、どのような治療が必要で、最適か、治療の副作用に耐えられるか、などの疑問が生じる。本書では、これらの点を主として乳癌のホルモン療法を中心として全身療法の選択をどのようにするかを論ずる。
　今、わが国で乳癌がものすごい勢いで増えている（付属CD資料1-1）。生涯で11人に1人が罹患すると推計されている。乳癌の死亡率も上昇している。これに対抗するには、乳癌の予防とともに、乳癌にかかったときの対策を十分に立てておくことが必要である。
　本書で示すホルモン療法は乳癌に特有の治療法であり、副作用が少なく、乳癌の4分の3に有効であり、術後に使用すると再発を約50％、死亡を3分の1減少する。このようなホルモン療法を化学療法や分子標的治療と比較、対比させて論じる。
　まず、"ホルモン"とはなにか？　ここで言う"ホルモン"は焼肉やもつ鍋で食べるホルモンではない。ここで論じたい"ホルモン"とは、体内の内分泌器官で合成、分泌され、血液を介して体内を循環し、特定の器官（標的臓器）に対して効果を発揮し、その器官の働きを調節する情報伝達物質を言う。例えば、女性ホルモン（エストロゲン）は卵巣で合成、分泌され、乳房を膨らませたり、女性らしい体型（第二次性徴）にさせる。
　癌の治療には外科的治療（手術）や放射線療法などの局所治療がある。しかし、このような局所治療だけでは癌のかくれた転移に対して対応できない。癌は必ずと言ってよいほど、全身的な治療が必要である。一般的には化学療法（抗癌剤）や、最近では分子標的治療（シグナル伝達経路阻害剤）や

免疫療法がお馴染みになっている。

　このような乳癌の全身的治療の中に、「ホルモン療法」がある。「ホルモン療法」という言葉には馴染みがないと思われる。ホルモンには多くの種類があり、成長ホルモンや性腺刺激ホルモンなどのポリペプチドホルモン、甲状腺ホルモンなどのアミンホルモン、ステロイドホルモンなどがある。ここで扱うのは主としてエストロゲン（卵胞ホルモン）、プロゲステロン（黄体ホルモン）や男性ホルモン（アンドロゲン）などのステロイドホルモンである。このような性ホルモンが乳腺の発達や乳癌の発癌、増殖、進展に関与することが解っている。

　癌のうちには女性ホルモン（乳癌、子宮内膜癌）や男性ホルモン（前立腺癌）により癌の増殖が促進されるものがある。これらをホルモン依存性癌、ホルモン感受性癌、ホルモン反応性癌と呼ぶ。

　乳癌の多くは女性ホルモンのエストロゲン（またはプロゲステロン）により発癌し、その増殖や進展はエストロゲンにより刺激される。このエストロゲンによる乳癌の増殖や進展を、エストロゲンに対抗する手段により止めることにより、乳癌の増殖を停止、阻害し、腫瘍（しこり）を縮小、消失させることができる。

　このようなホルモン療法は抗癌剤による化学療法と異なり、エストロゲンの標的分子であるエストロゲンレセプター（ER）が存在する乳癌細胞のみに特異的に傷害を与え、ERをもたない細胞にはほとんど影響を与えない。したがって、最近注目されている分子標的治療のはしりといえる。また、大切な点はホルモン療法と化学療法は有害事象（副作用）の種類や程度が違い、抗癌剤のような強い毒性がないために、QOL[注1]が良好である。

　一方、ホルモン療法は他の分子標的治療と同様に、全ての乳癌に効果があるのではなく、ホルモンレセプター（ER、PgR）をもっている乳癌（ルミナール乳癌）のみが有効であり、そうでない乳癌には効果がない。全乳癌のうち、約4分の3以上がER陽性であり、ホルモン療法が有効である可能性が高い。そのために、ホルモン療法のメカニズム、効果、副作用を理解した上で治療を選択することが重要である。

　乳癌のホルモン療法の効果を理解するためには、遠回りでも乳癌の性格、

[注1]　QOL：Quality of Life。生活の質を表す。

エストロゲンやプロゲステロンなどのステロイドホルモンの作用のメカニズムとホルモンレセプターについて理解して頂きたい。これにより、乳癌の手術後や再発時に、抗癌剤や分子標的治療または免疫療法を選ぶか、ホルモン療法を選ぶかを選択できる。ホルモン療法が効きやすい乳癌のサブタイプと効きにくいサブタイプに関しても言及する。これは免疫組織化学法や遺伝子発現プロファイルや次世代シークエンシングなどの最新の遺伝子操作により得られる。

　本書は、乳癌のホルモン療法を中心とした全身的治療に関する、査読を経過した医学雑誌に掲載された医学論文に基づいて作成されている。個人的な意見や憶測は含まれていない。必ずしも統一的でない膨大な数の論文を要約しており、結論が得られていない項目も多く、よりくわしい情報やその根拠は、著者らの『乳癌のホルモン療法（全11巻）』（リノ・メディカル株式会社）、『乳癌は予防できるか』（東京図書出版）に載せている。興味のある方はご一読いただきたい。今回、これを簡略にまとめて、さらに最新の情報も加えて本書を出版した。

　本書では、まず、乳癌とはどんなものか、乳癌の再発とはどんなものか、乳癌はどのように再発するか、再発がどのように生命に影響するか、どのような全身的治療法があり、どのように治療を選択するか、それらの効果と副作用はどうか、特にホルモン療法、化学療法、分子標的治療、免疫療法の違いを詳しく述べる。次いで、乳腺および乳癌に対するホルモンの影響とホルモンレセプターについて述べる。

　乳癌は一つの病気でなく、４～５サブタイプに分かれ、それぞれの性格、悪性度、予後、治療に対する反応性が異なる。したがって、それぞれのサブタイプに対する治療法が異なる。最近、次世代シークエンシングによるリキッド・バイオプシーによる遊離腫瘍DNA（ctDNA）の解析により、遺伝子レベルでの変異が縦断的に検出され、この変異に対する分子標的治療の可能性が指摘されている。

　乳癌の術後補助療法および術前療法（ネオアジュバント治療）の効果と治療の選択の根拠を述べる。各治療の有害事象（副作用）について詳しく述べる。最後に、再発乳癌の治療選択の基準を示す。特定の転移部位乳癌、特に脳転移、肝転移、肺転移、骨転移の性格と治療について述べる。

　それぞれの治療法の成績とその根拠は無数の実験的研究と臨床試験がある

ため、煩雑な傾向があり、興味がある箇所を詳しくみていただきたい。これにより、乳癌と診断された患者さんや御家族が、どのように治療を受けるか、またどのような効果と副作用があるかが理解できると思われる。十分な理解の上での治療を選んで頂きたいと思う。

　本書では次のような点を論ずる。①乳癌のホルモン療法が乳癌の治療にどのような位置を占めているか、②ホルモン療法により乳癌患者の再発と死亡をどれだけ減少できるか、③ホルモン療法が有効な乳癌と無効な乳癌があり、どのように区別するか、④ホルモン療法が有効であっても、いずれ無効（耐性）になるが、どのように対応するか、⑤化学療法や分子標的治療が有効である乳癌の特徴と治療効果。

　本書では、情報が膨大であるため、それぞれの項目の根拠や補充情報を「資料」として、付属 CD に示した。多くの貴重な情報や考え方の理解の助けとなると思われる。

目　次

はじめに —— ホルモン療法とはなにか？ 1

第1章　乳癌とは 11
1. 乳癌の一生 —— 発生と進展 11
2. 乳癌の再発と転移 12
3. 乳癌は治癒するか？ 14
4. 男性乳癌 17
5. わが国の乳癌の特徴 18

第2章　乳癌に影響するホルモンの基礎知識 20
1. エストロゲンとプロゲステロン 20
2. 乳腺および乳癌に対するホルモンの影響 22
3. なぜホルモン療法は乳癌に効くのか？ 23

第3章　乳癌のホルモン療法の歴史 25
1. 卵巣と乳腺の関係をめぐる発見 27
2. ビートソンの卵巣摘出術の成功 28
3. 内科的ホルモン療法 29
4. 副腎摘出術と下垂体摘出術 —— 外科的ホルモン療法 29

第4章　どのような乳癌がホルモン療法に有効であるか？
　　　　—— 乳癌のホルモンレセプター 31
1. 臨床病理学的所見とホルモン測定 31

  2．ホルモンレセプターによるホルモン療法の効果の予測 32
  3．ホルモンレセプターの構造と機能 37
  4．乳癌のER、PgRと臨床病理学的・分子生物学的因子との
    関連 44
  5．乳癌のERとPgRの発現とホルモン療法の効果 52
  6．原発乳癌のERの発現と再発時のホルモン療法の効果 58
  7．術後補助ホルモン療法の選択因子としてのERの意義 60
  8．化学療法の効果予測因子としてのホルモンレセプター 62
  9．乳癌の予後因子としてのホルモンレセプター 64

第5章　ホルモン耐性
── なぜホルモン療法は無効になるのか？
　　無効となった時にはどうすればよいか？ 71
  1．ホルモン耐性とは 71
  2．ホルモン耐性のメカニズム 72
  3．ホルモン療法が無効となった時にはどうすればよいか 78

第6章　乳癌のサブタイプ 84
  1．乳癌サブタイプ分類 85
  2．遺伝子発現プロファイルによる乳癌サブタイプの特徴 87
  3．多遺伝子検査による乳癌サブタイプの分類 91
  4．免疫組織化学検査（IHC法）によるサブタイプの決定 97
  5．プレシジオン医療 100
  6．次世代シークエンシングとリキッド・バイオプシー 101

第7章　乳癌の全身療法の薬剤 106
  1．ホルモン療法剤 106

2．化学療法（抗癌剤） 127
　　3．分子標的治療（シグナル伝達経路阻害剤） 133
　　4．免疫療法 181

第8章　**乳癌の術後補助療法** 186
　　1．原発乳癌の予後因子と治療の効果予測因子 186
　　2．乳癌の術後補助療法の戦略 187
　　3．乳癌の術後補助療法の歴史的展開 189
　　4．術後補助ホルモン療法 193
　　5．術後補助化学療法 197
　　6．術後放射線療法 206
　　7．対側乳癌 210
　　8．術後補助療法の効果をどのように評価するか 212
　　9．術後補助療法が不要の乳癌患者の選択基準 ── 術後補助療法を必要としない患者を同定できるか？　あるいは、すべての患者が術後補助療法を受けるべきか？ 235
　　10．術後補助療法不要の分子生物学的因子 238
　　11．一般住民の死亡に対する乳癌術後補助療法の効果 ── 術後補助療法の試験に参加した乳癌患者は、一般の社会の患者を代表しているか？ 240
　　12．乳癌罹患率と死亡率の変化 ── 乳癌の術後補助療法が患者の死亡の減少に結びついているか？ 241

第9章　**閉経前乳癌患者に対する術後補助療法** 245
　　1．"閉経前"の定義 245
　　2．ホルモンレセプター陽性の閉経前乳癌患者に対するホルモン療法または化学療法の選択 245
　　3．閉経前のホルモン療法および/または化学療法の副作用 263

4．閉経前乳癌患者の術後補助療法の受け入れ 265

　　5．最若年者の生物学的特異性と術後補助療法の意義 267

第10章 **閉経後乳癌患者に対する術後補助療法** 271

　　1．"閉経後"の定義 271

　　2．ホルモンレセプター陽性の閉経後乳癌に対する術後補助ホルモン療法 271

　　3．タモキシフェンによる術後補助療法 272

　　4．アロマターゼ阻害剤による術後補助療法 276

　　5．閉経後乳癌患者に対する術後補助化学療法 286

　　6．閉経後のホルモンレセプター陽性乳癌患者に対する最良の術後補助療法はあるか？ 294

　　7．高齢者の術後補助療法 297

第11章 **ネオアジュバント治療（術前治療）** 305

　　1．ネオアジュバント治療の戦略 305

　　2．ネオアジュバント化学療法 307

　　3．術前治療と術後補助療法の比較 308

　　4．ネオアジュバントホルモン療法（術前ホルモン療法）............. 310

　　5．化学療法またはホルモン療法と分子標的治療の併用 312

　　6．術前治療の効果予測因子 312

第12章 **術後補助ホルモン療法の副作用** 314

　　1．タモキシフェンの副作用 314

　　2．アロマターゼ阻害剤の副作用 331

　　3．アロマターゼ阻害剤とタモキシフェンの副作用の比較 336

第13章　乳癌患者の術後の長期間に生じる問題と対処 338
1. 乳癌術後の疲労感（倦怠感） 339
2. 睡眠障害 339
3. うつ症状 339
4. 認知機能障害 340
5. 術後の肥満 340
6. 性機能障害 343
7. 術後補助療法のQOLに及ぼす影響 344
8. 乳癌術後の妊娠と出産 344
9. 乳癌術後のホルモン補充療法 346
10. 重複癌 348
11. 術後補助療法の受け入れと治療法の決定 349
12. 術後補助療法の副作用と予後 353
13. 術後補助ホルモン療法の費用効率 353

第14章　再発乳癌の治療
── 乳癌が再発したらどうしたらよいか 355
1. 再発・進行乳癌の治療法の決定の助けとなる情報 355
2. 再発をどのようにして発見するか ── 術後の追跡検査 ── 360
3. 乳癌の再発・転移形式と再発治療前の評価 363
4. 再発乳癌に対する治療の効果をどのように評価するか 365
5. 再発・進行乳癌の治療は生存期間を延長するか 370
6. 再発乳癌に対する治療の目標 372
7. 再発・進行乳癌の予後因子 381

第15章　再発乳癌の治療選択
── どのような治療を選ぶか ── 385

1. 局所療法、対症療法、全身療法の選択 385
   2. 全身療法の選択 ── ホルモン療法、化学療法、分子標的治
      療の選択基準 389

第16章 **特定の臓器に転移した乳癌の特徴と治療** 421
   1. 脳転移 421
   2. 肺転移 428
   3. 肝転移 429
   4. 骨転移 432

   おわりに 451

第1章　乳癌とは

1. 乳癌の一生 ── 発生と進展

　乳癌は乳房（乳腺）の乳管や腺房の上皮細胞から発生する癌である。乳房を構成する乳腺は、乳汁（母乳）を作る腺房と、できた乳汁を分泌する通路である乳管からできている。腺房の集まりは小葉と呼ばれる。乳管と腺房は腺腔に面した立方体の腺腔上皮細胞で覆われ、その外側に紡錘型の筋上皮細胞が基底膜に面する。基底膜は上皮細胞とその外側の間質を境している。

　乳癌の大部分は最も末梢（腺房に近い）の乳管（乳管癌）または腺房（小葉癌）の上皮細胞から発生すると考えられている。乳癌細胞は初めは基底膜内にとどまっている（非浸潤性癌）。非浸潤性癌には、乳管上皮由来の非浸潤性乳管癌と小葉に生じた非浸潤性小葉癌がある。癌細胞が基底膜を破り、周囲の軟部組織に侵入し、浸潤癌となると、腫瘍（しこり）を形成することが多い。また、乳頭から分泌液または血液が分泌される。さらに進行すると、周囲の皮膚や筋肉などにも侵入し、皮膚との癒着、潰瘍や乳房の形が変形する、などの症状が生じる。病理学的には浸潤性乳管癌と比較的稀な浸潤性小葉癌に大別される。

　乳管や腺房の基底膜の外側には血管やリンパ管が網の目状に豊富に走っており、浸潤癌になると癌細胞が血管やリンパ管に侵入するチャンスが多くなる。また、癌細胞からの刺激で新しい血管が形成され（血管新生）、癌細胞に栄養が供給され、増殖が刺激される。

　乳癌細胞はリンパ管に侵入し、腋窩リンパ節などの近くのリンパ節に転移し、また血管へ侵入し、遠隔の臓器に血行性（血管内を移動して）に転移する。すなわち、末梢血または骨髄内の乳癌細胞を検出することにより、将来の転移が予測できる（資料1-2）。

　乳癌は当然、悪性の癌としての特徴を持っているが、正常乳腺上皮細胞の性格を個々の乳癌で種々の程度に残しており、正常乳腺のホルモンに対する反応性を保っており、癌の増殖が性ホルモンに依存するホルモン依存性を示すことがある。このようなホルモン依存性をもつ癌は稀であり、乳癌、前立

腺癌などの少数にすぎないが、ホルモン依存性に基づいたホルモン療法は乳癌に特有な治療戦略として重要である。

一方、乳腺上皮組織は単一の幹細胞から発生すると考えられる。乳腺幹細胞は自己複製を行い、乳腺組織を形成する細胞の源となる。乳腺幹細胞は突然変異により乳癌幹細胞となり、腫瘍を形成する。乳癌のうちのごく少数の、乳癌幹細胞のみが新しい腫瘍を形成する能力をもち、自己複製により腫瘍形成および進展、再発、転移をドライブする（幹細胞仮説、資料1-3）。

2．乳癌の再発と転移

再発とは、乳癌が初めての治療（手術、放射線療法、化学療法、ホルモン療法など）により、いったん臨床的に消失した後、潜在的に残った癌細胞が種々の臓器に転移し、再び出現したものをいう。再発と転移という言葉がある。厳密には再発は乳房や領域リンパ節に癌が再び出現した場合を言い（局所・領域再発）、転移は血液を介して癌細胞が遠くの臓器に"転移"した場合に転移という（遠隔転移）ことが多い。これらを含めて、広い意味では癌が再現したときに再発乳癌というが、転移性乳癌という言葉も使われる。初回の診断時にすでに癌が乳房や領域リンパ節を超え、または遠隔転移を起こしている時には、無病期間は0であり、臨床病期が4期であり、進行乳癌と称する。

癌の転移は癌細胞が原発巣から分離し、血管やリンパ管に侵入、遠隔部位に移動し、血管外に遊出し、新しい環境において微小転移、さらには血管新生を伴う転移巣を形成する。癌細胞は宿主の免疫監視機構を避けながら、新しい癌細胞集団を形成する。癌細胞が遠隔臓器に転移するには、癌細胞の生物学的な性格と転移部位の環境という2つの因子が適合することが必要であり、転移する癌細胞は転移する臓器に対する特異的親和性をもつと考えられる（資料1-4）。

癌が転移する場合には、好発の遠隔臓器が存在することが外科医で病理学者のジェームス・パジェット（1814–1899）による735例の乳癌患者の剖検記録の解析より記載された。癌が転移する場合には、好発の遠隔臓器が存在することを130年も前の1889年にパジェットが「種子と土壌」仮説として記載し、広く受け入れられてきた。

豊富なサイトカインや増殖因子のために肥沃な土壌となった微小環境が、種子としての乳癌細胞を増殖させる。種子としての乳癌細胞が転移する臓器の微小環境が生育に適した肥沃な土壌として必要であり、癌細胞の生物学的な性格と転移部位の環境という2つの因子が適合し、転移する癌細胞は転移する臓器に対する特異的な親和性をもつと考えられる。南の国の椰子の実が黒潮に乗って日本の海岸に漂着し、芽を出して椰子の木に成長することを想像してほしい。大きな椰子の木に成長するためには、椰子の実が活力をもって生きており、黒潮の流れが適切であり、流れ着いた海岸の土壌が芽を出し、成長するのに適当であることが必要である。

　すなわち、癌細胞が転移する臓器の微小環境が種子（癌細胞）の生育に適した肥沃な土壌としての要求を満たす。乳癌細胞の全身的撒布は、これまで考えられていたよりもはるかに早期に、前癌状態でも起こる。最近の分子生物学の研究により、これらの転移のプロセスに関与する遺伝子やその産物の蛋白質の働きが明らかになっている（資料1-4）。

　末梢血内や骨髄内の癌細胞、特に癌幹細胞を検出することにより、転移の可能性を予測することができると考えられる（資料1-2）。

　乳癌が乳房のみに限局していれば外科手術で摘出すれば治癒するが、癌細胞が他の臓器に転移し、そこで増殖することによりその臓器の機能を傷害し、死に至らしめることが悪性といわれる所以である。乳癌の手術（と放射線療法）が乳癌治療の鉄則であるが、手術後に最も問題となり、怖いのは再発である。手術と放射線療法は乳癌自体とその周辺の癌の浸潤や同側乳房内の再発や多発癌をコントロールするが、あくまで局所療法であり、その範囲を超えた乳癌の転移・再発を抑制することはできない。要するに、乳癌の再発・転移が問題であり、その予防と適切な治療が死亡リスクを低下する（詳細は第14章を参照）。

　乳癌の手術時にすでに潜在的な転移が起こっている可能性が高い（このことは、手術で腫瘍を摘出するだけでは治療として不十分であることを意味している）。乳癌の再発パターンとその後の生存期間は他の癌に比べて非常に多様である。転移する臓器も様々であり、再発後の生存期間も正確には予測できない。

　このような乳癌の特徴は、乳癌が一つの疾患ではなく、様々な性格をもつ複数の癌の集合であるためであると考えられるようになった。したがって、

一律な治療は不適切であり、それぞれの乳癌の性格に応じた治療、すなわちプレシジオン医療（後述）を目指すようになったが、現在ではなお不十分である。

3．乳癌は治癒するか？

　乳癌が手術のみで治癒するか否かは、乳癌の根治手術の先駆者であるハルステッド以来の問題である。かれは局所領域再発以外の再発・転移は外科医の責任ではないことを強調している。早期の診断が乳癌の治癒率を向上させるとは限らないが、少なくとも早期の診断と局所治療のみにより生存期間が延長する乳癌が存在する可能性はある。

　乳癌は他の癌に比べて、比較的に予後[注1]が良いといわれているが、個々の患者でみると、まちまちで多様性に富んでいる。最近の種々の治療法の進歩により再発・進行乳癌患者の生存期間は延長しているが、ほとんどは治癒不能とみなさざるを得ない。乳癌の術後の再発・死亡のリスクは長期間にわたり存在し、再発後の経過も非常に多様であり、治癒と決定することは困難である。

　乳癌は古くから治療可能な腫瘍とみなされ、無治療の乳癌の自然史の記載はきわめて少ない。エジプト古王国時代第3王朝のジェセル王の宰相のイムホテプ（2650-2600 BC）は建築家、内科医としても知られ、乳癌の診断法をパピルスに記載（おそらく最古の乳癌に関する）しているが、乳癌の治療法はないと述べている（写真1）。Edwin Smith パピルスは古王国時代のテキストのコピーであると言われているが、乳癌についての記載がある。Ebers パピルスは紀元前1550年頃に書かれたといわれているが、癌に対しては何もしないことが推奨されている。

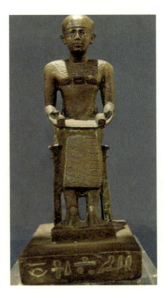

写真1　イムホテプ

[注1]　手術や再発の後の経過、すなわち、健康状態や生死に関する見通しを示す。

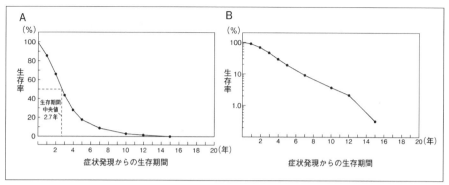

図1-1　250例の無治療乳癌患者の生存期間
A：生存曲線　　B：半対数生存曲線　　Bloom HJ, et al. 1962

　無治療の乳癌患者がどのような期間生存するかに関して、ブルームら（1962年）による英国ミドルセックス病院の1805〜1933年に及ぶ250例の報告が著名である。患者の多くは局所進行乳癌（74％が臨床病期4）として末期のケアのために入院したが、すべての患者で治療は行われなかった。初回の症状の発現からの生存曲線は図1-1のAに示すようであり、生存期間の中央値は2.7年であった。17％が5年以上生存し、4％が10年以上生存した。このように、進行乳癌の一部は無治療でも長期に生存する。この生存曲線を半対数で示すとほぼ直線となり（図1-1のB）、死亡の年間ハザード（リスク）は一定であり、年間ほぼ25％の死亡が起こることを示唆している。
　米国国立癌研究所（NCI、1979年）による組織学的に確認された乳癌患者の長期の生存曲線を図1-2に示す。この生存曲線の2相性は乳癌患者が2つのサブグループから成り立っていることを示唆する。1つは死亡率が10年後に一定となり、死亡率のハザードが年間2.5％であった。時間軸を0に外挿することによりこの亜群は全体の約60％を占めると考えられる（直線）。他のサブグループはより予後不良であり、死亡率のハザードが年間25％であり、前述のミドルセックス病院の無治療患者の場合に類似している。

　術後16〜40年間にわたる追跡のいくつかの報告を集計すると、乳癌患者は一般住民に比べて長期にわたり、再発による過剰の死亡リスクを示した。乳癌の予後は良好であるとはいえ、術後10年以上の長期間後にも再発する

のが乳癌の特徴の1つである。

704例の乳癌患者全例および306例の比較的早期の臨床病期1、2期の患者の生存曲線と、同年齢の地域住民の期待生存曲線を示す（図1-3）。乳癌患者の生存曲線は健康な住民のそれと平行にならなかった（すなわち、乳癌による死亡が依然多かった）。治療後20〜25年で乳癌の死亡は期待値の19倍高く、25年以上経過しても8例の死亡が確認され、期待値の15倍高かった。

1,547例の乳癌患者で、ほとんどの再発は術後10年以内に起こり、術後26〜45年では192例に1例の割合で再発がみられた。術後20年まで乳癌による過剰の死亡が

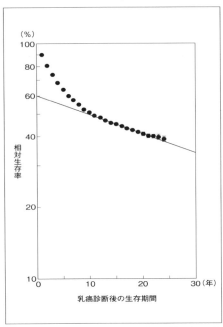

図1-2　乳癌患者の長期生存曲線（NCI）
Fox MS, et al, 1979

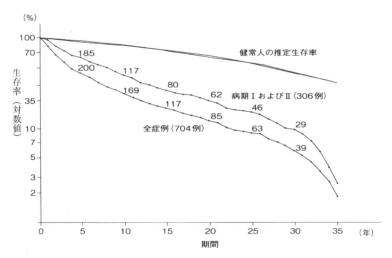

図1-3　術後31年以上観察した704例の乳癌患者と一般住民の生存曲線
Brinkley D & Haybittle JL, 1984

明らかにみとめられた（2P = 0.009）。このような計算から乳癌の休眠状態（dormancy）[注2]の限界は20〜25年と考えられた。この時期の後では再発は稀であり、死亡率は一般住民のそれと違いがなく、再発または対側乳癌の発生がなくこの期間を経過した患者は恐らく治癒したと考えられる。19年後には乳癌患者の生存率は一般住民と同様になり、19年間生存した乳癌患者は治癒したと考えられるという報告もある。

　少数の再発が術後長期間の後に出現することは間違いない。乳房切除術と放射線療法の40年後に複数の部位のリンパ節に転移を示した乳癌患者の症例が報告されている。

　診断、治療の年代が進むにつれて、診断治療が進歩し生存率は改善し、長期の観察では再発・死亡する患者が少なくなり治療成績が向上し、治癒と考えられる例が多くなった。リンパ節転移陰性の小さな乳癌は局所治療のみにより治癒すると考えられる。

　乳癌が再発したときに（または初めて気がついたときにすでに進行していた場合に）、どのように対処するかは、第14章（再発乳癌の治療方針）で述べる。

4．男性乳癌

　男性乳癌は稀な疾患であり、男性の全癌の約0.1％を占めるに過ぎない。男性乳癌に関する疫学的、臨床的な大規模な試験は行われておらず、現在のエビデンスは女性乳癌患者の知見から引き出されている。

　国際男性乳癌プログラムにより1,822例が集計され、1,483例が解析された（2017年）。診断時の年齢中央値は68.4歳であった。1,054例のM0例の56.2％はリンパ節転移陰性、48.5％はT1乳癌であった。30％が化学療法、77％がホルモン療法を受けていた。99.3％がER陽性、81.9％がPgR陽性、96.9％がAR陽性であった。61.1％がKi-67低値であった。41.9％がルミナールA、48.6％がルミナールB/HER2陰性、8.7％がHER2陽性、0.3％がトリプルネガティブであった。年代が進むにつれて、乳癌特異的生存率が改善した。50歳未満で乳癌死亡率が高かった。良好な全生存期間と無再発生存期

[注2] 癌が長時間増殖せずに、休止・静止している状態。

間は、ホルモンレセプターの高陽性に相関した。HER2発現、Ki-67、IHCサブタイプ、グレードには相関しなかった。

男性乳癌の危険因子は年齢、遺伝的素因、人種、性ホルモンの暴露、環境因子などである。殆どの男性乳癌は女性乳癌患者に比べて、より進行した乳癌が多い。

BRCA2変異乳癌が女性に比べて多い（10％に達する）が、BRCA1変異は少ない（1％）ことが指摘されている。男性乳癌の遺伝学的な発癌のメカニズムが女性乳癌と異なる可能性がある。

原発男性乳癌の大部分は単純乳房切除術を受け、乳房温存療法を受けることもあるが、再発のリスクが高い（乳房組織がわずかであり、筋肉、皮膚に浸潤しやすい）。センチネルリンパ節生検が、腋窩リンパ節転移の有無によるステージ決定のために推奨される。乳房再建術は一時的な皮膚の閉鎖を目的とし、放射線治療も女性乳癌患者に準じて行われる。

男性乳癌の大部分はER陽性である。ザンクトガレン会議（2017年）はタモキシフェンの術後補助療法を受けることを推奨した。タモキシフェンが禁忌の患者はLHRHアゴニストかアロマターゼ阻害剤を使用する。アロマターゼ阻害剤よりタモキシフェンが効果的であるという報告がある。

進行例の治療はホルモン療法が主体であるが、化学療法がER陰性乳癌患者に推奨される。再発・進行乳癌には初回治療としてホルモン療法を行い、ホルモン耐性の患者には化学療法を行う（資料1-5）。男性乳癌患者の予後はこの30年間に改善し、生存率は臨床病期、組織型、共存症による。

5．わが国の乳癌の特徴

日本乳癌学会による乳癌登録（2004～2011年）の25万例以上の乳癌患者で、乳癌の頻度は40代後半と60代の初めにピークが認められた。乳癌検診により発見される頻度が増加し、またDCIS（非浸潤性乳管癌）が増加したことにより、早期に検出される乳癌が増加したと考えられる。ERおよび/またはPgR陽性乳癌が最近増加している。2006年までは乳房温存手術を受けた患者の年間率は上昇したが、この増加傾向は2007年に止まり、その後はほぼ60％でプラトーとなった。腋窩リンパ節のセンチネルリンパ節生検のみを受けた患者が恒常的に増加している。HER2陽性乳癌患者に対する術

前のトラスツズマブ＋化学療法が増加している。一方、術後のアロマターゼ阻害剤治療が増加した。術後補助療法として、アンスラサイクリンを含む化学療法の頻度が低下し、タキサンを含む化学療法が増加した。術後のトラスツズマブ使用が2007年以来増加した。日本の乳癌患者に対する治療は世界的な臨床試験に基づいた臨床的エビデンスに従う傾向が増加した。

第2章 乳癌に影響するホルモンの基礎知識

1. エストロゲンとプロゲステロン

　乳腺の発育、増殖、分化にはエストロゲンやプロゲステロン、アンドロゲン、プロラクチン、副腎性ステロイド、インスリン、成長ホルモン、甲状腺ホルモンなどの多くのホルモンが影響する。さらに、後述のような種々の増殖因子や遺伝子の発現がホルモンと相互作用を行い、乳腺に影響する。

　卵巣や副腎からのステロイドホルモンの分泌は視床下部や下垂体からの刺激ホルモンの分泌により厳格に調節されている（図2-1）。黄体形成ホルモン放出ホルモン（LHRH、ゴナドトロピン放出ホルモン、GnRH）が視床下部から律動的に分泌され、下垂体前葉の性腺刺激細胞のLHRHレセプターを介して、ゴナドトロピン（性腺刺激ホルモン）の生合成と分泌を刺激する。ゴナドトロピンには黄体形成ホルモン（黄体化ホルモン、LH）と卵胞刺激ホルモン（FSH）がある。

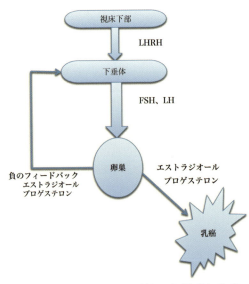

図2-1　視床下部・下垂体・卵巣系と乳癌

閉経前では、エストロゲンとプロゲステロンはLHとFSHのコントロールにより、卵巣から分泌される。このような視床下部・下垂体・卵巣系のホルモン支配が乳腺および乳癌の増殖に影響する（第7章参照）。卵巣から分泌されるホルモンは負のフィードバックとして下垂体からのゴナドトロピンの分泌を調節する。

1）閉経前のホルモン分泌

閉経前には、エストロゲン、プロゲステロン、アンドロゲンのステロイドホルモンが卵巣で生合成され、分泌される。エストロゲンはステロイドホルモンの一種であり卵胞ホルモン、または女性ホルモンとも呼ばれる。エストロゲンは女性の第二次性徴の発育、子宮や膣の生育、乳腺の乳管系の発育などを促進する。エストロゲンはエストラジオール、エストロン、エストリオールの3種があり、相互に変換される。卵巣から分泌される主要なエストラジオールは最も強い活性を示し、乳癌細胞のエストロゲンレセプター（ER）と結合し、標的遺伝子の転写を活性化し、細胞を増殖させる。ERとの結合親和性はエストラジオール、エストロン、エストリオールの順に高い。

プロゲステロンは黄体ホルモンとも呼ばれ、月経周期中の卵巣の黄体や妊娠中の胎盤で産生される。プロゲステロンはエストロゲンでプライミング（前処置）された子宮内膜細胞を分化、成熟させる。プロゲステロンは受精卵子の着床と妊娠の維持に必要である。

女性の月経周期において月経後の卵胞期には卵胞刺激ホルモン（FSH）が下垂体から分泌され、卵胞が生育し、子宮内膜が厚くなる。さらに、卵巣からのエストロゲンの分泌が刺激される。アンドロゲンはエストロゲンに変換される。黄体化（黄体形成）ホルモン（LH）が下垂体前葉から分泌され、月経周期中のLHサージにより排卵が誘発される。黄体期に、排卵後の卵胞がプロゲステロンを分泌する黄体を形成する。

2）閉経後のホルモン分泌

閉経とは女性の最後の月経出血と定義され、周期的な卵巣機能の終了であり、女性は内分泌的、身体的、精神的な変化を経験する。「更年期」という用語は通常、最後の月経の前後を取り巻く時期をいう。閉経年齢の中央値は

50〜51歳である。

　閉経が近づくと、卵巣からのホルモン分泌のレベルが低下し、乳腺組織は退縮し始める。乳房が小さくなり、脂肪の蓄積でやわらかくなる。小葉腺房構造数が減少し、乳腺上皮細胞が初めに、次いで結合組織が減少するが、乳管は残存する。閉経後には卵巣からのホルモン分泌は停止し、血中のエストロゲンレベルは低下する。

　閉経後では乳腺内エストラジオールレベルは、血中エストロゲンの減少とともに低下するはずであるが、閉経後乳癌患者では血中濃度の数倍高く、閉経前乳癌患者とほぼ同等であった。閉経後には副腎皮質で産生されるアンドロステンジオンなどのアンドロゲンが内分泌腺以外の脂肪組織や筋肉、または乳腺/乳癌自体に存在するアロマターゼ酵素の働きにより、エストロンに変換される。アロマターゼ（エストロゲン合成酵素）はアンドロゲンをエストロゲンに変換する。さらに、エストロンから活性の高いエストラジオールへ変換されるが、この変換には17β-ヒドロキシステロイドデヒドロゲナーゼ（17β-HSD1）が必要である（図7-2）。

　プロラクチンは乳汁分泌、授乳を開始し、維持する。妊娠期には高レベルのエストロゲンとプロゲステロンにより授乳は抑制されているが、分娩後になるとエストロゲンとプロゲステロン濃度が速やかに低下することで、プロラクチンが授乳を開始させる。

2．乳腺および乳癌に対するホルモンの影響

　正常の乳腺の発育、増殖、分化には多くのホルモンや増殖因子が関与するが、卵巣から分泌されるエストロゲンやプロゲステロンが主役を演じる。単純にいえば、乳管の発育はエストロゲン、小葉腺胞構造の発育はプロラクチンとプロゲステロン、乳汁分泌はプロラクチンによりコントロールされる。閉経後には、副腎からのアンドロゲンからのエストロゲンの変換や乳腺や乳癌自体のエストロゲンの産生が主役となる。

　エストロゲンは女性の性機能や第二次性徴を促進するが、その標的組織[注1]の細胞を増殖させる。

[注1] ホルモンが特異的に対象とし、その作用を発揮する組織、例えば、エストロゲンは

プロゲステロンは子宮では、エストロゲンにより増殖した子宮内膜細胞を分化、成熟させる。エストロゲン化した内膜にプロゲステロンを加えると、分泌細胞の像を示す。このように子宮では、エストロゲンは増殖誘導ホルモンであり、プロゲステロンは分化誘導ホルモンである。これに対して、乳腺では、エストロゲンはエストロゲンレセプター（ER）を介して、乳腺上皮細胞の増殖を刺激するが、プロゲステロンもプロゲステロンレセプター（PgR）を介して、乳腺に増殖促進作用を示す。
　乳癌が発癌してもこのような乳腺の性格やホルモン感受性は維持され、むしろ増大することがあり、ER陽性および/またはPgR陽性乳癌となる。一部では、ホルモンレセプターが陰性となり、ホルモンに対する感受性が失われる。
　エストロゲンの標的細胞内にERが存在し、エストロゲンとERの結合がエストロゲンのホルモン作用を開始させることが判明し、乳癌のホルモン依存性のメカニズムが解明された（後述）。

3．なぜホルモン療法は乳癌に効くのか？

　乳癌の生存および増殖、浸潤、転移はエストロゲンにより刺激され、エストロゲンが乳癌の進展を支配している。したがって、乳癌細胞に対するエストロゲンの効果を阻害することにより乳癌の増殖を阻止することができる。このエストロゲン効果の阻害は①エストロゲンとエストロゲンレセプターの結合を阻害する、②エストロゲンの量を減少する、という2つの方法による。これらのエストロゲン効果の阻害により乳癌の増殖が低下し、腫瘍は減少、消失する。
　乳癌の4分の3以上がホルモンレセプター（エストロゲンレセプター〈ER〉）を発現しており、このER分子の存在がホルモン療法の治療のターゲットである（分子標的治療）。すなわち、エストロゲンは乳癌細胞内に進入し、核内に存在するERと特異的に結合し、ERは活性化し、転写因子としてDNA合成、細胞増殖を刺激する。この過程をエストロゲンシグナル伝達経路と称する。元来、正常乳腺細胞（腺腔細胞）にはERが発現してお

　子宮や乳腺を標的とする。

り、エストロゲンの効果が ER を介して乳腺細胞の増殖に関与する。この乳腺細胞の性格が発癌した乳癌細胞に残存し、乳癌でも ER を中心としたエストロゲンシグナル伝達経路が活性化している。このような ER 陽性乳癌では ER 蛋白の喪失ないし不活性化がエストロゲンシグナル伝達経路を機能させなくなり、乳癌腫瘍を退縮または消失させる。ホルモン療法には、エストロゲンと ER の結合を阻害し、ER の機能を低下させるタモキシフェンやエストロゲンレベルを低下し、ER を働かせなくするアロマターゼ阻害剤や LHRH アゴニストがある。このような ER を中心としたホルモンレセプターの存在がホルモン療法のパラダイムとして重要視されている。本書では、このホルモンレセプターを前提として、以下の章で詳述する。

第3章　乳癌のホルモン療法の歴史

　乳癌に対するホルモン療法は卵巣摘出術（卵摘）に遡る。その後、卵巣照射、テストステロンやエストロゲンなどの性ホルモンの内科的ホルモン療法、副腎摘出術、下垂体摘出などの外科的ホルモン療法が行われた。性ホルモン剤の内服は副作用が強く、外科的ホルモン療法は手術侵襲があった。1970年代に抗エストロゲン剤（選択的エストロゲンレセプター修飾剤〈SERM〉）のタモキシフェンが開発され、一定の効果と少ない有害事象が示されたことにより、乳癌のホルモン療法の主役はタモキシフェンが担ってきた。

　その後、閉経後の乳癌に対するアロマターゼ阻害剤、純型抗エストロゲン剤（SERD）のフルベストラント、閉経前乳癌に対するLHRHアゴニスト、高用量のプロゲスチンのMPAなどが開発され、広く応用されている。

　乳癌のホルモン療法の歴史を論文発表年代に従って表3-1に示す。

表3-1　乳癌に対するホルモン療法の歴史

年代*	ホルモン療法	著者
1896	卵巣摘出術	ビートソン
1922	卵巣照射	ド・クーメレ
1939	アンドロゲン剤	レーザー、ウルリッチ
1944	エストロゲン剤	ハドウ
1953	副腎摘出術	ハギンス
1953	下垂体摘出術	ラフト
1971	タモキシフェン	コール
1973	アロマターゼ阻害剤	グリフィス
1974	高用量プロゲスチン剤	パヌッティ
1982	LHRHアゴニスト	クライン
1995	フルベストラント	ハウエル

＊論文発表年。

乳癌に対するホルモン療法はスコットランドのグラスゴーのがんセンターの外科医であったジョージ・トマス・ビートソンに遡ることは有名である（コラム❶）。1896年に進行乳癌患者の卵巣を摘出すると、乳癌の病変が明らかに縮小することを発見したことに始まる。当時は内分泌という概念がようやく注目され、「ホルモン」という言葉も1905年にスターリングにより初めて使われる以前の時代である。なぜビートソンは卵巣の摘出が乳癌の自然史を変更させることを知ったのであろうか。

コラム❶

ビートソン　世界最初のホルモン療法（卵巣摘出術）

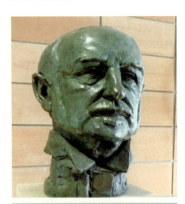

The Beatson West Scotland Cancer Centre Glasgow, UK の Main Entrance にある Beatson の胸像（A Forrest 作）

「乳癌のホルモン療法」はいまから約120年前の19世紀の終わり（1896〈明治29〉年）にイギリスのビートソン（George Thomas Beatson〈1848 - 1933〉）が再発・進行乳癌患者の卵巣を摘出（卵巣摘出術）すると、乳癌が明らかに縮小することを発見したことに始まる。当時は癌は cancer body（癌体）が寄生するために起こると考えられていた。また、ホルモンという概念も確立していなかった。ビートソンは雌牛は授乳中には妊娠しないなどのことにより、卵巣と乳腺の関連性を推測し、卵巣を摘出すると乳癌が縮小するのではないかと考え、動物実験を行い、ヒトに応用した。この方法は癌に対する科学的根拠をもった世界最初の治療であり、当時の高度先進医療であった。現在、グラスゴーに彼の名前をつけた Beatson West Scotland Cancer Centre と Cancer Research UK Beatson Institute がある。

1. 卵巣と乳腺の関係をめぐる発見

　卵巣の機能が乳腺の生育に影響するのではないかという推測は以前よりなされていた。思春期に少女の月経が始まると乳房が大きくなり、反対に閉経になると乳房が小さくなり、軟らかくなる。女性の月経周期により、月経前の時期（黄体期）に乳房が張り、時には軽度の痛みがみられることは古くから知られていた。授乳中には月経がなくなり、妊娠中には卵巣は概して機能しないこと、すなわち、月経という形での機能の徴候がなく、卵巣と乳腺との密接な関係は当時すでによく知られていた。

　歴史的にみると、1775年にロンドンの有名な外科医のポットは23歳の女性の両側鼠径ヘルニアに嵌頓した正常の卵巣を摘出し、その結果女性は元気になったが、月経は止まり、大きかった乳房がほとんどなくなったという症例報告を行っている。1836年に外科医のクーパーは再発乳癌の大きさが月経前に増大し、月経後に縮小することを記載している。ドイツのシンチンガーは1889年の講演で、「乳癌患者の卵巣摘出は乳腺と乳癌を萎縮させる」と述べ、乳房切除の前に閉経前患者の卵巣を摘出し、「早い老齢化」を目指すべきことを提唱した（実証はしていない）。

　ビートソンは若い頃、雌牛の乳汁分泌に興味をもち、1876年に乳汁分泌に関する学位論文の作成を試みた。その内容は、以下の事実に注目したものであった。

　　①乳汁の分泌は卵巣が調節する。
　　②出産後に牛乳を出し続けたい場合、卵巣を摘出すれば無期限に牛乳が出る。また、出産2〜3カ月後に再妊娠させると、牛乳が再び豊富に分泌される。
　　③乳汁分泌の過程で乳腺に起こる変化は、ある程度乳癌に起こるものと類似している。

　このような卵巣と乳腺ないし乳癌の関連性がビートソンの時代におぼろげながら理解されつつあった。乳腺細胞ははるかに離れた位置にある卵巣から分泌された性ホルモン（エストロゲンやプロゲステロン）により発育や増殖が刺激されることも判ってきた。このシステムは卵巣から血液中に分泌され、体外には分泌されないホルモンによる（内分泌）。これは胃液や汗、乳汁など体外へ分泌する外分泌と異なる。

2．ビートソンの卵巣摘出術の成功

　このような歴史的認識に基づいて、ビートソンは「乳癌は正常に機能する卵巣の刺激によるのではないか。もしそうであるならば、卵巣を摘出すれば乳癌細胞の増殖は停止するか、あるいは授乳中のように脂肪変性が起こるのではないか」と考えた。

　ビートソンは1878年末に哺乳中のウサギの卵巣を摘出する実験を行い、乳汁分泌続行、脂肪貯留が起こることを確認した。続いてヒトへの応用を試みた。まず、1882年に摘出不能の子宮癌患者で卵管および卵巣摘出を試みたが、切除不能であった。ついで、1895年6月15日に再発乳癌患者に卵管および卵巣摘出術を行い、1895年10月2日に進行乳癌患者に卵管および卵巣摘出術を行った。その2例の経過を示す（資料3-1、コラム❶）。1例は奏効し（CR？）、他の1例はPR（不完全奏効）ないしSD（安定）と考えられる。

　ビートソンの考えは、現在の分子標的治療（シグナル伝達経路阻害）の先駆をなすものであり、卵巣を摘出することにより、エストロゲンレベルを低下し、乳癌細胞のエストロゲンレセプター（ER）の発現と活性を低下させ、乳癌腫瘍を縮小させることができた。勿論、ビートソン自身はERや分子標的治療を知るよしもなかった。ビートソンはその後、1901年の第2報でさらに1例の奏効例を追加し、すべての外科的卵摘が有効ではなく、肺転移例や肝転移例では無効例が多く、有効例を予測することの困難性と重要性を強調した。また、閉経前の無治療の進行癌が閉経を経過することにより、自然治癒と思われるような潰瘍の瘢痕化を示した症例を呈示し、卵巣の機能の廃絶が乳癌の退縮をもたらすことを実証している。さらに1911年には、すべての乳癌が外科的卵摘で利益を得るのではなく、急速に進展する症例や広範な転移例を除くことにより、奏効率が向上することを述べている。その際、いったん縮小した腫瘍が早晩再燃することも指摘した。

　このように、再発・進行乳癌の卵摘によるホルモン療法が確立した。1900年のボイドの集計では54例中35％が奏効し、1905年にレットは99例の約4分の1が著しく改善し、他の3分の1がやや改善を示したことを報告している。

　その後、放射線照射が実用化されるようになると、外科的卵摘の代わりに

卵巣照射が行われるようになった（資料3-2）。

3. 内科的ホルモン療法

性ホルモン（男性ホルモンや女性ホルモン）が一部の乳癌の増殖を阻害することが発見され、性ホルモンの内科的ホルモン療法が行われた（資料3-3）。性ホルモン治療の効果はある程度認められたが、副作用が強かった。アンドロゲン剤よりもエストロゲン剤の効果が有効であり、現在でも末期に使用される。

4. 副腎摘出術と下垂体摘出術 ── 外科的ホルモン療法

1950年代初期より、卵巣由来のエストロゲン以外に副腎や下垂体からのエストロゲン分泌を抑制するために、ハギンスに先導された副腎摘出術や下垂体摘出術といった外科的ホルモン療法が盛んに行われた。内科的ホルモン療法に比べて奏効率が高く、奏効期間も延長した（コラム❷、資料3-4）。しかし、手術侵襲が大きく、1970年代初期にタモキシフェンが利用可能になると行われなくなった。その後、アロマターゼ阻害剤、LHRHアゴニスト、高用量プロゲスチン（MPA）などが応用されるようになった。

コラム❷

副腎摘出術とラットDMBA乳癌
── チャールス・ハギンス

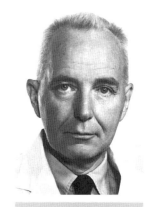
Charles Huggins

チャールス・ハギンス（1901 - 1997）は前立腺癌および乳癌に対する副腎・卵巣摘出術を開発し、副腎由来のアンドロゲン / エストロゲンがホルモン依存性癌の増殖を阻害することを確認した。

また、かれはSDラットに発癌剤のDMBA（7, 12 - ジメチルベンズ〈a〉アントラセン）を胃内

に注入し、ホルモン依存性の乳癌を発癌させた。乳癌のホルモン療法のモデルとして、長い間利用されている。

1966年度のノーベル生理学・医学賞を受賞。

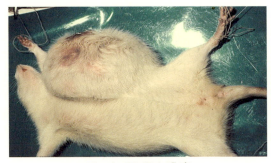

ラット DMBA 乳癌

第4章　どのような乳癌がホルモン療法に有効であるか？
―― 乳癌のホルモンレセプター

1．臨床病理学的所見とホルモン測定

　乳癌に対してホルモン療法を行うと、ある乳癌患者ではよく奏効し、ときに腫瘍が消失することがあるが、他の患者では全く効果がなく腫瘍は増大する。このことはビートソン以来注目されており、個々の乳癌によりホルモン療法に対する反応がなぜ異なるかの原因が追究されてきた。

　ホルモンレセプターの発見とそのホルモン療法の効果との関係が確立されるまでにも多くの努力がなされてきたが、正確で実際的な効果予測因子[注1]は提示されなかった。膨大な患者数や腫瘍の臨床病理学的なデータが集積されたが、曖昧な囲い込みはできたものの、正確さを全く欠いていた。再発・進行乳癌に対するホルモン療法が奏効するか否かを予測する臨床的な効果予測因子は患者の年齢、閉経状況、主転移部位と数と転移の程度、無病期間、既ホルモン療法の効果、乳癌の組織学的特性、臨床病期、腫瘍径、リンパ節転移などがホルモン療法の効果に影響すると評価された。ホルモン療法の効果と年齢は相関し、若年者よりも高齢者で奏効することが多かった（資料4-1）。

　次いで血中や尿中のエストロゲンをはじめとする種々のホルモン測定が行われたが、ホルモン療法の効果を十分に予測せず、測定の煩雑さや ER 測定の普及などから行われなくなった。（資料4-2）。

　乳癌培養細胞系の in vitro や動物モデルでホルモン依存性の研究が行われ、エストロゲンやタモキシフェンの作用機序が解明された（資料4-3）。

[注1]　乳癌の治療に対する感受性を予測する指標。

2. ホルモンレセプターによるホルモン療法の効果の予測

1) ホルモンレセプターの発見

エストロゲンがその標的組織の細胞を増殖させる作用機序は長い間不明であった。放射性同位元素の合成が可能となり、乳癌組織への標識エストロゲンの取り込みがホルモン療法の効果に相関するという知見がホルモンレセプター測定への道を開いた（ジェンセンらによる[^{3}H]-エストラジオールの乳癌内取り込み実験）。その後、放射性エストロゲンは乳癌に選択的に取り込まれることがヒト乳癌患者の術前投与により実証された。

ジェンセンら（コラム❸）のERの発見とその後の伝達経路の解明により、エストロゲンがどのように乳腺および乳癌細胞の増殖に影響するかのメカニズムが解明され、乳癌のER、PgRのホルモンレセプターの発現の有無からホルモン療法の効果を予測できることが1960年代に判明した。

すなわち、1959年にジェンセンとジェイコブソンは放射線トリチウムで標識したエストラジオール（[^{3}H]-エストラジオール）を開発し、この化合物を用いて、エストラジオールの標的組織がエストラジオールを濃縮し

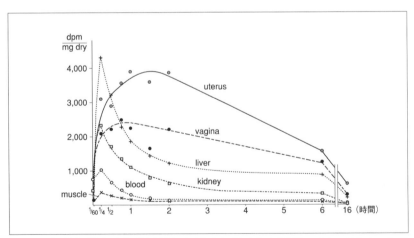

図4-1 標的組織と非標的組織におけるトリチウム標識エストラジオールの選択的濃縮

標的組織：子宮（uterus）、膣（vagina）
非標的組織：肝（liver）、腎（kidney）、血液（blood）

Jensen EV & Jacobson HI, 1960

第4章　どのような乳癌がホルモン療法に有効であるか？

て保持することを報告した（コラム❸）。図4-1に示すように、注射された[^{3}H]-エストラジオールは、子宮や腟のようなエストロゲンの標的組織では長時間にわたり貯留、保持されるが、非標的組織の肝、腎、血中では急速に消失する。このことは子宮細胞内でエストロゲンと特異的に結合する蛋白質が存在することを示し、エストロゲンが特異的なレセプター（受容体）、すなわちエストロゲンレセプター（ER）と結合することがエストロゲン作用の第一段階であることが解明された。のちに同様の概念はアンドロゲン、プロゲステロン、グルココルチコイドなどにも拡張された。生殖器官、乳腺、下垂体前葉が[^{3}H]-エストラジオールの生理学的量を取り込んで保持し、特異的なエストロゲン結合能を示した。

　ERは脳、視床下部、下垂体前葉、肝臓、腎臓、子宮、腟、乳腺などの正常組織にも発現する。正常乳腺はエストロゲンの標的組織であり、当然ER蛋白を発現するが、正常乳腺細胞核におけるER染色の強度と分布はきわめて変化に富んでいた。種々の乳腺良性疾患におけるホルモンレセプターの発現率は乳癌よりも低かった。ホルモンレセプターは乳癌のみならず、多くの上皮系および間葉系悪性腫瘍にも発現する。

コラム❸

ジェンセン（Elwood V. Jensen〈1920-2012〉）
—— エストロゲンレセプターの発見

　エストロゲンの標的組織が放射線トリチウム標識エストラジオール（[^{3}H]-エストラジオール）を濃縮、保持することから、エストロゲンに対する特異的なエストロゲンレセプター（ER）を発見した。エストロゲンがERと特異的に結合することがエストロゲン作用の第一段階であることを解明した。さらに、動物およびヒト乳癌でERの存在からホルモン療法の効果を予測できることを提唱した。

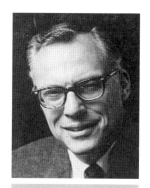

Elwood V. Jensen

2) エストロゲンレセプター (ER) とエストロゲン作用

[³H]-エストラジオールを動物に注射すると、子宮や膣のようなエストロゲンの標的細胞で、エストラジオールは細胞内で細胞質 ER と特異的に結合して、エストロゲン・ER 複合体を形成し、レセプターは活性化ないし構造変換を受け、二量体化し、核内に移行し、核内 ER となると考えられた。核内 ER はクロマチン[注2]の受容体部位に結合し、遺伝子を活性化させる。mRNA 生成、蛋白合成を経て、ホルモン作用を発現する。すなわち、細胞質 ER との結合はエストロゲン作用の第一段階と考えられた。ジェンセンらはこれらの過程をエストロゲン作用の2段階モデルと名付けた。

その後、2段階モデルは修正され、免疫組織化学的および生化学的研究により本来の ER はエストロゲンが細胞内に進入する前から非結合型で核内に存在すると考えられるようになった。エストロゲンレセプターは乳癌細胞の核に存在し、内因性または外来のエストロゲンと結合し、エストロゲン効果を発揮する最初のステップとなる蛋白質である。乳癌で重要なレセプターはエストロゲンレセプター (ER) とプロゲステロンレセプター (PgR) である。最近アンドロゲンレセプター (AR) がベーサル乳癌で発現していることが注目されている。

ER のモノクローナル抗体の作成、ER のクローニング[注3]と配列決定、増殖因子とエストロゲンおよびタモキシフェンとの相互作用、ホルモン耐性、タモキシフェンの増殖刺激効果などの解明が、MCF-7細胞を中心とするホルモン依存性乳癌培養細胞系により行われた(資料4-3)。

このように乳癌細胞系、特に ER 陽性細胞でホルモン依存性のメカニズムが解明されてきた。さらにタモキシフェンに対する耐性の亜株を作成することにより、耐性のメカニズムを解明する手掛かりが得られる。

一方、臨床的には乳癌の ER、PgR の発現が乳癌のホルモン療法の効果と相関することがマクガイア (コラム4) らの主催する NIH の Breast Cancer Task Force (1974年) などで解明され、ホルモンレセプターが乳癌治療に貢献することが確定した。

さらに、HER2 (erbB2) が1985年にクローニングされ、HER2陽性乳癌は

[注2] 染色質:核内の核酸と蛋白質の複合体。

[注3] DNA の中から、ER タンパク質の情報をもつ部分を単離する。

予後不良であるが、抗HER2抗体のトラスツズマブに奏効することが判明した。ホルモンレセプターとHER2発現の組み合わせにより、乳癌の治療効果の予測能が向上した。化学療法の効果予測に対する広く承認された因子は存在しない。

一方、乳癌のmRNAの発現の状況による遺伝子発現プロファイル法の開発により、乳癌はいくつかのサブタイプに分けられることが判明した。遺伝子発現プロファイルによる乳癌の性格（遺伝子シグニチャー）が乳癌の悪性度や治療の効果を規定し、予後因子としても有用であった。いくつかの遺伝子検査の開発と商品化をもたらした（後述）。

さらに、個々の乳癌のDNAを構成するヌクレオチドの塩基配列を決定し、ゲノムの変異などと乳癌の性格や治療に対する反応が正確に判別できるようになった（次世代シークエンシング）。

再発の予測因子と治療効果の予測因子が同定され、治療選択と臨床的ガイドラインは、従来は大規模試験のデータに基づいて行われたが、次第に個別化の方向に進んでいる。特に、過剰治療や不必要な治療を減少する方向である。また、遺伝子発現プロファイリングによる乳癌の転移能や転移部位の予測により、個々の患者での転移の防止を目的とした術後補助療法の開発が目標となる。

コラム 4

マクガイア（William L. McGuire〈1937–1992〉）

乳癌のホルモンレセプターの臨床的意義を明らかにするなど、ホルモンレセプターの生化学的、分子生物学的、および臨床的研究に多大な貢献を果たした。San Antonio Breast Cancer Symposiumの開催やBreast Cancer Research and Treatmentの創刊に携わったことでも著名である。

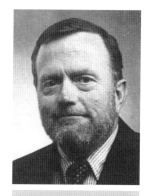

William L. McGuire

3）ホルモン依存性とホルモン反応性

「ホルモン依存性」とは「増殖にホルモンが必須である（そのホルモンが存在しなければ細胞は増殖しない）」ことを意味する。「ホルモン反応性」とは「基礎的な増殖率を超えてホルモンに反応して変化した増殖」を指し、さらに「ホルモン感受性」とは「どのようなタイプであれ、ホルモンの効果に対する反応の強弱」を意味する。

ビートソン以来、乳癌の一部が卵摘などの一連のホルモン療法に反応して退縮することが知られてきた。この現象はホルモン療法の種類が違ってもほぼ同様に約3分の1の患者でみられ、また、ホルモン療法の効果の程度が個々の患者で異なり、その理由が長い間疑問であった。そのため、どのような患者がホルモン療法で有効となるかという選別が多くの研究の対象となった。

エストロゲンを投与された動物の子宮は増殖反応を示すことが1950年代に確認された。エストロゲンによりDNA合成と細胞分裂が活性化し、細胞増殖が起こる。これは、現在では遺伝子発現に対するエストロゲンの影響によるものであることが明らかだが、この時点ではまだ明確でなかった。その後、ホルモンと核内での遺伝子発現との間に伝達メカニズムが存在することが明らかになった。エストロゲンなどのステロイドホルモンが十分に機能するためには、標的細胞にそれぞれのホルモンに特異的、高親和性に結合するレセプター（受容体）が存在することが必要である。

4）**ERとPgRの測定法**

乳癌のERとPgR（プロゲステロンレセプター）の発現は、蛋白またはmRNAレベルの測定により判定される。初期には生化学的方法（LBAリガンド結合アッセイ法、DCC法）でER蛋白質を測定してきたが、現在では免疫組織化学的アッセイ法（IHC法）が大勢である（資料4-4）。ER陽性は染色細胞の占有率と細胞の染色強度に基づいて、染色陽性率（またはアルレッド・スコア）により判定する。

乳癌細胞の10％以上の核が染色されると陽性と判定されることが多かったが、ER陽性細胞が1％でも存在すればER陽性とするようになった。ザンクトガレンの早期乳癌一次治療に関する国際会議（2017年）の評価では従来の10％陽性のカットオフから1％陽性のカットオフに移行した。ASCO

の勧告では、陽性細胞が存在すればホルモン療法を行うことを推奨している。いくつかの研究で、ER陽性細胞が1～9％と10％以上の閾値でホルモン感受性や予後を比較すると、1～9％のER陽性の患者は10％以上の患者に比べて、ホルモン療法に対する感受性が低く予後も劣るようであった（資料4-5）。

ER遺伝子シグニチャースコアの平均はER陰性と1～9％陽性は10％以上のER陽性に比べて有意に低かった。IHC法により1～9％がER陽性であった少数の乳癌の分子生物学的性格はER陽性乳癌に類似し、ホルモン感受性であったが、大部分はER陰性、ベーサル様であった。このグループには術後補助療法としてホルモン療法と化学療法を併用するのが安全であろう。

3. ホルモンレセプターの構造と機能

1）エストロゲンレセプター（ERαとERβ）

エストロゲンレセプター（ER）にはαとβの2種類のサブタイプが存在する（資料4-6）。ERα遺伝子の塩基配列は140 kb以上で、ERαは595アミノ酸よりなる蛋白質である（図4-2）。ヒトERβは530のアミノ酸よりなる。2つのER遺伝子ERαとERβは同様の機能的領域をもつが、両者の相同は47％である。ERαとERβの組織分布は異なり、両者は別個の生理学的役割をもつと考えられ、多くの系でERβはERαの活性に拮抗する。ERβの発現

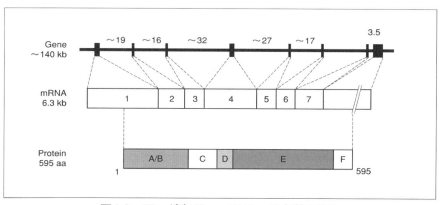

図4-2　ERα遺伝子、mRNA、蛋白質の構造

Parl FF, 2000

はPgR発現と逆相関した。ERαとERβが乳腺の発育、増殖や乳癌の進展に異なった生理的役割をもつ。ERαとERβのサブタイプやERの組成構造と領域の機能が乳癌のホルモン依存性に関連する。ERαは乳癌の70〜80％に発現する（後述）。ERβは乳癌の約70％に検出され、ERαとしばしば共発現する。ERβ陽性乳癌はホルモン療法に反応しやすいと考えられる。ERβはしばしばERαの作用に拮抗する。乳癌のホルモン反応性はERαを介することが主流であり、本書ではERαを特定しない場合にはERとして総称する。

2）ERの組成構造と領域の機能

　核レセプタースーパーファミリーは共通の構造と機能的な組成を有し、A〜Fの6つの領域（ドメイン）が存在し、それぞれが1つまたは複数の機能をもつ（図4-2）。ERαのA/B領域は転写活性化領域（AF-1）、C領域はDNA結合ドメイン（DBD）、D領域はDBDとLBDを分離するヒンジ領域、E領域はリガンド結合ドメイン（LBD）として、またF領域はリガンド依存的な転写活性化領域（AF-2、AF-2a）とSERMによるエストロゲン調節遺伝子の抑制に関与する。

　エストロゲンは核内のERと結合し、熱ショック蛋白[注4]のhsp90などのシャペロン蛋白質を解離し、ERのN末端部のアミノ酸残基がリン酸化され、二量体化し、活性化される。活性転写因子となったERは標的遺伝子プロモーター内に存在する特異的なエストロゲン応答配列[注5]に結合し、ER・ERE複合体を形成し、遺伝子を活性化し、エストロゲン誘導蛋白とDNA依存性RNAポリメラーゼ[注6]により、mRNA、蛋白質を合成し、エストロゲン効果を発揮する（図4-3）。典型的には、エストロゲンがERと結合すると、コアクティベーターが結合し、ERとタモキシフェンの結合の場合にはコプレッサーがERと結合する。このようなエストロゲンの転写活性は、古典的（ゲノム的）活性または核開始性（NISS）のエストロゲンシグナル伝達と称される（資料4-7）。

[注4] hsp：生体が平常温度よりも高い温度下におかれる時、または化学物質による障害を受けた時などに、急速に合成される蛋白の総称。

[注5] ERE：特定の転写調節因子が特異的に結合する塩基配列。

[注6] DNAの鋳型鎖の塩基配列を読み取り、相補的なRNAを合成する。

第4章 どのような乳癌がホルモン療法に有効であるか？

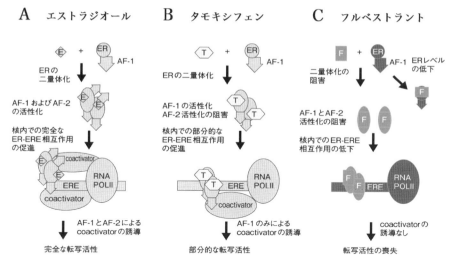

図4-3 エストラジオール、タモキシフェン、フルベストラントの作用機序

A：リガンド非結合核ERは熱ショック蛋白hsp90と結合しているが、エストラジオールがERのLBDと結合すると、hsp90を解離して二量体化し、リガンド・ER複合体はAF-1とAF-2の転写機構を刺激し、遺伝子プロモーター領域のEREと結合する。

B：タモキシフェンはERのLBD結合部位でエストラジオールと競合し、AF-2機能のみを阻害し（AF-1には影響しない）、部分的に活性化したERとEREが結合し、部分的に遺伝子を活性化する。

C：フルベストラントはERと結合し、二量体化を阻害し、ERを崩壊し、AF-1とAF-2機能を共に不活性化し、ERとEREの結合を阻害し、ER調節遺伝子の転写を完全に阻害する。

Dowsett M, et al. 1996

3）ERの機能とエストロゲンシグナル伝達経路

ER媒介性の遺伝子転写にはエストロゲンとERの結合およびERとEREの相互作用が必要であると考えられた（古典的転写活性、資料4-7、資料4-8）が、ホルモン結合やレセプター・DNA接触は必ずしも必要でなく、他に少なくとも2つの経路、すなわち、ERE非依存性の経路（非古典的転写調節、資料4-9）やエストロゲン非依存性経路（資料4-10）が存在すると考えられる。非古典的転写調節として、ERはAP-1、SP-1などの他の調節

性 DNA 配列などにおいて遺伝子発現を調節する。エストロゲン非依存性経路として、細胞外ペプチド増殖因子や神経伝達物質などと相互作用を行う。ER と EGFR/HER2 経路のクロストーク[注7] が乳癌のホルモン療法の効果と耐性に影響する。EGFR や HER2 の過剰発現はエストロゲンに反応する ER の非ゲノム性活性を増強する。逆に、エストロゲンは増殖因子や増殖因子レセプターの遺伝子発現の増幅を促進し、その結果、DNA 合成と細胞増殖が引き起こされるが、増殖因子は ER をさらに活性化する。このように、エストロゲン効果は、増殖因子シグナル伝達経路と ER シグナル伝達経路のクロストークにより調節される。腫瘍の進展に伴うこれらの増殖因子の構成的な産生により、エストロゲン依存性が失われる（耐性となる）と考えられる。

　さらに、細胞膜に ERα 蛋白が存在し、エストロゲン刺激に対して急速に反応し、細胞増殖のシグナル伝達を促進する。この細胞膜 ERα の経路は、核性 ER 機能（NISS）に対して、非ゲノム性活性の細胞膜開始性ステロイドシグナリング（MISS）と称され、エストロゲン投与後数分以内に起こる（資料4-9）。細胞膜 ER とエストロゲンの結合は EGFR ファミリー、IGF-1R、PI3K、Src などの細胞膜シグナル伝達経路を AKT や MAPK の活性化を介して刺激し、細胞生存と増殖を刺激する。したがって、ER と PI3K/AKT 経路の同時のブロックが、単独に比べて増殖阻害に効率的と考えられる。

4）エストロゲン伝達の阻害による治療

　エストロゲンレセプター（ER）を発現する乳癌の増殖は ER を介するエストロゲンの刺激作用によることが定説となっており、現在ではすべてのホルモン療法は ER の機能を阻害することにより抗腫瘍効果を発揮すると考えられている。タモキシフェンやフルベストラントは ER と結合し、ER シグナル伝達経路を部分的または完全にブロックする。外科的卵摘、LHRH アゴニスト、アロマターゼ阻害剤は体内のエストロゲンレベルを低下させ、ER のホルモン誘導性の活性化を阻害する。ER の構造と機能は詳細に研究されているが、特に増殖因子シグナル伝達経路とのクロストークをはじめとして、なお明確でない点が少なくない。タモキシフェンなどの SERM の作用

[注7] あるシグナル伝達経路が情報を伝えるときに、他のシグナル伝達経路と影響し合う。

機序と耐性の獲得にも ER が密接に関連している（後述）。ER はエストロゲン調節遺伝子の転写因子として機能するのみならず、種々の増殖因子との複雑なネットワークを形成し、相互のクロストークにより細胞生存と増殖を刺激する。このことが、乳癌のホルモン耐性につながり、シグナル伝達経路の阻害剤によるホルモン耐性乳癌治療の有効性と、さらにはホルモン感受性の回復をもたらす可能性がある。

5）プロゲステロンレセプター（PgR）

ヒト子宮や卵管において PgR の合成がエストロゲンにより誘導されることが古くから判明している。PgR をノックアウト[注8]したマウス（PgRKO）では、乳腺発育障害が認められた。マウス乳腺の乳管および小葉腺房の発育には間質と乳腺上皮細胞の PgR が必須であった。

このように、乳癌においてエストロゲンが PgR の合成を誘導するので、ER 陽性乳癌において、PgR の発現が乳癌での機能的に正常な ER 経路を示唆し、完全な機能的な分子機構（エストロゲン・ER 経路から PgR 蛋白の生合成をはじめとするエストロゲン効果を発揮するに至るシグナル伝達経路）が十分に機能しているマーカーと考えられた。ER に加えて PgR を発現する乳癌がホルモン療法に、より奏効すると考えられた。

しかし、プロゲステロンが乳腺の増殖促進効果を示し、PgR 自体が細胞増殖に関与し、PgR 発現はエストロゲンとプロゲステロンの二重コントロールのもとにあると考えられる。ヒト乳癌培養細胞 T47-D は典型的な PgR をもっているにもかかわらず、この PgR はエストロゲンに対する感受性が全くみられなかった。このように、エストロゲンによる PgR 蛋白質の誘導と細胞増殖反応が解離することがある。

プロゲスチン[注9]に対する乳癌細胞の増殖反応は主として PgR が Erk1/2/MAPK を急速に活性化する能力に依存していた。

PgR の構造は他の核レセプタースーパーファミリーと同一であり、転写因

[注8] 生物に機能の欠損した遺伝子を導入し、遺伝子組み換え動物を作り、その遺伝子の機能を研究する方法。

[注9] 人工的に合成された黄体ホルモン作用をもつ物質、経口避妊薬やホルモン補充療法、乳癌治療に使用される。

子として機能する。PgRはPgRA（94 kDa）とPgRB（120 kDa）の2つのアイソフォームとして存在する（資料4-11）。

　増殖因子シグナル伝達経路がPgRレベルをPI3K/AKT/mTOR経路を介して、ERと独立して直接ダウンレギュレートし、PgR発現の喪失はER機能と無関係なメカニズムにより起こりうる。したがって、PgR陰性はER活性の欠乏を反映しているのみならず、ERと増殖因子シグナル伝達経路のクロストークの亢進による可能性もあり、ホルモン耐性のマーカーであると考えられる（資料4-12）。ER陽性/PgR陽性乳癌とER陽性/PgR陰性乳癌のホルモン反応性は異なる（後述）。

6）アンドロゲンレセプター（AR）

　アンドロゲン（テストステロンと5α-ジハイドロテストステロン〈DHT〉）は男性の発育と成熟に必須であり、標的細胞でアンドロゲンレセプター（AR）を介して標的遺伝子の発現を制御する。ヒトARは910アミノ酸残基より構成され、遺伝子はX染色体に局在する。ARは前立腺癌のアンドロゲン依存性の増殖に関与することが知られている。前立腺癌の大部分はARを発現し、ホルモン依存性であるが容易に非依存性となる。

　ヒト乳癌の20〜90％にARが発現したが、ER陰性乳癌よりもER陽性乳癌で多かった。

　ER陽性乳癌においてARシグナル伝達経路はERシグナル伝達の増殖刺激効果に拮抗する。TN乳癌ではARは腫瘍の進行を刺激した（TN乳癌のルミナールAサブタイプで、遺伝子発現プロファイルがER陰性でAR発現が陽性であるにもかかわらず）。HER2陽性のER陰性の乳癌ではARは増殖刺激的であった。

　903例の乳癌のうちAR陽性は85％に発現し、高齢と良好な腫瘍の性格と相関した。AR陽性は無病生存期間の延長と相関した（$P = 0.025$）。ARとER発現は予後に関して連携した。すなわち、ER陽性/AR陰性またはER陰性/AR陽性乳癌患者はER陽性/AR陽性またはER陰性/AR陰性乳癌患者に比べて予後不良であった。

　TN乳癌の10〜20％、または20〜40％がARを発現していた。AR発現はTN乳癌の17.7％（87/492）に検出された。AR陽性は、高齢（$P < 0.001$）、アポクリン乳癌（$P = 0.001$）、低い組織学的グレード（$P < 0.001$）に相関し

た。ARは全生存期間の短縮に有意に相関した（P＝0.026）。

AR陽性のTN乳癌に対して、抗アンドロゲン剤が有効であった（資料4-13）。

現在、乳癌治療はホルモンレセプター（ER、PgR）とHER2発現の有無により決定される。これらのレセプターの存在はこれらのシグナル伝達経路をターゲットとした治療が有効である可能性を示唆する。反対に、全てのレセプターが存在しない（ER陰性、PgR陰性、HER2陰性）ときにはトリプルネガティブ（TN）乳癌であり、化学療法しか適応がない。

TN乳癌に対する分子標的治療を進展させるには、TN乳癌のサブタイプを検出する必要がある。TN乳癌の1つのサブタイプとして、ARを発現する乳癌の存在が注目されるようになった。ARを発現するTN乳癌はルミナールサブタイプと同一の遺伝子群を発現している。したがって、ARまたはルミナールサブタイプの経路をターゲットとした治療が試みられている。

一方、AR陰性のサブタイプはquadruple negative breast cancer（QN乳癌、クワドリプル・ネガティブ乳癌、4重の陰性乳癌）と称される（ER陰性、PgR陰性、HER2陰性、AR陰性）。QN乳癌は現在のところ、ターゲットとなる経路は検出されていない。QN乳癌はいくつかの増殖経路に関与するACSL4、SKP2、EGFERなどの蛋白質を発現しており、治療のターゲットとなりうる。

AR陰性のTN乳癌（QN乳癌）は、AR陽性のTN乳癌に比べて、術前化学療法によりpCR率が高かった。すなわち、ARを発現しているTN乳癌は化学療法に耐性であると考えられる（資料4-13）。

乳癌におけるAR発現の効果予測因子および/または予後因子としての役割を検討した。マイクロアレイと免疫組織化学法で、1,141の乳癌でARを測定した。IHC法による核AR発現は高齢、小腫瘍径、低グレード、小葉癌、特にER陽性乳癌を含む予後良好と相関した。ARはER関連性のマーカー、すなわち、GATA3、FOXa1、RERG、BEX1と相関し、HER2、p53、Ki-67などと負に相関した。AR陽性は腫瘍径、グレード、病期とは独立して生存期間の延長（$P<0.001$）に相関した。同様の結果がER陽性乳癌患者でもみられた。AR mRNA発現もルミナール乳癌患者で長期の生存期間と相関した。AR遺伝子発現も予後良好と相関した。

7）プロラクチンレセプター

　プロラクチンは下垂体前葉から分泌されるペプチドホルモンであり、乳腺細胞の細胞膜のプロラクチンレセプター（PRLR）により媒介されて、授乳を刺激する（資料4-14）。ラットやヒトの乳癌にPRLRが検出された。ヒト乳癌細胞はプロラクチンを産生する。プロラクチンおよびそのレセプターは乳腺の発育の調節に必須である（資料4-14）。

　ヒト乳癌でプロラクチン依存性が32％にみられた。72％（278/387）に全レセプターが、43％（186/432）に遊離レセプターが検出され、プロラクチンとERの明らかな相関性がみられた。ラットDMBA乳癌ではプロラクチン阻害剤により腫瘍の縮小がみられたが、ヒトの再発・進行乳癌ではプロラクチン低下作用を示す薬剤の効果は低かった。このように、ラット乳癌に比べてヒト乳癌細胞の増殖がプロラクチンに部分的にせよ依存している証拠は乏しい。

4．乳癌のER、PgRと臨床病理学的・分子生物学的因子との関連

1）乳癌のERとPgRの発現頻度

　現在、ヒト乳癌のER陽性率は70～80％とされている。この陽性率のばらつきは、測定方法、感度、カットオフ値の設定、患者母集団の違いによると考えられる。ATAC試験に登録された8,004例（全体の85％）のERとPgRの発現の組み合わせは、ER陽性/PgR陽性71％、ER陽性/PgR陰性17％、ER陰性/PgR陽性3％、ER陰性/PgR陰性9％であった。

　乳癌のPgR陽性率は40～60％と報告されている。ER陽性乳癌の多数例の集計ではER陽性/PgR陽性が31,415例、ER陽性/PgR陰性が13,404例であり、PgR陽性と陰性の割合は2.3対1の割合であった。

　閉経後に比べて閉経前乳癌で高PgRレベルがみられた。米国の集計では乳癌の40％がER陽性/PgR陽性、約30％がER陽性/PgR陰性で、ER陰性/PgR陽性は5％未満、25～30％がER陰性/PgR陰性であった。

　ER陽性の乳癌は測定年代が進むにつれて増加した。疫学的統計によるとER陽性乳癌が陰性乳癌に比較して、世界的に増加する傾向である。1974年から1985年にわたりER陽性乳癌の頻度は131％増加したが、ER陰性の頻

第4章 どのような乳癌がホルモン療法に有効であるか？

度は27％しか増加しなかった。1973～1992年の20年間にER陽性率は上昇した（73％から78％へ、P = 0.008）。11,195例の原発乳癌においてER陽性率は増加した（P＜0.0001）。これらの変化は測定法の進歩や腫瘍の大きさ、リンパ節転移、年齢によるのみならず、乳癌の発癌と増殖に及ぼす腫瘍の性格とホルモン環境の変化による可能性が考えられる。ER発現とリスクファクターの相関性を検討したところ、乳癌家族歴、良性疾患の既往、出産歴（初産時年齢）などは乳癌リスクを高めるが、ERの発現の有無との関連性はかなりまちまちであった。

米国のSEERプログラムの11件の住民基盤癌登録の1992～1998年までの乳癌罹患率の集計によると、ER陽性乳癌の率は75.4％から77.5％に増加し（P = 0.0002）、PgR陽性率は65.0％から67.7％に増加した（P＜0.0001）。これらの増加は40～69歳の女性に限られていた。ER陽性/PgR陽性率も上昇した。ホルモンレセプター陰性乳癌の罹患率はこの期間にほぼ一定であり、乳癌の罹患率の上昇はホルモンレセプター陽性乳癌の増加によると考えられる。

このようなホルモンレセプター陽性率の上昇傾向はマンモグラフィー検診の普及による早期乳癌の発見の増加による可能性がある。臨床病期 I 期の早期乳癌はER陽性率が高かった。またこの研究期間はLBA法からIHC法への移行期であり、測定方法の違いによる可能性がある。さらに、女性のホルモン環境の変化、例えば、未出産の増加、初潮年齢の若年化、肥満度（BMI）の増大、ホルモン補充療法使用などがER陽性乳癌の発癌に関連する。ER陽性乳癌の率の上昇とER陰性率の低下は臨床病期 I 期の早期乳癌患者に限られていた。ホルモン補充療法使用の増加などのホルモン因子がER陽性乳癌の増加と関連していた。ホルモン補充療法使用者は未使用者に比べて健康であり、乳癌の検診を受けやすいと考えられ、早期に乳癌を検出されやすい。したがって、ホルモン補充療法自体よりもホルモン補充療法使用者の健康管理による可能性もある。このようなER陽性/PgR陽性乳癌の増加に対してタモキシフェンなどの化学予防により、将来これらの乳癌が減少する可能性がある。一方、ER陰性のより悪性の乳癌が増加する危惧はないと考えられる。

2）臨床病理学的因子がER発現率に影響する

ERの発現は閉経状況、年齢により違いがみられる（資料4-15）。ER陽性乳癌は若年者に比べて高齢者に多いが、PgRは年齢や閉経状況に無関係であった。ER陽性率は閉経後乳癌で80％近い値を示し、閉経前は50～60％であり、閉経前に比べて閉経後乳癌はER陽性率が高い。

ER発現は年齢、閉経状況、人種などの患者の特徴や、腫瘍の組織型、分化度（グレード）、腫瘍の増殖率（S期分画や増殖関連核抗原Ki-67や細胞分裂指数）などの臨床病理学的因子により修飾され、これらの因子はホルモン療法の効果、予後に影響する（資料4-15）。ER陽性乳癌は陰性乳癌に比べて、高分化度、低グレードであり、増殖率が低く、比較的におとなしいといえる（表4-1）。したがって、ホルモンレセプターとこれらの因子、例えば、組織学的グレード、初回再発部位、無病期間、を組み合わせることで、より的確に結果を予測できると考えられた。

3）分子生物学的因子が乳癌のホルモンレセプターに影響する

ER陽性およびER陰性乳癌の遺伝子発現は明確に異なった表現型を示す。いくつかの分子生物学的因子とホルモンレセプターの相互作用およびホルモン依存性との関連を述べる（資料4-16）。これらの相関性には強弱があり、また報告により相反する結果が得られている。

(1) エストロゲン調節遺伝子

標的細胞におけるエストロゲン調節遺伝子、すなわちエストロゲンで誘導される遺伝子はエストロゲン作用の分子生物学的なメカニズムの一つの中心であり、機能的なERを規定するのみならず、その発現の変化が腫瘍の進展とホルモン依存性の喪失に関与するメカニズムの解明に役立つため重要であ

表4-1 乳癌のER発現と腫瘍の分化度

分化のパラメーター	ER陽性	ER陰性
組織学的分化度	高分化	未分化
核グレード	低	高
S期分画	低	高
増殖インデックス	低	高

第4章　どのような乳癌がホルモン療法に有効であるか？

る。

　エストロゲン反応性のヒト乳癌細胞ではエストロゲンはERを介して、種々の遺伝子、例えばPgR、pS2、ミック、サイクリンD1、カテプシンD、TGF-αなどの遺伝子の転写を誘導する（資料4-16）。これらの遺伝子はERを介してエストロゲンにより誘導されるが、乳癌においてはこれらの遺伝子の発現とER状況の関係は必ずしも平行ではない。

　一方、癌細胞の増殖や転移に関与する遺伝子の発現はER陽性乳癌とER陰性乳癌で異なり、ERシグナル伝達経路と相互作用を行い、個々の乳癌患者の予後と治療効果に影響する。

(2) HER2

　HER2（erbB2、ヒト上皮性増殖因子レセプター2）は細胞表面に存在する約185 kDaの糖蛋白で、経膜レセプターの受容体型チロシンキナーゼである。HER2は上皮増殖因子レセプターファミリーに属し、他のメンバー［EGFR（erbB1）、erbB3、erbB4］と類似した構造を示す。乳癌細胞のHER2蛋白質が活性化すると、下流のras/MAPK、PI3Kなどのシグナル伝達経路が活性化する。

　HER2自体は固有のリガンドをもたず、EGFR、erbB3、erbB4とのリガンド結合後に起こるHER2との二量体化により、HER2シグナルが活性化される。ヘレグリンはerbB3とerbB4のリガンドで、これらとの結合を介してHER2シグナルを活性化させる。erbB3とerbB4はEGFRやHER2と異なり、タモキシフェン感受性乳癌細胞に発現し、ER陽性と正相関し、EGFRと逆相関した。

　HER2の陽性（増幅/過剰発現）は乳癌のER陰性と関連し、エストロゲンに対する感受性が低下し、より悪性であった（資料4-17）。IHC法によりHER2とER発現は明らかに逆相関したが、HER2陽性の患者の約半数がER陽性であった（ほぼ全体の10％）。ER陽性/HER2陽性乳癌はホルモン療法に反応し難かった（資料4-17）。

　乳癌に関する97試験（計22,616例）の集計では、HER2の増幅または過剰発現の平均陽性率は36％（範囲：5〜55％）であり、ホルモンレセプター陰性、高組織および核グレード、異数性、高増殖率に相関性がみられた。単変量解析でHER2は予後不良と強く関連したが、多変量解析では明らかな予

後因子ではなかった。HER2陽性患者は生存期間が短かった。治療効果との関連性は明確でなかった。

　HER2陽性乳癌患者は陰性患者に比べて、タモキシフェンをはじめとするホルモン療法に奏効しにくいという報告が多い（資料4-17）。例えば、HER2の過剰発現／増幅（IHC法またはFISH法による測定）の乳癌（HER2陽性）はホルモン療法に対してHER2陰性乳癌に比べて明らかに奏効率が低かった（ホルモン療法に対する奏効率：29% vs 57%、表4-2）。HER2の過剰発現はホルモン耐性の一つの原因と考えられる。

　ERとPgRはHER2発現と細胞増殖の指標であるKi-67値と組み合わせて乳癌のサブタイプを構成した。一方、抗HER2治療、CDK4/6阻害剤、PI3K/AKT阻害剤をホルモン療法と併用することによりホルモン耐性を克服する（後述）。

　タモキシフェンを含む化学・ホルモン療法による術前療法において、腫瘍縮小効果はHER2陽性例で57%、陰性例は93%（P＝0.007）であり、HER2発現はその効果を予測した。化学療法に対してHER2陽性乳癌は耐性であるとの報告が多いが、異論もある（資料4-17）。

　HER2発現状況とドキソルビシン化学療法の相互作用を、ドキソルビシンを含む多剤併用化学療法と含まない化学療法の術後補助化学療法の無作為化比較試験でのプール解析により検討した。8件（6,564例中5,354例でHER2発現状況が判明）の試験において、HER2陽性例（1,536例）では、ドキソルビシンを含む化学療法は含まない化学療法に比べて無病生存期間が有意に29%延長した（P＜0.001）。全生存期間は有意に27%延長した（P＜0.001）。一方、HER2陰性例（38,188例）ではドキソルビシンを含む化学療法は無病生存期間や全生存期間を延長しなかった。ドキソルビシンを加えた補助化学

表4-2　再発・進行乳癌のHER2の過剰発現とホルモン療法の効果

測定法	例数	ホルモン療法の奏効率	
		HER2陰性乳癌	HER2陽性乳癌
IHC法	524	58%（41〜80%）	25%（0〜54%）
FISH法	708	56%（56〜56%）	32%（17〜47%）
合計	1,232	57%	29%

療法の利益は、HER2 過剰発現または増幅した乳癌患者に限られていた。

HER2 の増幅は ET と EC 化学療法の効果を阻害せず、タキサンを含む化学療法は HER2 陽性例に対して明らかな利益を示した（資料4-17）。ドキソルビシンのみならずタキサンも HER2 陽性乳癌に対して良好な抗腫瘍効果を示し、術後補助化学療法の処方がトラスツズマブやラパチニブの併用とともに HER2 発現により決定される可能性がある。HER2 陰性乳癌に対する化学療法には標準的な方法が確立していない。タキサンとゲンタビシンの併用が有効であったという報告がある。

(3) EGFR（EGF レセプター）

EGF（上皮増殖因子）または TGF-α（トランスフォーミング増殖因子α）が EGFR（上皮増殖因子レセプター）の細胞外ドメイン（ECD）に結合すると、細胞内キナーゼの反応が誘導され、細胞増殖が刺激される（資料4-17）。

EGF は ER をダウンレギュレートし、エストロゲンの PgR 誘導性と PgR 発現を低下させ、増殖を刺激した。EGFR 陽性例は Ki-67 染色性が高く、ホルモン療法に無効であった。

40件（5,232例）の乳癌のメタアナリシスで、EGFR の発現は38%（範囲：14〜91%）にみられた。EGFR と ER を同時に測定した31件の研究のうち28件で両者の逆相関がみられ、ER 陽性乳癌の30%が EGFR 陽性であるのに対して、ER 陰性例の50〜60%が EGFR 陽性であった。

EGFR 陽性乳癌患者はホルモン療法に無効であり、EGFR 陽性、ER 陰性患者が無再発生存期間、全生存期間において最も予後不良であった。

(4) PI3K/AKT/mTOR 経路

PI3K/AKT/mTOR 経路は細胞の生存と増殖を調節する重要な細胞内シグナル伝達経路である（資料4-18）。ER 陽性乳癌の PIK3CA 変異または PTEN の喪失はこの経路を活性化し、ホルモン耐性を促進する。ER 陽性のホルモン耐性乳癌に対する PI3K/AKT/mTOR 経路阻害とホルモン療法の併用はホルモン反応性を回復し、抗腫瘍効果を示した（後述）。

(5) インスリン様増殖因子（IGF）

IGF-I、IGF-II、IGF 結合蛋白、IGF-I レセプター、インスリンレセプター

基質（IRS）を含むIGFファミリーは乳癌の増殖と進展に影響を与える。IGF-IとIGF-IIはともに、事実上すべての乳癌で発現するIGF-Iレセプター（IGF-IR）に結合することにより細胞分裂促進効果を示す（資料4-19）。
　エストロゲンはERとIGFRとの相互作用を刺激し、IGF-Iシグナル伝達をERK1/2を介して活性化した。

(6) サイクリンD1とサイクリン依存性キナーゼ（CDK）

　エストロゲンはサイクリン[注10]とサイクリン依存性キナーゼ（CDK）の複合体を活性化し、細胞周期を回転させる。サイクリンD1の過剰発現がER陽性と相関し、サイクリンD1の脱調節が乳癌のホルモン耐性をもたらした（資料4-20）。
　ER陽性乳癌では高レベルのサイクリンD1 mRNAは再発、死亡と相関した。サイクリンEを過剰発現した乳癌患者は病期やグレードが進行し、再発、死亡のリスクが上昇した。CDH4/6阻害剤とホルモン療法の併用がホルモン療法耐性の乳癌に有効であった（後述）。

(7) 血管内皮細胞増殖因子（VEGF）

　血管新生が乳癌の進展と転移に関与することを示す多くの証拠がある。もっとも強力な血管新生因子の1つが血管内皮細胞増殖因子（VEGF）である。乳癌細胞はVEGFとそのレセプターであるVFGFRを発現し、周囲の微小環境の血管新生を刺激し、酸素や栄養を導入し、細胞増殖をさらに刺激する（資料4-21）。エストロゲンはVEGFを急速にアップレギュレートし、タモキシフェンはVEGF分泌レベルを有意に低下した。VEGFレベルの上昇はホルモン療法不応性に相関した。
　VEGF発現はHER2発現と有意に相関し、VEGFとHER2発現の組み合わせが予後をよく予測した。再発・進行乳癌患者に対するホルモン療法の効果はVEGFが高レベルの患者で奏効率が低かった。抗VEGF単クローン抗体のベバシズマブなどがホルモン耐性乳癌の治療に応用されている（後述）。線維芽細胞増殖因子4（FGF4）も血管新生促進に関与する。

[注10] 細胞周期を進展させるエンジンとして働く。

(8) p53

癌抑制遺伝子の p53 蛋白は細胞周期調節、アポトーシス、細胞分化などの多くの細胞機能において転写活性化因子または抑制因子として基本的な役割を演じる。p53遺伝子は乳癌のほぼ25％で突然変異を起こすが、その多くは p53 蛋白質を不活性化するミスセンス変異であった。エストラジオールは p53 発現をアップレギュレートし、プロゲステロンはダウンレギュレートした。p53遺伝子の変異は主として ER 陰性乳癌に存在し、予後不良に関連した。p53 と HER2 は相関し、p53 は単独では有意な予後因子ではなく、HER2 との組み合わせが乳癌の予後と相関した（資料4-22）。

乳癌の 8 試験（計1,127例）のメタアナリシスでは、野生型 p53 は ER 陽性と相関し、変異型 p53 は ER 陰性と関連した（$P < 0.001$）。変異 p53 は乳癌の自然耐性と相関した。変異 p53 陽性乳癌はタモキシフェン反応性が不良であった。

(9) プロテアーゼ

乳癌の浸潤には、以下のプロテアーゼ（蛋白質・ペプチド加水分解酵素）が関与する。セリンプロテアーゼ・プラスミノーゲン活性化因子（PA）、組織セリンプロテアーゼ・プラスミノーゲン活性化因子（tPA）、ウロキナーゼ・セリンプロテアーゼ・プラスミノーゲン活性化因子（uPA）などのプロテアーゼが ER 陽性乳癌で発現し、高 tPA レベルは良好な予後因子であった。これに対し、uPA 活性は ER 陰性乳癌よりも ER 陽性乳癌で低く、高レベルの uPA 活性の乳癌は予後不良であり、タモキシフェン治療に反応しにくかった。uPA は内因性の 2 つの阻害因子（PAI-1 と PAI-2）およびそのレセプターである uPAR と複合体を形成する。uPA、tPA、PAI-1 遺伝子の調節は ER 媒介性と考えられる。閉経前後の乳癌の PAI-1、uPA、uPAR のうち、PAI-1 のみが有意な予後不良因子であった（資料4-23）。乳癌の PAI-1 とホルモンレセプターは逆相関し、PAI-1 は無病生存期間と再発後生存期間を有意に短縮した。

その他、カテプシン D、アポトーシス（bcl-2/bax）、BRCA1 と BRCA2、熱ショック蛋白質（hsp）などの多くの分子生物学的因子が乳癌のホルモン感受性に影響する（資料4-24、資料4-25、資料4-26）。

5．乳癌のERとPgRの発現とホルモン療法の効果

1）動物乳癌のER発現とホルモン療法の効果

ラットDMBA乳癌の大部分はホルモン依存性であり、ヒト乳癌のモデルとしてER発現と卵摘やタモキシフェン処理に対するホルモン反応性が相関することが確認された（コラム**2**、資料4-27）。

2）ヒト乳癌のER発現とホルモン療法の効果予測

1960年代に、$[^3H]$-エストラジオールを再発乳癌患者10例の外科的ホルモン療法（副腎摘出術）時に注射し、6時間後に種々の組織における放射能レベルを測定すると骨格筋に対する腫瘍組織の放射能レベルの比が4例の奏効例では6例の無効例に比較して高かった。放射性エストラジオールを閉経後乳癌患者に静注した場合は、正常乳腺や脂肪組織に比べて乳癌組織に高い放射能を検出した。この$[^3H]$-エストラジオールの乳癌組織への放射能取り込みと蓄積はタモキシフェンで前処置することで阻害された。

ジェンセンらによる「ヒト乳癌組織のERが陰性の場合、ホルモン療法にほとんど奏効しないが、陽性例では全例ではないものの、多くはホルモン療法に奏効する」という主張は、その後の多くの研究で確認された。さらに動物乳癌のERとヒト乳癌のそれは同一であることが確認され、乳癌のER発現状況がホルモン療法の重要な効果予測因子であることが一般的に認識された。

1974年にW. L. マクガイア（コラム**4**）により主催されたNIHのBreast Cancer Task Forceによって実施された436例を対象としたER発現とホルモン療法の効果との相関性に関する最初の集計では、奏効率はER陽性例で56％、陰性例で10％と異なっており、外科的または内科的ホルモン療法いずれの治療法においても、全体とほぼ同様の奏効率の相違がみられた。わが国の集計でも奏効率はER陽性例で50％（41/82）、陰性例で9％（5/57）であった。ホーキンスら（1980年）の成績ではそれぞれ55％（301/548）と7％（30/434）と報告された。このようにER発現の有無によりホルモン療法の奏効率は大きく異なっており、ER陰性例に比べて陽性例で高かった。乳癌のER蛋白の発現はホルモン療法の効果予測因子として有用であることが1980年代前半までに確定した。

その後に開発された IHC 法による ER 陽性も明確なホルモン療法の効果予測因子であることが報告されている。IHC 法による測定で ER 発現が陽性であった再発乳癌患者は再発後初回ホルモン療法に対して49％（47/96）の奏効率を示した。これは ER 陰性の7％（3/41）に比較して有意に高く（$P<0.001$）、治療後の生存期間も ER 陽性例で明らかに延長した（$P<10^{-6}$）。ER と PgR の組み合わせでも LBA 法と同様にホルモン療法の効果を予測した。
　再発・進行乳癌に対するホルモン療法の効果をみると奏効率は ER 陽性/PgR 陽性例で77％（87/113）、ER 陽性/PgR 陰性例で27％（33/121）、ER 陰性/PgR 陽性例で46％（6/13、少数例）、ER 陰性/PgR 陰性例で11％（12/111）であった。この30年以上前の結果はその後の大規模比較試験によって追認された。再発初回のホルモン療法に対する奏効率は ER 陽性乳癌患者で50～60％、一方 ER 陰性例は5～10％であった。
　ER 陽性の再発・進行乳癌患者は ER 陰性例に比べてホルモン療法が奏効し明らかに再発後生存期間が延長した。ホルモンレセプター陽性で再発時にタモキシフェンに奏効した患者は、ホルモン療法に無効であったレセプター陽性またはレセプター陰性の患者に比較して明らかに再発後生存期間が延長した。また、第二次ホルモン療法に対しても ER の発現の有無は効果を予測できた。
　一方、ER 陽性乳癌であってもホルモン療法に無効である可能性が30～50％近くある。これには臨床的な問題として治療効果の評価、患者の服薬コンプライアンスの不足、癌の末期的な進行期などと共に、分子生物学的な原因として、ER 遺伝子の突然変異、および/または代替スプライシング、HER2過剰発現など、他の増殖因子のシグナル伝達経路との相互作用、コアクティベーターやコレプレッサーの異常発現または機能により、ER 自体またはその後のシグナル伝達経路の不調による可能性が示唆されている。

3）ER と PgR の組み合わせによるホルモン療法の効果の予測
　ER 発現状況はホルモン療法の効果予測因子として最良の方法であるが完璧ではない。乳癌の PgR 発現の情報を ER に加えることによりホルモン療法の効果予測因子としてのホルモンレセプターの価値が上昇した。ER と PgR の発現の有無により4通りの組み合わせとなり、それぞれがホルモン反応性のみならず、悪性度や増殖率、転移率が異なることが判明した（資料4-28）。

(1) ER陽性/PgR陽性乳癌とER陽性/PgR陰性乳癌の違い

　再発・進行乳癌に対するホルモン療法の効果はER陽性/PgR陽性例がER陰性/PgR陰性例に比べて著しく良好である。術後タモキシフェン補助療法を受けたER陽性/PgR陽性乳癌患者はER陽性/PgR陰性患者に比べて明らかに死亡のリスクが低下した（資料4-28）。

　PgRの情報をERに加えることにより、ホルモン療法の効果予測因子としてのホルモンレセプターの価値が上昇すると考えられた。PgR発現がER活性に依存しPgRの欠損はERの機能不全を反映し、ホルモン療法に比較的に耐性であると考えられてきた。

　ER陽性/PgR陰性乳癌の発生（PgRの喪失）のメカニズムは、①増殖因子媒介性のPgRのダウンレギュレーション、または②核性ER活性（NISS）から細胞膜性ER活性（MISS）への変更の促進することによると考えられている（資料4-29）。

　ER陽性乳癌でのPgR発現の欠如はホルモン耐性をもたらす異常増殖因子シグナル伝達経路の代理のマーカーと考えられる。

　31,415例のER陽性/PgR陽性乳癌と13,404例のER陽性/PgR陰性において、ER陽性/PgR陰性乳癌はER陽性/PgR陽性例に比べて高齢、大きな腫瘍径、高S期分画、異数性を示した。EGFRは3倍（25% vs 8%、$P < 0.001$）、HER2は50%多く過剰発現した（21% vs 14%、$P < 0.001$）。タモキシフェン治療によりEGFR陰性例と比較してEGFR陽性またはHER2陽性は無病生存期間を短縮した。

　一方、ER陽性/PgR陰性乳癌はタモキシフェンに特異的に耐性であり、アロマターゼ阻害剤に対する耐性は比較的に低いという臨床的および実験的成績が得られている。ATAC試験でER陽性/PgR陰性乳癌はタモキシフェンに特異的に耐性であるが、アロマターゼ阻害剤によるエストロゲン欠如治療には比較的に耐性でなかった。

(2) ER/PgRの組み合わせによるホルモン療法の効果

　再発・進行乳癌に対するホルモン療法の効果はER陽性/PgR陽性例が他の組み合わせ、すなわち、ER陽性/PgR陰性、ER陰性/PgR陽性、ER陰性/PgR陰性例に比べて著しく良好である。ER陰性/PgR陽性乳癌はER陰性/PgR陰性乳癌に比べてホルモン療法に対して比較的に反応性が高い。

第4章　どのような乳癌がホルモン療法に有効であるか？

　ある統計によると、再発・進行乳癌に対するホルモン療法の奏効率はER陽性/PgR陽性例で71％（188/263）、ER陽性/PgR陰性例で32％（61/189）、ER陰性/PgR陽性例で53％（8/15、少数例のため信頼度が低い）、ER陰性/PgR陰性例で9％（16/171）であった。

　5,374例の乳癌患者の解析で、ER陽性/PgR陽性乳癌患者はER陽性/PgR陰性乳癌患者（P＝0.0002）、またはER陰性/PgR陽性乳癌患者（P＝0.0004）に比べて有意に無再発生存期間が延長した。これらの3群はER陰性/PgR陰性患者に比べて無再発生存期間が優れていた。

　ER陽性/PgR陽性患者でホルモン療法を受けた患者はER陽性/PgR陰性患者に比べて無再発生存期間（P＝0.001）と乳癌特異的生存期間（P＝0.005）が有意に延長した。ER陰性/PgR陽性患者ではPgRの高発現は無再発生存期間と乳癌特異的生存期間を改善した。ER陰性/PgR陽性乳癌はER陽性/PgR陰性乳癌に比べてホルモン療法に対して同程度の効果を示した。PgR発現の測定は正確な治療を行う決定を助けるのに必要である。

　ER陽性の342例の再発・進行乳癌を対象とした前向き試験での多変量解析では高PgRレベルはタモキシフェンに対する効果の向上、TTP、生存期間の延長をもたらした。PgRレベルの低、中間、高値の3群に分けた場合のタモキシフェンに対する奏効率は、それぞれ43％、53％、61％であった。

⑶ ER陰性/PgR陽性とER陽性/PgR陽性乳癌の違い

　機能的なERを欠く乳癌ではPgRは正常には発現しないはずである。実際、ER陰性/PgR陽性乳癌の頻度は比較的低く1.5〜13％程度である。ER陰性/PgR陽性乳癌はER陰性/PgR陰性乳癌に比べると、ホルモン療法に対する反応性が高い（資料4-30）。

　1,836例の乳癌患者のうち、ER陰性/PgR陽性乳癌患者（205例）はER陽性/PgR陽性乳癌患者（798例）に比べて、若年（P＝0.021）、閉経前（P＝0.013）が多く、リンパ節転移陽性が多く進行していた。タモキシフェン治療を受けていない場合には、両群の5年無病生存率と5年生存率は同様であったが、タモキシフェン治療は両群の生存率を無治療群に比べて上昇した。ER陰性/PgR陽性乳癌患者の無病生存期間（P＝0.019）と全生存期間（P＝0.007）はER陽性/PgR陽性乳癌患者に比べて、明らかに短縮した。

　1,944例の原発乳癌のうちで、IHC法によるER陰性/PgR陽性乳癌とER

陽性/PgR 陰性乳癌の性格と予後に対する影響を比較した。ER 陽性/PgR 陽性、ER 陽性/PgR 陰性、ER 陰性/PgR 陽性、ER 陰性/PgR 陰性の頻度は 55.3％、15.6％、3.4％、25.7％であった。ER 陽性/PgR 陰性患者は ER 陰性/PgR 陽性例に比べて、高齢で、グレード 2 が多く、p53 発現率が低かったが、リンパ節転移には差がなかった。両群の無病生存期間と全生存期間には有意差が認められなかった。しかし、ER 陰性/PgR 陰性例に比べると、ER 陽性/PgR 陰性例の予後は良好であったが、ER 陰性/PgR 陽性例は差がなかった。術後補助ホルモン療法を受けた ER 陽性/PgR 陰性患者は ER 陽性/PgR 陽性例に比べて、再発、死亡のリスクが高く、ホルモン療法に奏効しにくかった。

(4) ER陽性および/またはPgR陽性でHER2陽性の乳癌に対するホルモン療法の効果

　HER2 はヒト乳癌の20〜25％で陽性（増幅または過剰発現）である。ER 陽性/PgR 陰性乳癌では ER 陽性/PgR 陽性乳癌に比べて EGFR/HER2 を過剰に発現する。ER 陽性/PgR 陰性乳癌の25％が HER2 を過剰発現したが、ER 陽性/PgR 陽性乳癌では10％にすぎなかった。FISH 法[注11] による HER2 増幅は、ER 陽性/PgR 陽性乳癌に比べて ER 陽性/PgR 陰性乳癌で2.75倍増加した。ER 陽性/PgR 陰性乳癌は ER 陽性/PgR 陽性例に比べて、高グレード、高 HER2、高 EGFR 発現を示した。

　多くの試験で高い HER2 シグナル伝達はタモキシフェンの効果を低下したが、そうでない結果もある（資料4-31）。ER 陽性、HER2 陽性乳癌のタモキシフェン耐性は ER レベルに無関係であった。ネオアジュバントホルモン療法において、EGFR 陽性および / または HER2 陽性乳癌はタモキシフェンよりもアロマターゼ阻害剤により奏効した。術後タモキシフェン補助療法において HER2 が高レベルの患者は無病生存期間が短縮した。

　ER 陽性および / または PgR 陽性で HER2 増幅 / 過剰発現の乳癌に対する

[注11] 蛍光 in situ ハイブリッド形成法：蛍光物質や酵素で標識したオリゴヌクレオチドプローブを用いて、例えばHER2遺伝子とのハイブリッドを形成し、蛍光顕微鏡で検出する。IHC 法に比べて標本の固定に影響されず、より鋭敏であるが、高価である。

ホルモン療法の効果には論争がある（資料4-31）。HER2増幅/過剰発現とERおよび/またはPgR発現の逆相関が一般的であるにもかかわらず、両者がともに陽性である患者が存在する。ホルモンレセプターとHER2の共発現した乳癌患者はタモキシフェンを中心としたホルモン療法に対して無病生存期間、生存期間が短縮した。

　ホルモン療法を受けた再発・進行乳癌患者の12件（2,379例）の試験のメタアナリシスで、HER2陰性乳癌に比較したHER2陽性例の治療無効のリスクは42％増加した（P＜0.00001）。ER陽性、ER不明、ER陰性/PgR陽性乳癌でも同様であった。この結果はHER2陽性の再発・進行乳癌はどのようなホルモン療法に対しても反応しにくいことを示唆している。

　このように、ER陽性乳癌では通常、HER2とPgRの発現は逆相関する。このことはER陽性乳癌がHER2陽性であればタモキシフェンに反応しにくいことを説明する。しかし、閉経前乳癌ではER陽性乳癌はHER2発現の如何にかかわらずタモキシフェンによく反応したという報告がある。ER陽性乳癌でHER2とPgRは年齢に関連する可能性がある。1,104例のER陽性乳癌患者でHER2とPgRは45歳以上でのみ逆相関し、45歳以下ではHER2にはPgRは相関しなかった。45歳以上ではPgRとグレードが独立してHER2に相関した。45歳以上のER陽性患者ではHER2陰性でPgRは76.9％陽性、HER2陽性では53.4％陽性（P＜0.001）であった。45歳以下ではこの関連性はみられなかった。

⑤　ER陰性/PgR陽性/HER2陰性（シングルPgR陽性）とER陰性/PgR陰性/HER2陰性（トリプルネガティブ）の違い

　ER陰性/PgR陽性乳癌は少数であっても存在しているが、その性格はER陰性/PgR陰性乳癌に比べて明らかでない。3,966例の乳癌患者のうち、6％（240例）がER陰性/PgR陽性/HER2陰性、8.8％（348例）がER陰性/PgR陰性/HER2陰性であった。

　トリプルネガティブ乳癌に比較して、シングルPgR陽性乳癌（ER陰性/PgR陽性/HER2陰性）はグレードが低い傾向であり（グレード3：45.7％ vs 37.5％、P＝0.051）、腫瘍径が小さかった（P＝0.036）。しかし、5年無再発生存率（80.7％ vs 77.4％）、5年全生存率（88.0％ vs 85.2％）には差がなかった。

ホルモン療法を受けた ER 陰性/PgR 陽性/HER2陰性の乳癌患者はホルモン療法を受けなかった患者に比べて 5 年無再発生存率（P = 0.016）、5 年全生存率（P ＜ 0.0001）が有意に良好であった。ER 陰性/PgR 陽性/HER2陰性乳癌はトリプルネガティブと同様の悪性の態度を示し、シングル PgR 陽性乳癌自体は予後不良と考えられるが、ホルモン療法に反応し予後が改善された。

6．原発乳癌の ER の発現と再発時のホルモン療法の効果

　原発乳癌の ER 発現の状況が再発時のホルモン療法の効果、および術後補助療法としてのホルモン療法の効果を予測した（資料4-32）。すなわち、再発乳癌のホルモン療法の奏効率は原発乳癌の ER 陽性例で約60％、ER 陰性例で10％であった。このため、1979年の NIH コンセンサス委員会はすべての原発乳癌での ER 測定を推奨した。この原則は現在でも正当化されており、原発乳癌の情報が再発時の治療の選択において代用される。しかし、最近、原発乳癌と転移巣のホルモンレセプターのみならず、分子生物学的プロファイルが一致しないことが指摘されている（資料4-33）。遺伝子や転写レベルでもそうである。原発乳癌と転移巣の増殖に関する分子生物学的ターゲットが変化すると、標的治療とそのターゲットが一致せず、最適でない治療、または不必要な有害事象をもたらす。したがって、最適の治療を行うためには転移巣の生検が必要である。さらに、転移巣の遺伝子発現プロファイル解析は転移のメカニズムとなる分子変化が判明し、治療が最適となる。

1）原発乳癌と転移巣のホルモンレセプターの変化

　複数回のホルモンレセプター測定によると、ER 陽性乳癌が陰性になることは比較的少ないが、PgR 陽性乳癌は比較的容易に陰性となる。PgR が陽性から陰性となった場合は PgR 陽性を維持した例に比べ、より悪性、ホルモン非依存性で予後不良となった（資料4-34）。

　同一患者の種々の時期や部位の複数の生検材料、例えば原発乳癌内、原発乳癌と再発転移巣、同時性または異時生両側乳癌などにおいて ER レベルはおおむね類似しているが、明らかに少数例ではあるものの ER 陽性と陰性の混在もみられた。原発乳癌と再発乳癌ともに ER 発現は比較的安定してい

たが、PgR の発現率は不安定で低下することが多かった。全般的に癌の進行により ER 陽性率と PgR 陽性率は確実に低下した（資料4-34）。原発乳癌と遠隔転移巣での ERα、PgR、HER2 の変化を探索した39件の研究で、研究毎に変化の頻度が大きく異なっていたが、陽性から陰性への変化は、それぞれ、22.5％、49.4％、21.3％であった。反対に、陰性から陽性への変化は、21.5％、15.9％、9.5％であった。このことは転移巣での測定が必要であることを示唆している。

　再発巣での PgR 発現率の低下は乳癌の進展により、より悪性の表現型が出現したことによると考えられる。興味深いことは、原発乳癌と再発巣での ER の発現が不一致である場合はホルモン療法に無効であることが多かったことである。再発転移巣では原発乳癌とは異なったクローンが出現するために、原発時のようにホルモン療法に奏効しない可能性がある。

　再発の診断後の生存期間は、原発時と再発時が共に ER 陽性、または原発時に陰性であったが再発時に陽性となった患者の生存期間は同様であった。ER 陽性から陰性に変化した患者は有意に短い生存期間であった（$P < 0.05$）。また、原発時と再発時に共に ER 陰性であった患者の生存期間は、両時期に陽性だった患者に比べて明らかに短く（$P < 0.001$）、また原発時陰性で再発時に陽性であった患者に比べても短かった（$P < 0.02$）。PgR の変化は生存期間の変化に関連しなかった。すなわち、再発時の ER 状況が生存期間の予測因子としてはより優れていた。

　再発転移部位によりホルモンレセプターの発現が異なるか否かが問題となる。内臓（肺、肝臓、脳）転移での ER 陽性率は24％（8/34）で、その ER 陽性例の5分の4がホルモン療法に奏効した。骨転移巣での ER 陽性率は32％（7/22）、PgR 陽性率は25％（4/16）であった。15例の正常骨組織ではそれぞれ60％、73％であった。

　早期乳癌のネオアジュバント治療前と治療後の前向きの逐次的生検によりバイオマーカーの効果と薬剤の効果を評価した。ER、PgR、Ki-67 を免疫組織化学的に検査した。遺伝子発現プロファイルをマイクロアレイ法で測定した。41例のペアで治療前に比べて切除標本では ER、PgR、Ki-67 値は低下する傾向であった。ER、PgR、Ki-67 の一致率は、それぞれ90％、74％、80％であった。遺伝子発現プロファイルによると、治療後の ER 経路の発現の低下が mRNA レベルでみられた。

2）対側乳癌のホルモンレセプター

399例の同時性または異時性両側乳癌の検討では、原発乳癌と対側乳癌のER、PgRレベルには有意差がみられず有意に相関した。この結果から、同時性の対側乳癌は共通のホルモン環境で発生した第2の原発乳癌とみなすべきであるとされた。

タモキシフェンの術後補助療法はER陽性の対側乳癌の発生は抑制するが、ER陰性の対側乳癌の増殖は阻害しないと考えられる。しかし、タモキシフェン治療中または治療後の対側乳癌の発生がER陰性乳癌の選択によるというメカニズムは一部であり、ER陽性乳癌の発生はタモキシフェン依存性の増殖を示し、ER機能が変化したERの変異やHER2を過剰発現するER陽性乳癌の選択によるタモキシフェン耐性である可能性がある。

7．術後補助ホルモン療法の選択因子としてのERの意義

乳癌の術後補助療法が行われなかった場合にはホルモンレセプターは再発の有無には関係なく、ホルモン療法や化学・ホルモン療法による補助療法が行われた場合にはER陽性患者で無病生存期間が延長した。すなわち、ホルモンレセプターは予後因子というよりも、ERの測定に基づいて選択された患者ではきわめて有用な、術後補助療法の効果に関する信頼性のある情報を提供する手段と考えられる（資料4-35）。

EBCTCG（早期乳癌研究者国際連携グループ）のオーバービュウ（2005年）では、ER陽性乳癌に対するタモキシフェンの5年間投与により年間再発率はほぼ半減し（再発率比＝0.59）、乳癌死亡率は3分の2となった（死亡率比＝0.66）。ER不明例では年間再発率比は0.69、死亡率比は0.80とER陽性患者に近似した。一方、ER陰性患者に対するタモキシフェン投与は、年間再発率比は1.04、死亡率比は1.04と無治療と差がなく無効であった。

ERとPgRを共に測定した場合には再発率比に対するタモキシフェンの効果はPgRでなく、ER状況により決定された。

図4-4にEBCTCG（2017年）のオーバービュウにおけるER陽性乳癌患者10,645例のER陽性乳癌患者に対する対照例に比べたタモキシフェン5年間投与の15年間の再発と乳癌死亡への効果を示す。再発に対する効果は最初の5年間に観察され、乳癌再発の抑制効果は5年以降も継続した（図4-4-

A)。すなわち、ER陽性乳癌患者に対するタモキシフェン5年間投与は無治療対照群に比べて15年再発率は33.0%と46.2%であり13.2ポイントの差がみられた（2P＜0.00001）。乳癌特異的死亡率は対照群に比べてタモキシフェン群の違いは5年後では3.3%（8.6%と11.9%）、10年後では7.2%（17.9%と25.1%）、15年後では9.2%（23.9%と33.1%、P＜0.00001）と拡大した。15年目の乳癌死亡率の差は5年目のそれのほぼ3倍であった（図4-4-B）。ERの測定を行い、ER陽性乳癌患者にホルモン療法を行うことにより、15年以上の期間にわたり再発と死亡を明らかに減少することができた。

このように、今日、乳癌のERを測定する主な臨床的有用性は術後補助療法および術前治療におけるホルモン療法の効果を予測し、治療の選択を行うことである。さらに、再発・進行乳癌のホルモン療法、または術後補助ホルモン療法の試験への登録条件として、ER陽性例（PgR陽性または陰性）が選択されるようになった。

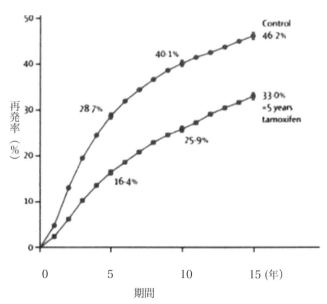

図4-4-A　ER陽性乳癌患者に対するタモキシフェン5年間投与の15年間の再発への影響

EBCTCG, 2017

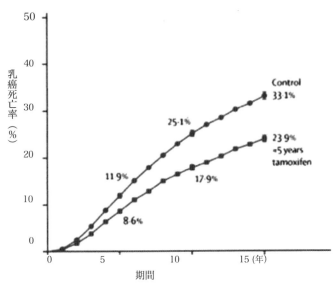

図4-4-B　ER陽性乳癌患者に対するタモキシフェン5年間投与の15年間の乳癌死亡への影響

EBCTCG, 2017

8．化学療法の効果予測因子としてのホルモンレセプター

　ER陰性乳癌は増殖率が高く化学療法に反応しやすいと考えられる。ER陰性の再発乳癌の76％（34/45）が化学療法に奏効し、ER陽性例では12％（3/25）のみが奏効した。乳癌の化学療法の効果がERの発現の有無により予測できると主張された。しかし、ERの発現と化学療法の効果との相関性はみられなかったとの報告が多い（資料4-36）。

1）術前化学療法とホルモンレセプター

　腫瘍の分化、低増殖率、ホルモンレセプター発現などは乳癌の良好な予後因子とみなされているが、術前化学療法においてはこれらの因子、特にER/PgR陽性乳癌は化学療法に比較的耐性であることを示唆している。いくつかの試験で、pCR[注12]の達成率はER/PgR陽性乳癌で劣っていた（資料4-37）。

[注12] 病理学的に残存乳癌の病巣および/または腋窩リンパ節転移が完全に消失。

1,731例の乳癌の91％がアンスラサイクリンを含む術前化学療法においてpCRは13％であったが、ホルモンレセプター陰性乳癌の24％、陽性の8％がpCRとなった（$P < 0.001$）。ホルモンレセプターの有無にかかわらず、pCRとなった患者は無再発生存期間、生存期間が延長した。

　わが国の術前化学療法を受けた21,755例の乳癌患者の集計で、pCR率はルミナール乳癌で5.7％、HER2陽性乳癌で24.6％、TN乳癌で18％であった。HER2陽性乳癌のうちではpCR率はER陰性乳癌で31.6％、ER陽性乳癌では17.0％であった。また、トラスツズマブと化学療法を受けたHER2陽性乳癌患者の31.4％、受けなかった患者の16.2％がpCRとなった。

2）術後補助化学療法とホルモンレセプター

　ER陰性/PgR陰性乳癌は化学療法によく反応したが、ホルモンレセプター陽性例が化学療法に反応しないことを意味しない。ER陰性/PgR陰性乳癌患者は化学療法で効果的に治療されると考えられる（資料4-38）。これらの患者にホルモン療法を行うことは無駄であり、ホルモン療法剤の直接の毒性、または化学療法剤との干渉により有害である可能性がある。TN乳癌に関しては後述する。

　CAF、AC±パクリタキセル、AC→パクリタキセルなどの3つの試験に基づいた6,644例のリンパ節転移陽性乳癌に対する術後補助化学療法の解析で、ER陰性例に対する化学療法は再発のリスクを21〜25％低下した。化学療法による全死亡率の低下は、ER陰性例で55％、ER陽性例で23％であった。化学療法による絶対的利益はER陽性乳癌患者に比べてER陰性例が大きかった。化学療法を受けた患者の5年無病生存率はER陰性と陽性例で16.7％と4.0％改善した。

　すなわち、①ER陽性乳癌患者は化学療法の適応があるが、その恩恵はER陰性例に比べて少ないと考えられる。高用量化学療法はタモキシフェンを投与されているER陽性患者に無選択に投与する利益はわずかである。②化学療法の発達によりER陰性患者では化学療法の効果はER陽性例に類似するほど改善されている（資料4-38）。

9．乳癌の予後因子としてのホルモンレセプター

1）予後因子とは

　予後因子とは乳癌の診断時または手術時に得られる、再発または死亡（逆にいえば、無再発生存期間または無病生存期間、ないし全生存期間）を予測する因子である（資料4-39）。

　原発乳癌のホルモンレセプターが日常的に測定されるようになり、乳癌のホルモンレセプターと他の予後因子を関連させて評価できるようになると、ERとPgRは効果の予測および予後の予測の両方の因子として評価されてきた。これらが他の因子から独立して予後を予測するか否かは論争がある。

　多くの予後因子はERおよび/またはPgRの発現と正または負の関連性を示すことが多いが、そうでない場合もあり、明確な成績は得られていない（資料4-39）。ERまたはPgRの発現自体が乳癌の転移、再発を抑制するか、または前述の種々の臨床病理学的または分子生物学的な因子との相互作用により乳癌患者の予後に影響するかは明らかでない。前述のように、無数の臨床病理学的および分子生物学的な因子の予後因子としての有用性が主張されてきたが、臨床的に有用で原発乳癌で測定すべきである因子は数少ない。現在でも、腫瘍径とリンパ節転移は重要で有用な予後因子である。

　ERシグナル伝達経路と増殖因子シグナル伝達経路とのクロストークがホルモン療法の効果を修飾することも判明しているが、個々の症例でどの程度に予後に影響するかは不明である。

　表4-3にいくつかの原発乳癌患者の予後因子を示す。患者側と乳癌自体の臨床病理学的因子、分子生物学的因子が無数に提示されているが、このことは、単一で予後を的確に予測する手段がないことを示唆している。

　原発乳癌患者の再発の予測には、従来からのTNM分類による臨床病期が広く用いられてきた。すなわち、T（tumor、腫瘍径と進展度、T1〜T4）、N（nodes、所属リンパ節への転移の有無、N0〜N3）、M（metastasis、遠隔転移の有無、M0〜M1）を指標として、臨床病期1〜4までの4期に分ける。術後の病理学的診断の結果に基づく病理学的TNM（pTNM）がより精密に予後を予測する。他の臨床病理学的な因子、ホルモンレセプター、HER2などの癌遺伝子の発現、EGFRなどの増殖因子レセプターの発現、遺伝子発現プロファイルによる乳癌サブタイプなどがある。現在でも最も信頼

性のある予後因子は腫瘍径（腫瘍の大きさ）とセンチネルリンパ節転移の有無を含めた、リンパ節転移の有無と転移リンパ節数であり、乳癌の再発リスクを限定する最も重要な因子である。

　再発・進行乳癌において ER 陽性患者は ER 陰性例に比べて生存期間が明らかに延長した。多くの報告によると、ER 陽性乳癌の再発部位は軟部組織や骨が多く、肝臓、脳転移が少なく、ER 陰性乳癌は内臓、中枢神経系への転移が多かった。このことは、ER の発現の有無により腫瘍細胞のクローンが特定の解剖学的部位において選択され、増殖適応することを示唆する。このように、ER 陽性と ER 陰性乳癌はエストロゲンによる増殖に依存するか否かのみならず、転移・再発部位が異なるために、本質的に異なると考えられる。このために、後述のように、再発後の生存期間が異なる可能性がある。

表4-3　乳癌の予後因子

1）患者側の因子 　年齢、閉経状況、人種/民族、妊娠、出産、肥満、食事習慣、飲酒、喫煙、ホルモン補充療法、経口避妊薬、BRCA1/2変異キャリアなど
2）原発乳癌の臨床病理学的因子 　TNM、腫瘍径、腋窩リンパ節転移の有無と数、組織型、核グレード、血管/リンパ管侵襲、DNA異数性、S期分画、Ki-67、ホルモンレセプター（ER、PgR）など
3）原発乳癌の分子生物学的因子 　HER2、EGFR、p53、VEGF、uPA/PAI-1、サイクリンD1など
4）乳癌サブタイプ（多遺伝子シグニチャー）

2）独立した予後因子としてのERおよび/またはPgR発現

　ER の発現が乳癌の独立した予後因子であることが古くから主張されてきた。ER 陰性乳癌患者は ER 陽性例に比べて早期の再発が多く、無病生存期間、全生存期間が短かった。同様の結果が術後補助療法を受けない患者でも認められ、術後補助療法に依存しない、独立した予後因子と考えられた（資料4-40）。

　その後の多くの報告でも、ER 陰性患者は早期の再発が多く、全生存期間

もER陽性患者に比べて短縮した。しかし、より長期に追跡した試験でみるとER陽性患者が予後良好であるとはいえなかった。

　術後早期にはER陰性患者が高率に再発するが、その後次第にER陽性例も再発し、ERの予後因子としての意義は消滅し、ER発現は時間依存性の変数と考えられるようになった。

　このように、ER発現はリンパ節転移の有無に無関係で、その予後因子としてのパワーは時間とともに消滅し、ER、PgRレベルが腫瘍の増殖率に逆相関する（前述）ことから示唆されるように腫瘍の増殖率に関連すると考えられる。ERは再発の指標にはならなかったがER陽性乳癌患者では有意に生存期間が延長したという報告もある。

　一方、ER陽性乳癌患者とER陰性患者との予後の違いは増殖や転移能ではなく、ホルモン療法の効果に依存するためであるという主張がある（資料4-40）。

　SEERのデータベースの19,541例の白人女性のリンパ節転移陰性乳癌患者において、ER陽性またはPgR陽性の表現型はそれぞれの陰性例に比べて腫瘍径が小さく、グレードが低く、乳癌死亡率が低かった。ERとPgRの組み合わせでは上述の因子において、ER陽性/PgR陽性、ER陽性/PgR陰性、ER陰性/PgR陽性、ER陰性/PgR陰性の順に悪化した。

　SEERプログラム（1990～2003年、234,828例）のデータを用いて、ER陽性とER陰性乳癌患者別の年間乳癌死亡ハザード比を算定した。ER陰性乳癌患者のハザード比は乳癌診断の約2年後に年間7～8％あたりに急激に上昇しその後に低下した。これに対して、ER陽性乳癌患者のハザード比は急峻なピークは存在せず、年間1～2％の長期に定常的であった。ER陰性乳癌患者のハザード比の急峻なピークは大きな腫瘍径、リンパ節転移陽性、高グレード、PgR陰性などの高リスクの性格にも連携していた。治療の年代が経過するにしたがって、死亡ハザードが低下した（治療効果）。

　1982～1998年に登録された化学療法とタモキシフェンの5件の無作為化比較試験に参加した9,444例のリンパ節転移陰性の乳癌患者において再発ハザードを時系列的に評価した。手術のみの患者群（術後補助療法を受けていない）では、ER陰性患者ではまず18カ月後に大きなハザードのピークが起こり、その後に急速に低下した。ER陽性患者ではピークは少し遅れ、小さいが、持続的なハザードがみられた。約40カ月後にER陽性患者のハザー

ドは ER 陰性例に比べて大きくなり、術後144カ月後まで持続した。

　ER 陽性患者では、手術のみに比べて、タモキシフェン治療は早期および中期ないし晩期の再発ハザードが明らかに低下した。タモキシフェンに化学療法を加えると、CMF/AC および MF 化学療法群で同様に早期の再発ハザードが著しく低下した。後期には術後補助療法の利益は手術単独群に接近した（効果が少ない）。このようなパターンは手術のみに比べたタモキシフェンまたはタモキシフェン＋化学療法の効果が時間依存性であることを示唆している。

　ER 陰性患者において化学療法は処方により異なり、比較的強力な CMF/AC 化学療法は手術のみや比較的弱い MF 化学療法に比べて術後早期には強く再発ハザードを抑制したが、後期には差がなくなった。化学療法は術後早期の再発を抑制するが、晩期の再発を抑制する力は弱いといえる。

　再発のハザードは腫瘍の生物学的性格や治療効果により時系列的に変化する。ER 陰性患者では早期の化学療法による大きな利益は引き続いて再発を抑制する。一方、ER 陽性患者では化学療法の利益は術後早期に限られ、大きな再発のリスクはその後にも残存すると考えられる。

　わが国の10施設から集計した3,089例の乳癌患者での解析では、生化学的検査（LBA）による ER 陽性率は56％、PgR 陽性率は34％であった。追跡期間の中央値が約87カ月の時点で、無再発生存期間にはホルモンレセプターの発現の有無は相関しなかったが、術後比較的早期には ER 陰性患者で再発が多かった（図4-5-A）。ER 陽性患者の全生存期間は ER 陰性患者に比べて有意に延長した（図4-5-B）。すなわち、再発後の生存期間が ER 陰性患者に比べて ER 陽性患者が明らかに延長したためであると考えられる（図4-5-C）。このことは再発後生存期間が転移部位の違い［ER 陽性乳癌の再発470例のうち肝、脳転移10％（45/470）に対して ER 陰性例では17％（62/368）］および再発後の治療特にホルモン療法に対する効果の違いのために ER 陽性乳癌患者で延長したことによると思われる。再発初回治療の奏効率は ER 陽性、陰性例で42％（152/366）と28％（79/278）であり、明らかに前者が良好であった（P = 0.0008）。PgR の有無では差がみられなかった。多変量解析でも同様の結果であった。PgR は生存期間については ER と同様の傾向を示したが、ER に比べて弱いパワーであった。

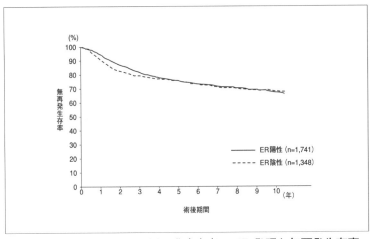

図4-5-A　わが国の3,089例の乳癌患者のER発現と無再発生存率

P = 0.6　　　　　　　　Nomura Y, et al. 1992

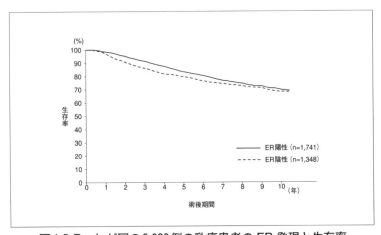

図4-5-B　わが国の3,089例の乳癌患者のER発現と生存率

P = 0.025　　　　　　　Nomura Y, et al. 1992

第4章　どのような乳癌がホルモン療法に有効であるか？

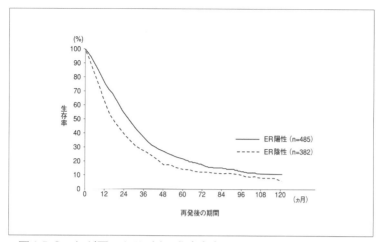

図4-5-C　わが国の3,089例の乳癌患者のER発現と再発後生存率
P＝0.019　　　　　　　　　　　　　Nomura Y, et al. 1992

　このように、ER、PgRの発現の状況は組織学的リンパ節転移、TNM臨床病期、組織学的グレードなどに比較して弱い予後因子といわざるをえない。SEERのER発現と組織型に基づいて乳癌死亡に対する影響を検討した。ER陰性乳癌のハザード比[注13]は17カ月目に7.5%/年と最高となり以後下降した。ER陽性乳癌のハザード比はピークがなく、1.5〜2%/年と比較的一定であった。7年目にER陰性例とER陽性例のハザード比曲線はクロスし、以後はER陰性例が良好であった。

　結局、ERとPgRは腋窩リンパ節転移と独立して予後因子としての情報を与えてくれるが、その影響は弱く、しばしば一過性であり、他の予後因子に部分的にせよ依存している。したがって、ホルモンレセプターの発現は十分な予後因子とはいえない。むしろ、乳癌のホルモンレセプターを測定する主な臨床的有用性は術後補助療法におけるホルモン療法の効果を予測し、治療の選択を行うことである。さらに、再発・進行乳癌のホルモン療法、または

[注13] 再発や死亡などのイベントのハザードまたはリスクに対する説明変数の効果：乳癌の診断時または手術時からある時点までの間に再発や死亡の出来事にあう確率：危険率。

術後補助ホルモン療法の臨床試験への登録条件として、ER陽性（PgR陽性または陰性）例が選択されるようになったことである。

3）ERと他の予後因子との関連

ERは他の確立した予後因子との関連がみられる（資料4-40）。ER陽性乳癌は乳癌の分化度と関連し、高分化（グレード1/2）の腫瘍は未分化乳癌（グレード3）よりもER陽性率が高い（資料4-41）。ER陽性乳癌は高齢、高分化型、低SPFと二倍体細胞に関連し、p53、HER2、EGFRなどの遺伝子の変異、増幅を示さなかった。現在では、ER発現は弱い予後因子であり、ER陽性乳癌患者は術後数年間は比較的良好な経過を示すが、長期の無病生存期間や生存期間にはERの発現の有無は影響しないと考えられている。

4）予後因子としてのPgR

PgRの予後因子としての意義は明確でない（資料4-42）。PgR陽性乳癌患者は無再発生存期間が延長するという報告も多いが、これらの患者はホルモン療法を受けていることが多い。SEERの205,736例の乳癌患者において、ER陽性/PgR陽性乳癌患者の生存期間は他の組み合わせに比べて有意に良好であった。ホルモンレセプター状況は年齢、臨床病期、グレードに相関した。タモキシフェン術後補助療法の効果はPgR陽性患者でのみみられた。タモキシフェン治療例の多変量解析ではPgRレベルはリンパ節転移、腫瘤径と共に独立した予後因子となった。

ERと同様にPgRも弱い予後因子であるかもしれないが、むしろ、PgRの価値は再発・進行乳癌のホルモン療法の効果予測因子としての価値がある。

第5章　ホルモン耐性
―― なぜホルモン療法は無効になるのか？
　　無効となった時にはどうすればよいか？

1．ホルモン耐性とは

　卵巣摘出術の創始者であるビートソンは1900年にすでに、乳癌に対するホルモン療法はほぼ3分の1のみが有効であり、残りの3分の2は無効（デノボ耐性）であり、また、一旦奏効しても遅かれ早かれ、ホルモン療法の効果が無くなること（獲得耐性）を認識していた。

　ホルモン耐性[注1)]は2種類に分けられる（資料5-1）。

　①内因性に固有の、あるいは最初からのデノボ耐性であり、腫瘍はホルモン療法に反応せず、治療にもかかわらず進行し続ける。デノボ耐性の腫瘍は必然的に機能的なERを欠き、代わりに別の増殖制御経路に依存する。デノボ耐性はER陰性乳癌の大部分を占め、ホルモン療法の適応はなく、ホルモン反応性への復帰も理論的にはともかく実際には不可能であり、化学療法ないし化学療法と分子標的治療の併用に進むべきである。

　②もう一つは獲得耐性といわれ、腫瘍は一旦ホルモン療法に反応するが、その後に治療に不応性となって再び増大する。ホルモン療法に対する獲得耐性はホルモン剤の選択圧力による進行性の段階的現象であり、乳癌細胞をエストロゲン依存性のホルモン療法に反応性の表現型から不応性の表現型へ移行させ、細胞は最終的にはエストロゲン非依存性の表現型となる。

　乳癌細胞のエストロゲン刺激をブロックする個々の薬剤（例えばタモキシフェン）に対して、乳癌細胞は増殖のブロックを回避するような複数の反応を示す。これらにはERの転写活性および/またはERの非ゲノム活性の増強を伴うエストロゲン高感受性、増殖因子シグナル伝達経路の亢進、ER発

[注1)] ホルモン剤を投与された乳癌患者が最初から無効、または治療中に抵抗性を獲得し、効果が無効となる。

現の阻害、エストロゲン非依存性などがある。これらの段階のそれぞれで増殖因子シグナル伝達経路の活性化が関与し、最終的には乳癌細胞の増殖と生存の維持においてエストロゲン活性に取って代わる。

　薬剤選択性の耐性のメカニズムが存在することは、1つのホルモン療法に対する獲得耐性が、他のホルモン療法に対する反応性を除外しないという臨床的観察からも推し量られる。タモキシフェンに比べてアロマターゼ阻害剤の効果が優れていることは、デノボのタモキシフェン耐性のいくつかの乳癌がエストロゲン欠乏に感受性が残っていることを示唆している。また、非ステロイド系アロマターゼ阻害剤で進行した乳癌がエキセメスタンに反応する、またはアロマターゼ阻害剤治療中に進行した乳癌がフルベストラントに反応することは薬剤特異的およびクラス特異的なタイプのホルモン耐性が存在することを支持する。

　タモキシフェンによる術後補助療法中に再発した乳癌も、定義上はタモキシフェン耐性乳癌である。タモキシフェンの初回治療の効果は当然不明であるが、次のような2つの所見が耐性の臨床的なタイプを決定するのに役立つ。①原発乳癌がER陽性であれば、最初はホルモン依存性である可能性が高く、補助療法中の再発はタモキシフェンに対する獲得耐性である可能性が高い。②手術後の長い無病期間はホルモン感受性を示唆する。なぜなら、数カ月未満での再発はデノボの耐性を示唆するからである。これらのことを実証する臨床的な証拠はないが、タモキシフェン補助療法終了後2年以上経過してから再発した患者では、タモキシフェンの再投与に奏効することが多く、長い無病期間後の再発例はホルモン感受性である可能性が高い。

2．ホルモン耐性のメカニズム

　ホルモン耐性のメカニズムは次のように考えられている。①ホルモンレセプターの変化（ER発現が喪失する）、②ERαの不活性化と転写抑制、③レセプター下流における細胞増殖メカニズムの変化、④シグナル伝達経路のクロストークによるER活性の制御、など。まずER発現の喪失、ERの翻訳後の修飾、ERのコアクティベーターの脱調節などのER経路自体の脱調節があげられる。さらに、レセプターチロシンキナーゼのシグナル伝達の亢進

がシグナルトランスダクション、増殖と細胞の生存を含む種々の細胞内経路の活性化をもたらす。これらには、増殖因子レセプターチロシンキナーゼのHER2、EGFR、mTOR、MAPK/ERK、FGFR、IGF-1R、細胞回転周期やアポトーシス機構の変化がある（資料5-2）。また、DNAメチル化の脱調節、ヒストンの修飾、ヌクレオソームのリモデリング、特異的なマイクロRNAsの発現の変化などのエピジェネティック[注2]の修飾も含まれる。

1）タモキシフェン耐性

タモキシフェン耐性のメカニズムとして、少なくとも次の5つが考えられる（資料5-3）。①ERの喪失または突然変異、②レセプター下流における細胞増殖メカニズムの変化、③増殖因子などによるタモキシフェンの増殖阻害からの回避、④タモキシフェン自体の薬理学的変化（代謝トレランスとタモキシフェンの代謝）、⑤乳癌細胞のホルモン適応。

①デノボのタモキシフェン耐性の最も明確な機序は、ERの喪失とそれに伴うエストロゲン非依存性増殖であろう。獲得耐性では完全なER発現の喪失は少なく、タモキシフェン治療後に再発するER陽性乳癌は他のホルモン療法への感受性を有することが少なくない（資料5-3）。さらに、ホルモン療法によりER発現量が減少する（資料5-4）。

ERα遺伝子（ESR1）変異はホルモンレセプター陽性の乳癌の獲得ホルモン耐性の原因の1つと考えられる（資料5-5）。ESR1変異乳癌は再発・進行乳癌で12％に発現していた。BOLERO-2試験の治療前の生検材料では183例中3％が陽性であった。このように、ESR1変異は未治療の乳癌では稀であるが、ホルモン耐性に進展するにつれて獲得されると考えられる。

②レセプター下流のシグナル伝達経路の欠損は、ERの存在にもかかわらずレセプターからの増殖シグナルが乖離することによる（資料5-6）。EREの変化や癌遺伝子の変異などによる増殖因子や癌遺伝子産物の後成的産生がホルモン耐性をもたらす。特に、低エストロゲン環境やタモキシフェンの存在によるMAPKなどの増殖因子シグナル伝達経路の亢進、NISSからMISSへのシフトなどにより、エストロゲンに対する高感受性が獲得されるような

[注2] DNA配列の変化を伴わない後天的な作用による遺伝子発現の変化。

過程が注目されている。

　③近傍の ER 陰性乳癌細胞あるいは間質細胞からの増殖因子や癌遺伝子産物の過剰産生がパラクリン機構を介して影響するか、乳癌細胞自身のオートクリン増殖因子の産生の変化により、SERM で拮抗されない増殖や浸潤がもたらされる（資料5-7）。すなわち、乳癌細胞がエストロゲンの必要性を回避するメカニズムを獲得した場合である。MAPK/ERK1/2 と ER シグナル伝達経路とのクロストーク、増殖因子伝達経路による ER リン酸化、EGFR また HER2 の過剰発現、核性 ER 活性（NISS）から細胞膜性 ER 活性（MISS）への変更、細胞の増殖の刺激性増殖因子（TGF-α、IGF、FGF）の産生、抑制性増殖因子（TGF-β）の抑制または不活化、エストロゲン応答遺伝子発現の変化、エストロゲン高感受性などが考えられる（資料5-7）。例えば、HER2 の過剰発現/増幅（HER2陽性）の乳癌はホルモン療法に対して、HER2陰性乳癌に比べて明らかに奏効率が低かった（表4-2）。すなわち、HER2の過剰発現はホルモン耐性の一つの原因と考えられる。

　タモキシフェン耐性には複雑なシグナル伝達経路が関与する。ER シグナル伝達経路の異常調節、増殖因子のネットワークのアップレギュレーション（HER2、EGFR、FGFR、IGF1R、PI3K/AKT/mTOR 経路、NF-κB 経路など）が関与する（後述）。また、細胞周期関連のサイクリン D1 過剰発現の ER 陽性乳癌細胞ではホルモン非依存性増殖が促進される（資料5-7）。

　④タモキシフェンの細胞内取り込み、細胞内貯留、代謝の変化による薬理学的な変化である。これには癌細胞によるタモキシフェンの取り込みや貯留の欠陥、または薬剤排泄の促進が含まれる。また、タモキシフェンが細胞内代謝によって、生物学的に不活性またはエストロゲン性の物質に変化する場合もある。前者の場合にはタモキシフェンは無効になるが、後者の場合にはタモキシフェンの代謝産物が増殖を刺激する。タモキシフェンの細胞内濃度の低下（代謝トレランス、P糖蛋白）、タモキシフェン刺激性増殖への変更やエストロゲン様代謝産物への代謝などが考えられる。

　⑤ある種のホルモン耐性は可逆的であり、遺伝的な変異によらず、乳癌細胞の適応メカニズムが働く。タモキシフェン感受性乳癌では、エストロゲンによる増殖刺激機構が優先し、増殖因子シグナル伝達経路をうまく抑制している。一方、ホルモン耐性乳癌では、複数の遺伝子と相互に作用する増殖因子シグナル伝達経路のネットワークが活性化し、エストロゲンシグナル伝達

経路と増殖因子シグナル伝達経路とのクロストークが亢進し、ホルモン耐性を刺激する（資料5-7）。

結局、乳癌のホルモン耐性の作用機序は無数に存在するが、ERシグナル伝達経路と増殖因子シグナル伝達経路のクロストークが重要視されている。EGFR、HER2、IGF-1Rなどの膜貫通型ペプチド増殖因子レセプターの過剰発現、およびその下流のRas/Raf/MAPK経路やPI3K/AKT経路の活性化、さらに下流のエフェクターがERとAIB-1などのコアクティベーターをリン酸化することにより活性化して、ER反応性遺伝子のリガンド（エストラジオール）非依存性の転写活性を刺激する。

ホルモン依存性の乳癌の増殖はERシグナル伝達経路の刺激に依存し、他の増殖因子のシグナル伝達経路は活発でなく、これらの増殖因子経路の特異的な阻害剤の抗腫瘍効果は低いと考えられる。したがって、特定の乳癌があるシグナル伝達経路を活性化し、ER経路とクロストークを行い、ホルモン耐性となった場合に、そのシグナル伝達を特異的に阻害する処理が、ホルモン依存性を回復する。問題は、この特定の活性化したシグナル伝達経路を特定できないことである。

要するに、シグナル伝達阻害剤はER陽性乳癌のホルモン療法を投与されていない時期には、抗腫瘍効果が低く、増殖因子経路が活性化したホルモン耐性の乳癌に有効であると考えられる。

ヒト乳癌患者では、シグナル伝達阻害剤とホルモン療法の併用治療によっても十分な効果は得られた研究は、非ステロイド系アロマターゼ阻害剤治療後のエキセメスタン＋エベロリムスやレトロゾール＋パルボシクリブの併用以外には少ない。その原因はヒト乳癌の多様性、再発時の個々の乳癌の生物学的性格に対する認識不足、適切な選択基準に基づいた適切デザインと統計的パワーを備えた臨床試験の欠如によると考えられる。ER陽性/HER2陽性乳癌に対して、シグナル伝達阻害剤と併用する治療として、化学療法かホルモン療法かの選択を決定するべきである。

2）アロマターゼ阻害剤に対する耐性

アロマターゼ阻害剤に対する獲得耐性は、ERαとPgRの過剰発現、ERαのSer118のリン酸化、および外因性のエストラジオールに対する適応性

の過感受性による。また、エストロゲン欠乏はER経路やMAPK、PI3K/mTOR経路をアップレギュレートし、ERとHER2、IGF-Iなどの増殖因子シグナル伝達経路とのクロストークを刺激する（資料5-8）。

3）増殖因子シグナル伝達経路の活性化
⑴ ERと増殖因子シグナル伝達経路のクロストーク

　ホルモン感受性の乳癌の増殖はERと種々の増殖因子伝達経路の協同の活性化により調節される。タモキシフェンはERとエストロゲンの結合を競合的に阻害することによってその作用を発揮し、ERを介した増殖を阻害する。したがって、理論的にはタモキシフェンの制御からの逸脱は、刺激性増殖因子の構成的産生、抑制性増殖因子の抑制または不活化、増殖因子レセプターの過剰発現など、種々の機序を介して起こる。ERと増殖因子および/またはその下流の細胞内シグナル伝達経路の構成分子とクロストークを行うことがホルモン耐性の重要な原因である（資料5-9）。

　増殖因子シグナル伝達が活性化している乳癌では、ERレベルは維持されるにもかかわらず、タモキシフェンはエストロゲンアンタゴニスト活性を失い、アゴニスト活性を獲得し増殖が刺激される。増殖因子ネットワークはERシグナル伝達経路と相互作用を行い、乳癌の増殖をコントロールする。ERはERαSer118などの種々の部位においてリン酸化され、ERのリン酸化は乳癌のERのリガンド非依存性活性とタモキシフェン耐性に連携する（資料5-10）。

　EGFRまたはHER2の過剰発現はER陽性の乳癌細胞のタモキシフェン耐性をもたらす（資料5-11、資料5-12）。

　タモキシフェン耐性が生じるその他の要因として腫瘍内微小環境などが挙げられている（資料5-13）。

　ホルモン療法により一旦奏効した乳癌がある期間後に再増殖するが、第二次ホルモン療法が再び奏効するという作用機序は明確でない。その1つのメカニズムとして、エストロゲンレベルの低下に対応して、乳癌細胞がエストロゲンに対して高感受性となるためであることが提唱されている。閉経後患者でのエストラジオールレベルの低下は乳腺のアロマターゼ活性をアップレギュレートする可能性がある（資料5-14）。

　乳癌細胞は初回のホルモン療法により低下した後に残った、わずかのエス

トロゲンに対して高感受性となり、低エストロゲンレベルに適応することにより、再増殖するという仮説がある。高感受性"hypersensitivity"のプロセスは外科的な卵摘によるエストロゲンレベルの絶対的な低下やアロマターゼ阻害剤、またはタモキシフェンやフルベストラントによるエストロゲン反応過程の干渉によって起こる。さらに、エストラジオールの前駆体に対する感受性の亢進がエストロゲンの欠乏により起こる。腫瘍はこの適応のメカニズムにより、腫瘍内で大量エストロゲンを局所的に生合成する。アロマターゼ酵素の発現または活性の亢進が腫瘍の適応の1つの手段である。このような状況に対して、アロマターゼ阻害剤を投与することにより、エストロゲンレベルがさらに低下し、二次性の腫瘍の縮小がもたらされると考えられる。

エストラジオールに対する高感受性の反応はエストロゲン調節遺伝子の転写レベルで機能するメカニズムではなく、エストロゲン欠乏はERα、MAPK、PI3K、mTOR経路を共にアップレギュレートし、エストロゲン高感受性となった。ERαがこれらのシグナル伝達経路を4〜10倍アップレギュレートさせた。このことが長期エストロゲン欠乏細胞において急速な非ゲノム効果を誘導する。エストラジオールは細胞膜ERαに結合し、MAPKの急速な活性化をもたらす。

結局、タモキシフェン耐性の形成の段階は3段階に分けて考えられる。第1段階でタモキシフェンはSERMとして機能する。第2段階ではタモキシフェンのエストロゲンアゴニスト活性への感受性が増加する。第3段階ではエストロゲンに対する感受性の適応が増加する。この過程でMAPKとアロマターゼの活性が増加する。

タモキシフェンの腫瘍内濃度の低下が薬物代謝の変化により生じうる。代謝トレランス（代謝耐性）は、その薬剤を代謝する酵素の産生が誘導され、薬物代謝が亢進し、細胞内タモキシフェン濃度が低下することによって生じる（資料5-15）。

タモキシフェン獲得耐性となった乳癌の増殖のもう1つの説明として、個々の細胞がタモキシフェンに対して増殖阻害ではなく刺激性に反応するように変更することである。これは多様なホルモン依存性の感受性の腫瘍において、タモキシフェンに対する感受性が変化した細胞のクローンが存在すると起こり得る。特異的タモキシフェン耐性の獲得には、タモキシフェンおよびその代謝産物のアゴニスト作用が関与していることが示唆されてきた。

タモキシフェン刺激性の増殖は臨床的にも確認されており、その1つはタモキシフェン投与中に再発した患者の一部がタモキシフェン投与終了後に腫瘍が退縮する"撤去反応"である。また、第二次ホルモン療法の効果を説明可能とする。

　タモキシフェン感受性の乳癌も必ず耐性を獲得するが、このようなホルモン耐性はしばしば可逆性であることが知られている。すなわち、多くの乳癌では遺伝的な変異ではなく、細胞の適応メカニズムが働くことが示唆されている。

3．ホルモン療法が無効となった時にはどうすればよいか

　ホルモン耐性となった乳癌に対しては、①異なるホルモン療法、②分子標的治療とホルモン療法の併用、③化学療法が考えられる。

1）タモキシフェン耐性乳癌への対応

　初回ホルモン療法に対する乳癌の反応は腫瘍の性格に依存するが、そのホルモン療法の効果を次のように解析した。① PD ではエストロゲンシグナル伝達経路に依存しない増殖コントロール経路の存在によりタモキシフェンの阻害作用が発揮されない。② SD はエストロゲン伝達経路の効率的な阻害とその他の増殖コントロール経路の欠損の結果であり、アポトーシスは強くは関与しない。③ PR および CR はエストロゲン誘導性の効果的な破壊と増殖停止誘導性のアポトーシスに対する腫瘍細胞の強い感受性による。

　要するに乳癌は当初はタモキシフェンによく反応して増殖の停止や減弱を示すが、タモキシフェン治療の継続にもかかわらず増殖を回復する。この獲得耐性の作用機序に関する仮説はこれまで述べてきたように無数にあり、単一の理論に帰することはできない。さらに、複数のメカニズムによる獲得耐性が同時に出現する可能性もある。ある乳癌患者におけるタモキシフェン治療経過後の再発がどのようなメカニズムにより起こったかを知る手段もない。ただし、再燃時の ER 蛋白の発現の有無や臨床的示唆は参考になる。タモキシフェンのアゴニスト作用やエピジェネティックな変化の可能性を考えると、他の種類のホルモン療法を第一選択とすることは十分に合理的であると考えられる。

第5章 ホルモン耐性

　ホルモン耐性のタイプにより、対応策が一応次のように考えられるが、耐性の表現型が正確に理解できない以上、およその手段でしかない。

　①タモキシフェンのアゴニスト活性の亢進または刺激性によるホルモン耐性の克服（資料5-16）
　②エストロゲン高感受性乳癌に対する対応（資料5-17）
　③タモキシフェン耐性乳癌に対するアロマターゼ阻害剤やフルベストラント治療（資料5-18）
　④フルベストラント耐性乳癌に対する対応（資料5-19）
　⑤フルベストラントとアロマターゼ阻害剤の併用（資料5-20）
　⑥タモキシフェン耐性乳癌に対するエストロゲン治療（資料5-21）

などが検討された。具体的には、タモキシフェン耐性乳癌に対して、アロマターゼ阻害剤、フルベストラント、アロマターゼ阻害剤＋フルベストラント、エストロゲン、高用量プロゲスチン、他のホルモン療法＋分子標的治療などが考えられる（表5-1）。

表5-1　タモキシフェン耐性乳癌に対する対応

1）アロマターゼ阻害剤
2）フルベストラント
3）アロマターゼ阻害剤＋フルベストラント
4）エストロゲン
5）高用量プロゲスチン
6）他のホルモン療法＋分子標的治療

2）アロマターゼ阻害剤に耐性の乳癌に対する対応

　乳癌のアロマターゼ阻害剤治療、特に術後補助療法が増加しつつあり、当然アロマターゼ阻害剤に対する獲得耐性例が増加し、これに対する対策が必要となる。アロマターゼ阻害剤治療で進行を認めた乳癌に対する適切なホルモン療法の臨床試験や、アロマターゼ阻害剤の耐性メカニズムや耐性マーカーに関する報告は少ない。アロマターゼ阻害剤治療後に必然的に発生するアロマターゼ阻害剤耐性乳癌患者に対しては、他のタイプのアロマターゼ阻

害剤、タモキシフェン、フルベストラント、MPA、高単位エストロゲンなどの他のホルモン療法の適応が試行錯誤されている。後述のように、分子標的治療とホルモン療法の併用の効果も実証されている（表5-2）。

　乳癌のアロマターゼ阻害剤誘導性のエストロゲン欠乏に対する耐性のメカニズムは3つの可能性がある（資料5-22）。①腫瘍がエストラジオールをマイトジェンと認識せず不感受性となる、②腫瘍がエストロゲン欠乏のメカニズムから逃れる、③腫瘍細胞がエストロゲンに感作され、従前よりもはるかに低い濃度でマイトジェン刺激として反応する、エストロゲン高感受性などが考えられる。

　エストロゲン低下処理の後に再発した乳癌がさらにエストロゲン抑制により奏効することはこのようなメカニズムが in vivo でも起こりうることを示唆する。アロマターゼ阻害剤耐性は、アロマターゼがアップレギュレートし、エストロゲンレベルを抑制するメカニズムにより耐性が生じるのではなく、他のホルモン耐性のメカニズムによる可能性があるという考え方もある。乳腺腫瘍内の微小環境におけるアロマターゼのパラクリン性産生、特異的な増殖因子やサイトカインなどと関連するかもしれない。

　MCF-7細胞はエストロゲン除去培地で培養するとエストロゲン高感受性となり、通常必要な濃度の1万分の1の濃度のエストロゲンに反応してアロマターゼ酵素がアップレギュレートし、細胞増殖が刺激された。タモキシフェンも同様の効果を示すと考えられる。エストロゲンレベルの低下の後に

表5-2　アロマターゼ阻害剤耐性乳癌に対する対応

1）タモキシフェン
2）フルベストラント
3）高用量プロゲスチン
4）エストロゲン
5）非ステロイド系アロマターゼ阻害剤に耐性となった乳癌に対するステロイド系アロマターゼ阻害剤（またはその逆）
6）非ステロイド系アロマターゼ阻害剤に耐性となった乳癌に対するステロイド系アロマターゼ阻害剤と分子標的治療（エベロリムス）の併用
7）エベロリムス＋タモキシフェン
8）エベロリムス＋フルベストラント
9）パルボシクリブ＋フルベストラント

再発した乳癌がさらに強いエストロゲン抑制により奏効することは、このようなメカニズムが生体内でも起こりうることを示唆する。

(1) アロマターゼ阻害剤耐性乳癌に対するタモキシフェンの効果

アロマターゼ阻害剤に獲得耐性となった乳癌がタモキシフェンなどによる第二次ホルモン療法にどの程度感受性があるかは結論が出ていない（資料5-23）。明らかに有効であったという報告も多い。アロマターゼ阻害剤の治療による長期エストロゲン欠乏細胞に対してタモキシフェンは耐性のことが多く、タモキシフェンは有効でない可能性があるとの意見もある。

(2) 非ステロイド系アロマターゼ阻害剤に耐性となった乳癌に対するステロイド系アロマターゼ阻害剤（または逆）の効果

異なった構造式をもつ、交差耐性のないアロマターゼ阻害剤を逐次的に使用することにより、低エストロゲン環境を維持し、あるいは、さらにエストロゲンレベルを低下することにより臨床効果を向上することが可能となるようないくつかの証拠が提示されている（資料15-24）。

非ステロイド系アロマターゼ阻害剤治療後のステロイド系アロマターゼ阻害剤投与の奏効率は比較的低いが、比較的高いCB率が得られることが判明している。非ステロイド系アロマターゼ阻害剤の治療後にエキセメスタンを投与すると、奏効率は6.6％（16/241）、CB率は24％であった。奏効期間およびCB期間の中央値は58.4週と37.0週であった。このうち、アナストロゾールまたはレトロゾールの進行後にエキセメスタン治療を行った105例では、奏効率5％、CB率20％、奏効期間中央値は58.4週、CB期間は37.0週であった。直近のアロマターゼ阻害剤治療によるCB例と、CBでなかった例に対するエキセメスタンの奏効率は異ならなかった。

ステロイド系アロマターゼ阻害剤から非ステロイド系アロマターゼ阻害剤への切り替えを行った試験は比較的少ないが、比較的高いCB率が得られている。すなわち、非ステロイド系アロマターゼ阻害剤とステロイド系アロマターゼ阻害剤の部分的な非交差耐性は投与順序によらないことを示唆している。

⑶ アロマターゼ阻害剤耐性乳癌に対するフルベストラント治療
　アロマターゼ阻害剤治療による進行例でのフルベストラントの治療効果の複数の報告では CB 率が19〜57％であった（資料15-25）。無作為化比較試験に登録されなかった再発・進行乳癌患者の、ホルモン療法の既往のある再発・進行乳癌患者でフルベストラントが投与された症例の集計では、CB 率は39％（132/339）、奏効率は11.8％（40/339）であった。CB 率はフルベストラントの初回治療に比べてホルモン療法の既治療例で低下した。

⑷ アロマターゼ阻害剤耐性乳癌に対するエストロゲン治療
　前述のように、高用量のエストロゲン製剤は閉経後の再発・進行乳癌患者で抗腫瘍効果がみとめられるが、毒性が強い。長期のエストロゲンレベルの低下は乳癌細胞系のエストロゲンに対する感受性を亢進した。したがって、アロマターゼ阻害剤はホルモン感受性の乳癌細胞を低用量のエストラジオールに感作させる可能性がある。
　アロマターゼ阻害剤に耐性の乳癌で生理学的レベルのエストロゲンがアポトーシスを誘導し、細胞増殖を阻害した。高用量のジエチールスチルベストロール（DES）をアロマターゼ阻害剤耐性乳癌の32例に投与した。10例が奏効し、CB が 2 例にみられた（資料5-26）。

⑸ ホルモン耐性乳癌に対する分子標的治療とホルモン療法の併用
　機能的な ER はタモキシフェンまたはアロマターゼ阻害剤治療後でもある程度は維持され、その後のホルモン療法に対する反応性が残存する。一方、ホルモン療法による ER 発現の喪失（ER 陰性化）は、種々の分子標的治療を加えることにより回復することが乳癌培養細胞の実験で立証された（資料5-27）。種々の分子標的治療はホルモン感受性乳癌でホルモン療法との併用により明らかに強い抗腫瘍効果を示した。分子標的治療薬とホルモン療法の併用が乳癌の増殖を抑制し、耐性の発現を遅延したという成績が得られている。
　ホルモン耐性乳癌に対して、分子標的治療とホルモン療法の併用は、それぞれの単独よりも有効であると考えられる。
　しかし、現在では、臨床的なホルモン耐性の乳癌患者で、どのシグナル伝達経路の構成分子が変異または異常となり、ホルモン耐性となったかは知る

ことができない。また、対象となる変異分子にドライブされる増殖を阻害する最も適切な分子標的治療を特定することはできない。再発巣の生検材料で、遺伝子発現プロファイリングや次世代シークエンシングにより特定の経路の変異ないし遺伝子増幅および/または蛋白の過剰発現が検出されれば、ホルモン耐性の原因が特定でき、治療が可能となるかもしれない。次世代シークエンシングによりESR1の変異が再発乳癌患者の腫瘍と血中で検出されている。

20年以上にわたる研究の結果、HER2増幅/過剰発現とともに、ホルモン耐性における2つの主なシグナル軸、PI3K/AKT/mTORとCDK4/6が重要視されている。これらの経路をターゲットとする薬剤が臨床的にホルモン療法と併用してテストされ、良好な成績が得られている（資料5-27）。具体的には、アロマターゼ阻害剤耐性乳癌に対しては、①タモキシフェン、②フルベストラント、③エストロゲン、④非ステロイド系アロマターゼ阻害剤に耐性となった乳癌に対するステロイド系アロマターゼ阻害剤（またはその逆）、⑤非ステロイド系アロマターゼ阻害剤に耐性となった乳癌に対するステロイド系アロマターゼ阻害剤またはフルベストラントと分子標的治療（エベロリムスやパルボシクリブ）の併用がある（表5-2、後述）。

第6章 乳癌のサブタイプ

　乳癌は1つの病気ではなく、いくつかの生物学的に異なったサブタイプから構成されており、それぞれの分子生物学的に異なった性格を示すと考えられるようになった。急激に進行する"劇症型"から長い間同じ大きさに留まり、転移も遅いものまで種々の亜型があることが古くから知られていた。治療の効果も個々の乳癌で異なる。その原因は何であるか？　病理組織像やホルモンレセプターの違いというような表現の違いが何によってもたらされるか？　最近の分子生物学の発展により、乳癌のサブタイプは遺伝子の発現などの違いによることが判ってきた。

　遺伝子は遺伝情報[注1]を担う主な因子であり、デオキシリボ核酸（DNA）の塩基配列の形で示される。この塩基配列はアデニン（A）、グアニン（G）、チミン（T）、シトシン（C）の4つから構成され、種々の順列で並んでいる。この並び方が遺伝情報となる。

　このDNAの情報はRNAへ"転写"され、塩基配列からアミノ酸配列への遺伝情報の"翻訳"が行われ、最後に遺伝子産物としての蛋白質が形成される。このように遺伝子が機能することを遺伝子発現という。癌においては遺伝子発現の増幅や蛋白質の過剰発現が起こる。

　乳癌細胞の核酸の塩基配列を調べることにより、その特定の乳癌の遺伝情報が特定の遺伝子が発現しているか否かにより判るようになった。乳癌細胞の多数の遺伝子の活性ないし発現を測定し、どのような遺伝子が活性化しているかを決定し、特定の遺伝子群の役割を定め、細胞機能の全体像を把握する方法を遺伝子発現プロファイリングと称する（資料6-1）。遺伝子発現プロファイリングは乳癌細胞の遺伝子の発現の様子を全体的に解析する方法である。どのような遺伝子（群）が発現しているかにより、その乳癌の性格が判明する。

　ある乳癌がもっている多数の遺伝子のうち、特定の複数の遺伝子がどの程度発現しているか（発現量）の分布図、プロファイルを調べることにより、

[注1] 遺伝により親から子に伝わる情報。

その乳癌の性質、すなわち、おとなしいか、たちが悪いか、転移しやすいか、さらにはどこに転移しやすいか、などが判る。もっとも、1つや2つの遺伝子の発現で100%当たるわけではなく、数十の遺伝子の発現を算定して関連性を調べる（多遺伝子アッセイ）。

　原発乳癌と再発乳癌の遺伝子の発現の違いや再発した原発乳癌と再発しなかった乳癌の遺伝子発現プロファイルの違いなどから、再発・転移に関与すると考えられる数千の遺伝子のうちから数十の遺伝子を決定できる。また、ある治療に奏効した乳癌としなかった乳癌の遺伝子発現プロファイルを比較することにより、その治療に奏効する乳癌を予測することができる。遺伝子シグニチャー[注2]の予後因子と効果予測因子としての重要性が臨床的に高まっている。予後の予測と治療の決定の助けとなると期待されている。

　遺伝子発現プロファイリングにより細胞内の遺伝子の発現量を測定するには、数千のDNA断片を基板上に配置し、乳癌細胞から抽出したmRNAと反応させ、細胞内で発現している遺伝子情報を検出するDNAマイクロアレイ解析が1つの方法である。SAGE（Serial Analysis of Gene Expression）という方法もある。

1. 乳癌サブタイプ分類

　遺伝子発現プロファイリングにより、ある乳癌の遺伝子シグニチャーを同定し、乳癌の予後や治療の効果を予測しようとする試みが行われてきた。

　再発・転移に関連する遺伝子群はホルモンレセプター（ER, PgR）、HER2、増殖、細胞周期、浸潤、血管新生に関与するものなどである。このような遺伝子（群）の発現の有無、程度が乳癌の再発・転移を左右すると考えられている。

　正常乳腺と乳癌で発現している遺伝子を比較することにより、乳癌は乳腺細胞に類似したいくつかのサブタイプに分けられることが判明した。元来、正常ヒト乳腺の乳管と腺房の上皮は腺腔に面する腺腔上皮細胞（ルミナール細胞）と基底膜に接する外層の2層からなっており、それぞれの細胞は特有な遺伝子を発現している。腺腔上皮細胞はルミナールサイトケラチン

[注2] ある細胞の状態に特徴的な発現パターンを示す遺伝子群の情報、遺伝子サイン。

(CKs、CK-7、CK-8、CK-18、CK-19)を発現する。

外層細胞は上皮性および平滑筋の性格を示し、筋上皮細胞と呼ばれる。筋上皮細胞はルミナールCK、上皮細胞膜抗原、ER、PgRを欠き、基底膜に接する基底部に存在し、ベーサルCKを発現するために、ベーサル細胞とも呼ばれ、CK-5、CK-14、CK-17や平滑筋特異的マーカーなどを発現している。

正常乳腺細胞で豊富に発現していて、乳癌になると失われる遺伝子のセットは分泌蛋白質やサイトカインなどであった。乳癌の種類、悪性度、ホルモンレセプターやHER2の発現などと遺伝子発現プロファイルによる乳癌の性格(遺伝子シグニチャー)を対比させる研究が多く行われた。

遺伝子発現プロファイルはER陽性とER陰性乳癌で大きく異なり、ER陽性乳癌はルミナールAとルミナールBに分かれ、ER陰性乳癌はHER2陽性乳癌、ベーサルライクの遺伝子の特徴をもったサブタイプに分かれる。

遺伝子発現プロファイリング法により、乳癌は多数の遺伝子の発現の分布、すなわち、乳癌に関係するそれぞれの遺伝子(群)の発現が増加(過剰発現)、遺伝子の数が増える(増幅)または低発現であるという組み合わせにより、乳癌は5〜6の分子生物学的サブタイプに分かれる(表6-1)。すなわち、ルミナールA、ルミナールB、HER2陽性、ベーサルライク、低クラウディン(Claudin-low)、正常乳腺ライク、などである。

クラウディンはタイトジャンクション(細胞間結合)蛋白質であり、多くの癌や正常組織で過剰発現している。あるDNAマイクロアレイ測定によると5,447例の乳癌の12.4%(673例)が低クラウディン・サブタイプであった。低クラウディン乳癌は他のサブタイプと明らかに異なっていた。ベー

表6-1 乳癌のサブタイプ(遺伝子発現プロファイリングによる分類)

1)ルミナールA
2)ルミナールB
3)HER2陽性
 i) ER陰性、HER2陽性(HER2 enrichesd)
 ii) ルミナールHER2陽性
4)ベーサルライク
5)低クラウディン(Claudin-low)
6)正常乳腺ライク
*一般的には1)〜4)を採用する報告が多い。

サルライク乳癌に比べてトリプルネガティブ乳癌が少なく、ER、PgR発現、EGFR発現が高かった。一方、ベーサルライク乳癌と同様にゲノム不安定性が高度であった。低クラウディン乳癌は5年無病生存率と術前化学療法に対するpCR率はベーサルライクとHER2陽性サブタイプに類似していた。

　正常乳腺細胞様や低クラウディン型を除くと、ER陽性/HER2陰性のルミナール乳癌は低増殖（ルミナールA）と高増殖（ルミナールB）に分かれる。HER2陽性/ER陰性またはHER2陽性/ER陽性のHER2陽性サブタイプ、ER陰性/PgR陰性/HER2陰性のベーサルライク乳癌の5種類に集約されている。それぞれのサブタイプは性格が違い、予後が異なり、ホルモン療法や化学療法に対する反応が違う。

　単純化すれば、ER陽性乳癌には主にルミナールAとルミナールBとER陽性/HER2陽性があり、ER陰性乳癌にHER-2陽性型とベーサル型（ER、PgR、HER2の無ないし低発現）がある。

2．遺伝子発現プロファイルによる乳癌サブタイプの特徴

1）ルミナールA乳癌

　遺伝子発現プロファイリング解析によると、ER陽性乳癌とER陰性乳癌は遺伝子発現パターンが著しく異なることが判明している（後述）。ER陰性乳癌は増殖因子や細胞周期調節因子、DNA修復能などに関与する遺伝子の発現が亢進しているが、ER陽性乳癌に比べてDNA損傷シグナル伝達経路やアポトーシス経路には差がなかった。

　ルミナールAとルミナールBサブタイプはほとんどER陽性および/またはPgR陽性乳癌で構成され、ERとGATA3[注3]を含む遺伝子セットを高く発現する（資料6-2）。ルミナールA乳癌はルミナールB乳癌に比べて、ER関連遺伝子をより多く発現し、PgR陽性率が高く、高分化であり、増殖関連遺伝子の発現はより少ない。ルミナールAのシグニチャー遺伝子は脂肪酸代謝とステロイドホルモン媒介性のシグナル伝達経路、特にERシグナル伝達経路に関与している。

　ER陽性乳癌は分子生物学的にはルミナールA（高度にホルモン反応性で

[注3] 乳腺上皮細胞の分化に必要な転写因子。

あり、増殖性が低い）、またはルミナールB（ホルモン反応性が低く、高度に増殖性である）に分けられる。ルミナールAは分子生物学的にも臨床的にも最も多様性に富んでいる（資料6-2）。ルミナールA乳癌は他のサブタイプに比べて予後が良好であるが、化学療法に不応性である。ルミナールA乳癌患者は化学療法（ホルモン療法は併用せず）により、利益が得られなかったが、非ルミナールA乳癌患者は化学療法が有効であった（$P<0.001$）。

　ホルモンレセプター陽性、HER2陰性乳癌で、ルミナールAとルミナールBサブタイプは全身的治療の有無にかかわらず、10年後の再発・死亡を予測し、ホルモン療法5年後の遠隔転移のリスクを予測した。

2）ルミナールB乳癌

　ベーサルライクやHER2乳癌が予後不良のために注目されているが、ルミナールBサブタイプはこれらよりはるかに多い。ルミナールBサブタイプはルミナールAに比べて、ホルモンレセプターの発現率が低く、増殖マーカーの発現が高く、組織学的グレードが高い（資料6-3）。さらに、予後不良であり、ホルモン療法や化学療法に異なった反応を示す。ルミナールAとBの乳癌は類似性を共有するが、最近の研究によると、ルミナールAとルミナールB乳癌は異なった実体であり、特異的なオンコジーンのドライバーをもつ。

　258例のルミナールB乳癌と対照の189例の非ルミナール乳癌の再発パターンや予後を調査した。非ルミナール乳癌に比べて、ルミナールB患者は局所再発と単発の骨転移が多かった。ルミナールB患者の再発リスクは2〜5年後が多かったが、5年後でもみられた。非ルミナール患者の再発リスクは同時期で減少していた。ルミナールBの再発・進行乳癌患者は適切な治療によく反応し、予後が良好であった。

3）HER2陽性乳癌

　HER2陽性乳癌には、ER陰性でHER2陽性（HER2エンリッチ）とER陽性でHER2（ルミナールHER2陽性）の2種類がある。

　HER2陽性乳癌のうち、4つの主なサブタイプが同定され、生物学的および臨床的な表現型を支配する。HER2陽性/HER2エンリッチ乳癌はネオアジュバントのトラスツズマブまたはトラスツズマブ＋ラパチニブと化学療法の併用が効果的である。HER2陽性/ルミナールA乳癌は他のサブタイプに

比べて予後が良好であった。

(1) ルミナール HER2 陽性乳癌

　HER2増幅/過剰発現とERおよび/またはPgR発現の逆相関が一般的であるにもかかわらず、両者がともに陽性である患者（HER2陽性/ER陽性/PgR陽性——トリプルポジティブ乳癌）が少数ながら存在する。わが国の報告によると、366例の乳癌のうち、ER陽性/HER2陰性は60.4％、ER陽性/HER2陽性は7.7％、ER陰性/HER2陽性は12.6％、ER陰性/HER2陰性は19.4％であった。

　ホルモンレセプターとHER2の共発現した乳癌患者はタモキシフェンを中心としたホルモン療法に対して反応しにくく、無病生存期間や全生存期間が短縮した。

　HER2陽性乳癌に対するトラスツズマブの効果は、ホルモンレセプターが高度に発現する、いわゆるトリプルポジティブ（TP）乳癌で低いことが指摘されている（資料6-4）。

　HER2陽性乳癌の約50％がER陽性である。HER2過剰発現の乳癌はホルモンレセプター陽性であってもホルモン療法に耐性であり、ホルモンレセプターの有無にかかわらず予後不良である。HER2とERをターゲットとした、ホルモン療法と分子標的治療の併用治療がHER2陽性/ホルモンレセプター陽性乳癌に有用である可能性がある（資料6-4）。HER2陽性/ホルモンレセプター陽性の閉経後再発・進行乳癌患者に対して、アナストロゾール＋トラスツズマブの併用はアナストロゾール単独に比べて無増悪生存期間を延長した。同様の対象で、レトロゾール＋ラパチニブ併用は単独群に比べて、無増悪生存期間（8.2カ月 vs 3カ月、$P < 0.05$）とCB率（48％ vs 29％、$P < 0.05$）が有意に改善した（資料6-4）。

　2件の大規模の第3相試験により、HER2シグナル伝達経路とERシグナル伝達経路を同時に阻害することが、ER経路の単独の阻害に比べて効果的であることが示された（資料6-4）。

(2) 非ルミナール HER2 陽性 —— HER2 陽性/ER 陰性乳癌

　再発・進行乳癌に対するホルモン療法を行い、HER2発現を測定した12件（2,379例）の試験のメタアナリシスでは、HER2陰性乳癌に比較したHER2

陽性例の治療無効のリスクは42％増加した（P＜0.00001）。ER陽性、ER不明、ER陰性/PgR陽性乳癌でも同様であった。この結果は、HER2陽性の再発・進行乳癌はどのようなホルモン療法に対しても反応しにくいことを示唆している。HER2陽性乳癌はTP53変異を多くもち、予後不良である。

4）ベーサルライク乳癌

　ベーサルライク乳癌は、BRCA変異と高グレードに連携する。また、EGFR、CK-5/6の発現が特徴的である。EGFRの過剰発現は50％以上に検出されることがある（資料6-5）。

　ベーサルライク遺伝子産物は細胞増殖、アポトーシス抑制、細胞遊走/浸潤などの特徴を示す一方、ER、ER反応性遺伝子、正常乳腺腺腔上皮細胞に特徴的な遺伝子の発現は低い。ベーサルライク乳癌は他のサブタイプに比べて遺伝的に複雑であり、高度の遺伝的不安定性を示す。しばしばBRCA1経路の不全をもつ。ベーサルライク乳癌は、明確な形態学的、遺伝学的、免疫表現型として、また臨床的な特徴を示すが、臨床的な同定や定義づけ、さらには系統的な分類はなされていない。異なった定義づけにより、種々の相反した結果がもたらされる可能性がある。

　ベーサルライク乳癌は悪性の臨床経過をとり、他のサブタイプに比べて予後不良であり、再発・死亡率が高い。局所領域再発や遠隔転移（特に最初の5年間に多い）を形成しやすく、生存期間の短縮、高死亡率が報告され、独立した予後因子と考えられる。ベーサルライク乳癌は血行性転移が多く、肺または脳転移を起こしやすいが、骨や肝には転移しにくい。

　ベーサルライク乳癌の性格は多様性であり、生物学的なシグナル伝達経路がさまざまに活性化し、化学療法に対して種々の程度の感受性を示し、転移の時期、部位などもそれぞれ違う（資料6-5）。ベーサルライクの再発・進行乳癌は他のサブタイプに比べて著しく悪性であり、再発率が高く、全生存期間が短い。このサブタイプのターゲットを同定する主な障害は、腫瘍内および腫瘍間の多様性である。

　現在、ベーサルライク乳癌の治療の特異的に発現するターゲットとなりうる単一の、統一的な変異を発見できていない（資料6-5）。ベーサルライク乳癌には当然ホルモン療法やトラスツズマブなどの抗HER2治療が無効である。このため現在では化学療法に頼らざるを得ない。ベーサルライク乳癌は

化学療法に対して比較的よく奏効すると言われている。最も有効な術後補助化学療法は決定されていないが、アンスラサイクリンとタキサンが標準的と一般的に認識されている。タキサンとドキソルビシンの術前化学療法に対して、ベーサルライク乳癌とHER2陽性乳癌は他のタイプに比べてpCR率が高かった（資料6-5）。

　後述のように、ベーサルライクまたはTN乳癌は術前化学療法により奏効率、pCR率が明らかに高かったが、予後は不良であったという報告が多い。アンスラサイクリン術後補助化学療法にもかかわらず、TN乳癌の予後は不良であった。TN乳癌の遠隔転移の頻度は手術から約3年後がピークで、それ以後は急速に減少した。非TN乳癌では再発リスクは追跡期間中ほぼ一定であった。これらの抗癌剤に対してある程度の感受性は認められているが、デノボの耐性が高度にみられる。より強力な化学療法が有効であることが示されているが、受け入れられないほどのQOLの障害をもたらす。さらに、化学療法のみではTN乳癌患者の予後を改善する見込みはないと指摘されている。

　最近、プラチナ製剤の導入とこれまでの化学療法との併用が治療として注目されている（資料6-5）。術前化学療法で、他の化学療法に比べてシスプラチンを含む化学療法が有意に高いpCR率を示した報告がある。

3．多遺伝子検査による乳癌サブタイプの分類

　乳癌は多数の遺伝子の発現の分布の組み合わせにより5〜6種類の分子学的サブタイプに分かれ、それぞれの性質が違うことが判明した。すなわち、乳癌は単一の疾患ではなく、少なくとも5つの異なった性格の癌の集まりと考えられるようになった。

　このような遺伝子発現プロファイルによる分類は測定が繁雑で、高価であり、実地の臨床には応用し難い。そのため、実際には、次の2つの方法で個々の乳癌のサブタイプを決定している。①乳癌のホルマリン固定標本で、乳癌の組織学的診断を行う時に同時に、免疫組織化学的（IHC法）に、ER、PgR、HER2、Ki-67[注4]を測定し、上述のサブタイプに近似させる。IHC法の

[注4]　細胞の増殖に必要な核蛋白で、増殖能力が盛んな癌細胞のマーカー。

測定は比較的容易で、安価で、わが国では医療保険が適用されている。②多遺伝子の遺伝子発現プロファイリングを用いて乳癌の予後や治療の効果に関連する遺伝子（群）を選択し、再発のリスクを予測する方法。いくつかの、異なった複数の遺伝子を選んだ遺伝子シグニチャーのパッケージが開発されており、乳癌の予後や治療の効果に関連する遺伝子（群）を選択し、再発のリスクを予測する方法が商品化されている（資料6-6）。

　現在、欧米で、それぞれの多遺伝子テストが、予後（再発リスク）の予測と術後補助療法の選択にいかに優れているかという競争が行われている。

　ホルモンレセプター陽性の乳癌患者で、多遺伝子シグニチャー検査（オンコタイプDX、マンマプリント、プロシグナ〈PAM50〉、乳癌インデックス〈BCI〉、エンドプレディクトなど）などが早期または晩期の再発リスクを予測する。すなわち、このような分子生物学的サブタイプの分類が、ホルモンレセプター陽性乳癌に対するホルモン療法（術後補助療法）の効果がER/PgR単独よりも詳細に予測できる可能性がある。またリンパ節転移陰性のホルモンレセプター陽性の乳癌だけでなく、リンパ節転移陽性乳癌や化学療法の効果の予測ができるか否かが検討されている。現在では欧米の開発国で、これらの多遺伝子テストが日常的な検査として行われるようになっている。

　これらの多遺伝子解析の1つの利点は、ER陽性乳癌患者で不必要な化学療法を行わないで、ホルモン療法のみで良好な予後が得られるという主張である。多くの試験でこのことが確認されつつある。長期の成績と費用／効率が確認されるべきであろう。

　わが国でもオンコタイプDX（エスアールエル）やマンマプリント（DNAチップ研究所）は利用可能であるが、健康保険で認められておらず、大変高価である。わが国ではあまり行われていないが、その考え方を理解することが乳癌サブタイプの重要性を認識することにつながると考えられる。

1）オンコタイプDX（21遺伝子シグニチャー）

　オンコタイプDX（Oncotype DX）は腋窩リンパ節転移陰性でER陽性の早期乳癌（臨床病期1、2期）のホルマリン固定、パラフィン包埋の乳癌組織からRNAを抽出し、RT-PCRを行い、16個の癌関連遺伝子と5個の参照遺伝子（合計21個）を抽出し、その発現の程度により再発スコア（RS: recurrence score）を決定する（資料6-7）。このRSは0から100までの連続的

な値となり、術後10年までの再発のリスクを予測する。このRS値により、再発のリスクを低リスク群（RSが18未満）、中間リスク群（RSが18〜30）、高リスク群（RSが31以上）の3群に分ける。予後良好な遺伝子群の高い発現は低いRSと関連し、予後不良の遺伝子群の高い発現は高いRSと関連した。低リスク群では再発のリスクは低く、術後の補助療法としてホルモン療法のみで、化学療法（抗癌剤）を加える利益は少ないと考えられ、不必要な抗癌剤の使用を減少する。中間リスク群では、化学療法の利益が副作用のリスクを超えられるかは不明である。高リスク群では、ホルモン療法のみでは不十分で、化学療法を加える利益が高い。このように、ER陽性でリンパ節転移陰性の早期乳癌患者に対して、予後を予測すると共に、術後にホルモン療法に化学療法を加えるか否か決定する助けになる（資料6-7）。

　最近の乳癌の術後補助療法に関するガイドラインに、遺伝子発現プロファイル測定が組み入れられるようになった。ASCOの勧告のアップデートでは、オンコタイプDXをリンパ節転移陰性、ER陽性乳癌のタモキシフェン投与患者の再発予測に有用とし、高スコア例はCMF化学療法により比較的利益があるとしたが、他のホルモン療法に一般化するには証拠が不十分であるとした。

　ATAC試験の100カ月追跡のデータを用いて、アナストロゾールまたはタモキシフェン単独治療の1,231例において、オンコタイプDXによるRSの予後因子としての価値を評価した（Trans ATAC研究）。RSと年齢、腫瘍径、グレード、治療法を含む多変量解析で、リンパ節転移陰性および陽性乳癌患者の腫瘍径、グレードとRSが、独立して遠隔転移までの時間を予測した。さらに、RSはAdjuvant! Onlineよりも遠隔転移を明らかによく予測した。

　このような成績により、米国を中心にこの試験が普及し、その結果により術後補助療法の治療の選択が約25％変更されたという報告がある。試験のコストは高価であるが、予後因子と効果予測因子としての費用効率は良好であると主張された（資料6-7）。

　結局、オンコタイプDXの再発スコア（RS）は予後因子のみならず、ルミナール乳癌患者にホルモン療法に化学療法を加えるか否かの予測因子として有用であると考えられる（むしろ、必要でない、毒性のある抗癌剤を使用しなくて済む患者群を選ぶことができることが重要である）。ASCO（米国臨床腫瘍学会）はオンコタイプDXをリンパ節転移陰性、ER陽性および/

またはPgR陽性の乳癌患者でタモキシフェン治療が有用で、化学療法が必要でない患者を同定するのに推奨した。しかし、非常に高価であり、費用効率が良好であるか否かが問題となる（つまり、RS値を知ることでホルモン療法に化学療法を加えるかどうかが判るだけであり、IHC4法でも判るのではないかという批判である）。実際、TAILORx試験で低RS値の乳癌はホルモン療法のみで化学療法が必要でないことが確認された（資料6-8）。ホルモンレセプター陽性のリンパ節転移陰性乳癌に対しては、化学療法（単独またはホルモン療法に上乗せ）は過剰治療ではないかという危惧があり、このような分子生物学的マーカーにより化学療法を投与しないで、ホルモン療法単独で適切に治療できる、または無治療が可能な患者群を選定することが可能ではないか。つまり、早期乳癌の治療の個別化試験のコストは高価であるが、予後因子と効果予測因子としての費用効率は良好であると主張された。

　もう一つの問題は、乳癌の術後補助療法後の予後を予測する能力がオンコタイプDXよりも優れているのではないかという他の多遺伝子検査が開発され、ホルモンレセプター陽性のリンパ節転移陰性や陽性、HER2陰性の乳癌でも予後の情報をより正確に予測したという。これらの試験には種々の批判がある（後述）が、近い将来、乳癌細胞の遺伝子の発現が乳癌の増殖や転移を支配している様子が的確に把握できるようになると考えられる。

２）マンマプリント（70遺伝子シグニチャー）
　マンマプリント（MammaPrint）テストはオランダ癌研究所において開発された、70の遺伝子を選び、そのシグニチャーにより遠隔転移リスクと化学療法の是非を予測する検査法である（資料6-9）。マンマプリントはER陽性または陰性、リンパ節転移陰性または１〜３個陽性、腫瘍径が５cm以下の60歳以下の臨床病期１、２期の乳癌患者が対象であり、乳癌組織の新鮮、凍結、または固定標本でマイクロアレイ解析を行い、検査結果は高リスク群と低リスク群の２つに分類された。高リスクとは術後補助療法を行わないと術後10年以内に平均29％の再発が予想され、したがって、術後補助療法が勧められる。低リスクの場合には、術後10年以内にホルモン療法または化学療法の術後補助療法を行わなくても平均10％の再発率にとどまると予測され、ホルモン療法のみを行うか、または補助療法を行わなくてもよい可能性が高い。マンマプリントは米国FDAの承認を唯一得ている。前向き試験

で、70遺伝子シグニチャーの"予後良好"群で5年無遠隔転移率が良好であった。この70遺伝子シグニチャーの予後因子としての有用性を確認するために、ザンクトガレンのガイドラインの基準と比較すると、化学療法を必要とする高リスク群を同定する能力は同等であったが、化学療法を必要としない低リスク群の同定には70遺伝子シグニチャーが優れていた。マンマプリントにより非常に低いリスクと決定された患者が15年の追跡で乳癌特異的生存率が100%であったという報告がある。この方法により、過剰治療および過少治療を低下する可能性がある。MINDACT試験は70遺伝子シグニチャーと従来の病理学的予後因子を比較し、リンパ節転移陰性患者で術後化学療法の必要性の有無を評価した（資料6-10）。臨床的なリスクが高くても、低マンマプリント値の患者は化学療法を受けなくても予後が良好であった。

3）プロシグナPAM50

最近、注目されるようになったPAM50（Predictor Analysis of Microarray 50）はホルマリン固定した検体のRNAから50の遺伝子を測定し、サブタイプを決定し、また再発リスク（ROR）を低、中等度、高度リスクの3種類に分けた（資料6-11）。

ATAC試験の1,017例において、RSとRORおよびIHC4を使用した臨床治療スコア（CTS）の予後因子としての能力を比較した。RORにより、全ての患者でCTS以上の明らかな予後の情報が得られた（P＜0.001）。これはリンパ節転移陰性例、リンパ節転移陽性例、HER2陰性例、HER2陰性/リンパ節転移陰性例でも同様であった。RORはRSに比べてより多くの情報を得た。RSに比べてRORにより、より多くの患者が高リスクとスコアされ、中間のリスクはより少なく、中間リスク群と高リスク群の区別に優れていた。全体で、RORとIHC4は比較的同様な予後を予測したが、HER2陰性/リンパ節転移陰性例ではRORにより、より多くの予後に関する情報が得られた。すなわち、RORは他の方法に比べて予後をより正確に予測した。この結果は他の研究でも確認された（資料6-11）。

ABCSG 8試験（ER陽性の閉経後乳癌患者に対するタモキシフェンまたはタモキシフェン→アロマターゼ阻害剤の比較。化学療法は付加されていない）の1,478例の解析で、RORはすべてのサブタイプにおいて、臨床病理学的因子に比べて、10年無遠隔転移率に関して、低、中等度、高度リスク

群を明瞭に区別した（P＜0.0001）。これらの2つの試験の統合解析で、リンパ節転移陽性乳癌でも、また、術後5～10年の晩期再発のリスクを正確に予測した（資料6-12）。PAM50は乳癌サブタイプを決定し、ルミナールA乳癌患者はルミナールB患者に比べて、術後10年後のRORが低かった。ATAC試験での結果と併せて、PAM50検査はER陽性の閉経後乳癌患者の遠隔再発のリスクを予測するうえで、レベル1のエビデンスを確実にした。

4）その他の多遺伝子検査

HOXB13/IL17BR比、乳癌インデックス（BCI）、ゲノム・グレード・インデックス（GGI）、エンドプレディクト、16遺伝子シグニチャー、64遺伝子シグニチャー、遺伝子発現グレード指数、11遺伝子シグニチャー、69遺伝子シグニチャーなど多くの遺伝子群を選択し、乳癌患者の予後（再発、転移、死亡）や治療効果を予測する手段としようとする試みが行われている（資料6-13）。

5）遺伝子発現プロファイル法の比較 ── 遺伝子検査はすべて同一の情報を示すか？

乳癌の分子生物学的多様性がいくつかの遺伝子検査の開発と商品化をもたらした。これらは全て再発のリスクを反映する多遺伝子アッセイであるが、遺伝子発現を測定する技術的なプラットフォームが異なる。すなわち、評価する遺伝子の数と身元、開発と確認に用いられた患者の集団、臨床応用を支持するエビデンスのレベル、などが異なる。また、異なった国における治療決定に対するエビデンスの量と費用効率が異なる。オンコタイプDXのRSは臨床的有用性と治療決定／有効性に関して最も大きい証拠能力をもち、現在では、ホルモン療法で治療されたホルモンレセプター陽性の乳癌患者での術後補助化学療法の効果の予測因子として確認されている。しかし、新しい多遺伝子アッセイがより優れた機能を示すことが主張されている（資料6-13）。その方法の間の優劣が問題となる。いくつかの比較試験で、これらの方法は互いに相関性が低く、互換性がなかった。どの方法が最も優れているか、1つの方法に収斂できるかの問題は解決されていない（資料6-14）。

6）乳癌のホルモン療法の効果予測因子としての遺伝子発現プロファイリング

　ER陽性乳癌患者は当然ホルモン療法に反応することが多いが、無効のことも少なくない。したがって、ER陽性乳癌の中でホルモン療法に耐性例を同定しようとする研究が多くなされてきた。

　種々の多遺伝子検査において、タモキシフェン感受性（タモキシフェン治療後の生存期間を指標として）が同定できたという報告がみられる（資料6-15）。一方、遺伝子シグニチャーにより、タモキシフェン耐性乳癌を同定しようとする多くの試みがある（資料6-15）。アロマターゼ阻害剤治療前後の遺伝子発現プロファイルの変化により、ホルモン反応性または耐性に関与する遺伝子群を識別しようとする努力がなされている。アロマターゼ阻害剤投与により遺伝子発現プロファイルが変化した（資料6-16）。特に、エストロゲン依存性遺伝子と増殖関連遺伝子の発現が低下した。

　リンパ節転移陰性、ER陽性乳癌患者29例に対して、オンコタイプDXの導入前後の術後補助療法の変化を調査した。RS導入以前には複数の腫瘍医の推奨で術後補助療法を決定していた。RSの結果により31%の患者が決定を変更し、24%の腫瘍医が推奨を変更した。

7）化学療法の効果予測因子としての遺伝子発現プロファイリング

　乳癌の化学療法に対する感受を遺伝子発現プロファイリング解析により予測しようとする試みが行われてきた（資料6-17）。ドキソルビシンを含む術後補助化学療法と無治療を比較した2件の無作為化比較試験に登録された823例において、ER、HER2、EGFR、サイトケラチン5/6発現をIHC法で測定した。ER発現は無病生存期間に対する化学療法の利益の独立した予測因子であった（$P = 0.0015$）。分子生物学的サブタイプは化学療法の効果を有意に予測した（$P = 0.01$）が、ER発現以上に付加する価値はなかった。

4．免疫組織化学検査（IHC法）によるサブタイプの決定

　多遺伝子検査は高価であり、世界中の多くの国で利用できない。なお開発途上である部分もあり、わが国を含めて、多遺伝子テストの代理として、免疫組織化学的検査（IHC法）が利用されている。臨床的に重要なことは、乳

癌の分子生物学的に解析されたサブタイプの詳細ではなく、予後の予測と特定の治療で利益がある患者と無益の患者の選別である。IHC法は乳癌のホルマリン固定標本で、乳癌の組織学的診断を行う時に同時に、免疫組織化学的に、ER、PgR、HER2、Ki-67を測定し、上述のサブタイプに近似させることである。HER2のIHC法で分類不能の際には、蛍光インサイチュハイブリダイゼーション法（FISH）によりHER2遺伝子の増幅を検出し、確認する。4種のIHC値を測定するためにIHC4法と呼ばれる（表6-2）。

　Ki-67は細胞の増殖に必要な核蛋白で、増殖能力が盛んな癌細胞のマーカーとなるために、増殖能力の指標として加えられたが、再現性やカットオフ値などに問題がある。施設間や病理医間で不一致率が高く標準化されていない（資料6-18）。ザンクトガレンの勧告（2015年）でも、Ki-67の高値と低値は再現性があり、臨床的に有用であるが、少なくとも術前治療のpCRを予測する最適のカットポイントは存在しないと結論した。しかし、2017年のザンクトガレン会議では、Ki-67のIHC測定の再現性に懸念が表明された。

　ER陽性の乳癌患者で5年を超えて術後補助ホルモン療法を延長すると再発が減少する。IHC4法と2つの遺伝子発現プロファイルテスト（RSとROR）は遠隔転移までの期間に相関した。これらのスコアが5〜10年後の再発を予測できるか検討した。Ki-67とIHC4スコアは5〜10年においてのみ遠隔転移の有意なバイオマーカーであった。RORスコアは5〜10年の晩期において最強の分子生物学的予後因子であったが、IHC4とRSはこの期間では弱い予後因子であった。リンパ節転移と腫瘍径は5〜10年において0〜5年と同様に強く再発を予測した。

表6-2　免疫組織化学検査（IHC法）によるサブタイプ（ザンクトガレン・コンセンサス会議）

1）ルミナールA：ER陽性、PgR陽性、HER2陰性、Ki-67低値
2）ルミナールB（HER2陰性）：ER陽性、HER2陰性、Ki-67が高値および/またはPgRが陰性または低値
3）ルミナールB（HER2陽性）：ER陽性、HER2陽性、PgRとKi-67値は問わない
4）HER2陽性（非ルミナール）：HER2陽性、ER陰性、PgR陰性
5）トリプルネガティブ：ER陰性、PgR陰性、HER2陰性

TEAM試験の材料（2,910例）を利用して、IHC4アルゴリズムを確認した。FISH法によるIHC4法は残存リスクを高度の有意差で予測した（$P < 0.001$）。多変量解析で、IHC4はリンパ節転移などの臨床的予後因子に加えて、有意に予後を予測した。

　後述のように、ザンクトガレン会議では高価などのために非対応の国、地域の存在を考慮してIHC法を推奨していたが、最近IHC法とともに多遺伝子検査を可能であれば行うべきと変化している。

　結局、乳癌は簡略化すると4～5のサブタイプに分類され、それぞれ悪性度が異なり、再発・転移に関連する遺伝子（群）の発現の有無、程度が異なると考えられる。このようなサブタイプは、癌が大きくなる速度、転移しやすいか否か、早くから再発するか、遅く再発するかなどの癌の臨床的な態度、さらに、治療（化学療法、ホルモン療法、分子標的治療など）に効きやすいかどうかを決定する。また、治療（ホルモン療法、化学療法、分子標的治療）に対する感受性が違う。再発の予測や術後補助療法が必要か、どの治療法がよいかを選ぶ手段となる。

　このように、個々の患者の乳癌がどのようなタイプであり、どのような治療が最適であるかを認識することが大切である。

　現在、わが国では免疫組織化学的に測定したIHC4法（ER、PgR、HER2、Ki-67）により、予後の予測と術後補助療法の選択が行われている。HER2のIHC法で分類不能の際には、FISH法によりHER2遺伝子の増幅を検出し、確認する。このような比較的安価な方法でも、遺伝子発現プロファイル解析によるサブタイプ分類に匹敵する情報が得られる。このIHC法は予後の予測でも多遺伝子テストと遜色のない結果が得られたという報告もある。さらに、IHC法に臨床病理学的因子（腫瘍径とリンパ節転移）を加えると、予測能が向上する。

　ER蛋白の免疫組織化学的所見を提示する（写真2）。ER陽性例で、乳癌細胞の核が強く濃褐色に染まっている。これにより陽性と認定し、全乳癌細胞の何パーセントが陽性であるかを算定する。

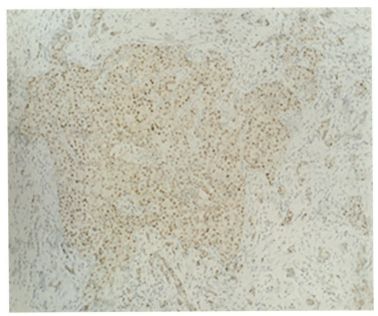

写真2　IHC法によるER陽性乳癌細胞

5. プレシジオン医療

　乳癌は分子生物学的な性質、予後、治療法が異なる特徴をもつ疾患の集合である。ビートソンの時代から、乳癌患者が卵摘（ホルモン療法）により奏効する患者としない患者があることが認識されていたが、その原因は不明であった。その後もホルモン療法に対する反応性（有効か無効か）を予測するために、多くの臨床病理学的因子が探索された。漠然とした絞り込みはできたが、より正確なホルモン感受性を予測するには、エストロゲンレセプター（ER）の発見を待たねばならなかった。ホルモンレセプターの発現の有無により、ホルモン療法の効果が予測できるようになった。しかし、これは蛋白レベルの解析であり、曖昧さが残っていた。その後の遺伝子発現プロファイリングや次世代シークエンシングにより、遺伝子やゲノムレベルの解析が可能となり、より精密度の高い医療、プレシジオン医療（precision medicine）が期待されている。

　個々の患者に対する"right drug"の選択は複雑な意思決定の過程を経過す

る。臨床試験の報告の分析・解釈、腫瘍の増殖をドライブする分子生物学的変異、腫瘍の多様性、適切に対応する分子標的治療の使用可能性など、鍵となる事象は分子生物学的遺伝子型の評価である。分子標的治療によりプレシジオン医療の進歩はデノボおよび獲得耐性により妨げられる。

　次世代シークエンシングや遺伝子発現プロファイル研究によると、乳癌の遺伝子異常は非常に様々であり、塩基配列変化が起きている箇所が個人により異なり、また、同じ個人でも癌の部分により、起きている変異が違う。したがって、乳癌自体の個別化が起きているわけであり、それに対応して治療も個別化する必要がある。最適な治療のためには、全ての患者が乳癌の分子生物学的構成に導かれた治療、すなわち、プレシジオン医療を受けるべきであるという主張が増えている。しかし、乳癌を含むいくつかの癌で、223例中49％が次世代シークエンシングによる遺伝子検査の結果による特別な治療を勧告されたが11％しか受け入れなかった。臨床試験に参加しないことと病状が進行したことが不受容の主な原因であった。

6. 次世代シークエンシングとリキッド・バイオプシー

　癌は体細胞ゲノム（全遺伝情報）の塩基配列に変異が起こることによると考えられ、"ゲノムの病気"と言われている。同じ乳癌でもDNAシークエンス（塩基配列）の変異が起きている箇所が個人により異なる。このことがそれぞれの乳癌の性格が異なり、治療効果も異なる原因であると考えられる。

　ゲノムワイド関連解析（GWAS: genome-wide association study、全ゲノム関連解析、WAGAS）は個人の遺伝子変異のゲノムワイドのセットで解析し、一塩基多型（SNPs）と疾患との関連を調べる方法である。次世代シークエンシングにより、GWASが高精度となり、遺伝子の多型／変異を検出し、乳癌治療に対する効果を予測する。

　最近、遺伝子の塩基配列を決定する次世代シークエンシング（塩基配列解読）の技術が急速に発展している。この方法は、癌の組織と正常細胞のDNAを抽出し、全ゲノムシークエンス（約30億の塩基から構成されている）を、スーパーコンピューターを使って解読し、乳癌ゲノム（遺伝子情報）配列の変異を同定する。すなわち、癌細胞と正常細胞のゲノム配列のどこが違うかを決定する。これにより、癌の悪性度、予後、治療効果などの指

標となる変異が明らかになる。すなわち、次世代シークエンシング（DNAシークエンシング）は多遺伝子の変異のプロファイルを検出し、臨床的分子生物学的診断を可能とする。再発乳癌患者の末梢血内乳癌細胞（CTC）の次世代シークエンシング解析で治療に対する耐性が転移巣のそれと85％で一致した。

次世代シークエンシングで検出される変異プロファイルが分子標的治療のマーカーとなり得る。これらの変異した遺伝子（群）をターゲットとした分子標的薬が開発されている。このように乳癌の分子生物学的性格に導かれた、最適なピンポイント治療、すなわち、精密医療（プレシジョン医療）が提唱されている。このような治療により、奏効率が向上し、正常組織には障害を与えないため副作用が少なくなると考えられる。

さらに、例えばホルモン療法に耐性（無効）となった乳癌と耐性となる前、または正常組織のDNAシークエンスを比べて、耐性乳癌に生じた変異遺伝子（群）がわかると、その変異分子をターゲットとした分子標的治療を行うことにより、より正確な、有効な治療が行える。問題の1つは、次世代シークエンシングで検出された変異遺伝子（群）が現在の乳癌の増殖を刺激している遺伝子であるか否かである。実際に、非ステロイド系アロマターゼ阻害剤に耐性となった再発乳癌患者にmTOR経路を阻害するエベロリムスをエキセメスタンと併用することにより、抗腫瘍効果が向上した。奏効例に次世代シークエンシングを応用すると、特定の分子変異がmTOR経路に集中していた。すなわち、mTOR経路を阻害する治療効果を説明した。

個々の乳癌を再分類し、精密医療が可能となるためには、遺伝子発現プロファイルと次世代シークエンシングが進展することが必要である。次世代シークエンシングにより、複数の遺伝子の変異のプロファイルを検出し、癌の増殖をドライブする遺伝子変異を同定できた。例えば、PI3K、AKT、FGFR、HER2などである。

既治療の癌患者で次世代シークエンシングを500例に行い、188例（37.6％）が治療を受けた。患者あたりの分子変異数中央値は5（1〜14）であった。遺伝子変異と薬剤がマッチしていた患者のCB率が22％と、低いマッチ率の患者の9％に比べて有意に高かった（$P = 0.024$）。

次世代シークエンシングを用いて乳癌転移病巣のサンプルで乳癌の転移と増殖のメカニズムが判明し、また、有効な治療を探索できる。一方、次世

シークエンシング遺伝子テストは進行乳癌の多様性のために単一のサンプルでは、治療に必要な遺伝子情報を得られない可能性がある。

415例の乳癌サンプルを354例の乳癌患者から獲得し、46の一般的な癌遺伝子のホットスポットを次世代シークエンシングにより解析した。62.1％の患者より、281の体細胞変異を検出した。TP53が最も頻繁に（38.8％）変異しており、次いでPIK3CA（31.7％）、AKT1（6％）、ATM（3.9％）と続いた。① ER陽性、PgR陽性、HER2陰性乳癌、② ER陽性、PgR陽性、HER2陽性乳癌、③ ER陽性、PgR陰性、HER2陽性乳癌、④ ER陰性、PgR陰性、HER2陰性乳癌の各グループで明らかに区別された変異が観察された。ER陽性、PgR陽性、HER2陰性乳癌（132例）はPIK3CA変異が最も多く（38％）、TN乳癌（64例）はTP53変異が有意に多かった（62％）。原発乳癌と転移巣を共に測定した61例の患者では、変異の一致率は77％（47例）にみられた。13例では転移巣で新たな変異が検出された。

次世代シークエンシングにより、1,000例の乳癌患者で43の病的生殖細胞系変異（PGV）が検出された。BRCA1/2、TP53、MSH2、PTENなど。19の癌関連性遺伝子のうち、これまで確認されていなかったPGVをもつ患者が2.3％あった。このように、次世代シークエンシングと遺伝子カウンセリングの併用が必要である。

再発・進行乳癌患者22例に次世代シークエンシングを行い、11遺伝子において28の変異が検出された。5サンプルは変異がなく、17サンプル（77％）は少なくとも1つの生物学的に重要な変異を示した。これらには、TP53、APC、PIK3CA、MET、ERBB2、AKT1、CDKN2A、KRAS、FGFR3があった。このように、乳癌転移巣で増殖に関与する遺伝子変異が同定された。

次世代シークエンシング（230遺伝子）を受けた500例の既治療の癌患者で、65％はマッチした治療、他はマッチしなかった治療を受けた。ゲノムの変異で、マッチした治療はCB例が多く、TTF（治療無効までの期間）や生存期間が長かった。

TN乳癌の治療前の腫瘍サンプルのDNAシークエンシングを行い、AC術前化学療法を行った。変異は雑多であったが、TP53が55％、TTNが14％、PIK3CAが9％にみられた。変異率は化学療法に対する効果に無関係であった。再発に関係する変異は効果に無関係であった。PIK3CA変異はBRCA1

変異をもつ患者のみで検出された。再発例のサンプルは高いコピー数変異率が高かった。TTK増幅とTP53BP2の増幅は化学療法に対する効果が低かった。

　生殖細胞系遺伝子テストはプラチナ製剤やPARP阻害剤の感受性を予測するが、体細胞変異が薬剤感受性を予測する可能性に関しては議論がある。HER2変異、またESR1変異はアロマターゼ阻害剤の無効を予測した。

　リキッド・バイオプシー（liquid biopsy）とは、従来の癌組織の生検（solid biopsy）に代えて、血液などの体液のサンプルから遊離DNAを採取し、次世代シークエンシングで遺伝子変異を検出する。元来、血液中には死滅した血液系細胞などに由来した遊離DNA（cfDNA, cell free DNA）が健康人にも存在し、リキッド・バイオプシーの手法により、検出できるようになった。
　癌患者の血中にわずかに存在する腫瘍または血中癌細胞（CTC）からアポトーシスや壊死により形成された遊離腫瘍DNA（ctDNA, circulating tumor DNA）または、腫瘍由来の膜小胞のエキソーム（exosome）を検出、次世代シークエンシング法で解析することにより、乳癌の診断、予後の予測、治療法の選択などが可能となる。腫瘍組織の生検（ソリッド・バイオプシー）ではなく液体（血液）の採血のみの非侵襲的な手段で可能であり、治療の過程で複数回、癌組織が得られない再発時にもリアルタイムで転移腫瘍の遺伝子情報が得られ、治療に耐性となった時点での遺伝子変異部位を特定でき、耐性の原因とそれに対応する分子標的治療が可能となる。このように、リキッド・バイオプシーによるctDNA分析は非侵襲性の癌バイオマーカーとして臨床応用が期待されている。
　ctDNAの癌のバイオマーカーとしての適用は、①原発乳癌の早期発見、②再発の早期発見のための微小残存乳癌細胞の検出、③原発および再発乳癌の縦断的な遺伝子変異の同定と検出、④原発および再発乳癌の治療効果または耐性、腫瘍の進行の評価、⑤予後因子などが可能である。
　ある報告では、ctDNAの検出率は原発乳癌では50％未満、再発・進行乳癌では75％以上であった。30例の再発・進行乳癌でctDNAレベルはCTCやCA15-3レベルに比べて腫瘍量に相関し、治療効果を早期に予測した。
　ctDNAの乳癌特異的変異、コピー数変化を含むゲノム解析が縦断的な遺伝子発現プロファイルの変化を同定し、例えばER陽性乳癌患者のctDNA

でESR1耐性の出現により、ホルモン療法の無効を予測する。

　次世代シークエンシングにより、健康女性の遊離DNAでは変異が見られなかったが、42例の再発・進行乳癌患者の半数で血中遊離DNAの変異または増幅が検出された。パルボシクリブ＋レトロゾール治療中の患者の血中遊離DNAでESR1変異が検出された。

　このように、乳癌は分子標的治療のターゲットとなる強い変異を示し、次世代シークエンシングで検出される変異プロファイルは分子標的治療のマーカーとなり得る。しかし、次世代シークエンシングは乳癌では、なお臨床的有用性が証明されていない。

　進行中のEORTCのTreat CTC試験はリキッド・バイオプシーを基に、術後補助療法後または術前化学療法でpCRにならなかった乳癌患者の血中微小残存腫瘍細胞の検出が予後と相関するかを検討する。

　このように、乳癌患者の全経過にわたり、リキッド・バイオプシーによるctDNAやCTCを検出し、遺伝子変異の変動と臨床的経過との相互作用を相関させることにより、最適の治療と耐性の対応が可能となり、プレシジオン医療が達成できると期待される。

第7章　乳癌の全身療法の薬剤

　現在使用されている全身治療（ホルモン療法、化学療法、分子標的治療、免疫療法）の特徴を、主として作用機序の面から述べる。

1．ホルモン療法剤
1）抗エストロゲン剤
(1) タモキシフェン

　タモキシフェンはエストロゲンによる子宮内膜細胞の増殖を阻害し、抗エストロゲンと名付けられた。タモキシフェンはエストロゲンとERとの結合を競合的に阻害するが、組織などにより、エストロゲン作用（エストロゲン・アゴニスト）あるいは抗エストロゲン作用（エストロゲン・アンタゴニスト）を異なって示す。乳腺にはアンタゴニスト活性、子宮、骨などにはアゴニスト活性を示す。このため、選択的エストロゲンレセプター修飾剤（SERM）と呼ばれる（資料7-1）。

　タモキシフェン（®ノルバデックス）、トレミフェン（®フェアストン）のトリフェニールエチレン系SERMと、アゴニスト作用のない純型抗エストロゲン剤（選択性エストロゲンレセプター・ダウンレギュレーター）のフルベストラント（®フェソロデックス）がある。

　最近まで、ホルモンレセプター陽性の乳癌の治療は年齢の如何にかかわらずタモキシフェンが第1選択となってきた。すなわち、従来のホルモン療法に比べて、再発乳癌治療、術後補助療法、術前治療において、同等ないし優れた効果と少ない副作用を示した。

　しかし、タモキシフェンを含むSERMの長期的な治療により、SERMに対する耐性が必然的に発現し、また有害事象特に子宮内膜癌と血栓塞栓症のリスクが増加した。このため、乳癌に対する抗腫瘍効果を保持しながら、タモキシフェンの有害事象を軽減する純型抗エストロゲン剤のフルベストラントが開発された。

　一方、ホルモン依存性の閉経後乳癌に対して、第3世代のアロマターゼ阻

害剤の効果は、再発・進行乳癌の初回治療、術後補助療法、術前治療においてタモキシフェンを凌駕することが多くの臨床試験により確立された。閉経後の再発・進行乳癌に対するアロマターゼ阻害剤とその他の標準的なホルモン療法を比較した無作為化比較試験のメタアナリシスでは、アロマターゼ阻害剤全体としても生存期間に関して優位であり、特に、第3世代のアロマターゼ阻害剤は他のホルモン療法に比べて、生存期間を明らかに延長した（$P < 0.001$）。

しかし、ホルモンレセプター陽性の閉経後乳癌患者全てにアロマターゼ阻害剤治療を行うべきかどうかは結論が得られていない。アロマターゼ阻害剤術後補助療法がタモキシフェンに比較して生存期間を延長したという証拠は不十分である。また、アロマターゼ阻害剤とタモキシフェン治療の有害事象は異なる。

閉経前乳癌患者に対して有害事象は少なく、タモキシフェン治療は第1選択の一つである。

アロマターゼ阻害剤に獲得耐性となった乳癌がタモキシフェンなどによる第二次ホルモン療法に感受性がある。さらに、タモキシフェンからアロマターゼ阻害剤への逐次的治療がアロマターゼ阻害剤からタモキシフェンへの転換に比べて優劣があるか否かも問題となる。フルベストラントはタモキシフェン治療後の二次治療でアナストロゾールと同等の成績を示した。

ⅰ）タモキシフェンの作用機序

タモキシフェンはERとエストロゲンの結合を阻害し、エストロゲン刺激性の細胞周期進展（図7-1、資料7-1）を阻害し、ERシグナル伝達経路の遺伝子発現をブロックする（表7-1）。さらに、タモキシフェンは多くの増殖因子とそのレセプターや癌遺伝子の発現を阻害する（資料7-1）。

ⅱ）タモキシフェンの代謝

タモキシフェンの代謝は、シトクロムP-450（CYP）酵素[注1]により行われる。その代謝産物はそれぞれの組織において、ERとの親和性が異なり、ま

[注1] 肝臓で、解毒、ステロイドホルモンの生合成、薬物の代謝を行う。遺伝子多型のために薬物の代謝速度に個人差が生じる。

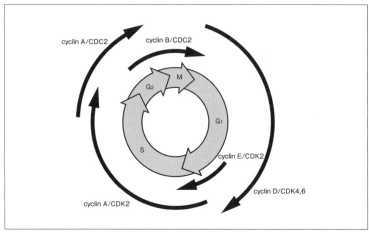

図7-1 細胞周期におけるサイクリン/CDK複合体の形成

サイクリン/CDK複合体の最大活性時期を示す。乳癌細胞に対する細胞分裂刺激により、早期G1期からの進展はサイクリンD/CDK4,6により誘導され、次いでG1/S期境界点でのサイクリンE/CDK2の誘導とS期導入に際してサイクリンAが誘導される。

Watts CKW, et al. 1996

表7-1 タモキシフェンの作用機序

1）エストロゲンとERの結合を競合的に阻害
2）細胞周期進展の阻害
3）ERを介する遺伝子転写の阻害
4）TGF-α、IGFなどの増殖因子の活性を阻害し、TGF-βを刺激
5）EGFR、HER2の阻害
6）血管新生の阻害
7）Erβを介する効果

たアゴニスト／アンタゴニスト活性も異なり、タモキシフェンの抗腫瘍効果はタモキシフェンとその代謝物の総合効果による（資料7-2）。タモキシフェンの活性の代謝産物は4－ハイドロキシタモキシフェンとエンドキシフェンである。このようなタモキシフェンの代謝には、CYP酵素多型や酵素の相互作用のために個人差が強く現れる。CYP2D6遺伝子型変異（多型）、またはCYP2D6阻害剤がエンドキシフェンの血漿濃度を低下し、タモキシフェン治療の効果に影響する可能性がある（資料7-2）。

ⅲ）再発・進行乳癌に対するタモキシフェンの効果

再発・進行乳癌に対するタモキシフェン治療は1971年、Coleらにより記載され、当時の性ホルモン（アンドロゲンやエストロゲン）治療に匹敵する効果とはるかに少ない副作用が認められた。

以後、数十年にわたり、タモキシフェンは恒常的な抗腫瘍効果と穏やかな副作用により、ER陽性の再発・進行乳癌に対する標準として君臨してきた（資料7-3）。わが国においても欧米に類似した成績が得られ、タモキシフェンは1979年に保険適用となった。タモキシフェンの再発・進行乳癌に対する奏効率はほぼ24〜34％であった。高年齢の患者で奏効率が高い傾向であった（資料7-4）。

最近発表された再発・進行乳癌の初回治療としてのアロマターゼ阻害剤とタモキシフェンの大規模無作為化比較試験における対照群としてのタモキシフェン効果（表7-2）およびトレミフェンとタモキシフェンの無作為化比較試験のタモキシフェン群の効果をみると、タモキシフェンに対する奏効率は17〜42％、CB率が38〜56％、TTPが5〜10カ月であった。生存期間の記載は少なかったが、中央値は12〜39カ月であった。

タモキシフェンと他のホルモン療法の比較の35件の無作為化比較試験（5,160例）のメタアナリシスにおいて、奏効率は29％と30％で差がなく、ホットフラッシュ以外の副作用がタモキシフェンで少なかった。エストロゲン、アンドロゲン、下垂体摘出術、副腎摘出術などに比べても効果には有意差が認められなかった。ER陽性または不明の閉経前患者におけるタモキシフェンと卵摘の比較でも、奏効率、TTP、生存期間には差がなかった。

表7-2 無作為化比較試験における閉経後再発・進行乳癌患者に対するアロマターゼ阻害剤とタモキシフェンの効果

評価項目	アナストロゾール vs タモキシフェン*1	アナストロゾール vs タモキシフェン*2	レトロゾール vs タモキシフェン*3	エキセメスタン vs タモキシフェン*4
症例数	171 vs 182	172 vs 182	453 vs 454	190 vs 192
奏効率	21% vs 17%	21% vs 18%	30% vs 20%#3	44% vs 29%
CB率	59% vs 46%#1	59% vs 47%#1	49% vs 38%$1	
TTP中央値	11.1カ月 vs 5.6カ月#2	11.1カ月 vs 5.7カ月#2	41週 vs 26週$2	PFS：10.9カ月 vs 6.7カ月$3

#1 P = 0.01、#2 2P = 0.005、#3 P = 0.0006、$1 P = 0.001、$2 P = 0.0001、$3 P = 0.04、*1 Nabholtz ら（2000）、*2 Bonneterre ら（2000）、*3 Mouridsen ら（2001）、*4 Paridaens ら（2004）

ⅳ）タモキシフェン治療の効果予測因子

タモキシフェン治療効果の臨床病理学的な効果予測因子は、患者年齢と閉経状況、転移・再発部位、無病期間、前治療の有無と効果などが挙げられている（資料7-4）。

他のホルモン療法と同じく、再発・進行乳癌患者のER発現の有無は明らかにタモキシフェン治療の効果を予測した（資料7-5）。再発・進行乳癌患者のERの発現とタモキシフェン治療の効果が相関し、ER陽性例では48%、ER陰性例では13%の奏効率であった。別の集計では、ER陽性例では47%（316/671）の奏効率、ER陰性例では10%（36/362）であった。

ホルモンレセプターを中心とする多くの因子を含む再発・進行乳癌の予後因子の前向きの多変量解析で、ER、PgRおよび閉経状況のみが効果予測因子であった。全生存期間に対しては、PgR、ER、無病期間、転移部位、術後化学補助療法の有無が有意に影響した。ERαに比べて、ERβの臨床的意義は明確でない（資料7-5）。

PgR発現はエストロゲンにより誘導され、ER陽性乳癌において、完全な、機能的な分子機構（エストロゲン・ER経路からPgR蛋白の生合成に至る経路）が十分に機能しているマーカーと考えられた。

しかし、増殖因子シグナル伝達経路がPgRレベルをPI3K/AKT/mTOR経

路を介して、ERと独立して直接ダウンレギュレートし、PgR発現の喪失はER機能と無関係なメカニズムにより起こりうる。したがって、PgR陰性はER活性の欠乏を反映しているのみならず、ERと増殖因子シグナル伝達経路のクロストークの亢進による可能性もある。臨床的にも、ER陽性/PgR陰性乳癌はER陽性/PgR陽性乳癌に比べてEGFRやHER2を過剰発現している率が高い。PI3K/AKT経路の負の調節因子であるPTENがPgRの喪失と連携した。ER陽性/PgR陰性乳癌はSERMに耐性である（資料7-5）。

　ATAC試験に登録された患者のERとPgRの組み合わせでTTRをアナストロゾールとタモキシフェン群で後ろ向きに比較した。ER陽性/PgR陽性乳癌例では、アナストロゾールはタモキシフェンに比べて再発を16％減少し、ER陽性/PgR陰性乳癌例では57％減少した。このように、ER陽性/PgR陽性乳癌例はアナストロゾールとタモキシフェンの差はわずかであったが、ER陽性/PgR陰性乳癌例では差異が著しかった。このことは、ER陽性乳癌のうち、PgR発現と逆相関するHER2などの増殖因子レセプターを発現する乳癌においては、タモキシフェンに比べてアロマターゼ阻害剤がより奏効しやすいという所見を説明するかもしれない。再発・進行乳癌のHER2陽性例は陰性例に比べてタモキシフェンの奏効率が低かったという報告が多い（資料7-5）。HER2発現の有無が再発・進行乳癌のホルモン療法の効果に関連するか否かのメタアナリシスを行った。12件（2,379例）の試験において、HER2陰性例に比較してHER2陽性乳癌患者のホルモン療法が無効のリスクは有意に1.42倍上昇した（$P<0.00001$）。タモキシフェン治療の無効のリスクは有意に1.33倍上昇した（$P<0.00001$）。その他のホルモン療法に関しても有意に1.49倍上昇した（$P<0.00001$）。

(2) トレミフェン

　トレミフェンの標準的な経口投与量は欧米では60 mg/日であるが、わが国では40 mg/日である。既治療例では240 mg/日または120 mg/日の高用量が用いられる（資料7-6）。閉経後の再発・進行乳癌患者に対するトレミフェンとタモキシフェンの5件の無作為化比較試験では奏効率、TTP、生存期間に差がなかった。ER陽性または不明の閉経後再発・進行乳癌患者の比較試験のメタアナリシスでタモキシフェン20または40 mg/日とトレミフェン40または60 mg/日が比較された。トレミフェン群725例とタモキシフェン群696例

の奏効率は24.0％と25.3％で有意差があるとはいえなかった。治療期間中央値は4.9カ月と5.3カ月、全生存期間中央値は31.0カ月と33.1カ月で有意差はなかった。このように両剤の効果は全く同等であった。ER高値、長い無病期間、軟部組織転移、少ない転移部位数、良好なPSなどが、長期生存の独立した予後因子であった（それぞれのP＜0.001）。タモキシフェンによる術後補助療法の治療歴は、生存期間短縮の予測因子であった（P＝0.008）。奏効例または12カ月以上のSD例が長期に生存した（P＝0.001）。ER陽性例では陰性例に比べて奏効期間が明らかに延長した。多変量解析でも、ERは奏効期間の独立した予測因子であったが、PgRは無関係であった。

(3) フルベストラント

フルベストラントはエストラジオールのステロイド性7α-アルキルスルフィニール・アナログであり、検討されたすべての遺伝子や組織において抗エストロゲン活性を示した（資料7-7）。

ⅰ）フルベストラントの作用機序

エストラジオールはエストロゲン調節遺伝子の転写を活性化し（図4-3A）、タモキシフェンはERのAF-2をブロックする（図4-3B）。しかし、AF-1、ER二量体化、ERとエストロゲン調節遺伝子の結合は保持され、タモキシフェンはER調節性の転写を部分的に不活性化するのみである。これに対して、フルベストラントはERの立体配座を変化させ、ER二量体化を阻害し、細胞内で新しく合成されたERと結合し、フルベストラント・ER複合体の核内への移行を阻害し、ERのターンオーバーを促進し、ERの核・細胞質間のシャトリングを破壊し、ERのAF-1およびAF-2ドメインからのトランス活性化を阻害する（図4-3C、資料7-7）。

フルベストラントはER蛋白の半減期を減少し、ERの分解あるいは崩壊を誘導し、細胞内ER量を低下させ、レセプターのDNA結合活性を阻害した。結局、フルベストラントの作用機序はエストロゲンアゴニスト活性を欠く、エストロゲンアンタゴニスト活性のみの純型抗エストロゲン剤として、ERの能力を完全に減弱することによる。

フルベストラントはレセプターのダウンレギュレーションにより、ERシグナル伝達経路の活性化をも阻害することより、選択的エストロゲンレセプ

ター・ダウンレギュレーター（SERD）とも呼ばれる（資料7-7）。

ⅱ）フルベストラントの効果

　フルベストラントは推薦用量が変化した。最初は250 mg/月の筋注であった。しかし、フルベストラントの血漿濃度の早期の定常状態の達成と活性型の血中濃度の上昇を得るために、ローディングドーズを経過して、最終的には初期負荷投与として初回に500 mg、14日目と28日目に筋注し、以後毎月500 mgを投与するスケジュールとなった（資料7-7）。

　ホルモンレセプター陽性の再発・進行乳癌患者に対して、初回治療として、またタモキシフェン耐性、アロマターゼ阻害剤耐性患者に対するフルベストラントの効果を他のホルモン療法と比較した。

　ホルモン反応性の閉経後再発・進行乳癌患者4,514例（9件の試験）で、フルベストラントと他の標準的治療の効果をメタアナリシスした。無増悪生存期間は、フルベストラントは対照群の治療に比べて少なくとも同等であった（$P = 0.18$）。他のホルモン療法との併用や初回治療か二次治療でも、無増悪生存期間には差がなかった。CB率や全生存期間にも差がなかった。血管運動神経症状、関節痛、婦人科的症状、QOLにも差がなかった。

a）再発初回治療

　ER陽性および/またはPgR陽性、または不明の再発・進行乳癌の初回治療として、フルベストラント（313例）とタモキシフェン（274例）の二重盲験、無作為化比較試験を行った。14.5カ月の追跡期間中央値で、TTP中央値は6.8カ月と8.3カ月で有意差はみとめられなかった（$P = 0.088$）。奏効率は同様（フルベストラント：31.6％、タモキシフェン：33.9％）であったが、CB率はタモキシフェン群が有意に高かった（フルベストラント：54.3％、タモキシフェン：62.0％、$P = 0.026$）。ER陽性および/またはPgR陽性（全体の約78％）患者でもTTPは同様であった。奏効率は31％と33％、CB率は57％と63％であった。ER陽性/PgR陽性乳癌に限ってもTTP中央値にはフルベストラント群が11.4カ月、タモキシフェン群が8.5カ月と差がなかった。

　ER陽性および/またはPgR陽性の再発・進行乳癌に対する初回治療として、フルベストラント（500 mg）とアナストロゾールに無作為に割り付け

た（FALCON 試験）。524例が登録され、462例が評価された。無増悪生存期間はフルベストラント群がアナストロゾール群に比較して、有意に延長した（P ＝ 0.0486）。無増悪生存期間中央値は16.6カ月と13.8カ月であった。最も高頻度の有害事象として、関節痛がフルベストラント群で17％、アナストロゾール群で10％、ホットフラッシュは11％と10％であった。それぞれ7％と5％の患者が有害事象のために治療を中断した。アロマターゼ阻害剤未治療のホルモンレセプター陽性の再発・進行乳癌患者の初回治療としてフルベストラントが優れていると主張された。閉経後のホルモンレセプター陽性患者の再発初回治療として、フルベストラントが使用可能となった（2017年）。いずれにせよ、フルベストラントの治療成績を検討する場合には、前記の3つの投与スケジュールのどれに該当しているかを確認すべきである。

b）タモキシフェン耐性乳癌

タモキシフェン耐性患者に対してフルベストラントのCB率が30〜40％に得られた（資料7-8）。タモキシフェン耐性乳癌に対するフルベストラントとアナストロゾールの2件の比較試験を統合して解析すると、TTP、奏効率には有意差がみられなかった。このように、フルベストラントは第三世代のアロマターゼ阻害剤と少なくとも同程度の抗腫瘍効果と副作用を示した。また両者ともタモキシフェンと交差耐性が少ないことを示唆している。

c）アロマターゼ阻害剤耐性乳癌

アロマターゼ阻害剤治療後のフルベストラントの効果も確認されている。非ステロイド系アロマターゼ阻害剤治療後のホルモンレセプター陽性の閉経後の再発・進行乳癌693例でフルベストラントとエキセメスタンの効果を比較した（EFECT試験）。奏効率、CB率、CB期間に差がなかった。非ステロイド系アロマターゼ阻害剤治療で進行したホルモンレセプター陽性の閉経後再発・進行乳癌723例でのフルベストラント単独（500 mg）、フルベストラント＋アナストロゾール、エキセメスタンの3群の比較試験（SoFEA試験）では、無増悪生存期間には3群間に有意差をみとめなかった。このように、フルベストラントはタモキシフェンまたはアロマターゼ阻害剤の治療後に使用されるべきであると考えられる。反対に、フルベストラント耐性乳癌に対してアロマターゼ阻害剤の有効性の証拠も得られている。特にフルベストラ

ントでCBとなった患者で約半数にCBが得られた。わが国の後ろ向きの集計で、フルベストラント500 mg治療を受けた1,031例の再発・進行乳癌患者（第一次から第四次治療）において、TTF（治療継続期間）中央値は5.4カ月であった。早期の使用、再発からフルベストラント使用開始までが長期間、化学療法未使用、低グレード、長い無病期間が長期のTTFに相関した。フルベストラントと分子標的治療の併用試験が行われている（資料7-9）。再発初回治療としてのフルベストラントとタモキシフェンの比較試験で、多くみられた有害事象は悪心、倦怠感、血管運動神経症状、疼痛、骨痛などであったが、両群に有意差はなかった。消化器障害、ホットフラッシュ（17.7% vs 24.7%、P＝0.05）、膣炎、血栓塞栓症が記載されたが、ホットフラッシュの頻度のみがフルベストラント群で低かった。

2）アロマターゼ阻害剤
(1) 閉経後女性の血中エストロゲンレベル

　閉経前および閉経後女性の血中エストロゲンは多くの重要な機能をもつ。エストロゲンは第二次性徴（女性らしさ）のみならず、骨、脂質代謝、心血管系機能に重要な役割を果たし、さらに他の多くの標的臓器、例えば、皮膚、泌尿器系、膣、子宮内膜などに広範な効果を示す。エストロゲンは思考能力や性的機能にも重要な影響をもち、女性の精神的なQOL、ウエルビーイング[注2]にも影響する。閉経後女性では、エストロゲンレベルの著しい低下に対して、ホルモン補充療法によってこれらの機能が改善することが知られており、ホットフラッシュの軽減、骨粗鬆症の予防、血清脂質プロファイルが改善された。

　エストロゲンの有害事象として、子宮内膜癌リスクの増大と血栓塞栓症の増加がある。さらに、エストロゲンは乳癌の発癌の最大のリスクファクターである。

(2) 閉経後女性のエストロゲンの産生部位
　閉経前女性では、卵巣がエストラジオールの主たる産生源であり、エンド

[注2] 健康で、幸福を感じている状態。

クリン作用[注3] により血中ホルモンとして遠隔の標的組織に作用する。

閉経後には、卵巣はエストロゲンの合成を終了し、血中エストロゲンレベルは劇的に低下し、エストロゲンの産生は主に、内分泌腺（卵巣や副腎）以外の部位、例えば脂肪組織や筋肉などで行われる。閉経後には血中エストロゲンレベルの低下とともに乳腺組織内のエストロゲンレベルが低下するはずであるが、乳腺および乳癌内のエストラジオール濃度は血液中よりはるかに高く、閉経前と同様である。

すなわち、閉経後ではエストラジオールは乳腺や乳癌を含む種々の性腺外組織で産生され、局所的にオートクリン[注4] またはパラクリン[注5] 因子として乳腺や乳癌に作用する。これらは乳腺やその他の脂肪組織の間質細胞、骨の骨芽細胞や軟骨細胞、血管内皮細胞、血管平滑筋細胞や脳内の種々の部位などである。閉経後にはエストロゲンの産生は乳腺を含む内分泌腺以外の部位が主となり、エンドクリンのみならず局所的にパラクリンまたはオートクリン因子としてこれらの組織で作用する。このように、閉経後の女性では血中のエストロゲンはエストロゲン活性を駆動するのではなく、性腺外組織で産生されたエストロゲンが局所的な代謝を逃れて血中に入ると考えられる。血中エストロゲンレベルは乳腺組織内のエストロゲン濃度に必ずしも相関しなかった。

(3) 閉経後の乳癌内のエストロゲンレベル

閉経後の乳腺および乳癌内の高濃度のエストラジオール濃度は、末梢組織でのアロマターゼ酵素によるアンドロゲン（テストステロンやアンドロステンジオン）からのエストロゲン（エストラジオールやエストロン）への変換によるか、乳癌内でのアロマターゼまたはエストロンスルファターゼ[注6] や

[注3] 分泌されたホルモンが血流により分泌した細胞から離れた臓器に運ばれて作用する方式。
[注4] 細胞から分泌されたホルモンが、分泌した細胞自身に作用する方式。
[注5] 細胞から分泌されたホルモンが、血液中を通らずに組織液などを介して、分泌細胞の近くの細胞に局所的な作用を及ぼす方式。
[注6] エストロゲンの体内での貯蔵体であるエストロン硫酸塩を遊離エストロンに変換する。

第7章　乳癌の全身療法の薬剤

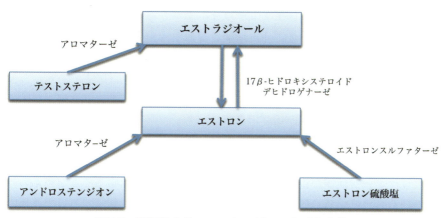

図7-2　閉経後女性のエストロゲンの生成と変換

17β-ヒドロキシステロイドデヒドロゲナーゼ（17β-HSD1）などによる乳癌自体のエストラジオールの過剰産生によると考えられる（図7-2）。

特に、アロマターゼ（エストロゲン合成酵素）によるエストラジオールの生成が重要視されている。アロマターゼ酵素はアンドロゲンをエストロゲンに変換するシトクロム P-450酵素複合体である。

アロマターゼ酵素によるエストラジオールの産生は、その大部分はアンドロステンジオンからエストロンへの変換（さらに還元型17β-ヒドロキシステロイドデヒドロゲナーゼによりエストラジオールに変換される）によるが、残りはテストステロンからエストラジオールへの変換による（図7-2）。乳癌で検出されるエストロンの75～97％が乳癌組織内のアロマターゼによる芳香族化により産生される。

閉経後女性の脂肪組織のアロマターゼ活性は体内の脂肪の量に比例して増加する。したがって、やせの女性に比べて肥満した閉経後の女性のアロマターゼ活性は上昇し、エストロゲンレベルが上昇する（すなわち、肥満は乳癌の発癌の危険因子）。

(4) 乳癌細胞のアロマターゼ活性と増殖刺激

全身的なエストロゲンレベルの上昇によるよりも、乳腺や乳癌などのエストロゲン標的組織で局所的に過剰発現したアロマターゼ酵素を介してエストラジオールが産生し、乳癌の発生および増殖、進展に重要な役割を演じると

考えられる。乳腺と乳癌はエストラジオールを効率的に合成する上述の3つの酵素をもち、ホルモン依存性に増殖を促進する十分な量のエストロゲンを生合成する能力をもつ。内分泌腺外の末梢組織のアロマターゼ活性により生成されたエストロゲンが乳腺や乳癌に取り込まれることは確実であるが、最近ではむしろ乳癌組織自体のアロマターゼ活性により、アンドロゲンをエストロゲンに変換する過程が重要視されている。

すなわち、乳癌自体がアロマターゼ発現によりエストロゲンの産生を行う臓器であるという認識が高まっている（資料7-10）。

アロマターゼ活性が正常乳腺および乳癌腫瘍内に存在することが多くの報告で認められている。酵素活性または免疫組織化学的に測定すると、乳癌の40〜79%がアロマターゼ陽性であった。生化学的方法では、60〜70%の乳癌組織がアロマターゼ陽性であった。ある報告では、閉経後ではアロマターゼ発現陽性の乳癌の83%がER陽性であり、アロマターゼ陰性例では56%がER陰性であった（$P<0.001$）。

乳癌腫瘍内アロマターゼ活性が乳癌増殖を維持するエストロゲンの源であり、アロマターゼ活性を阻害する薬剤が腫瘍の退縮をもたらし、多くの報告でアロマターゼ活性とアロマターゼ阻害剤治療の臨床効果が有意の相関を示したが、異論もある。

(5) アロマターゼ阻害剤の作用機序

タモキシフェンがエストロゲンとそのレセプターとの相互作用をブロックするのに対して、アロマターゼ阻害剤はエストロゲン生合成過程の最後の酵素段階をブロックする。アロマターゼ阻害剤は卵巣摘出術（卵摘）、副腎摘出術（副摘）と同じく、血中または乳癌自体のエストロゲン濃度を低下することにより乳癌の増殖を阻害する。初期のアロマターゼ阻害剤のアミノグルテシミドや4-ヒドロキシアンドロステンジオンでも閉経後女性のアンドロステンジオンからエストロンへの末梢性の変換をほとんど完全に阻害した。

ⅰ）アロマターゼ阻害剤の作用機序による分類

アロマターゼ阻害剤はステロイド系と非ステロイド系に分けられる。ステロイド系アロマターゼ阻害剤はアンドロゲン基質のアナログであり、非ステロイド系アロマターゼ阻害剤はアロマターゼの触媒作用を阻害する。

ⅱ）非ステロイド系アロマターゼ阻害剤

非ステロイド系アロマターゼ阻害剤は拮抗的で可逆性であり、一般的にヘテロ原子[注7]を有し、窒素またはヘテロ原子がシトクロム P-450 arom のヘムイオンと配位結合し、ステロイド・ヒドロキシール化に干渉する。拮抗的阻害剤は酵素の活性部位に可逆的に結合し、阻害剤が触媒部位を占拠するかぎり、生成物の形成を妨害する。非ステロイド系アロマターゼ阻害剤は第1世代のアミノグルテシミドと第2世代のファドロゾール、第3世代のトリアゾール誘導体（アナストロゾールやレトロゾール）に分けられる。

アナストロゾールやレトロゾールのトリアゾール環の一部がアロマターゼの活性部位のヘムイオンと配位結合し、他の部分が酵素の部位を占拠する。これらの非ステロイド系阻害剤はステロイド系阻害剤に比べて親水性のために生物学的利用能が優れている。

第3世代のアロマターゼ阻害剤は特異的にエストロゲン生成のみを阻害し、他のステロイドホルモン（プロゲステロン、コルチコステロン、アルドステロンなど）の生成は阻害しなかった。

ⅲ）ステロイド系アロマターゼ阻害剤

ステロイド系アロマターゼ阻害剤はアロマターゼ酵素の天然の基質であるアンドロステンジオンの基質アナログであり、アロマターゼ酵素により天然の基質のアンドロステンジオンやテストステロンと誤認される。ついで、アロマターゼ酵素の活性部位[注8]との結合に拮抗し、酵素の活性部位またはその近傍で共有結合を形成する。このメカニズムによりアロマターゼ酵素は不可逆的に不活性化され、自殺型の阻害とも称される。フォルメスタン（4-OHA）や第3世代のエキセメスタンがこの範疇に属する。

(6) アロマターゼ阻害剤の臨床効果

現在では、第3世代の非ステロイド系のアナストロゾール（®アリミデックス）とレトロゾール（®フェマーラ）、およびステロイド系のエキセメスタン（®アロマシン）が臨床応用されている。これらは、ほぼ同じ程度に芳

[注7] 芳香族炭化水素中で炭素と置換された原子。
[注8] 酵素分子中の触媒作用が行われる特定部分。

香族化[注9]を阻害し、同程度に血中および腫瘍内エストロゲンレベルを低下する。各々の薬剤による芳香族化の阻害の程度と臨床効果の優劣が論議されている。

これらのアロマターゼ阻害剤とタモキシフェンの比較が、再発・進行乳癌の第2次ホルモン療法、初回ホルモン療法、また原発乳癌の術前ホルモン療法の枠組みにおいて行われ、アロマターゼ阻害剤の優位性または同等性が確立した。

閉経後のホルモンレセプター陽性、または不明の再発・進行乳癌に対する初回治療として、アナストロゾールとタモキシフェンの2件の無作為化比較試験（North American試験とTARGET試験）を統合して解析した（資料7-11）。1,021例の追跡期間の中央値が18.2カ月で、TTP中央値はアナストロゾール群で8.5カ月、タモキシフェン群で7.0カ月であり、有意差はなかった。ER陽性および/またはPgR陽性（全体の約60%）では、TTP中央値はそれぞれ、10.7カ月と6.4カ月であり、アナストロゾールが有意に優れていた（$P=0.022$、図7-3）。奏効率はアナストロゾール群が29.0%、タモキシフェン群が27.1%、CB率は57.1%と52.0%であった。血栓塞栓症はアナストロゾール群で有意に少なかった（$P=0.043$）。

2件の試験での有害事象の集計で、うつ、血栓塞栓症（4.8%と7.3%）、ホットフラッシュ、膣乾燥、性器出血（1.2%と2.4%）、消化器障害、傾眠などがみられたが、有意差はみられなかった。

フルベストラントとアナストロゾールの2件の無作為化比較試験（北米試験とROW試験）でもTTP、奏効率、CB率に差がなかった（資料7-11）。アナストロゾールはフルベストラントに比べて関節痛の頻度が高かった。

再発初回治療としてのレトロゾールとタモキシフェンとの第3相無作為化比較試験が行われた（PO25試験、資料7-12）。906例のTTP中央値はレトロゾール群が9.4カ月、タモキシフェン群が6.0カ月（$P<0.0001$）、TTF中央値は9.4カ月と6.0カ月（$P<0.0001$）、奏効率は30%と20%（$P=0.0002$）、CB率は49%と38%（$P=0.0004$）であった。しかし、生存期間中央値は34カ月と30カ月であり、有意差はなかった。全ホルモン療法期間（化学療法

[注9] アンドロゲンのアンドロステンジオンからエストロンへの変換、テストステロンからエストラジオールへの変換。

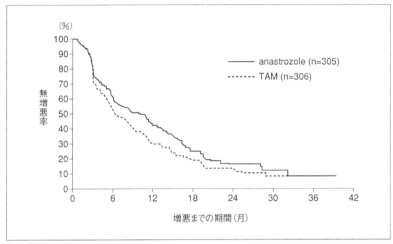

図7-3 閉経後の再発・進行乳癌患者に対するアナストロゾールとタモキシフェンの2つの無作為化比較試験の統合解析におけるER陽性および/またはPgR陽性例でのTTP

TTP 中央値　アナストロゾール：10.7カ月、
　　　　　　タモキシフェン：6.4カ月、$P = 0.022$

Bonneterre J, et al. 2001

開始までの期間)はレトロゾール群が16カ月であり、タモキシフェン群の9カ月に比較して有意に長期であった ($P = 0.005$)。

　ホルモン反応性の再発・進行乳癌の初回ホルモン療法としてエキセメスタンとタモキシフェンがオープンラベルで第3相無作為化比較試験として比較された (資料7-13)。382例の無増悪生存期間中央値はエキセメスタン群が10.9カ月、タモキシフェン群が6.7カ月であり、有意に21％延長した ($P = 0.04$)。奏効率は44％と29％であった。生存期間には差がなかった。

(7) アロマターゼ阻害剤の優劣

　現在、頻用されている第3世代のアロマターゼ阻害剤は、アナストロゾール、レトロゾール、エキセメスタンの3種のみである。優先順位の基準として考えられることは、①乳癌内のエストロゲンレベルを最低に低下、②臨床的に最も効果的である、③有害事象が少なく、重篤な副作用が稀である。

　それぞれのアロマターゼ阻害剤による芳香族化の阻害の程度が異なり、し

たがって血中エストロゲンレベルの低下の程度が異なるが、そのことが乳癌に対する抗腫瘍効果にどのように影響するかは議論がある（資料7-14）。

　3つのアロマターゼ阻害剤の優劣を決定する基準は、芳香族化阻害と血中エストロゲンレベルの低下、薬物動態の違い、臨床的な抗腫瘍効果の違い、タモキシフェンとの比較試験での間接比較、相互の抗腫瘍効果の直接比較などである（資料7-14）。それぞれの項目で種々の程度の違いはあるものの、再発・進行乳癌治療、術後補助療法において、3つのアロマターゼ阻害剤のどれも同じであると考えられる。したがって、実地臨床の場では、医療者と患者の議論により選択してよいと思われる。

(8) ホルモンレセプター陽性の閉経後乳癌に対するアロマターゼ阻害剤治療の優位性

　結論として、ホルモンレセプター陽性の閉経後乳癌に対するアロマターゼ阻害剤治療の優位性が認められた。再発・進行乳癌患者に対するアロマターゼ阻害剤（アナストロゾール、レトロゾール、エキセメスタン）とMAの3件の試験のメタアナリシスでは、MAに比べてアロマターゼ阻害剤は生存期間を有意に延長した。また、他のメタアナリシスでは、これらのアロマターゼ阻害剤は従来のホルモン療法（タモキシフェンまたはプロゲスチン）に比べて生存期間を有意に延長した（$P<0.001$）。再発初回治療としても、これらのアロマターゼ阻害剤はタモキシフェンに比べて生存期間を改善した（$P=0.03$）。これらのアロマターゼ阻害剤により、従来のホルモン療法に比べて再発・進行乳癌患者の生存期間の有意な延長が得られた。一方、再発・進行乳癌に対する第二次ホルモン療法として、フルベストラントとアナストロゾールの効果はほぼ同等であり、2件の無作為化比較試験の統合解析でも、生存期間中央値は同等であった。再発・進行乳癌の初回治療としてのフルベストラントとタモキシフェンの比較では、TTPに差がなかった。

　術後補助ホルモン療法においても、多くの試験が種々のスケジュールで行われたが、アロマターゼ阻害剤はタモキシフェンに対して多くの試験で同等または優れた効果を示した。アロマターゼ阻害剤とタモキシフェンの術前ホルモン療法の無作為化比較試験においても、アロマターゼ阻害剤はタモキシフェンに比べて奏効率、pCR、乳房温存療法が可能などの項目で優れていた試験がいくつかみられた。このように、乳癌の進展の諸段階において、アロ

マターゼ阻害剤はタモキシフェンに比べて同等または明らかに優れた効果を示した。

(9) アロマターゼ阻害剤治療の効果予測因子

アロマターゼ阻害剤治療の効果を予測する因子としては、タモキシフェンなどの先行したホルモン療法に有効、ホルモンレセプター陽性などのホルモン反応性が示されている（第4章参照、資料7-15）。乳癌組織内のアロマターゼ濃度/活性はアロマターゼ阻害剤の効果と相関するはずであるが、一致した結論は得られていない。過体重/肥満の閉経後乳癌患者に対するアロマターゼ阻害剤の効果が弱いのではないかという危惧（脂肪組織が多いとアロマターゼ発現が強い）があった。しかし、肥満の患者でアロマターゼ阻害剤の効果が低いという成績は得られなかった（資料7-15）。

3）LHRHアゴニスト

1971年に黄体形成ホルモン放出ホルモン（LHRH、ゴナドトロピン放出ホルモン、GnRH）の構造決定が行われ、1976年にLHRHアゴニストがラットDMBA乳癌の増殖を抑制したことを報告され、閉経前の再発・進行乳癌患者で卵摘に匹敵する奏効率が得られた（資料7-16）。

(1) LHRHアゴニストの作用機序

LHRHは視床下部から律動性に分泌され、下垂体前葉の性腺刺激細胞のLHRHレセプター（LHRHR）を介して、LH（黄体形成または黄体化ホルモン）とFSH（卵胞刺激ホルモン）の生合成と分泌を刺激するデカペプチドである。

LHRHの刺激がLHとFSHを分泌し、卵胞の成長、排卵、黄体の維持を調節する。LHは卵巣の顆粒膜細胞を刺激してアンドロゲン合成と破裂グラーフ卵胞の黄体化およびその後のプロゲステロン合成を行う。LHのサージは排卵を誘発する。FSHは未熟グラーフ卵胞の成熟と増殖に必要であり、顆粒膜細胞においてアンドロゲンをエストロゲンに変換する。すなわちゴナドトロピンは性ステロイドホルモンの合成と、性腺での配偶子形成を刺激する。

LHRHの高用量または持続的な暴露、または持続性のアナログを下垂体

に暴露すると、初期には一過性にゴナドトロピンの分泌が促進されるが、LHRHRとの持続性の結合により、細胞膜表面で集合化が起こり、非結合型のレセプターが減少し（ダウンレギュレーション[注10]）、LHRHの刺激に対してレセプターが反応できず、ゴナドトロピンの産生・分泌が抑制され、性腺ステロイド分泌が低下する。LHRHアゴニストの製剤にはわが国では、ゴセレリンとリュープロレリンがある（資料7-16）。

LHRHアゴニストの投与1週目にはゴナドトロピン分泌は刺激され、エストラジオールは一過性の上昇を示すが、3〜4週以降はLHとFSHは強く抑制され、エストラジオールは閉経後または去勢後のレベルに低下した。すなわち、LHRHアゴニストの投与は下垂体と性腺の機能を初め刺激し、後に抑制した。無月経が治療開始30日以内に起こり、内科的な卵巣摘出術と位置づけられた。LHRHアゴニストの種類によるホルモン効果の違いは少ないと考えられる。投与を中断するとエストラジオールレベルはリバウンド後、正常に復し、月経が治療終了後に再開した（資料7-16）。

種々のLHRHアゴニストの閉経前の再発・進行乳癌患者に対する奏効率は平均36％であった（表7-3）。TTP中央値は16〜48週、生存期間は23〜35カ月程度であった。奏効率はER陽性乳癌では41％、ER陰性乳癌では24％と明らかに異なっていた。

術後補助療法としてのゴセレリンの2年間投与の終了後に、約3分の2が月経を回復した（ZEBRA試験）。わが国の28例のゴセレリンの2年間投与

表7-3 閉経前再発・進行乳癌に対するLHRHアゴニストの効果

LHRHアゴニストの種類	試験数	評価例数（合計）	平均奏効率（％）（範囲）
ブセレリン	3	51	35.3%（14〜47%）
リュープロレリン	4	157	33.8%（27〜44%）
トリプトレリン	2	35	62.9%（38〜70%）
ゴセレリン	9	679	35.8%（30〜45%）
合計	18	922	36.4%（14〜70%）

[注10] レセプター数が作用物質の濃度に応じて減少し、反応性が低下する。

終了6カ月までに79％が3回以上の月経周期を回復した。50歳以下の女性では82％が回復した。

　閉経前乳癌患者でLHRHアゴニスト＋タモキシフェンの併用効果が明らかに認められた。わが国の試験を含む4件の試験のメタアナリシスがCHAT研究として行われた。総計506例のLHRHアゴニスト（ブセレリンまたはゴセレリン）単独の256例とLHRHアゴニスト＋タモキシフェン併用の250例が比較された。奏効率、無増悪生存期間、全生存期間の3つのエンドポイントにおいて、併用群が有意差をもって優れていた。奏効率は併用群が39％（97/250）、LHRHアゴニスト単独群が30％（75/256）で、有意に併用群が優れていた（P＝0.03）。無増悪生存期間の中央値は5.4カ月と8.7カ月（P＝0.0003）、全生存期間の中央値はLHRHアゴニスト単独が2.5年、LHRHアゴニスト＋タモキシフェンが2.9年で有意に長かった（P＝0.02）。このメタアナリシスで重要なことは無増悪生存期間と全生存期間が明らかに併用療法で延長したことであり、併用治療が真の利益をもたらしたと解釈された。すなわち、LHRHアゴニスト単独に比較して、LHRHアゴニスト＋タモキシフェン治療は死亡のリスクを22％低下させ（P＝0.02）、進行／死亡のリスクを30％低下させた（P＜0.001）。さらに、奏効期間の中央値は併用群602日で、単独群が350日であった。LHRHアゴニスト＋タモキシフェン併用療法はER陽性、不明の閉経前、閉経期の再発・進行乳癌の標準治療とみなされるべきであろう。現在では、閉経前のホルモンレセプター陽性の再発・進行乳癌患者には化学療法よりもタモキシフェン、LHRHアゴニスト単独、LHRHアゴニスト＋タモキシフェン、特にLHRHアゴニスト＋タモキシフェン併用療法をまず考慮すべきであるとの意見が多い。しかし、LHRHアゴニストの有害事象特に早期閉経による更年期障害が強く、閉経前女性には耐えられないために治療中断が多く、リスクが低い場合、特に術後補助療法では、タモキシフェン単独が好まれるという報告がある。

　LHRHアゴニスト＋アロマターゼ阻害剤の併用の有効性がいくつかの試験で確認された（後述）。閉経前患者に対するフルベストラントの投与は確立していない。再発・進行乳癌に対するフルベストラントとLHRHアゴニストの併用の1つの観察的試験では、CB率が58％であった。LHRHアゴニストの種類や用量スケジュールにより効果が違うかどうかの臨床的データはない。

4）高用量プロゲステロン剤（MPA）

プロゲスチンは天然のプロゲステロンに類似した生物活性をもつ合成プロゲステロン製剤である。プロゲステロンの生理学的量は乳腺細胞の増殖を刺激するが、より高い薬理学的な量では増殖を阻害する。メドロキシプロゲステロン酢酸塩（MPA、®ヒスロンH）はヨーロッパおよびわが国で使用されているのに対して、メゲステロール酢酸塩（MA）は主として米国で使用されている。MPAは600〜1,200 mg/日の経口投与が多い。

(1) 高用量プロゲステロン剤の作用機序

プロゲスチンの乳癌に対する作用機序は多様であり、以下が挙げられている。①乳癌細胞のレセプターを介する作用、②細胞内ステロイド代謝の変化、③副腎ステロイドホルモン合成の抑制（視床下部・下垂体・副腎系の抑制）、④腫瘍内ER濃度の低下、SHBGの低下、腫瘍細胞に対する直接効果、血管新生阻害作用、細胞分化の促進など。

プロゲスチンはPgRと結合することによりプロゲステロン活性を発揮する。しかし、他のステロイドホルモン・レセプター（アンドロゲン、グルコルチコイド）とも種々の程度に結合するが、その作用は主としてPgR、ARを介して誘導される（資料7-17）。

(2) 再発・進行乳癌に対するMPAの効果

再発・進行乳癌に対して、1970年代より高用量プロゲスチンが使用された。その奏効率は、高用量MPAおよびMAを含めた3,479例の集計では31％（範囲：9〜67％）であった。40件の無作為化比較試験の集計で、平均奏効率は32％（671/2156、範囲：8〜70％）、奏効期間中央値は6〜17カ月であった（資料7-17）。MAの効果もほぼ同程度とみなされる（1,488例中28％、範囲：14〜56％）。わが国のMPA 1,200 mg/日と抗エストロゲン剤のメピチオスタンの二重盲検比較試験では、MPA群40％（19/47）、メピチオスタン群が35％（14/40）の奏効率であった。このようにわが国ではMPAは1,200 mg/日が標準的な用量とみなされた。高用量MPAと他のホルモン療法の効果が無作為に比較された。7件（801例）の再発乳癌の無作為化比較試験のメタアナリシスでは、MPAとタモキシフェンの奏効率は39％（156/403）と29％（120/408）であり、MPAが優れていた。奏効期間中央値は11

カ月と14カ月とタモキシフェン群が長期であったが、その差は小さかった。骨転移例の奏効率ではMPAはタモキシフェンに比較して、44％と24％と明らかに高かった。内臓転移や軟部組織転移では差がなかった。MPA治療により疼痛の軽減、歩行可能などのQOLの改善につながる。一方、MPAはタモキシフェンに比較して、副作用特に体重増加が多かった。

　最近、いくつかのアロマターゼ阻害剤とMAないしMPAの無作為化比較試験がタモキシフェン治療後の再発乳癌に対して行われた（アロマターゼ阻害剤の項を参照）。奏効率、奏効期間、TTPなどのエンドポイントに対して、アロマターゼ阻害剤はMPAないしMAと同等またはより優れた効果を示した（資料7-11、資料7-12、資料7-13）。再発乳癌の治療戦略において、MPAを含む高用量プロゲスチンの位置づけは第3次ホルモン療法として評価されている。

(3) MPAの副作用

　種々の試験の集計の2,266例のMPAの主な有害事象は満月様顔貌などのクッシング様症状が6〜15％、膣出血が5〜9％にみられた。高血圧、体重増加、食欲亢進、浮腫、震顫などもみられた。
　血栓性静脈炎および塞栓症は欧米では約2％の発生であったが、わが国の市販後に血栓症の発生が69例（発現頻度は0.17％と推定）報告された。術後補助療法で多かった。術後1週間以内の患者への使用禁忌、術後1カ月以内の患者での慎重投与とする注意喚起が行われ、術後の血栓症の発症はなくなり、全体の血栓症発現も0.11％と減少した。手術後の早い時期にMPAを単独または化学療法と併用して投与することは望ましくない。

2. 化学療法（抗癌剤）

　癌に対する化学療法は1940年代にナイトロジェン・マスタード（アルキル化剤）と抗葉酸剤（代謝拮抗剤）から始まった。フルオロウラシル（®5-FU）やシクロフォスファミド（®エンドキサン）が続いた。1960年代後半のドキソルビシン（アドリアマイシン、®アドリアシン）の使用により画期的な治療効果が得られるようになった。さらに、1980年代後半には

タキサン［パクリタキセル（®タキソール）とドセタキセル（®タキソテール）］が使用可能となり、ドキソルビシンに比べて有害事象が少なく、広く使用されるようになった。

化学療法は再発・進行乳癌、原発乳癌の術後補助療法、術前化学療法として用いられる。

1）作用機序による抗癌剤の分類

表7-4に乳癌に用いられる抗癌剤を作用機序別に示す。抗癌剤の作用機序は、DNA合成阻害、細胞分裂阻害、DNA損傷、代謝拮抗、栄養阻害などがある。また、アルキル化剤は細胞周期非依存性に働くが、多くの抗癌剤は癌細胞の細胞周期のいずれかに特異的に働くものが多い。代謝拮抗剤やトポイソメラーゼ阻害剤（カンプトテシンなど）はS期に働き、微小管機能阻害剤はM期に働く（資料7-18）。

2）単剤の化学療法と多剤併用化学療法

単剤の化学療法は、抗腫瘍効果と忍容性のバランスを要するような場合に適用される（高齢者や心臓、腎臓、肝臓などの疾患が共存）。現在の抗癌剤の単剤の効果はそれほど高いものではないが、単剤の逐次的投与の有用性も根強く支持されている。単剤として効果的な化学療法は、タキサン、アンスラサイクリン（ドキソルビシン、エピルビシン）、ビノレルビン、カペシタビン、ゲムシタビンなどがある（表7-5）。カペシタビンの再発・進行乳癌に対する効果は確立しており、頻繁に使用されている。ネオアジュバントまたは術後補助療法として、カペシタビン化学療法とカペシタビンを含まない化学療法の効果を8件（9,302例）の無作為化比較試験でメタアナリシスした。無選択的な集団では、カペシタビンは無増悪生存期間や全生存期間に影響しなかった。カペシタビンを標準的な化学療法に付加した場合には、無増悪生存期間は有意に改善した（$P = 0.002$）。非TN乳癌患者に比べてTN乳癌患者で、標準的な化学療法にカペシタビンを加えた場合に有意に無増悪生存期間が延長した（$P = 0.02$）。TN乳癌患者での全生存期間は有意に改善した。カペシタビンはグレード3/4の下痢と手足症候群を増加した。

逐次的に行う単剤化学療法に比べて、多剤併用化学療法は、いくつかの作

表7-4　乳癌に用いられる主な抗癌剤

1．アルキル化剤： 　　シクロフォスファミド（®エンドキサン）
2．抗癌性抗生物質： 　　アンスラサイクリン系抗癌剤 　　　ドキソルビシン（アドリアマイシン）（®アドリアシン） 　　　エピルビシン（®ファルモルビシン） 　　マイトマイシンC（®マイトマイシン）
3．代謝拮抗剤： 　　　メトトレキサート（®メソトレキセート） 　　　フルオロウラシル（®5-FU） 　　　カペシタビン（®ゼローダ） 　　　テガフール（®フトラフール） 　　　テガフール・ウラシル（®ユーエフティ） 　　　ドキシフルリジン（®フルツロン） 　　　S-1（®ティーエスワン） 　ヌクレオチドアナログ（ピリミジンアナログ）： 　　　ゲムシタビン（®ジェムザール） 　トポイソメラーゼ阻害剤： 　　　イリノテカン（®カンプト、®トポテシン）
4．微小管阻害剤： 　　タキサン 　　　パクリタキセル（®タキソール） 　　　ドセタキセル（®タキソテール） 　　　ナノ粒子化・アルブミン結合パクリタキセル（ナブ・パクリタキセル）（®アブラキサン） 　　ビノレルビン（®ナベルビン） 　　エリブリン（®ハラベン）
5．プラチナ製剤（白金製剤）： 　　　シスプラチン（®ブリプラチン、®ランダ） 　　　カルボプラチン（®パラプラチン） 　　　オキサリプラチン（®エルプラット）

表7-5 再発・進行乳癌に対する単剤化学療法の効果

薬剤	奏効率
ドキソルビシン	25〜40%
ドセタキセル	18〜68%
パクリタキセル	17〜54%
ゲムシタビン	14〜37%
ビノレルビン	25〜47%
カペシタビン	20〜36%
S-1	23%

用機序の異なる、また副作用が違う抗癌剤を同時または逐次的に投与し、単剤に比べて癌細胞が耐性を獲得するチャンスを減少させると言われている。また、通常は奏効率が高く、ときに生存期間の延長につながることがある。しかし、単剤の化学療法に比べて、多くは副作用（毒性）が強く、患者の一般状態、QOLを損ない、患者の選択とモチベーションが必要である。PSが良好の内臓転移の若年者に多く用いられる。多剤併用化学療法の組み合わせが数多く試験され、CMF、CAFなどの古典的な組み合わせから、アンスラサイクリンとタキサンの併用やタキサンと他の抗癌剤の組み合わせが頻用されている（表7-6、資料7-19）。

　1,356例の再発・進行乳癌患者を含む27件の報告の集計で、ビノレルビン＋カペシタビンの併用化学療法の初回治療（16試験）の奏効率は52.9%、無増悪生存期間中央値は7.3カ月、全生存期間中央値は22.3カ月であった。二次治療（9試験）での奏効率は41%であった。

　アンスラサイクリンとタキサン使用後の再発・進行乳癌患者に対して、単剤または多剤併用化学療法のどちらを選択すべきか、に関してメタアナリシスを行った。9件の無作為化比較試験で、多剤併用化学療法は全生存期間（$P=0.002$）、無増悪生存期間（$P<0.001$）、奏効率（$P<0.001$）を改善した。骨髄障害および消化管障害が多かったが、忍容可能であった。したがって、原則として単独の薬剤よりも多剤併用化学療法を選ぶべきである（資料7-19）。

表7-6 乳癌に対する多剤併用化学療法の組み合わせ

組み合わせ	構成要素
CMF	シクロフォスファミド＋メトトレキサート＋フルオロウラシル
AC	ドキソルビシン＋シクロフォスファミド
CAF、FAC	シクロフォスファミド＋フルオロウラシル＋ドキソルビシン
FEC50、FEC100	フルオロウラシル＋エピルビシン＋シクロフォスファミド
AT	ドキソルビシン＋パクリタキセル、ドキソルビシン＋ドセタキセル
AC→タキサン	AC→ドセタキセル、AC→パクリタキセル
DC	ドセタキセル＋シクロフォスファミド
DAC（TAC）	ドセタキセル＋ドキソルビシン＋シクロフォスファミド
FEC→タキサン	FEC→ドセタキセル、FEC→パクリタキセル
カペシタビン＋タキサン	タキサン＋カペシタビン

わが国の試験で、S-1（®ティーエスワン）単剤とタキサン、またはカペシタビンの効果を比較したが、抗腫瘍効果と安全性に差がなかった（資料7-20）。

3）抗癌剤の投与量

個々の抗癌剤の投与量はその効果を最大に引き出し、副作用が耐えられる最大の投与量（最大耐用量、MTD）が規定されている（資料7-21）。しかし、多剤併用化学療法の場合には、互いの抗癌剤の相乗効果や相互作用がからみ、少なすぎれば効果が低く、多すぎれば副作用が過大となり、患者が耐えられない。

投与量は患者の体表面積（体重と身長から計算する）で補正する。投与法は多くは静脈内の点滴で行われるが、中心静脈（皮下埋め込み型中心静脈ポート）からや経口投与も行われ、一長一短がある。

文献検索で、1,800件以上の再発・進行乳癌に対する全身療法の無作為化比較試験を同定した。97の治療の比較を含む65件の試験で、少ないコースの化学療法に比べてより多いコースの化学療法が生存期間を改善した（P＝0.01、資料7-21）。しかし、化学療法またはホルモン療法の高用量と低用量、特定のホルモン療法と他の種類のホルモン療法、ホルモン療法の併用と単独治療、化学療法とホルモン療法の併用といずれかの単独治療は、生存期間に影響しなかった。

　化学療法の最大の問題点は、化学療法の効果予測因子が存在しないことである。トポイソメラーゼII-α（TOP 2 A）が化学療法の効果を予測する可能性が検討されている（資料7-22）。

4）メトロノミック化学療法

　通常の化学療法が最大耐量を目的として高い奏効率を得ようとする。しかし、有害事象からの回復のために休薬期間を要する。また、薬剤に対する耐性が発生し、増悪する。

　低用量持続的化学療法（メトロノミック化学療法）は、毒性のため非投与期間が必要にならないように、用量制限をもらすような有害事象を避ける程度の、低用量の抗癌剤をメトロノームのように定期的に頻回に、したがって持続的に使用する治療法である（資料7-23）。この戦略の目的は腫瘍細胞に比較して、よりゆっくりと増殖する血管内皮細胞に持続的に間断なく、抗癌剤を暴露することにより血管新生を阻害することにある。したがって、最大耐量を求める従来の化学療法とは異なり毒性が減少する。

　メトロノミック化学療法は虚弱な高齢の乳癌患者にQOLを低下させずに投与でき、入院が必要でなく安価である。カペシタビン、シクロフォスファミド、メトトレキサート、ビノレルビンが使用される。トポテカン（トポイソメラーゼI阻害剤）も有効であった。

　低用量のシクロフォスファミドとメトトレキサートの持続的な経口投与により、63例の再発・進行乳癌患者で奏効率が19％、CB率が31.7％を得た。血清VEGFレベルは有意に低下した（P＜0.001）。

5）抗癌剤の副作用と支持療法

　抗癌剤は、それぞれ特有の、多彩な副作用（有害事象）を示す。骨髄障害

（白血球減少、好中球減少、有熱性好中球減少、貧血、血小板減少）、消化器障害（悪心・嘔吐、口内炎、下痢・便秘）、脱毛、手足症候群、皮膚発疹、出血などがある。アンスラサイクリンによる心毒性（後述）、タキサンによる末梢神経障害は著名である。このような抗癌剤の副作用をできるだけ軽減し、化学療法を受けやすく、持続しやすくするために、支持療法が発達している。以前に比べて、化学療法の副作用は格段にコントロールしやすくなった。有熱性好中球減少による感染症に対する抗生物質や、好中球減少に対する G-CSF（顆粒球コロニー刺激因子）、自己骨髄移植、自己末梢血幹細胞移植などがある。著しい貧血や血小板減少に対する適切な輸血、悪心・嘔吐に対する制吐剤などである。口内炎に対して口腔内ケアやデキサメサゾン軟膏やパッチが使用される。頭髪の脱毛に対する医療用ウイッグが多数発売されている。

悪心・嘔吐に対して、セロトニン5-HT3受容体拮抗剤（グラニセトロン〈®カイトリル〉）、ニューロキニン1受容体阻害剤（アプレピタント〈®イメンド〉）、デキサメタゾンなどが使用される。

3．分子標的治療（シグナル伝達経路阻害剤）

1）シグナル伝達経路とは

全ての細胞は周囲の細胞外や細胞内の環境の変化に対応し、自己の生存と増殖を維持するために、細胞膜上や細胞質から核へ情報を伝達することが必要となる。このような情報伝達を担うのがシグナル伝達経路であり、分子から分子へとシグナル（信号）が受け渡され（シグナル伝達）、他の経路と影響し合いながら（クロストーク）、シグナル伝達の連鎖反応（カスケード）を引き起こす。最終的には、核内の転写因子[注11]により特定の遺伝子の転写の調節が行われ、細胞の増殖などの機能が発揮される。

多くの増殖因子などの細胞外のシグナル分子は細胞膜を通過できないので、情報を細胞膜越しに伝達するために、まず標的細胞の細胞膜にあるレセプター（受容体）蛋白と結合する。受容体蛋白はイオンチャンネル[注12]連結

[注11] DNAの遺伝情報をRNAに転写する過程を刺激または抑制する。
[注12] 膜貫通蛋白質の1つで、受動的にイオンを通過させる。

型受容体、G蛋白共役受容体、酵素連結型受容体などに分かれている。このシグナルを細胞内に伝達する各段階を担う分子（要素）は、cAMP などのセカンドメッセンジャー、プロテインキナーゼ（蛋白質リン酸化酵素、チロシンキナーゼ、セリン/スレオニンキナーゼなど）、プロテインフォスファターゼ（蛋白質脱リン酸化酵素）、GTP 結合蛋白質などがある。

　上皮成長因子（EGF、上皮増殖因子）は細胞膜に存在する上皮成長因子受容体（EGFR）に結合し、受容体のチロシンキナーゼがリン酸化され、シグナル伝達カスケードを開始する。このため、EGFR などは受容体型チロシンキナーゼと呼ばれる。

　構造上の類似性から erbB ファミリーには、erbB1（EGFR）、erbB2（HER2）、erbB3（HER3）、erbB4（HER4）の４つが属する。これらは共通の構造をもち、３つのドメイン（領域）である、細胞外ドメイン、細胞膜貫通ドメイン、細胞内ドメインからなる。細胞外ドメインのリガンド結合部位に EGF のようなリガンドが結合すると、受容体が活性化し、EGFR 同士、または他の erbB ファミリー受容体と二量体を形成する。次いで、細胞内ドメインのチロシン残基がリン酸化され、細胞内の分子が次々に活性化し、シグナル伝達が核内に達し、細胞の成長と増殖の調節を行う。

　HER2（ヒト EGFR 関連物質 2〈Human EGFR-Related 2〉）は細胞表面に存在する約 185 kDa の糖蛋白で、受容体型チロシンキナーゼである。HER2 に結合するリガンドは知られていないが、ホモ二量体あるいは他の erbB ファミリーのメンバーと結合してヘテロ二量体を形成し、シグナル伝達を行うと考えられている（資料7-24）。

　EGFR や HER2 の細胞内の下流のシグナル伝達経路として、Ras/Raf/MAPK（マイトジェン活性化プロテインキナーゼ）、PI3K/AKT（フォスフォイノシチド３キナーゼ/AKT、プロテインキナーゼ B）、および Jak/STAT 経路などがある（資料7-24、図7-4）。

2）分子標的治療とは

　分子標的薬（シグナル伝達経路阻害剤）は、乳癌の増殖に関与する特定の分子を標的としてその機能を制御（阻害）する治療薬であり、癌細胞の増殖や転移に必要なシグナル伝達経路の分子を特異的に阻害する。この標的となる分子がその癌特有であるか、過剰発現（または遺伝子増幅）していること

第7章　乳癌の全身療法の薬剤

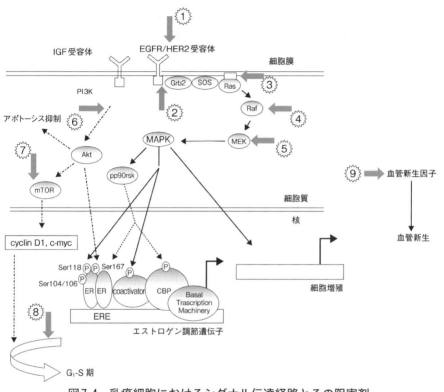

図7-4　乳癌細胞におけるシグナル伝達経路とその阻害剤
① EGFR/HER2の細胞外ドメインに対する抗体
② 低分子TKI（チロシンキナーゼ）阻害剤
③ FTI（ファルネシルトランスフェラーゼ）阻害剤
④ Raf-1キナーゼ阻害剤
⑤ MEK（MAPK/ERKキナーゼ）阻害剤
⑥ PI3K/Akt阻害剤
⑦ mTOR阻害剤
⑧ 細胞周期阻害剤
⑨ 抗VEGR抗体

が、正常細胞との差別化として必要である。また、標的分子の存在と関連した臨床的な有効性が確認されるべきである。

これまでの抗癌剤はすべての細胞分裂中の細胞に無差別的に作用し、増殖の盛んな正常組織にも毒性と損傷を与える。そのため、骨髄障害、口内炎、消化管障害、脱毛、末梢神経障害などの有害事象が必須である。一方、分子標的治療は、腫瘍の増殖や進展に直接関与する特異的な標的分子を阻害することにより細胞増殖を抑制する。したがって、有害事象は間質性肺炎など、抗癌剤の毒性とは種類が違う。

分子標的薬（シグナル伝達阻害剤）としてはHER2陽性乳癌に対するトラスツズマブ、慢性骨髄性白血病に対するイマチニブなどが先行したが、現在、多数のシグナル伝達経路に対する阻害剤が開発、試験されている。

本章では、乳癌に対する効果が確認された分子標的治療薬の単独またはホルモン療法や化学療法との併用に関して論議する。分子標的治療として、標的分子に対するモノクローナル抗体と小分子阻害剤の増殖因子レセプターチロシンキナーゼ阻害剤（チロシンキナーゼ阻害剤）が臨床的に用いられている。モノクローナル抗体には、抗HER2抗体のトラスツズマブや抗VEGF抗体のベバシズマブ、mTOR阻害薬のエベロリムス、抗RANKL抗体のデノスマブなどがある。低分子阻害剤には、EGFRのチロシンキナーゼを阻害するゲフィチニブ、エルロチニブ、ラパチニブなどがある。乳癌に対するホルモン療法はER分子に対する分子標的治療である。

次のような新しい薬剤は、乳癌細胞におけるシグナル伝達経路の鍵となる構成要素を目標としている（図7-4）。① HER2陽性乳癌の阻害、② Ras/Raf/MEK/MAPK経路の阻害、③ PI3K/AKT/mTOR経路の阻害、④ CDK4/6阻害、⑤血管新生阻害などが考えられる。

3）HER2/EGFRシグナル伝達経路

EGFR/erbBファミリーは細胞外シグナルと増殖因子の結合を統括し、細胞内シグナル伝達経路と細胞性反応を調節する細胞膜レセプターである。これらの過程は細胞増殖と生存に関与し、脱調節活性化により、種々の腫瘍でみられる細胞増殖のシグナルの引き金を引く。

HER2遺伝子の増幅またはその蛋白質の過剰発現はヒト乳癌の20～30％にみられる（資料4-17、資料7-24）。97試験（計22,616例）の集計では、

HER2の増幅または過剰発現の平均陽性率は36％（範囲：5～55％）であり、ホルモンレセプター陰性、高グレード、異数性、高増殖率に相関した。HER2の増幅/過剰発現は乳癌のER陰性と関連した（資料4-17）。単変量解析でHER2は予後不良と強く関連したが、多変量解析では明らかな予後因子ではなかった。HER2陽性患者は術後の治療効果がみられず、生存期間が短かった。HER2陽性の乳癌患者の予後は不良である（資料7-24）。

(1) HER2測定法

　米国臨床腫瘍学会（ASCO）と米国病理学会 College of American Pathologists（CAP）は共同でIHC法とFISH法テストのガイドラインを2007年に発表し、2013年にアップデートした（資料7-25）。乳癌のHER2蛋白過剰発現と遺伝子増幅に関して陽性、あいまい（equivocal）、陰性を決定するアルゴリズムを勧告した。日本病理学会も同様の判定基準の改訂を行った（資料7-25）。

　ASCO/CAPガイドラインの2013年の改訂を表7-7に示す。HER2検査の流れは、原則として浸潤性乳癌でIHC法により検査し、IHC 3+を陽性、IHC 0,1を陰性とする。IHC 2+はequivocal判定不能とし、FISH法で再検査を行う。日本病理学会ではFISH法でequivocalと判定された場合には、FISH法で細胞数を増やしてカウント（もしくは再検査）し、なおequivocalの場合は、HER2/CEP17比を従来の2.0を基準として使用するとした。

(2) HER2の増幅および/または過剰発現

　HER2の増幅および/または過剰発現は、臨床病期の進展、リンパ節転移陽性、ER陰性および/またはPgR陰性、高S期分画、高グレードなどの予後不良の因子と関連し、リンパ節転移陰性乳癌の独立した再発の予後因子であり、予後不良のバイオマーカーであった（資料7-26）。

　HER2陽性はリンパ節転移陽性乳癌では予後不良と連携することが判明しているが、リンパ節転移陰性乳癌患者での成績は錯綜している。ERとHER2を測定した4,444例の乳癌患者のうち、2,026例がリンパ節転移陰性であり、このうち70％が術後補助療法を受けていなかった。リンパ節転移陰性乳癌の10.2％がHER2陽性であった。

　HER2陽性患者は陰性例に比べて予後不良であった。すなわち、10年無再

表7-7 IHC法および/またはFISH法によるHER2検査の判定基準

(ASCO/CAP、2013年改訂)

＊IHC法によるHER2検査 1）HER2陽性：IHC 3+ 2）equivocal：IHC 2+ 3）HER2陰性：IHC 0〜1 　　　IHC 3+：30％以上の癌細胞が強い、完全な細胞膜の陽性染色 　　　IHC 2+：10％以上の癌細胞が不完全な、および/または弱い〜中等度の陽性染色、または10％以下の癌細胞で完全な強い染色 　　　IHC 1+：10％以上の癌細胞に弱い、不完全な染色 　　　IHC 0　：細胞膜染色が陰性、または10％未満の癌細胞に弱い、不完全な染色
＊FISH法によるHER2検査 1）FISH陽性：HER2 / CEP17比＞2.2（またはHER2遺伝子コピー数の平均値が核1個あたり＞6） 2）FISH equivocal：HER2 / CEP17比：1.8〜2.2（またはHER2遺伝子コピー数の平均値が核1個あたり4〜6） 3）FISH陰性：HER2 / CEP17比＜1.8（またはHER2遺伝子コピー数の平均値が核1個あたり＜4）

発生存率は65.9％と75.5％（$P = 0.01$）、10年無遠隔転移率は71.2％と81.8％（$P = 0.004$）、10年乳癌特異的生存率は75.5％と86.3％（$P = 0.001$）と明らかに低かった。全生存率も低い傾向であった（$P = 0.06$）。このように、リンパ節転移陰性乳癌患者でもHER2は乳癌の再発・死亡に対する独立した予後因子と考えられる。

　HER2の過剰発現は乳腺および乳癌幹細胞数を増加し、乳癌の発癌、増殖、浸潤を亢進する。抗HER2治療は予後を大幅に改善するが、耐性が容易に発生する。耐性の分子的メカニズムの1つに、他のシグナル伝達経路の活性化がある。

　HER2は乳癌全体の15〜20％で過剰発現しており、HER2陽性乳癌は予後不良であった。1,698例の患者のうち103例でHER2スコアが3+であった。HER2過剰発現は高い再発率（5年再発率：34％ vs 12％、$P = 0.005$）、低い全生存率（10年生存率：48％ vs 84％、$P = 0.004$）に相関した。

　2,026例のリンパ節転移陰性乳癌患者（70％が術後補助療法を受けなかっ

第7章　乳癌の全身療法の薬剤

た）で、ERとHER2発現を測定した。HER2は10.2%で陽性であった。HER2陽性患者の10年無再発生存率はHER2陰性例に比較して低く（65.9% vs 75.5%、P＝0.01）、乳癌特異的生存率も低かった（75.5% vs 86.3%、P＝0.001）。生存率も低い傾向であった（P＝0.06）。

(3) HER2過剰発現/増幅とホルモン療法の効果

　HER2過剰発現がホルモン耐性と関連することが強調されてきた（資料4-17）。HER2発現の有無が再発・進行乳癌のホルモン療法の効果に関連するか否かの文献検索によるメタアナリシスで、12件（2,379例）の試験においてHER2陰性例に対するHER2陽性例の治療無効の相対リスクは1.42倍増加した（P＜0.00001）。タモキシフェン治療に関してのリスクは1.33倍有意に増加し（P＜0.00001）、その他のホルモン療法に関しても1.49倍有意に増加した（P＜0.00001）。ER陽性、ER不明、ER陰性/PgR陽性乳癌の解析でも同様の結果であった。このように、HER2陽性の再発・進行乳癌はどのようなホルモン療法に対しても奏効し難いといえる（資料7-26）。

　これまでの多くの報告により、HER2増幅または過剰発現した乳癌患者の予後は不良で、タモキシフェンを含む術後補助ホルモン療法に耐性であることが示されている。しかし、無関係であったという報告も少なくない。

(4) HER2過剰発現/増幅と化学療法の効果

　術後補助化学療法の効果がHER2発現により修飾されるか否かに関する報告も統一的でない。HER2陽性乳癌は術後補助療法のCMF化学療法に反応し難かった（資料7-27）。HER2およびp53の過剰発現の乳癌患者は高用量CAF化学療法により無病生存期間と全生存期間が延長したが、HER2を過剰発現していない乳癌では用量反応性はみられなかった。

　ドキソルビシンを含む多剤併用化学療法による術後補助療法を受けたリンパ節転移陽性、ホルモンレセプター陰性乳癌患者において、HER2発現と無病生存期間は有意の相関を示した（NSABP B-11試験）。638例中239例（37.5%）がHER2過剰発現を示したが、L-PAM+5FU（PF）に比べて、ドキソルビシンを含む多剤併用化学療法（PAF）がHER2過剰発現例で無病生存期間、無遠隔転移生存期間、全生存期間を有意に改善した。しかし、HER2陰性乳癌では有意差はみられなかった。

アンスラサイクリンを含む化学療法と含まない化学療法の術後補助療法のメタアナリシスでは、HER2陽性乳癌患者ではアンスラサイクリンを含む化学療法は無病生存期間と全生存期間を有意に延長したが、HER2陰性例では差がなかった。タキサンを含む化学療法とタキサンを含まない化学療法の比較でも同様であった。すなわち、アンスラサイクリンまたはタキサンを含む化学療法はHER2陰性乳癌よりもHER2陽性乳癌でより大きな利益が得られた。

　AC→パクリタキセル術後補助化学療法のうちの1,322例において、HER2陽性乳癌患者はパクリタキセルの追加により再発のリスクが有意に41％低下した（$P=0.01$）。ドキソルビシンの用量は無関係であった。HER2陰性、ER陽性例ではパクリタキセルの利益はなかった。このように、HER2陽性乳癌はアンスラサイクリンまたはタキサンを含む化学療法に奏効しやすいと考えられる。

　HER2発現状況とドキソルビシン治療の相互作用を、ドキソルビシンを含む多剤併用化学療法と非ドキソルビシンの術後補助化学療法の無作為化比較試験のプール解析により検討した。8件（6,564例中5,354例でHER2発現状況が判明）の試験において、HER2陽性乳癌（1,536例）では、ドキソルビシン群は非ドキソルビシン化学療法群に比べて、無病生存期間（$P<0.001$）と全生存期間（$P<0.001$）が有意に延長した。一方、HER2陰性例（3,818例）ではドキソルビシンは無病生存期間または全生存期間を改善しなかった。HER2発現状況の相互作用による治療と無病生存期間や全生存期間の相関性は統計的に有意であった。すなわち、ドキソルビシンを加えた補助化学療法の利益は、HER2過剰発現または増幅した乳癌患者に限られていた。

4）HER2シグナル伝達経路の阻害

　HER2が乳癌の治療のターゲットとなっているのは、次のような理由による。①乳癌のHER2レベルは乳癌の発癌や予後に強く関連する、②癌のHER2レベルは正常組織よりもはるかに高く、HER2標的薬剤の毒性を軽減する、③HER2は癌細胞に高頻度に発現し、高発現の乳癌はIHC法またはFISH法で比較的容易に検出される、④HER2過剰発現は原発および再発乳癌でみられ、抗HER2治療は乳癌のどのような段階でも応用可能である（資料7-24）。

増殖因子シグナル伝達経路を阻害する戦略には、①増殖因子自体またはその産物をブロックまたは中和する、②レセプター結合部位をブロック、またはレセプターの二量体化を防止する、③レセプターのチロシンキナーゼドメインをブロックする、④下流のシグナル伝達経路をブロックする、などがある。

HER2陽性乳癌に対する分子標的治療には、抗HER2抗体のトラスツズマブ（®ハーセプチン）とペルツズマブ（®パージェタ）、チロシンキナーゼ阻害剤のラパチニブ（®タイケルブ）、抗体薬物複合体のトラスツズマブエムタンシン（®カドサイラ）がある（資料7-28）。

以下に、HER2阻害剤の単独治療、複数のHER2阻害剤の併用、ホルモン療法との併用、化学療法との併用、術前および術後補助療法、副作用に関して述べる。

ASCO（2014年）は臨床実地のガイドラインとして、HER2陽性の進行乳癌に対する全身治療のエビデンスに基づいた勧告を行った。初回治療として、ドセタキセル、トラスツズマブ、ペルツズマブの全生存期間と無増悪生存期間の利益を示した（CLEOPATRA試験、後述）。2次治療として、トラスツズマブエムタンシン（T-DM1）は全生存期間、無増悪生存期間の利益を示し、第3次治療としての無増悪生存期間の利益を示した（EMILIA試験、後述）。

HER2をターゲットとした治療はHER2陽性の進行乳癌患者に推奨される。臨床的に確認された鬱血性心不全または、左室駆出分画（LVEF: left ventricular ejection fraction）の明らかな低下の患者は除く。初回治療として、トラスツズマブ、ペルツズマブとタキサンの併用が勧められた。第2次治療としてトラスツズマブエムタンシンが勧められた。第3次治療として、他の抗HER2治療の併用、またはトラスツズマブエムタンシン（もし既に使用されていなければ）、またもし使用されていなければペルツズマブを用いる。

トラスツズマブエムタンシンとペルツズマブの初回治療は化学療法＋トラスツズマブまたはトラスツズマブエムタンシン単独に比べて優れていなかった。

抗HER2治療は腫瘍の増悪まで、または受け入れ難い毒性の発生まで使用し続けることができる。

HER2陽性でER陽性/PgR陽性乳癌に対しては、標準的な初回治療として

ホルモン療法＋抗HER2治療、またはホルモン療法単独を使用する。HER2陽性の再発・進行乳癌に対して、標準的な化学療法またはホルモン療法に抗HER2治療を加えることが臨床効果を改善するという強い証拠がある。トラスツズマブ単独の初回治療（その後に化学療法を続ける）は、トラスツズマブ＋化学療法の初めからの併用に比べて効果が劣るというかなりの証拠がある。また、トラスツズマブエムタンシンまたは二重抗HER2薬が単独の抗HER2薬に比べて優れているというかなりの証拠がある。抗HER2薬と共に2つ以上の抗癌剤を同時に使用することが単独の化学療法と抗HER2薬以上の効果を凌駕するという証拠はない。

(1) トラスツズマブ

　トラスツズマブはHER2蛋白の細胞外ドメインに対する遺伝子組み換えヒト化モノクローナル抗体である（資料7-28）。トラスツズマブはHER2の細胞外ドメインに結合し、HER2のダウンレギュレーションを起こし、HER2媒介性のシグナル伝達経路（Ras/Raf/MAPKおよびPI3K/AKT）を阻害する（図7-4）。すなわち、HER2陽性乳癌に対してトラスツズマブは乳癌細胞の増殖と生存を阻害する。

　トラスツズマブの作用機序は、①抗体依存性の細胞毒性、②HER2シグナル伝達経路の調節、③HER2の細胞表面蛋白の内面化、④HER2の細胞外ドメインの蛋白質分解性開裂の低下、⑤DNA損傷の修復への干渉、などである。これらの効果は細胞静止および/または細胞死を導く。HER2はPI3KやMAPKカスケードを含む複数の細胞内シグナル伝達経路を活性化するが、トラスツズマブはこれらの経路からのシグナル伝達を減弱し、細胞周期進展を停止し、アポトーシスを促進する。トラスツズマブ媒介性のHER2レセプターの内面化と崩壊により、シグナル伝達が低下する。Src経路をブロックし、PI3K/AKTシグナル伝達経路を阻害するPTENを活性化し、細胞増殖を阻害する。トラスツズマブとタキサンの併用はそれぞれを単独で用いるよりも血管新生関連イベントの微小血管密度やVEGFレベルをより強く抑制した。

　このようなHER2とトラスツズマブに関する膨大な研究の集積結果は次のように要約される。①HER2は遺伝子増幅および/または蛋白過剰発現がIHC（+3）と規定される癌における癌遺伝子である、②トラスツズマブは単

独または化学療法との併用で、IHC（+3）腫瘍のみに有効であり、HER2遺伝子の低（生理学的）レベルおよび/またはIHC法によるHER2蛋白が検出不能の腫瘍には無効である（異論もある）、③トラスツズマブはリガンドで活性化されたerbB3またはEGFR（erbB1）との二量体化にHER2をリクルートせず、したがって、HER2シグナル伝達経路の増幅した腫瘍でHER2ネットワークを完全には阻害しない。

このように、トラスツズマブはHER2経路をターゲットとした選択的な治療法である。

ⅰ）トラスツズマブの単独治療

再発・進行乳癌に対するトラスツズマブ単独治療は、HER2測定法と既治療に左右され、奏効率は12〜34％であった。

単一施設での2,091例の再発・進行乳癌患者でHER2発現の有無とトラスツズマブ治療を術後補助療法（初回治療）の有無で予後を検討した。HER2陽性でトラスツズマブ未治療、HER2陽性でトラスツズマブ治療、HER2陰性患者の3群の比較で、HER2陽性でトラスツズマブ治療を受けた患者は、トラスツズマブ未治療患者とHER2陰性患者に比べて死亡リスクが低下した。HER2陽性でトラスツズマブ未治療の患者は、HER2陰性患者に比べて死亡リスクが上昇したが、有意差はなかった（資料7-28）。

ホルモン療法を除いて、乳癌の全身療法のうちでトラスツズマブ使用の利益の大きさに、他の治療は達していない。このモノクローナル抗体はHER2陽性乳癌患者に術後補助化学療法と同時併用または逐次的に投与すると、無病生存期間と全生存期間を改善した。このことは6件の術後補助療法と2件のネオアジュバント治療を含む無作為化比較試験のコクランメタアナリシスにより確認された。全体として、死亡率は3分の1減少し、再発リスクは40％低下した。

心機能不全に関する懸念は低下しつつある。これは多くの例でその可逆性が示唆されているためである。

HER2陽性乳癌患者のトラスツズマブ単独、または化学療法との併用の効果と安全性を比較した無作為化比較試験の8件の試験のメタアナリシス（11,991例）において、全生存期間（34％延長、$P<0.00001$）と無病生存期間（40％延長、$P<0.0000$）を有意に改善した。一方、トラスツズマブは有

意に鬱血性心不全のリスクを5.11倍上昇し（P＜0.00001）、左室駆出分画は1.83倍低下した（P＝0.0008）。血液学的毒性には差がなかった。

　ⅱ）トラスツズマブ治療の継続
　トラスツズマブ治療の最適な投与期間は未知であるが、術後補助療法ではトラスツズマブの1年間投与が標準的である。4件（7,614例）の無作為化比較試験のメタアナリシスで、トラスツズマブの1年間投与は、それより短い投与期間に比べて、明らかに全生存期間（P＝0.04）と無病生存期間（P＝0.005）を延長した。心毒性は有意に増加した（P＜0.001）。
　欧米ではトラスツズマブに耐性となり、トラスツズマブを含む治療で進行した再発・進行乳癌患者に対してラパチニブが投与可能になる以前は、トラスツズマブ投与を継続しながら、併用する抗癌剤を変更する方法が行われてきた。これはHER2陽性乳癌の悪性度、トラスツズマブの有害事象が比較的少ないこと、HER2経路をブロックする他の適切な薬剤がなかったこと、などのためであった。
　乳癌のトラスツズマブ治療において、癌の進行後にトラスツズマブ使用を続行することが、さらに生存期間を延長するという証拠がある。すなわち、トラスツズマブ治療中に増悪したHER2陽性の再発・進行乳癌患者に、トラスツズマブ治療を継続しながら異なった抗癌剤を投与すると、化学療法単独（トラスツズマブ中止）の患者に比較して、より効果的であったという報告が多いが、両群は差がなかったという報告も少なくない（資料7-28）。
　トラスツズマブ治療で進行したHER2陽性の再発・進行乳癌患者にカペシタビン単独またはカペシタビン投与に加えてトラスツズマブを続行する2群の比較を行った。156例の追跡期間中央値15.6カ月の時点で、TTP中央値は5.6カ月と8.2カ月であり、併用群が有意に延長した（P＝0.0338）。全生存期間には有意差がみられなかった。RECIST法による奏効率は27.0%と48.1%であった（P＝0.0115）。併用群で毒性は増強しなかった。すなわち、HER2陽性患者のトラスツズマブ治療が無効となった時点でカペシタビンとともにトラスツズマブを続行することにより、奏効率とTTPが化学療法単独に比べて有意に改善した。トラスツズマブの治療継続が有効な理由として、連続的なトラスツズマブの選択圧下で乳癌細胞はトラスツズマブの抗腫瘍効果をバイパスするが、化学療法を感作するメカニズムは温存されるた

めであると考えられた。HER2陽性の再発・進行乳癌患者で初回のトラスツズマブ治療中に増悪した場合に、トラスツズマブをさらに継続するか、ラパチニブに変更するかの善悪は未定である（資料7-28）。

ⅲ）トラスツズマブ耐性
　トラスツズマブを含む治療は耐性を1年以内に獲得するといわれている。トラスツズマブ耐性は癌の進行や死亡のリスクを高める。トラスツズマブの正確な作用機序やデノボおよび獲得耐性のメカニズムが不明確であるために、適切な患者の選択、トラスツズマブ耐性の防止策、耐性となった患者の治療法などが明らかになっていない。HER2陽性乳癌に対するトラスツズマブ治療で再発した患者に対する適切な治療法は不明であり、その対応は再発・進行乳癌患者の治療上の大きな問題となっている（資料7-29）。

ⅳ）トラスツズマブの効果予測因子
　抗HER2治療のトラスツズマブの効果を予測する最大の因子は、当然HER2過剰発現/増幅であるが、HER2陽性以上の精密度を示す因子が必要である（資料7-30）。
　再発・進行乳癌に対するトラスツズマブ＋化学療法 vs 化学療法、トラスツズマブ単独治療（再発初回、2次、3次治療）の3件の試験で、HER2遺伝子増幅、ホルモンレセプターと治療効果の関連性を検討した。805例のうち596例がHER2（FISH）陽性、うち45％はホルモンレセプター陽性、43％は陰性、12％は不明であった。化学療法単独に比較して、トラスツズマブ＋化学療法はホルモンレセプターの発現状況にかかわらず奏効率とTTPが有意に優れていた。トラスツズマブ＋化学療法を受けた患者の生存期間はホルモンレセプター陰性例に比べて陽性例が長かった。トラスツズマブ単独療法では、ホルモンレセプター陽性と陰性患者で奏効率とTTPは同等であったが、生存期間はホルモンレセプター陽性患者が明らかに長かった。しかし、化学療法＋トラスツズマブの効果はホルモンレセプターと無関係であるという報告もある。PIK3CA変異や低PTEN発現などが低いトラスツズマブ治療効果と相関したという報告がある（資料7-30）。HER2陰性乳癌に対するトラスツズマブの効果はきわめて低い。
　2016年に発表されたASCOの臨床ガイドラインでは、術後補助療法の選

択をガイドするバイオマーカーとして、ER、PgR、HER2に加えて、オンコタイプDX、エンドプレディクト、PAM50、乳癌インデックス、ウロキナーゼ・プラスミノーゲン・アクチベーター、プラスミノーゲン・アクチベーター・インヒビター・タイプ1の有用性が認められた。しかし、ER、PgR、HER2以外には特定の治療法を選択するガイドをするバイオマーカーはなかった。治療方針には乳癌の進行度、共存症、患者の好みを考慮すべきである。

ⅴ）トラスツズマブと他の分子標的治療の併用

分子標的治療は単独では乳癌培養細胞株またはその異種移植片腫瘍の増殖を効果的に阻害したが、臨床試験において必ずしも良好な効果を示していない。その理由の1つは、腫瘍の増殖は複数のシグナル伝達経路に依存しており、単独のシグナル伝達阻害剤（分子標的薬）では活性化された経路のすべてを阻害することができないためと考えられる。また、抗HER2治療は予後を大幅に改善するが、耐性が容易に発生する。耐性の分子的メカニズムの1つに、他のシグナル伝達経路の活性化がある。HER2増幅乳癌で、PI3K/AKT経路が過活性化し、抗HER2治療に耐性となる。抗HER2治療とPI3K/AKT阻害剤の併用が耐性を克服する可能性がある。

癌細胞は分子標的薬の単独投与に反応して他の増殖因子シグナル伝達経路を細胞増殖と生存のために動員し、そのシグナル伝達阻害剤の有効性は耐性が獲得されることで限定的となり、早晩そのシグナル伝達阻害剤に対する耐性乳癌が出現する（モグラたたき）。分子標的薬の単独治療の効果を増強する戦略として、多様な経路をターゲットとした複数のシグナル伝達経路を阻害することにより、抗腫瘍効果を向上させる試みが行われている。ある分子標的薬の単独の抗腫瘍効果の持続は比較的短期間であり、別のチロシンキナーゼ経路の活性化により、当該の分子標的薬に対しては急速に耐性となることが判明した。従来は単独のチロシンキナーゼに対する高度に特異的な薬剤の開発が目標であったが、最近では、むしろ複数のチロシンキナーゼに同時に干渉する薬剤を開発しようとしている。例えば、VEGFR、PDGFR、FLT-3、c-Kitをターゲットとしたソラフェニブやスニチニブなどである。または、複数の分子標的薬を併用する（資料7-31）。

トラスツズマブに対する耐性が必然であり、その対策としてトラスツズマ

ブに補完的に作用する抗HER2薬を併用する"二重"ブロックがトラスツズマブ耐性を防止するのではないかとの想定で試験が行われた。トラスツズマブ＋ラパチニブ、トラスツズマブ＋ペルツズマブなどである。HER2陽性のトラスツズマブに耐性となった再発・進行乳癌296例をラパチニブ単独またはラパチニブ＋トラスツズマブに無作為に割り付けた。ラパチニブ＋トラスツズマブ併用はラパチニブ単独に比べて無増悪生存期間を有意に延長し（P＝0.008）、CB率を改善した（24.7％と12.4％、P＝0.01）。生存期間も延長する傾向であったが、奏効率には差がなかった。併用群で下痢が高頻度にみられたが、心毒性の頻度は低かった。

　HER2陽性の8,381例の乳癌患者で、トラスツズマブ単独に比べてトラスツズマブ＋ラパチニブの併用は無病生存期間をわずかの有意差で延長した（ALTTO試験、資料7-31）。HER2陽性の早期乳癌患者の455例に対する化学療法を併用したネオアジュバント治療の第3相無作為化比較試験（NeoALTTO試験）では、pCR率はトラスツズマブとラパチニブ単独に比べて、トラスツズマブ＋ラパチニブ併用が高率であったが、3年無イベント生存率には差がなかった（資料7-31）。

　トラスツズマブ＋化学療法にラパチニブを加えるネオアジュバント治療の意義に関する6件（1,155例）のメタアナリシスで、46％がタキサン単独、54％がアンスラサイクリン＋タキサンまたはドセタキセル＋カルボプラチン化学療法であった。トラスツズマブ＋ラパチニブの二重ブロックはトラスツズマブ単独に比べて絶対値として13％有意にpCR率が改善した。タキサン単独治療を受けたホルモンレセプター陰性例で効果が大きかった。HER2陽性乳癌患者に対して、再発時または術前治療として二重HER2阻害剤のペルツズマブとトラスツズマブ＋タキサンに付加する処方がFDAにより認可された。

vi）再発・進行乳癌患者に対するトラスツズマブと化学療法またはホルモン療法の併用

　分子標的治療と化学療法との併用により、HER2陽性の再発・進行乳癌の治療が著しく改善した。HER2陽性の再発・進行乳癌患者に対して、化学療法＋トラスツズマブまたはトラスツズマブ＋ホルモン療法の併用治療により奏効率が向上し、TTPと生存期間が延長した（資料7-32）。その後、AC化

学療法とトラスツズマブの併用は重篤な心不全を起こす可能性があることが判明した（後述）。心毒性のないタキサンとトラスツズマブの併用がHER2陽性の再発・進行乳癌の初回治療として標準的とみなされるようになった。

186例の再発・進行乳癌患者の初回治療として、ドセタキセル＋トラスツズマブ併用群はドセタキセル単独群に比べて、奏効率（61％ vs 34％、$P = 0.0002$）、生存期間中央値（31.2カ月 vs 22.7カ月、$P = 0.0325$）、TTP中央値（11.7カ月 vs 6.1カ月、$P = 0.0001$）、TTF（$P = 0.0001$）、奏効期間（$P = 0.009$）が改善した。心不全は併用群が2例、単独群がなしであった。ドセタキセル＋ペルツズマブ＋トラスツズマブの3者併用は4.5年以上の生存期間を延長した（14年前までは余命は1.5年であった）。

HER2陽性の乳癌に対する抗HER2治療薬の効果をメタアナリシスした。11,276例の21試験の25の比較において、トラスツズマブエムタンシンとペルツズマブ＋トラスツズマブ（ドセタキセルと併用）が全生存期間をラパチニブ＋トラスツズマブ、ラパチニブ、トラスツズマブ、ペルツズマブに比べて改善した。トラスツズマブエムタンシンはラパチニブ、トラスツズマブに比べて全生存期間が延長した（後述）。ペルツズマブ＋トラスツズマブはラパチニブ、トラスツズマブ、抗HER2治療なしの標準的化学療法に比べて、奏効率が向上した。

再発・進行乳癌患者の初回治療としての分子標的治療と化学療法またはホルモン療法との併用効果を13件の試験で系統的にレビュウした。HER2陽性乳癌患者で、トラスツズマブ、ペルツズマブ、ベバシズマブ、ラパチニブを化学療法に加えると、奏効率、TTP、全生存期間が有意に改善した（$P < 0.05$）。

HER2陽性でホルモンレセプター陽性の患者では、トラスツズマブまたはラパチニブとホルモン療法の併用が奏効率、TTP、無増悪生存期間を有意に改善した（$P < 0.05$）。

HER2陰性とホルモンレセプター陰性例では、トラスツズマブと化学療法の併用は奏効率または無増悪生存期間を改善しなかった。これらの分子標的治療は有害事象のリスクを増大した。

既治療のない再発・進行乳癌患者に対して、HER2とホルモンレセプターの発現状況に応じて、分子標的治療と化学療法またはホルモン療法を併用することにより、奏効率、無増悪生存期間、全生存期間を有意に改善した。

現時点では、HER2発現により化学療法（またはホルモン療法）と抗HER2治療を併用する。HER2陽性の再発乳癌の初回治療としてトラスツズマブを化学療法に併用することが標準治療となっている（資料7-32）。

vii）術前治療としてのトラスツズマブ＋化学療法

多くの報告によると、HER2陽性乳癌に対するネオアジュバント治療として、トラスツズマブと化学療法の併用は化学療法単独に比較して、奏効率とpCR率が上昇した（資料7-33）。

HER2陽性の腫瘍径が2cm以上の乳癌患者417例に術前治療として、乳癌サブタイプとホルモンレセプターで層別し、①ドセタキセル＋トラスツズマブ、②ドセタキセル＋トラスツズマブ＋ペルツズマブ、③ドセタキセル＋ペルツズマブ、④トラスツズマブ＋ペルツズマブの4群に無作為に割り付けた（NeoSphere試験）。手術後に、トラスツズマブとFEC（5-FU＋エピルビシン＋シクロフォスファミド）を投与した。pCR率は29％、46％（49/107）、24％、17％であり、ドセタキセル化学療法にトラスツズマブとペルツズマブを併用したネオアジュバント治療のpCR率が他の3群に比べて有意に上昇した（P＝0.0141）。ホルモンレセプター陽性例に比べてホルモンレセプター陰性例がそれぞれの群でpCR率が高かった。5年無病生存率は81％、84％、75％、80％であった。化学療法を除いたトラスツズマブ＋ペルツズマブ群は、これに化学療法を加えたドセタキセル＋トラスツズマブ＋ペルツズマブ群に比べて、無効が33％と11.9％と多かったにもかかわらず、無病生存率は比較的良好であった。また、乳癌サブタイプ別でもHER2陽性乳癌が良好であった。NeoSphere試験の長期の追跡で、ペルツズマブおよびトラスツズマブ基盤の治療群でpCR率が向上すると無病生存期間が延長した。HER2陽性乳癌患者に対するトラスツズマブ＋化学療法の術前治療はpCR率を上昇し、無イベント生存期間を延長したという報告が多いが、化学療法のみと差がなかったという報告もある（資料7-33）。

viii）術後補助療法としてのトラスツズマブ＋化学療法

6件のトラスツズマブを含む術後補助療法の試験がまず評価された（資料7-34、HERA、NSABP B-31、NCCTG-N9831、BCIRG 006、FinHer、PACS 04）。HERA試験では、トラスツズマブ1年間投与群は観察群に比べて再発

リスクを有意に24％低下し、死亡リスクを26％有意に低下した。2年間投与は1年間投与に比べて、再発リスクを改善しなかった。NSABP B-31試験とNCCTG-N9831試験の統合解析では、トラスツズマブ＋化学療法群は化学療法単独群に比べて、全生存期間を有意に37％改善し、10年全生存率を75％から84％に上昇した。BCIRG 006試験では、ドキソルビシンとトラスツズマブを含む治療に比べてドキソルビシンを含まないドセタキセル＋カルボプラチン＋トラスツズマブ治療の抗腫瘍効果は同様であった。FinHer試験では、HER2陽性例に対する9週間のトラスツズマブ投与群が化学療法単独群に比べて再発リスクを有意に43％低下した。PACS 04試験では、HER2陽性例の化学療法＋トラスツズマブ併用群の再発リスクは化学療法単独群に比べて、有意差なく14％低下した。

その他、トラスツズマブの投与期間の試験（PHARE試験、E2198試験）、同時投与と逐次的投与の比較（Z1041試験）などがある（資料7-34）。PHARE試験では、トラスツズマブの投与期間の標準の1年間に比べて、6カ月間の効果には有意差がなく低かった。E2198試験では、1年間のトラスツズマブ投与に比べて12週間の投与の効果には差がなかった。Z1041試験では、トラスツズマブとアンスラサイクリンの同時併用の効果は逐次的治療と同様であった。

このように、PACS 04試験を除いた先行した5件の試験ではトラスツズマブの付加は再発を約50％減少し、生存期間を30％改善した。この結果は腫瘍径、リンパ節転移、投与スケジュール、化学療法のタイプに関係しなかった。

HER2陽性乳癌患者に対するトラスツズマブの術後補助療法の5件の無作為化比較試験についてメタアナリシスを行った。トラスツズマブ治療は非治療に比べて死亡（$P < 0.00001$）、再発（$P < 0.00001$）、転移率（$P < 0.00001$）、乳癌以外の2次癌（$P = 0.007$）の頻度をそれぞれ有意に低下した。グレード3/4の心毒性が非トラスツズマブ治療例（86/4562＝1.8％）に比較してトラスツズマブ治療例（203/4555、4.5％）で2.45倍多かったが、試験毎にばらつきがみられた。トラスツズマブ治療群で脳転移の頻度が1.82倍高かった。

コクランデータベースによる集計では、HER2陽性の早期乳癌および局所進行乳癌患者に対するトラスツズマブまたは化学療法との併用などに関する

無作為化比較試験を解析した。8件（11,991例）において、トラスツズマブを含む治療は含まない治療に比べて、全生存期間（P＜0.00001）および無病生存期間（P＜0.00001）を明らかに延長した。トラスツズマブは鬱血性心不全のリスクを有意に5.11倍増加し（P＜0.00001）、LVEFを1.83倍有意に低下した（P＝0.0008）。骨髄障害には差がなかった。トラスツズマブと化学療法の同時または逐次的投与の効果と毒性には差がなかった。トラスツズマブの長期間投与に比べて、短期間の投与は心毒性を低減し、抗腫瘍効果は同様であるが、少数例での解析のため不十分なエビデンスと考えられる（資料7-34）。現在では、トラスツズマブの1年間投与が標準である。

結局、HER2陽性の早期乳癌に対するトラスツズマブと化学療法の併用は、対象、試験デザイン、トラスツズマブ開始時期、スケジュールや投与期間などの違いにもかかわらず臨床効果は明白であり、再発率は39〜52％低下し、死亡率は30％低下した。この早期乳癌に対する効果はホルモンレセプター陽性乳癌に対するタモキシフェンの効果が発表されて以来の最大のものであり、HER2陽性乳癌に対する標準治療とみなされるようになった。

しかし、トラスツズマブの有効性とHER2測定法（HER2蛋白発現のIHC法、FISH法）、タキサンなどのアンスラサイクリン以外の化学療法を行う患者の選択、トラスツズマブを化学療法と同時併用または逐次併用するべきか、効果的な最小の投与期間、放射線療法との関連（相乗効果または有害事象、特に心不全）などが未解決である。

ix）再発リスクが非常に低いHER2陽性の早期乳癌患者へのトラスツズマブ治療の必要性

再発リスクが非常に低いHER2陽性の早期乳癌に対して、術後補助療法としてトラスツズマブなどの抗HER2薬は必要であるか？　小腫瘍のリンパ節転移陰性のHER2陽性早期乳癌に対してもトラスツズマブ治療を日常的に行うべきか？　費用対効果は社会的に容認できるか？　心毒性のリスク以上の利益があるか？

トラスツズマブ術後補助療法を受けなかったpT1a,b、pN0、HER2陽性の乳癌患者150例の追跡期間中央値4.6年の時点において、ホルモンレセプター陽性、HER2陰性群では5年無病生存率は99％であったが、HER2陽性群では92％であった。ホルモンレセプター陰性例では、HER2陰性群の5年

無病生存率は92%、HER2陽性群では91%であった。pT1の調整後では、ホルモンレセプター陰性とHER2陽性は予後不良に相関した（資料7-35）。

HER2陽性の腫瘍径が2cm以下の早期乳癌患者に対する術後補助療法としてのトラスツズマブ治療とトラスツズマブを投与しない治療の無作為化比較試験のメタアナリシスを5件の試験（追跡期間中央値は8年）で行った。ホルモンレセプター陽性の2,263例では、8年再発率はトラスツズマブ群で17.3%と非トラスツズマブ群で24.3%と有意に減少した（P＜0.001）。死亡率も7.8%と11.6%と有意に減少した（P＝0.005）。ホルモンレセプター陰性の1,957例では8年再発率はトラスツズマブ群で24.0%と非トラスツズマブ群で33.4%（P＜0.001）、死亡の累積頻度は12.4%と21.2%（P＜0.001）と有意に減少した。リンパ節転移が0または1個の患者でも同様の傾向であった。早期のHER2陽性乳癌患者にもトラスツズマブ投与により予後が改善した。

オランダの癌登録のT1N0M0のHER2陽性乳癌患者3,512例のうち、45%が化学療法および/またはトラスツズマブ治療を受け、92%が両方を受けていた。化学療法および/またはトラスツズマブは8年全生存率を有意に改善した（P＜0.001）。乳癌特異的生存率も有意に改善した（P＜0.001）。T1a、T1b、T1c乳癌患者の全生存率と乳癌特異的生存率への治療効果は同様であった。トラスツズマブは小さな5mmの腫瘍、リンパ節転移陰性の乳癌患者でも再発リスクを低下した（2016年）。したがって、HER2陽性乳癌患者にはいかに早期であろうともトラスツズマブ治療を行うべきであるとの結論であった。

pT1a,b N0M0、HER2陽性乳癌患者に対するトラスツズマブと化学療法の併用の必要性の有無は解決されていないが、その効果の優秀さと比較的少ない有害事象からみて、再発リスクが高いと考えられる場合には必要である。

x）トラスツズマブとホルモン療法の併用

ホルモン療法とホルモン耐性の原因となる分子を標的とした治療の併用はホルモンレセプター陽性の乳癌の新しい治療戦略である。

ホルモン感受性の乳癌では分子標的治療は単独ではホルモン療法に比べて有効性が低い。すなわち、ホルモン感受性の細胞ではERシグナル伝達経路が優位である。しかし、種々の分子標的治療はホルモン感受性乳癌でホルモ

ン療法との併用により有意に強い抗腫瘍効果を示した。ホルモン耐性乳癌に対して、分子標的治療とホルモン療法の併用は分子標的治療単独よりも有効であると考えられる。

ホルモン療法に分子標的治療を加えることにより、奏効率やCB率が向上し、無増悪生存期間が延長した。しかし、明らかな全生存期間の延長は得られていない。この併用療法は化学療法の開始までの期間を遅らせる。前述のメタアナリシスにおいて、HER2陽性のホルモンレセプター陽性乳癌患者（2,263例）で、トラスツズマブ＋ホルモン療法はホルモン療法単独に比べて8年再発率と死亡率を有意に低下した。

HER2陽性、ホルモンレセプター陽性患者で、トラスツズマブまたはラパチニブをホルモン療法に加えると、奏効率、TTP、無増悪生存期間が有意に改善した（$P < 0.05$）。HER2陰性、ホルモンレセプター陰性患者では、化学療法と併用したトラスツズマブは奏効率や無増悪生存期間を改善しなかった。

ドイツのHER2陽性の再発・進行乳癌患者1,843例の集計において、全生存期間中央値は34.4ヵ月であり、3年後にも48％の患者が生存していた。トラスツズマブとホルモン療法の併用は、他の群（トラスツズマブ単独または化学療法との併用）に比べて長い無増悪生存期間と全生存期間を示した（23.3ヵ月と56.3ヵ月）。65歳以上の患者の無増悪生存期間と全生存期間の中央値は11.4ヵ月と28.3ヵ月であった。グレード3/4の有害事象は稀であった。

アロマターゼ阻害剤に対する耐性を獲得した乳癌では、EGFR、HER2を含む複数のシグナル伝達経路が活性化し、mTORシグナル伝達経路の活性化がみられた。したがって、ERシグナル伝達経路と増殖因子経路のクロストークの活性化が起こり、ERと他の増殖因子経路を二重にブロックする必要があると考えられる。アロマターゼ阻害剤耐性乳癌に対するフルベストラントとトラスツズマブ、ラパチニブ、ゲフィチニブ、mTOR阻害剤のエベロリムス、CDK4/6阻害剤のパルボシクリブなどの分子標的治療薬の併用が有効である可能性が高い（後述）。ホルモン耐性となった乳癌でも、ERシグナル伝達は他の増殖因子シグナル伝達経路とクロストークを行う。このようなクロストークはホルモン耐性となった乳癌細胞では優位な経路となり、シグナル伝達阻害剤がこのような細胞の増殖を阻害する。

HER2とホルモンレセプターが共存した再発・進行乳癌患者に対するアナストロゾール単独とトラスツズマブ＋アナストロゾールの第3相無作為化比較試験で、併用治療は明らかに無増悪生存期間とTTPを延長した。奏効率とCB率も上昇した。トラスツズマブ＋アナストロゾール併用による新規の有害事象は記載されなかった。

xi）トラスツズマブの副作用
　HER2陽性乳癌患者に対する術後補助療法またはネオアジュバント治療のメタアナリシス（13件、14,546例）において、トラスツズマブ＋化学療法は化学療法単独に比べて、無病生存期間と全生存期間を有意に改善した。しかし、好中球減少、白血球減少、下痢、皮膚/爪の変化、左室駆出分画の低下、鬱血性心不全が多かった。死亡や心毒性の頻度は、トラスツズマブを逐次的または3週毎の使用に比べて、同時または週毎に使用した場合に低かった。ネオアジュバント治療では、トラスツズマブは毒性の増加なしにpCR率が向上した。
　22件の文献で、抗HER2治療の致死的な有害事象頻度は0.34％であり、対照群に比べて有意に増加しなかった。トラスツズマブ、ラパチニブ、ペルツズマブ、二重HER2ブロックと単独HER2ブロック、術後補助療法または再発・進行乳癌別に解析しても増加しなかった。
　文献検索で、主としてトラスツズマブとラパチニブ単独治療での毒性をHER2陽性乳癌患者で検出した。18件の術後補助療法または再発治療の無作為化比較試験（6,980例）において、66件の有害事象が同定された。下痢と発疹が最も多く、29％と22％にみられた。2％（119例）に心イベントが報告されたが、トラスツズマブのみではなかった。有害事象の大部分は1％未満であり、ほとんどはグレード1/2であった。

xii）トラスツズマブとその他の分子標的薬の心毒性
　HER2は胎生期の心臓の発育に重要な役割をもち、成人においてもストレスに対する心臓の反応に重要である。トラスツズマブ誘導性の心毒性はHER2媒介性のシグナル伝達の喪失により、ストレス反応に干渉し、心筋細胞の不可逆的喪失のリスクが増大した。トラスツズマブは心筋細胞をアンスラサイクリン投与による傷害とストレスに対して感作すると考えられる。ト

ラスツズマブは電子顕微鏡により観察される微細構造の変化は起こさなかったが、心筋の機能障害を起こした。

ドキソルビシンは左心室不全の形をとる心毒性を示す（資料7-36）。術後補助化学療法としてのドキソルビシン治療の長期間後に心エコーなどの心血管系リスク因子の評価を後ろ向きに行った。154例の10年の追跡で、ドキソルビシンの投与量の中央値は240 mg/m^{2}であった。83％の患者は低心血管系リスク、13.6％は中等度、3.2％は高度リスクを示した。左室駆出分画はベースラインでは68.2％であったが、10年後には64.4％に低下し、3例は50％以下に低下した。1例は左心室不全となった。

米国FDA副作用報告で、59,739例の心毒性が報告されたが、そのうち937例が分子標的治療によるとみなされた。トラスツズマブが最も多く、ペルツズマブとラパチニブが続いた。それぞれの分子標的治療による死亡または重度の障害の頻度は重症例の20〜25％であった。トラスツズマブは単独またはシクロフォスファミドまたはドキソルビシンとの併用で心毒性のリスクが増大した。単独よりも、化学療法の併用でリスクは増加した。ラパチニブは他の薬剤と併用しても心毒性は比較的少なかった（表7-8）。

HER2陽性乳癌患者に対するトラスツズマブの無作為化比較試験の6件（18,111例）のメタアナリシスで、トラスツズマブ投与群の高度の鬱血性心不全の頻度は1.44％であり、トラスツズマブ投与によるリスクはプラセボ群に比べて3.19倍有意に上昇した（$P < 0.00001$）。トラスツズマブの高用量（8 mg/kg）による相対リスクは6.79倍（$P = 0.0001$）、低用量（4 mg/kg）では2.64倍（$P = 0.02$）と高かった。さらに、トラスツズマブを1年間投与し

表7-8　化学療法や分子標的治療による心毒性（心不全）

1）化学療法による心毒性 　　アンスラサイクリン＞非アンスラサイクリン 　　ドキソルビシン＞エピルビシン＞ペグ化リポゾームドキソルビシン 2）分子標的治療による心毒性 　　トラスツズマブ＞ペルツズマブ＞ラパチニブ 3）化学療法＋分子標的治療による心毒性 　　トラスツズマブ＋アンスラサイクリン＞トラスツズマブ＋タキサン
強い＞弱い

た患者の相対リスクは3.29倍、2年間投与では9.54倍上昇したが、9週間の投与ではリスクは上昇しなかった。他の因子は関連しなかった。

　高齢のHER2陽性乳癌患者でのトラスツズマブの心毒性のリスクのメタアナリシスを行った。5件のコホート研究と2件の無作為化比較試験（合計116,342例と360例の高齢者）のうち、2件の無作為化比較試験で有症状の鬱血性心不全は年齢中央値が67.5歳の高齢者で6.4％と16.4％であり、3.0倍有意に増加した（$P < 0.00001$）。5件のコホート試験では高齢者の心毒性は1.89倍有意に増加した。アンスラサイクリンもリスクを上昇した（$P < 0.00001$）。高齢者に対して、トラスツズマブとアンスラサイクリンはそれぞれ、心毒性を有意に増加し、特に両者の併用は注意すべきである。トラスツズマブを受ける高齢者、特にアンスラサイクリンと同時併用は心機能を注意深くモニターすべきである（資料7-36）。

　トラスツズマブとアンスラサイクリンの併用、特に術後補助療法では、心毒性のリスクがあることを考慮して、アンスラサイクリンを含まない化学療法が探索されている。HER2陽性乳癌患者に対して、トラスツズマブとアンスラサイクリンの組み合わせは心毒性のリスクが高く、効果もドセタキセル＋カルボプラチンと異ならないと考えられるため、術後補助療法としてのアンスラサイクリンの必要性に疑義を示す研究者もある。トラスツズマブの術後補助療法において、ドセタキセルとプラチナ製剤とトラスツズマブの併用が抗腫瘍効果からみても適切であろうという主張がある。

　HER2陽性のリンパ節転移陰性の早期乳癌患者に対する毎週のパクリタキセル＋トラスツズマブ投与とLVEFの低下の関連性を406例の患者で検討した。全体で、2例（0.5％）でグレード3の左室不全が生じ試験から脱落した。13例（3.2％）に無症候性のLVEF低下がみられた（このうち11例は治療を完遂した）。このように、パクリタキセル＋トラスツズマブによる心毒性の頻度は低い。

　ラパチニブ治療を受けた3,500例以上の患者で1.7％がLVEFの低下を示し、そのうち0.2％が有症状であった。アンスラサイクリンやトラスツズマブのみならず、タキサン、タモキシフェン、アロマターゼ阻害剤、放射線療法なども軽重の差はあるものの心毒性の可能性がある。長期間の心機能のモニタリングが必要である。

ⅹⅲ）トラスツズマブ治療と脳転移

　HER2陽性乳癌患者において脳転移が増加することが認められている。301例のHER2陽性乳癌患者と363例のHER2陰性乳癌患者（追跡期間中央値3.9年）で、脳転移の頻度は9％（27/301）と1.9％（7/363）であり、HER2陽性乳癌患者で4.23倍有意に多かった（P＝0.0007）。さらに、HER2陽性乳癌患者に対するトラスツズマブ治療後に脳転移が増加したという報告が多くみられるようになった。トラスツズマブは分子量が大きく、血液脳関門を越えにくい。HER2陽性乳癌患者では脳転移以外の転移はトラスツズマブによりよくコントロールされるが、脳転移の増殖は阻害されず、脳転移の頻度が増加すると考えられている。再発・進行乳癌に対するトラスツズマブ治療後の脳転移の発生は25〜48％と報告されている。

　あるメタアナリシスによると、術後補助療法のトラスツズマブ治療群で脳転移の頻度が1.82倍有意に高かった。他のメタアナリシスではトラスツズマブ治療を受けた患者は初回再発イベントとして中枢神経系転移が1.6倍有意に増加した。

　このように、HER2陽性でトラスツズマブ治療を受けた再発・進行乳癌患者はトラスツズマブ治療を受けなかった患者に比べて中枢神経系転移の頻度が高いという報告が多い。これは、トラスツズマブ治療により生存期間が延長し、乳癌の最晩期の転移部位である脳転移が増加したにすぎないとも考えられる。いずれにせよ、トラスツズマブ治療を受けた場合に、脳はHER2陽性の乳癌細胞の聖域と考えられるようになった（資料7-37）。

　全脳放射線療法後に血液脳関門は崩壊し、トラスツズマブが血液脳関門を通過する率が高くなり、脳転移に対するトラスツズマブ治療効果が向上する可能性がある。

　HER2陽性乳癌に対する第3相試験において、ラパチニブ＋カペシタビン併用群の脳転移の頻度は2％（4/198）であり、カペシタビン単独群の6％（13/201）に比べて有意に低下した（P＝0.045）。乳癌脳転移に対するラパチニブの効果が期待される。脳転移に対するトラスツズマブ既治療、全脳放射線療法を受けたHER2陽性の乳癌患者242例に対するラパチニブ治療の中枢神経系転移病変の奏効率は6％であった。21％の患者で中枢神経系病変の体積が20％以上減少し、これらの患者では無増悪生存期間の延長と神経学的症状の改善が認められた。ラパチニブ＋カペシタビンを引き続いて投与さ

れた50例中、20％が中枢神経系の奏効、40％が20％以上の体積の減少を示した。

xiv) トラスツズマブは妊娠と胎児の健康に影響するか
トラスツズマブの妊娠および胎児に対する影響に関する報告は少ないが、胎盤を通過する可能性があり、過少羊水ないし無羊水がみられている。少数例で正常胎児が報告されている。化学療法と異なり、モノクローナル抗体は分子量が大きいため胎盤から胎児に移行するには能動輸送が必要となる。チロシンキナーゼ阻害剤は抗癌剤と同じく全妊娠期の胎盤を通過しうる。大多数の分子標的薬は前臨床試験では妊娠期に使用すべきでないとの成績であるが、全て妊娠期に使用すべきでないと言う結論は得られていない。

⑵ トラスツズマブエムタンシン (T-DM1)
トラスツズマブエムタンシン（®カドサイラ）はトラスツズマブを抗癌剤のエムタンシン（DM1）にリンクさせた抗体・薬剤共役物である。抗体は標的の癌細胞を認識、追跡し、効率的に抗癌作用を増強する。トラスツズマブエムタンシンはHER2陽性の再発・進行乳癌患者に対する二次治療としてFDAに認可された。トラスツズマブはHER2レセプターと結合し、細胞増殖を停止するが、DM1は細胞内に侵入し、テュブリンに結合し細胞を破壊する。HER2は癌細胞でのみ過剰発現するので、HER2を標的としたモノクローナル抗体はこの抱合化合物はトキシンを特異的に癌細胞に届ける（資料7-38）。

HER2陽性のトラスツズマブ＋タキサンに耐性となった再発・進行乳癌患者991例で、トラスツズマブエムタンシンはラパチニブ＋カペシタビンに比べて無増悪生存期間中央値が有意に延長し（9.6カ月 vs 6.4カ月、$P < 0.001$）、全生存期間も30.9カ月と25.1カ月と5.8カ月有意に延長した（$P < 0.001$、EMILIA試験）。奏効率は43.6％と30.8と有意に高かった（$P < 0.001$）。グレード3/4の有害事象はトラスツズマブエムタンシン群に比べてラパチニブ＋カペシタビン群が高かった（57％ vs 41％）。最終解析でも全生存期間は29.9カ月と25.9カ月でトラスツズマブエムタンシン群が有意に改善した。

375例のホルモンレセプター陽性、HER2陽性乳癌患者にネオアジュバン

ト治療として、トラスツズマブエムタンシン、トラスツズマブエムタンシン＋ホルモン療法、トラスツズマブ＋ホルモン療法の12週投与の3群を比較した（ADAPT試験）。pCR率は41％、41.5％。15.1％であった（P＜0.001）。トラスツズマブエムタンシンはホルモン療法の併用の有無にかかわらず、12週間の投与で化学療法を併用しないですむことが可能であった。

トラスツズマブエムタンシンのHER2陽性の再発・進行乳癌患者に対する効果と安全性に関する9件の試験をメタアナリシスした。有害事象は、疲労感、悪心、トランスアミナーゼ値の上昇、血小板減少が単独使用または併用治療で多かった。トラスツズマブエムタンシンは乳癌の進行を停止し、無増悪生存期間と全生存期間を改善した。トラスツズマブエムタンシンは安全で効果的であるが、重症の肝疾患や神経学的疾患では注意すべきである。

(3) ラパチニブ

ラパチニブ（®タイケルブ）はEGFRとHER2経路を二重に阻害する経口の低分子チロシンキナーゼ阻害剤である。ラパチニブはEGFRとHER2のチロシンリン酸化を阻害することにより、細胞増殖阻害とアポトーシスを誘導し、Erk1/2とAKTの活性化を阻害する（資料7-39）。トラスツズマブに比較して、ラパチニブの利点は低分子、HER2の短縮型やTGF-αが活性化している癌細胞も阻害することである。ラパチニブは低分子のため脳の血液脳関門を通過し、脳転移の予防と治療に有用である。さらに、モノクローナル抗体と比較して、低分子チロシンキナーゼ阻害剤の利点は臨床濃度範囲の血中濃度で複数のシグナル伝達経路を阻害し、デノボまたは獲得耐性に打ち勝つことである。トラスツズマブ＋ラパチニブの併用はHER2陽性再発・進行乳癌患者の治療成績を向上し、ネオアジュバント治療でpCR率を上昇した。

138例の再発・進行乳癌に対するラパチニブ1,000 mg/日または1,500 mg/日投与により、奏効率24％、CB率31％、6カ月無増悪生存率は43％であり、ラパチニブはHER2増幅のあるトラスツズマブ未治療の再発・進行乳癌に対する初回治療として有効であった。ラパチニブはトラスツズマブ耐性乳癌にも効果を示した（資料7-39）。ラパチニブ＋カペシタビンはトラスツズマブが無効となったHER2陽性乳癌に適用された。

再発・進行乳癌患者の初回治療として、化学療法またはホルモン療法に分子標的治療を追加する効果と安全性を13件の無作為化比較試験でメタアナ

リシスした。トラスツズマブ、ペルツズマブ、ベバシズマブ、ラパチニブを化学療法に加えると、HER2陽性患者の奏効率、TTF、全生存期間を有意に改善した（P＜0.05）。HER2陽性、ホルモンレセプター陽性患者で、トラスツズマブまたはラパチニブとホルモン療法の併用は奏効率、TTP、無増悪生存期間を有意に改善した（P＜0.05）。結局、HER2とホルモンレセプターの発現を層別した分子標的治療と化学療法またはホルモン療法の併用は、再発初回治療において、奏効率、無増悪生存期間、全生存期間を改善した。

　術後補助化学療法を受けたが、トラスツズマブ治療を受けていない乳癌患者に対して、ラパチニブまたはプラセボを12カ月間無作為に投与した（TEACH試験）。3,147例の各群47.4カ月と48.3カ月の追跡期間中央値で、13％（210/1571）と17％（264/1576）のイベントが発生した（P＝0.053）。中央施設でHER2を測定した2,490例では、ラパチニブ群で13％（157/1230）、プラセボ群で17％（208/1250）にイベントが発生した（P＝0.04）。このように、ラパチニブの効果はかろうじて有意差がみられ、トラスツズマブが投与できない患者でのオプションと考えられた。

　HER2陽性乳癌に対する術前化学療法にトラスツズマブまたはラパチニブを加える効果を検討した8件の無作為化比較試験（2,349例）のメタアナリシスで、pCR率はラパチニブ＋化学療法に比較して、トラスツズマブ＋化学療法が有意に高かった（乳癌のみ：P＝0.001、乳癌と腋窩リンパ節：P＝0.0001）。トラスツズマブとラパチニブの併用（＋化学療法）がそれぞれの単剤に比べてpCR率が高かった。しかし、併用治療は乳房温存手術率を向上しなかった。ホルモンレセプター陰性乳癌で化学療法＋トラスツズマブまたはラパチニブの併用がpCR率を有意に向上した。ラパチニブ群および併用群で、グレード3/4の有害事象（下痢、発疹、肝機能障害）が多かった。

　ラパチニブはアンスラサイクリンやタキサンとトラスツズマブ治療後に、カペシタビンと併用して投与するのが標準とされる。副作用は下痢、手足症候群、間質性肺炎などである。

　ⅰ）ラパチニブ＋ホルモン療法
　EGFRとホルモンレセプター経路のクロストークは乳癌のホルモン耐性をもたらす。ラパチニブはタモキシフェン耐性のER陽性乳癌細胞のタモキシフェン感受性を回復し、ラパチニブとタモキシフェンの併用は細胞周期停止

を急速かつより強くもたらした。ホルモン耐性の乳癌細胞のタモキシフェンへの感受性はラパチニブの併用投与により増強した。

ホルモンレセプター陽性、HER2陽性の閉経後の再発・進行乳癌患者219例の初回治療で、ラパチニブ＋レトロゾールとレトロゾール＋プラセボを比較した。ラパチニブ＋レトロゾール群はレトロゾール＋プラセボ群に比べて、進行のリスクを有意に29％低下した（P＝0.019）。無増悪生存期間中央値は8.2カ月と3.0カ月であった。CB率は48％と29％と明らかに高かった（P＝0.003）。ホルモンレセプター陽性、HER2陰性の952例では無増悪生存期間は延長しなかった。グレード3/4の有害事象が併用群に多かった（下痢、発疹）。すなわち、ラパチニブとレトロゾールの併用はホルモンレセプターとHER2を共に発現している再発・進行乳癌患者の無増悪生存期間とCB率を有意に改善した。

HER2陽性の局所進行乳癌または転移乳癌に対するラパチニブ＋化学療法、またはラパチニブ＋ホルモン療法と化学療法またはホルモン療法単独の無作為化比較試験のメタアナリシスを行った。113件の試験からHER2陽性の1,073例を含む4件の試験を解析した。全奏効率はホルモン療法および/または化学療法＋ラパチニブ群がホルモン療法および/または化学療法単独群に比べて有意に高かった（P＜0.00001）が、試験毎に多様性がみられた。無増悪生存期間はホルモン療法および/または化学療法＋ラパチニブ群が有意に延長し（P＜0.00001）、試験間で多様性はみられなかった。全生存期間は併用群が有意に延長した（P＝0.002）。有害事象（グレード3以上）は、併用群が白血球数減少が2.08倍高く（P＜0.00001）、下痢が4.82倍高く（P＜0.00001）、皮膚発疹が8.03倍高かった（P＝0.0006）。

ⅱ）ラパチニブ＋化学療法

HER2陽性の再発・進行乳癌患者537例の初回治療として、ラパチニブ＋タキサンとトラスツズマブ＋タキサンを無作為に投与した。追跡期間中央値が21.5カ月で、無増悪生存期間は9.1カ月と13.6カ月であり、ラパチニブ群がトラスツズマブ群に有意に劣っていた（P＜0.001）。グレード3/4の下痢と発疹がラパチニブ群に有意に多かった（P＜0.001）。全生存期間もトラスツズマブ群が優れていた（P＝0.03）。

アンスラサイクリン、タキサン、トラスツズマブを含む治療で進行した

HER2陽性の再発・進行乳癌患者324例において、カペシタビン＋ラパチニブ群とカペシタビン単独群を無作為に比較した。併用群の TTP 中央値は8.4カ月と単独群の4.4カ月に比べて有意に延長し（$P<0.001$）、奏効率は22％と14％と有意に上昇した。399例となった時点での解析では、ラパチニブの付加は TTP を有意に延長した（$P<0.001$）。生存期間が延長する傾向であり、中枢神経系の再発は少なかった（4例 vs 13例、$P=0.045$）。このように、カペシタビン＋ラパチニブはトラスツズマブ耐性乳癌に対する標準的な治療とみなされた（資料7-40）。ラパチニブの心毒性は少なく、LVEF の低下は1.7％で、0.2％のみが有症状であった。カペシタビン＋ラパチニブ治療はカペシタビン単独治療に比べて、Q-TWiST は併用群で7週間の優位であった（$P=0.0013$）。

　HER2陽性の再発・進行乳癌患者に対するカペシタビン±ラパチニブの無作為化比較試験（399例）において、HER2遺伝子の増幅は47％、IHC3＋の過剰発現は35％にみられた。EGFR 免疫染色陽性は28％であった。HER2増幅/過剰発現は無増悪生存期間を延長した（$P<0.001$）。EGFR 発現は HER2状況にかかわらずラパチニブの抗腫瘍効果に相関しなかった。HER2陰性乳癌ではラパチニブの効果はみられなかった。

　HER2陽性または HER2陰性の再発・進行乳癌患者に対するラパチニブと化学療法またはホルモン療法の併用治療の効果を3件の無作為化比較試験（合計2,264例）のメタアナリシスにより評価した。ラパチニブは、HER2陽性乳癌患者で無増悪生存期間を有意に改善した（再発のリスクを31％低下）。HER2陰性患者では改善しなかった。HER2陽性患者の全生存期間はラパチニブにより改善した（死亡のリスクを24％低下）が、HER2陰性患者では改善しなかった。

　ラパチニブの有害事象は下痢、発疹、瘙痒症、悪心であった。3,689例を含む臨床試験44件のプール解析においてラパチニブによる心毒性を集計した。有症状（グレード3/4の LVEF 障害）または無症状（LVEF が20％以上低下）の心イベントは60例（1.6％）で、前治療のアンスラサイクリン、トラスツズマブ、なしの3群でみると、2.2％、1.7％、1.5％であった。40例中35例（88％）は完全または部分的に回復した。

　ラパチニブ治療を行った9件の臨床試験で、ラパチニブ単独（928例）またはパクリタキセルまたはカペシタビンとの併用時（491例）の皮膚症状

(手足症状、発疹、毛髪異常、皮膚乾燥など)を集計した。ラパチニブ単独治療の58%、ラパチニブ＋化学療法の78%、対照群(ラパチニブ非投与)の53%が皮膚症状(発疹)を発症した。

　ラパチニブはHER2とEGFRの二重の阻害剤であるが、HER2非増幅の乳癌に対する効果は不明である。EGFR阻害剤が乳癌に対して無効であることの理由も明確でない。ER陽性乳癌でPgR発現の喪失はEGFRおよび/またはHER2の高発現に相関した。TN乳癌はEGFR発現レベルが高く、EGFR阻害剤に奏効する可能性が高いと考えられた。EGFR発現とラパチニブの効果の相関性については不明である。

⑷ ペルツズマブ
　ペルツズマブ(®パージェタ)はHER2をターゲットとしたヒト化モノクローナル抗体であり、HER2の二量体化ドメインと結合し、HER2のホモおよびヘテロ二量体化を阻害する。ペルツズマブはトラスツズマブとは異なったHER2のエピトープと結合し、トラスツズマブの作用機序の補完的なメカニズムを示し、HER2シグナル伝達経路を阻害した。

　トラスツズマブ治療後に進行したHER2陽性の再発・進行乳癌患者にトラスツズマブ＋ペルツズマブを投与した。66例の奏効率は24.2%(CR:7.6%、PR:16.7%)、CB率は50%、無増悪生存期間の中央値は5.5カ月であった。忍容性は良好であり、心毒性は少なかった(資料7-41)。HER2陽性の再発・進行乳癌の初回治療として、トラスツズマブ＋ドセタキセルに比べてトラスツズマブ＋ドセタキセル＋ペルツズマブの併用は、無増悪生存期間を38%(P<0.0001)延長し、全生存期間を32%(P=0.0002)延長した。

　化学療法や抗HER2治療を受けていない再発・進行乳癌患者に対して、ペルツズマブ＋トラスツズマブ＋ドセタキセル投与群(402例)とプラセボ＋トラスツズマブ＋ドセタキセル投与群(406例)を無作為に比較した(CLEOPATRA試験)。ペルツズマブ併用群の全生存期間中央値は56.5カ月、プラセボ群では40.8カ月であり、有意に延長した(P<0.001)。無増悪生存期間も有意に6.1カ月延長した(ペルツズマブ群で18.5カ月、プラセボ群で12.4カ月、P<0.001)。このように、トラスツズマブ＋ドセタキセルに比べて、ペルツズマブを追加することにより、全生存期間が改善した。アップ

デート報告で、全生存期間中央値はプラセボ群で37.6カ月とペルツズマブ群では未到達であった（P = 0.0008）。重篤な有害事象はプラセボ群で29％、ペルツズマブ群で36％であり、有熱白血球減少症、下痢、肺炎、蜂か織炎であった。このように、トラスツズマブとペルツズマブを併用すると、HER2陽性の乳癌細胞の増殖を強く阻害し、再発までの期間や全生存期間の延長に繋がった。

　HER2陽性乳癌患者にペルツズマブをトラスツズマブ＋化学療法の術後補助療法を加えることが予後を改善するか否かを検討した（APHINITY試験）。リンパ節転移陽性または高リスクの陰性患者に化学療法＋トラスツズマブ＋ペルツズマブ（2,400例）または化学療法＋トラスツズマブ＋プラセボ（2,405例）を無作為に割り付けた。再発はペルツズマブ群で171例（7.1％）、プラセボ群で210例（8.7％）とわずかに有意に減少した（P = 0.045）。3年無病生存率は94.1％と93.2％であった。リンパ節転移陽性例のみでは92.0％と90.2％であった（P = 0.02）。リンパ節転移陰性群では差がなかった。心毒性の頻度は少なく、下痢がペルツズマブ群で多かった。

　HER2陽性の再発・進行乳癌患者の予後はトラスツズマブ、ペルツズマブ、ラパチニブ、トラスツズマブエムタンシンを含む抗HER2治療により大幅に改善された。HER2陽性の再発・進行乳癌患者の全生存期間中央値はトラスツズマブ治療以前では1.5年に過ぎなかったが、これらの近代的な複合治療により、現在ほぼ5年に達している。

　ネラチニブはHER2、HER4とEGFRを3重に阻害するパンチロシンキナーゼ阻害剤であり、HER2陽性の再発・進行乳癌に抗腫瘍効果を示した（資料7-42）。未治療のHER2陽性の再発・進行乳癌患者479例の初回治療として、ネラチニブ＋パクリタキセル（242例）とトラスツズマブ＋パクリタキセル（237例）に無作為に割り付けた。無増悪生存期間中央値は12.9カ月と12.9カ月で全く差がなかった。ネラチニブ＋パクリタキセル群では中枢神経系再発がトラスツズマブ＋パクリタキセル群に比較して、55％低下した（P = 0.04）。グレード3の有害事象は下痢であり、30.4％と3.8％に発生し、好中球減少が多かった。HER2陽性の再発・進行乳癌の初回治療で、ネラチニブ＋パクリタキセルはトラスツズマブ＋パクリタキセルに比べて無増悪生存期間を改善しなかった。

HER2陽性の乳癌患者に対するトラスツズマブを含む術後補助療法後にネラチニブを投与するとプラセボに比べて無病生存率が改善した（ExteNET試験、資料7-42）。

5）EGFR経路の阻害

EGFR（上皮増殖因子レセプター）は細胞外結合ドメインとチロシンキナーゼ活性部位をもち、C末端領域に自己リン酸化部位がある細胞質ドメインをもつ細胞膜貫通型の糖蛋白質である。EGF または TGF-α が EGFR の細胞外ドメインに結合すると、細胞内キナーゼの反応が誘導され、細胞増殖が刺激される。EGFR の発現はエストラジオールによりリン酸化され、転写および転写後レベルで調節される。EGFR は ER 陰性乳癌細胞で過剰発現し、増殖を促進する主な因子である。ヒト乳癌培養細胞株で EGFR と ER のレベルが逆相関した。EGFR のアップレギュレーションがエストロゲン依存性消失のメカニズムと関連している可能性がある（資料7-43）。EGFR の過剰発現はホルモン耐性の一因である。

5,232例の集計によると、EGFR の陽性率は48%（2500/5232）、40件の報告の平均は45%（14～91%）であった。ほとんどすべての報告で EGFR と ER/PgR が逆相関していた。9件の報告のうち5件では EGFR 陽性の乳癌患者の予後が不良であった。

4,541例の乳癌のうち、4,225例（93%）で HER1～3測定の結果が得られた。全体として、EGFR 陽性は5%、HER2陽性は13%、HER3陽性は21%であり、32%は HER1～3のうち少なくとも1つが過剰発現をしていた。

EGFR 陽性乳癌患者はホルモン療法に無効であった。タモキシフェン術後補助療法を受けた11,399例で、EGFR 陰性患者に比較して EGFR 陽性例の再発率が高かった。ER 陽性/PgR 陽性例では EGFR または HER2 の発現状況は無病生存期間と相関しなかったが、ER 陽性/PgR 陰性例では EGFR 発現および HER2 過剰発現が再発と関連した。タモキシフェン治療例では EGFR 陰性例に比較して EGFR 陽性例の再発率が1.9倍高く（$P = 0.05$）、HER2 過剰発現は無病生存期間を2.3倍悪化させた（$P = 0.006$）。ER 陽性/PgR 陽性例では EGFR または HER2 状況は無病生存期間と相関しなかったが、ER 陽性/PgR 陰性乳癌例では EGFR 発現が2.4倍、HER2 過剰発現が2.6倍再発を増加した（$P = 0.022$）。このように、ER 陽性/PgR 陰性乳癌は ER 陽性/PgR 陽性

例に比較してEGFRおよびHER2を高レベルに発現し、より悪性であると考えられる。ER陽性乳癌でのPgR発現の欠如はタモキシフェン耐性をもたらす異常増殖因子シグナル伝達経路の代理のマーカーと考えられる（資料7-43）。

(1) ゲフィチニブ

EGFRとHER2は乳癌でしばしば共発現し、予後不良の印である。EGFR/HER2チロシンキナーゼ阻害剤にはゲフィチニブ、エルロチニブ、ラパチニブの他に、イマチニブ、ダサチニブ、スニチニブ、ネラチニブなどがある。

EGFRチロシンキナーゼ阻害剤のゲフィチニブ（®イレッサ）はEGFRを阻害する。そのメカニズムはMAPKおよびPI3K/AKT経路を含むEGFRの下流のシグナル伝達経路をブロックして細胞周期停止を起こし、EGFRを発現する細胞の増殖を阻害する（図7-4）。HER2を過剰発現した乳癌細胞でゲフィチニブが増殖を阻害し、erbB3シグナル伝達を修飾し、PI3K細胞生存経路の活性化を防止した。HER2を過剰発現したBT-474乳癌細胞において、ゲフィチニブはHER2およびその下流のシグナル伝達経路分子の活性化を阻害した（資料7-44）。ゲフィチニブはHER2過剰発現の乳癌の増殖を阻害すると考えられた。ゲフィチニブはEGFR依存性の増殖とERK1/2活性化を阻害するのみならず、エストラジオールの効果も阻害した。

ある報告では、ER陽性のタモキシフェン獲得耐性患者（28例）とER陰性乳癌患者（26例）に対して、ゲフィチニブを投与した。CB率はそれぞれ53.6％と11.5％、全体では33.3％であった。全例でEGFRを発現していたが、高発現値は低い効果と短い無増悪生存期間に相関していた。治療前のER/PgR陽性は高い効果と長い無増悪生存期間に相関した。タモキシフェンの獲得耐性の一部はEGFRシグナル伝達により媒介され、ゲフィチニブによりブロックされると考えられる。一方、非小細胞肺癌ではEGFR変異や増幅がEGFR阻害剤の効果と相関することが明らかにされている。

ⅰ）ゲフィチニブ＋ホルモン療法

ホルモン反応性乳癌に対して、ゲフィチニブとタモキシフェンなどのホルモン療法の併用が相乗効果を示し、ホルモン耐性の出現を遅延させた。このようなEGFRチロシンキナーゼ阻害剤とホルモン療法の同時併用または逐

次併用が有効である可能性がある。

　閉経後の既治療のホルモンレセプター陽性の再発・進行乳癌患者71例に対して、アナストロゾール＋ゲフィチニブ（36例）とアナストロゾール＋プラセボ（35例）に無作為に割り付けた。18カ月の追跡期間中央値で、1年無増悪生存率は35％と32％、奏効率は22％と28％であった。奏効期間中央値は13.8カ月と18.6カ月と全て差がなかった。ホルモン耐性の再発・進行乳癌に対するアロマターゼ阻害剤治療にゲフィチニブの追加は無効であった。

　ホルモンレセプター陽性の閉経後の再発・進行乳癌患者に対して、ゲフィチニブ＋アナストロゾールまたはゲフィチニブ＋フルベストラント（250 mgで開始）の比較を141例で行った。アナストロゾール＋ゲフィチニブ群のCB率は44％、フルベストラント＋ゲフィチニブ群は41％、無増悪生存期間中央値は5.3カ月と5.2カ月、全生存期間は30.3カ月と23.9カ月であった（資料7-43）。このように、ホルモン療法とEGFR阻害剤の併用は必ずしも優れた抗腫瘍効果を示さなかった。その理由は、シグナル伝達阻害剤のターゲットの存在により有効であると考えられる患者群が選択されていないことが一因であろう。原発乳癌のEGFR発現状況は報告毎にまちまちで、14～91％に及ぶ。乳癌術後補助療法としてのホルモン療法と分子標的治療の併用の意義に関する無作為化比較試験の成績は得られていない。

　ⅱ）ゲフィチニブ＋化学療法
　再発・進行乳癌患者の初回治療としてパクリタキセル＋カルボプラチン化学療法に加えてゲフィチニブを投与した。63例のうち、9例（13％）がCR、30例（44％）がPR、21例（31％）がSDであった。この効果はパクリタキセル＋カルボプラチン単独の効果と同等であると考えられた。41例の再発・進行乳癌患者の初回治療としてゲフィチニブ＋ドセタキセルの併用の奏効率は54％（22/41）であった。

6）PI3K/AKT/mTOR経路の阻害
　上述のHER2/EGFR経路の阻害のみならず、他のシグナル伝達経路を阻害する分子標的治療が探索されているが、臨床的効果が実証された分子標的治療は数少ない。

(1) PI3K/AKT/mTOR経路とは

EGFR/HER2の細胞内の下流のシグナル伝達経路として、Ras/Raf/MAPK経路とともに、PI3K/AKT経路、Jak/STAT経路が重要である(図7-4)。Ras/Raf/MAPK経路は主に細胞増殖と生存に関与する。

PI3K/AKT/mTOR経路は細胞周期を調節する重要な細胞内シグナル伝達経路であり、細胞の成長、細胞分化、増殖、細胞遊走、細胞骨格の再構築、抗アポトーシス、浸潤などに関与する。PI3K/AKT経路はEGFファミリー、IGF、VEGF、インスリンなどを含む種々の増殖因子に由来する細胞の生存と増殖シグナルを媒介する。PI3Kは、これらの増殖因子がそれぞれの細胞膜レセプターと結合することにより活性化される。

PI3K(PI3キナーゼ、phosphoinositide 3-kinase)は細胞膜を構成する成分の1つであるイノシトールリン脂質のイノシトール環3位のヒドロキシル基のリン酸化を行う酵素である。イノシトールリン脂質はPI3キナーゼなどのキナーゼの触媒によりホスファチジルイノシトール3、4、5-三リン酸となり、プロテインキナーゼB(PKB)/AKTを活性化する。

AKTはプロテインキナーゼBとも呼ばれ細胞周期を調節する。AKTはサイクリンDを活性化し、ERのSer167をリン酸化し、転写活性を亢進する。HER2媒介性のタモキシフェン耐性の重要な媒介因子である。AKTはmTORを活性化する。

mTORはラパマイシン[注13]の標的であるほ乳類ラパマイシン標的蛋白質(mammalian target of rapamycin)の略名である。

mTORは細胞内シグナル伝達に関与するセリンスレオニンキナーゼの1つであり、細胞複製に先立ちG1細胞周期蛋白合成を調節する。mTORは細胞成長、細胞増殖、転写、生存、運動、血管新生などのシグナル伝達経路(ER、HER2、他のチロシンキナーゼ受容体で媒介される)を積算し、多くの代謝プロセスを調節する(資料7-45)。mTOR機能の脱調節は乳癌を含む多くの腫瘍で起こり、発癌、癌の進行、ホルモン耐性に関連する。前臨床および臨床的なデータは、PI3K/AKT/mTOR経路の活性化がホルモン耐性を獲得することを示唆している。ホルモンレセプターとPI3K/AKT/mTOR経路の

[注13] シロリムスとも呼ばれ、免疫抑制作用を示す抗生物質であり抗腫瘍効果があることが知られるようになった。

クロストークが実証されている。PIK3CA 経路の活性化は ER の発現を調節し、ホルモン療法に対する感受性に相関する。このことは、PIK3CA 阻害と ER 阻害を組み合わせることにより、相乗効果が得られることを説明する。

PI3K/AKT/mTOR 経路の活性化は乳癌ではよくみられ、そのメカニズムは PIK3CA（PI3K のサブユニットの p110α をコードする遺伝子、phosphatidyl-inositol-4,5-bisphosphate 3-kinase-catalytic subunit alpha）の変異、PTEN の喪失などであり、腫瘍の増殖や進展を亢進する。この経路の過剰発現ないし過活性は ER 陽性乳癌の発癌やホルモン療法に対する耐性に影響する。前臨床および臨床的証拠は、PI3K/AKT/mTOR 経路の阻害が ER 陽性乳癌に対するホルモン療法の効果を、初回治療およびそれ以降の段階で、増強することを示している。

癌抑制遺伝子の PTEN（phosphatase and tensin homolog）は HER2 ファミリーの下流の PI3K/AKT/mTOR シグナル伝達経路の負の調節因子であり、PTEN の喪失はこの生存経路を活性化する。PTEN の喪失は PgR の特異的な喪失に関連した（資料7-45）。

PTEN の喪失または PI3K の PIK3CA の変異およびリン酸化（pAKT）による AKT 活性化は多くの癌特に乳癌で高率に検出される。

PIK3CA 変異は多くの乳癌サブタイプで25〜40％で検出された（資料7-45）。この比較的高い頻度は抗 PIK3CA 治療に有利である。早期乳癌の23％（235/1008）に PIK3CA 変異が検出された。PIK3CA の変異はホルモンレセプター陽性の乳癌で最も多くみられる分子生物学的変異である（ルミナール A で45％、ルミナール B で29％）。しかし、ホルモン療法を受けた患者の転移の独立した予測因子とはいえなかった。

PIK3CA 変異と低 PTEN 蛋白発現が有意に相関し予後不良を示唆した（資料7-45）。PIK3CA 変異は ER/PgR 発現、リンパ節転移、HER2 過剰発現と相関した。HER2 増幅乳癌で、PI3K/AKT 経路が過活性化し、抗 HER2 治療に耐性となる。抗 HER2 治療と PI3K/AKT 阻害剤の併用が耐性の出現を抑制した。HER2 陽性乳癌の抗 HER2 治療への耐性が CDK4/6 阻害剤で打ち勝った。

乳癌の PTEN のダウンレギュレーションは高グレード、遠隔転移、無病生存期間の短縮と関連し、タモキシフェン誘導性のアポトーシスに対する耐性に相関した。

(2) PIK3CA/AKT/mTOR阻害剤

　タモキシフェンとフルベストラントに交差耐性となったMCF-7細胞において、ラパマイシンは細胞増殖を阻害し、タモキシフェンのエストロゲンアゴニスト活性をブロックし、フルベストラント耐性をバイパスすることによりホルモン耐性を逆転した。ER蛋白発現レベルが増加し、Ser167リン酸化ERが増加した。耐性細胞をフルベストラントとラパマイシンで共処理すると、フルベストラント遺伝子シグニチャーの40％を回復した。このように、ER陽性のホルモン耐性乳癌に対してmTOR阻害剤は有力な手段である。

　AKT/mTORシグナル伝達は乳癌のホルモン耐性に関連し、ホルモン療法とmTOR阻害剤を併用する根拠がある。前臨床研究では、ラパマイシンアナログはSERMやアロマターゼ阻害剤の効果を増強した。mTOR阻害剤は抗血管新生の活性を示した。mTOR阻害剤のエベロリムスとレトロゾールの併用は腫瘍の増殖と血管新生を阻害した。

　高レベルのAKT活性はレトロゾールやフルベストラント耐性に関連した。270例のER陽性乳癌患者に、レトロゾール＋エベロリムスまたはレトロゾール＋プラセボを術前治療として無作為に4カ月間投与した。触診による奏効率はレトロゾール＋エベロリムス群では68.1％、レトロゾール群で59.1％であった（P＝0.062）。Ki-67値の低下は併用群とレトロゾール群で57％と30％にみられた（P＜0.01）。

　PI3K/AKT/mTOR経路の分子をターゲットとする阻害剤が開発されている（資料7-46）。これらには2重PI3K/mTOR阻害剤、PI3K阻害剤、AKT阻害剤、mTOR触媒部位阻害剤などがある。PI3Kα阻害剤のピクチシリブ、アルペリシブ、タセリシブ、mTORアンタゴニストのテンシロリムス、エベロリムス、デフォロリムスなど。テンシロリムスは腎細胞癌に効能があるが、既治療の再発・進行乳癌109例に対して奏効率9.2％、TTP中央値12週であった。

　アロマターゼ阻害剤治療を受けていないホルモンレセプター陽性の再発・進行乳癌患者1,112例の初回治療でレトロゾールにテンシロリムスの付加を評価したが、無増悪生存期間の有意な改善が得られなかった（HORIZON試験）。

　ブパルリシブは経口のPI3K/mTOR汎阻害剤である。ホルモンレセプター陽性、HER2陰性の再発・進行乳癌で、ブパルリシブとフルベストラント

の併用は無増悪生存期間を延長したが、有害事象が多かった（BELLE-2、BELLE-3試験）。ブパルリシブとパクリタキセルの併用は効果がなかった（BELLE-4試験、資料7-46）。

(3) エベロリムス

　mTOR阻害剤のエベロリムス（®アフィニトール）はラパマイシン誘導体であり、細胞内レセプターのFKBPI2と高親和性に結合し、mTORC1複合体と相互作用を行い、下流の細胞周期進展や細胞増殖に必要なシグナル伝達を阻害する（資料7-47）。PI3K経路の阻害は一般的には忍容性が良好であり、ホルモン療法、化学療法や他の分子標的治療剤と併用して使用される。これらは血管脳関門を通過するので脳転移の治療にも有効である。エベロリムスはホルモン耐性の乳癌のホルモン感受性を回復し、再発乳癌に対して抗腫瘍効果を示した。エベロリムスはホルモン耐性モデルでホルモン感受性を復活させ、早期乳癌患者でも抗腫瘍効果を示した。

　ホルモン療法または化学療法に耐性となった再発・進行乳癌患者で、エベロリムスの効果が評価された（資料7-47）。

　アロマターゼ阻害剤に奏効した後に耐性となったホルモンレセプター陽性、HER2陰性の再発・進行乳癌患者で、エベロリムス＋タモキシフェンはタモキシフェン単独に比べて、CB率が上昇しTTPが延長した（TAMRAD試験）。全生存期間中央値は未到達と32.9カ月であった（$P=0.007$、資料7-47）。

　エベロリムスとホルモン療法または化学療法の併用が種々の状況で評価された（BOLERO試験、資料7-47）。非ステロイド系アロマターゼ阻害剤耐性の再発に対するエベロリムスとエキセメスタン（BOLERO-2試験）、再発初回治療としてのエベロリムス＋レトロゾール（BOLERO-4試験）、HER2陽性の再発・進行乳癌に対する初回治療としてのエベロリムス＋パクリタキセル＋トラスツズマブ（BOLERO-1試験）、トラスツズマブ耐性のHER2陽性の再発・進行乳癌に対するエベロリムス＋トラスツズマブ＋ビノレルビン（BOLERO-3試験）の効果が試験され、全例または一部で有効であった。ホルモンレセプター陽性乳癌に対するエベロリムス＋ホルモン療法は有効であった。エベロリムス＋化学療法はホルモンレセプター陰性乳癌患者では有効であったが、ホルモンレセプター陽性例では無効であった。

特に、BOLERO-2試験で、非ステロイド系アロマターゼ阻害剤治療後のホルモンレセプター陽性、HER2陰性の再発・進行乳癌患者において、エベロリムス＋エキセメスタンの併用はエキセメスタン単独治療に比べて、無増悪生存期間を有意に延長した（P＜0.0001）。全生存期間には有意差はみられなかった。このことは、非ステロイド系アロマターゼ阻害剤に耐性となった乳癌の少なくとも一部は PIK3CA/AKT/mTOR 経路の活性化によることを示唆し、この経路の阻害がホルモン感受性を回復したと考えられる。

BOLERO-1試験は HER2 陽性の再発・進行乳癌患者の初回治療として、エベロリムス＋パクリタキセル＋トラスツズマブとパクリタキセル＋トラスツズマブを無作為に比較した。無増悪生存期間は同様であった。しかし、ホルモンレセプター陰性の患者群ではエベロリムスを加えた群の無増悪生存期間中央値は20.3カ月であり、対照群の13.1カ月に比べて有意に延長した（P＝0.0049）。

BOLERO-3試験はトラスツズマブ耐性の HER2 陽性の再発・進行乳癌患者（タキサン既治療）に対して、エベロリムス＋トラスツズマブ＋ビノレルビンまたはプラセボ＋トラスツズマブ＋ビノレルビンに割り付けた。無増悪生存期間中央値はエベロリムス群で7カ月、プラセボ群で5.8カ月であった（P＝0.0067）。サブセット解析で、無増悪生存期間はホルモンレセプター陰性乳癌患者では有意に改善したが、ホルモンレセプター陽性乳癌患者では改善しなかった。BOLERO-1と BOLERO-3試験を合併した解析で、エベロリムスは PIK3CA 変異の患者で進行のリスクを有意に33％低下し、PTEN 喪失の患者で有意に46％低下し、PI3K 経路の過活性化の患者で33％有意に低下した。一方、野生型 PIK3CA、正常 PTEN、正常 PI3K 経路の活性を示した患者ではエベロリムスの付加により無増悪生存期間の改善は得られなかった。このように、HER2 陽性の再発・進行乳癌で、PIK3CA 変異、PTEN 喪失、PI3K 経路の過活性化はエベロリムスにより無増悪生存期間を改善した。

BOLERO-4試験は閉経後の ER 陽性、HER2 陰性の再発・進行乳癌患者の初回治療として、エベロリムス＋レトロゾールの抗腫瘍効果を評価した。1年無増悪生存率は71.4％、奏効率は42.6％、CB 率は74.3％であった。

mTOR 阻害剤とホルモン療法または化学療法の併用の効果をメタアナリシスした。12件の無作為化比較試験のうち6件の試験（3,693例）で、エベ

ロリムス＋エキセメスタンの併用は奏効率を有意に上昇し、無増悪生存期間を延長し、CB率を向上した。口内炎、発疹、高血糖、下痢、疲労感、食欲不振、間質性肺炎などの有害事象も増加した。

　ネオアジュバント治療としての3件（715例）の試験で、化学療法＋プラセボに比べて化学療法＋エベロリムスの併用は奏効率を上昇しなかった。2件の試験（2,104例）でのテンシロリムス＋レトロゾールの併用は奏効率とCB率を上昇しなかった。

　mTOR阻害剤の有害事象は、口内炎、皮疹、高脂血症、高血糖、骨髄抑制が共通である。多くはグレード1/2であり、減量や支持療法で対応できる（資料7-47）。口内炎は治療の中断または減量の原因となる。非感染性の間質性肺炎は重篤であり、生命を脅かす有害事象である。約50％は無症状であり、間質性肺炎は偶然の検査で検出される。早期の検出、迅速な介入、必要であればステロイド治療が肝要である。mTOR治療前に高血糖や高脂血症の治療が必要である。

7）細胞周期チェックポイント（CDK4/6）の阻害

　細胞はG1→S→G2→M期からなる細胞周期を回転させることにより増殖する（図7-1）。細胞がG1期において、G1期細胞周期チェックポイントに至ると、S期に進行するか、G0期に入り休止するかが決定されるが、その決定は増殖シグナルに影響される。細胞周期機構は細胞外の環境からの増殖シグナルをG1期からS期への移行を促進することにより媒介する。

　サイクリン依存性キナーゼ（CDK）はセリンスレオニンキナーゼのファミリーであり、サイクリンと呼ばれる調節サブユニットと相互作用を行う。細胞がG1期からS期へ移行するためには、RbはCDK4またはCDK6（類似した作用機序を示すためCDK4/6とも呼ばれる）およびその活性化サイクリン（D1、D2、D3）によりリン酸化される必要がある。

　CDK4/6は細胞周期の鍵となる調節因子であり、G1期からS期への移行を促進し、サイクリンD1とCDK4/6複合体（網膜芽細胞腫の原因遺伝子Rb）の脱調節は細胞増殖を刺激する。乳癌細胞はサイクリン依存性の活性を増加する。

　CDK4/6はHER2の下流の経路をコントロールする。ER陽性、HER2陽性乳癌では細胞周期の脱調節は珍しくない。CDK4/6阻害剤はホルモン療法の

効果を回復し、CDK4/6の阻害は抗HER2治療となりうる。

このように、サイクリンD・CDK4/6経路は細胞周期調節に鍵となる役割を果たしており、この経路をターゲットとした治療が成立する（資料7-48）。ホルモン療法は前述のように、細胞周期回転を停止させることがその作用機序の1つと考えられている。CDK4/6阻害も細胞周期をG1期で停止し、腫瘍の進行を阻害する。

したがって、CDK4/6の活性化はホルモン耐性のメカニズムの1つと考えられ、CDK4/6阻害剤はホルモン耐性を阻害し、ホルモン反応性を回復し、ホルモン療法と併用することにより抗腫瘍効果を増強する。

(1) パルボシクリブ

パルボシクリブ（®イブランス）などのCDK4/6阻害剤はホルモンレセプター陽性の乳癌細胞の増殖を阻害し、抗エストロゲン剤と相乗効果をもたらす（資料7-48）。CDK4/6阻害はホルモン療法と併用し、ホルモンレセプター陽性、HER2陰性の乳癌に対する有効な治療である。CDK4/6阻害剤のパルボシクリブはHER2陽性乳癌モデルで、トラスツズマブやトラスツズマブエムタンシンと相乗的に抗腫瘍効果を示した。トラスツズマブや他の抗HER2治療の後に、パルボシクリブ＋トラスツズマブエムタンシンの併用効果がみられた。

CDK4/6阻害剤とホルモン療法（レトロゾールまたはフルベストラント）の併用はER陽性/HER2陰性の再発・進行乳癌患者の無増悪生存期間を、それぞれのホルモン療法単独に比べて有意に改善した。CDK4/6阻害剤はER陽性/HER2陰性乳癌の細胞周期サイクルを阻害し、細胞周期に関与する遺伝子の発現を阻害した。CDK4/6阻害剤治療はER陽性/HER2陰性乳癌モデルを高リスクのルミナールBサブタイプから低リスクのルミナールAにシフトした。

CDK4/6阻害剤による遺伝子発現の抑制はTN乳癌のゼノグラフトでも発揮された。CDK4/6阻害は細胞増殖に関与する一連の遺伝子を誘導したが、これらはホルモン療法により阻害された。すなわち、CDK4/6阻害剤により細胞分裂、細胞増殖が誘導されたが、ホルモン療法により改善された。このように、CDK4/6阻害剤とホルモン療法の相互作用が併用効果を促進する。

ホルモンレセプター陽性、HER2陰性乳癌に対するパルボシクリブとレト

ロゾールまたはフルベストラントの併用は有効であった。リボシクリブやアベマシクリブもホルモン療法との併用が有効であった。

　ホルモンレセプター陽性、HER2陰性の再発・進行乳癌の初回治療でパルボシクリブ＋レトロゾール併用はレトロゾール単独に比べて無増悪生存期間を有意に延長した（PALOMA-1試験、PALOMA-2試験、資料7-48）。既ホルモン療法で進行した（ホルモン耐性）閉経前後の再発・進行乳癌患者に対するパルボシクリブ＋フルベストラント500mgとフルベストラント単独の比較でも、無増悪生存期間が有意に改善された（PALOMA-3試験）。

　65件のホルモンレセプター陽性、HER2陰性の再発・進行乳癌患者のネットワークメタアナリシスで、パルボシクリブ＋レトロゾールが初回治療で最も効果的であり、無増悪生存期間を有意に延長した。パルボシクリブ＋フルベストラントが次いで効果的であり、二次治療で無増悪生存期間を延長した。パルボシクリブ＋フルベストラントはエベロリムス＋エキセメスタンとは同様の無増悪生存期間を示したが、有害事象が少なかった。

　このように、CDK4/6阻害剤とアロマターゼ阻害剤やフルベストラントの併用はホルモン療法単独に比べて、ホルモンレセプター陽性、HER2陰性の閉経後再発・進行乳癌患者の無増悪生存期間を有意に延長した。

　CDK4/6阻害剤のリボシクリブ＋レトロゾールとレトロゾール単独のホルモンレセプター陽性、HER2陰性の閉経後の再発・進行乳癌患者の初回治療では無増悪生存期間はリボシクリブ群で有意に延長した（MONALEESA-2試験、資料7-48）。

　ホルモン耐性のホルモンレセプター陽性、HER2陰性の再発・進行乳癌患者に対して、CDK4/6阻害剤のアベマシクリブ＋フルベストラントとフルベストラント単独を無作為に比較した。アベマシクリブ併用群は無増悪生存期間を有意に延長した（MONARCH2試験、資料7-48）。同様の対象で、非ステロイド系アロマターゼ阻害剤＋アベマシクリブはアロマターゼ阻害剤単独に比べて無増悪生存期間を有意に延長した（MONARCH3試験）。

8）血管新生（VEGF）の阻害
(1) VEGFと血管新生
　血管新生のプロモーターには血管内皮細胞増殖因子（VEGF）、酸性線維芽細胞増殖因子（aFGF）、塩基性線維芽細胞増殖因子（bFGF）などがあり、

EGFR経路も血管新生を調節する。これらの血管新生因子は癌細胞および血管内皮細胞、線維芽細胞などの間質細胞により産生される。

　VEGFは強力な血管新生因子であり、エストロゲンと増殖因子シグナル伝達経路がVEGFの分泌を調節し、Ras、Src、TP53などもVEGF発現を誘導する。癌細胞はVEGFを産生し血管内皮細胞にパラクリン様式で作用し、癌細胞自体にはオートクリン活性を示す。乳癌細胞はVEGF-A、B、C、およびこれらのレセプターであるVEGFRを発現する。

　乳癌手術時に血中VEGFやEGFなどの増殖因子のレベルが上昇する。原発乳癌の切除は遠隔の休止中の微小転移巣での血管新生を刺激し、休止状態からの離脱と転移巣の急速な増殖を促進する（資料7-49）。

　原発乳癌305例で、VEGFレベルはERと明らかに逆相関し、再発と相関した。乳癌患者のVEGFレベルは予後不良と相関したという報告が多い。VEGF発現はHER2発現と有意に相関し、VEGFとHER2発現の組み合わせが予後不良をよく予測した。VEGFはVEGFR-2陽性細胞の増殖を刺激し、抗ホルモンの増殖阻害効果に打ち勝つ。このようなホルモン依存性の血管新生経路をターゲットとする治療、例えば抗VEGF抗体がホルモン耐性乳癌の治療と予防に役立ち、ホルモン療法と抗血管新生治療の併用が有効である可能性がある。

　212例のER陽性乳癌患者のタモキシフェン術後補助療法において、ER値が低/中等度の患者ではER高値例に比べて、6年再発率は腫瘍内VEGFレベルが増加するに従って上昇した。高VEGFにより活性化または維持される腫瘍の進行は高度ER発現例ではタモキシフェンにより阻害されたが、低/中等度ER発現例の転移能は阻害できなかった。乳癌の高VEGFはホルモン療法に対する感受性を低下した。

(2) ベバシズマブ

　VEGFに対するヒト化モノクローナル抗体のベバシズマブ（®アバスチン）はVEGF-Aと結合し、VEGFとレセプターとの結合を阻害する。ベバシズマブは腫瘍の血管新生を抑制し、腫瘍の増殖、転移を阻害する（資料7-50）。化学療法との相乗効果が認められている。ドセタキセルは血管内皮細胞の増殖とチュブル細胞内小管の形成を阻害し、in vivoで血管新生を阻害した。

再発・進行乳癌の初回治療としてのベバシズマブの効果に関する文献的検討を行った。3件の第3相試験では化学療法にベバシズマブを併用すると無増悪生存期間と奏効率を改善した。このことは実地臨床上の試験の2,264例のHER2陰性の再発・進行乳癌の初回治療として確認された（ATHENA試験）。しかし、全生存期間は改善されなかった。

　HER2陰性の再発・進行乳癌患者の初回治療として、ベバシズマブ＋タキサン治療の評価は論議があり、無増悪生存期間は改善されたが、全生存期間は改善されなかったという報告が多い（資料7-50）。

　再発・進行乳癌の初回治療としてベバシズマブとパクリタキセルとの併用効果が認められた。722例において、パクリタキセル＋ベバシズマブはパクリタキセル単独に比較して、無増悪生存期間を延長し（中央値：11.8カ月 vs 5.9カ月、P＜0.001）、奏効率を上昇した（37% vs 21%、P＜0.001）。全生存期間は異ならなかった。

　HER2陰性の再発・進行乳癌患者に対して、ベバシズマブ＋パクリタキセルとベバシズマブ＋カペシタビンを再発初回治療として比較した（TURANDOT試験）。531例で、全生存期間中央値は30.2カ月と26.1カ月であり（P＝0.007）、非劣性であった。

　再発・進行乳癌に対するベバシズマブ＋化学療法のメタアナリシスで、無増悪生存期間は化学療法単独に比べて有意に改善された。全例（P＜0.001）またHER2陰性乳癌（P＜0.001）でも改善された。しかし、全生存期間には差がなかった。グレード3以上の有熱性好中球減少、高血圧、蛋白尿、心毒性が併用群で多かった。ベバシズマブ＋タキサンで出血が多く、特に脳転移例で多かった。

　14件の第3相試験の系統的レビュウ（4,400例以上）では、再発・進行乳癌患者の無増悪生存期間がベバシズマブにより延長したが、全生存期間は全ての試験で改善しなかった。

　2008年に米国FDAはベバシズマブをHER2陰性の未治療再発・進行乳癌に対して、パクリタキセルとの併用で承認したが、その後の臨床試験で治療効果がなく、有害事象が強いとして2011年に承認を取り消した（AVADO試験とRIBBON1試験の結果も考慮、資料7-50）。ベバシズマブは結腸癌、肺癌、腎癌、脳腫瘍には認可されている。また、ヨーロッパおよびわが国では引き続き乳癌で承認されている。

AVADO 試験、RIBBON1試験、E2100試験の 3 試験のメタアナリシス（2,695例）では、再発・進行乳癌の初回治療として、種々の化学療法とベバシズマブの併用は化学療法に比べて、無増悪生存期間のイベントのリスクを有意に 30％低下し、奏効率を有意に 1.81 倍上昇した。全生存期間には有意差は得られなかった。ベバシズマブ群の有害事象は蛋白尿、高血圧、心血管イベントのリスクが有意に上昇した。

　再発・進行乳癌に対するサルベージ治療[注14] としてのベバシズマブの効果を 2,860 例を含む 4 件の試験のメタアナリシスで検討した。腫瘍の進行のリスクは有意に 31％低下し（$P < 0.001$）、死亡のリスクは有意でなく 10％低下した。奏効率は 1.5 倍有意に上昇した（$P < 0.001$）。初回治療群ではベバシズマブの併用で全生存期間は有意に延長した（$P = 0.048$）。

　NSABP B-40 試験は HER2 陰性の乳癌患者に対して、ネオアジュバント治療として、カペシタビンまたはゲムシタビンをドセタキセルに付加し、ドキソルビシン＋シクロフォスファミドを追加すること、さらにベバシズマブを追加することをテストする 3×2 試験である。ネオアジュバント・ベバシズマブが pCR 率を上昇するか否かがプライマリーエンドポイントであった。1,206例の登録で、カペシタビンまたはゲムシタビンは無病生存期間と全生存期間を改善しなかった。4.7年の追跡期間中央値で、ベバシズマブ投与は非投与に比べて、有意に全生存期間を延長した（$P = 0.004$）。しかし、無病生存期間は延長の傾向のみであった（$P = 0.06$）。

　乳癌が進行するにつれて、再発乳癌の晩期には VEGF のみならず、乳癌の増殖を促進し、支持する向血管新生の増殖因子が産生され、bFGF や TGF-β1 なども分泌され、血管新生を刺激する。このため、再発乳癌の晩期には、腫瘍の増殖に対する VEGF の役割は相対的に低下するので、VEGF をターゲットとする治療は乳癌の進展の初期に最大の効果をあげるという考え方がある。乳癌進展の初期に抗 VEGF 治療が有効である可能性が強いと考えられることより、術前治療が考慮され、化学療法にベバシズマブを上乗せすると、特に TN 乳癌の pCR 率が向上した（資料7-50）。pCR は治療前の微小血管密度（MVD）に相関した。

[注14] 他の治療に無効であった時に行う治療。

ベバシズマブ＋術前化学療法と化学療法を比較した9件（4,967例）のメタアナリシスで、術前化学療法＋ベバシズマブは化学療法単独に比べて、pCR率を有意に1.34倍上昇した（P＜0.0001）。ベバシズマブの効果はHER2陽性乳癌よりもHER2陰性乳癌で効果が高かった（P＜0.0001）。HER2陰性乳癌ではホルモンレセプター陽性よりも陰性乳癌のpCR率が高かった。

ドセタキセル＋FEC化学療法にベバシズマブを付加した術前治療はpCRを改善したが、無病生存期間と全生存期間を延長しなかった（ARTemis試験）。

ベバシズマブの有害事象は、消化管穿孔、出血、血栓症、創傷治癒の遅延、高血圧、蛋白尿、好中球減少、有熱性好中球減少、手足症候群、間質性肺炎、アナフィラキシーショックなどがある。抗VEGF治療を手術と併用する場合には周術期の創傷治癒の障害が懸念されるが、手術と抗VEGF治療の間隔を適切に開けることにより安全性が確保される。

手足症候群は手掌や足底などの四肢末梢部に発赤、しびれ、知覚過敏、ピリピリ感、色素沈着、腫脹を生じ、知覚不全症候群ともいう。重症になると、落屑、潰瘍、水疱が頻発し、疼痛が強い。カペシタビン、UFT、5-FU、S-1、タキサン、ベバシズマブなどに多い。薬剤の投与量や投与速度に依存する。一方、カペシタビン＋ベバシズマブによる手足症候群の発生が予測良好の因子であった（後述）。

ⅰ）ベバシズマブとホルモン療法の併用

ERシグナル伝達経路とVEGF経路は乳癌細胞で顕著に活性化している経路であり、これらの経路を共に阻害することにより、乳癌の増殖抑制が増強する可能性が高い。ベバシズマブ単剤の効果は限定的であるが、ホルモン療法との併用によりホルモン療法単独に比べて有意に優れた抗腫瘍効果を示した（資料7-50）。

HER2陰性、ホルモンレセプター陽性の再発・進行乳癌の閉経後患者374例の初回治療としてホルモン療法（レトロゾールまたはフルベストラント）＋ベバシズマブとホルモン療法を無作為に比較した。無増悪生存期間中央値はホルモン療法のみの群が14.4カ月、ホルモン療法＋ベバシズマブ群が19.3カ月であり、有意差なく延長した（P＝0.126）。奏効率は22％と41％

（P＜0.001）、CB率は67％と77％（P＝0.041）、奏効期間は13.3カ月と17.6カ月（有意差なし）であった。TTFと全生存期間は同様であった。グレード3/4の高血圧、アミノトランスフェラーゼ値（ALT、AST）の上昇、蛋白尿が併用群で有意に高かった。すなわち、ホルモン療法とベバシズマブの併用はホルモン療法に比較して無増悪生存期間と全生存期間を改善しなかった。CALGB 40503試験も同様のデザインで、ホルモンレセプター陽性の再発・進行乳癌患者343例の評価例の39カ月の追跡期間中央値で、ベバシズマブ＋レトロゾールはレトロゾール単独に比較して無増悪生存期間が有意に改善した（20カ月 vs 16カ月、P＝0.016）。腫瘍の進行のリスクはベバシズマブ＋レトロゾール群がレトロゾール群に比べて25％有意に低下した（P＝0.016）。全生存期間には差がなかった。ホルモンレセプター陽性、HER2陰性乳癌に対して、ベバシズマブの役割は不確定であり、臨床試験の枠外では、ホルモン療法との併用は推奨できないという意見もある。

9）分子標的治療とホルモン療法の併用

　増殖因子シグナル伝達経路は乳癌のホルモン耐性増殖の鍵であり、ホルモン耐性の発現に貢献するので、これらをターゲットとした分子標的治療はホルモン耐性乳癌の治療または予防に役立つと考えられる。

　ERと種々の細胞増殖と生存の鍵となるシグナル伝達経路を共にターゲットとする治療は、ホルモン療法に対する獲得耐性を撲滅し、初回治療のホルモン反応性を最初から特定の経路をブロックすることにより獲得耐性を防止する（資料7-51）。このホルモン獲得耐性を、mTOR拮抗剤のエベロリムスとエキセメスタンの併用、CDK4/6阻害剤のパルボシクリブとレトロゾールの併用が克服した。しかし、ホルモン療法に増殖因子の阻害剤を加えて、ホルモン療法の効果を改善しようとする試みは必ずしも成功しなかった。

　再発・進行乳癌患者の初回治療として、化学療法またはホルモン療法に分子標的治療を追加する効果と安全性を13件の無作為化比較試験で、HER2発現とホルモンレセプター発現で層別し、メタアナリシスした。HER2陽性患者において、トラスツズマブ、ペルツズマブ、ベバシズマブ、ラパチニブを化学療法に加えると、奏効率、TTF、全生存期間を有意に改善した（P＜0.05）。HER2陽性、ホルモンレセプター陽性患者で、トラスツズマブまたはラパチニブとホルモン療法の併用は奏効率、TTP、無増悪生存期間を有意に

改善した（P＜0.05）。HER2陰性の患者では、化学療法とベバシズマブまたはラパチニブの併用は奏効率を有意に改善した（P＜0.05）が、無増悪生存期間と全生存期間は延長しなかった。HER2陰性、ホルモンレセプター陰性の患者では、トラスツズマブと化学療法の併用は奏効率や無増悪生存期間を改善しなかった。これらの分子標的治療は有害事象のリスクを増大した。結局、HER2とホルモンレセプターの発現を層別した分子標的治療と化学療法またはホルモン療法の併用は、再発初回治療において、奏効率、無増悪生存期間、全生存期間を改善した。

　このように、ホルモンレセプター陽性の乳癌患者に対して、ホルモン療法と増殖因子をターゲットとした分子標的治療の併用が効果的である証拠が重ねられている。すなわち、ホルモンレセプター陽性、HER2陰性の再発・進行乳癌患者の初回治療でフルベストラント＋アナストロゾールまたはパルボシクリブ＋レトロゾールが有効である。二次治療として、エベロリムス＋エキセメスタンまたはパルボシクリブ＋フルベストラントが効果的である。しかし、無増悪生存期間は延長したが、全生存期間は改善しなかった。これらの併用治療は特にエベロリムスとパルボシクリブで重篤な副作用が早期に起こる可能性があり、監視が必要である。血中の腫瘍細胞DNAのPI3K catalytic-α変異が効果のバイオマーカーとなる可能性がある。

10）その他の分子標的治療薬

　その他の分子標的治療薬、例えば、FGFR阻害剤、HDAC阻害剤、COX-2阻害剤、IGFR阻害剤、PARP阻害剤などが試験されている（資料7-52）。

4．免疫療法

　癌の免疫療法の基本は免疫システムが宿主を腫瘍の進展から守り、高度に免疫原性[注15]である腫瘍細胞を排除することにある。ヒトには癌免疫サイクル（cancer immunity cycle）と呼ばれる癌に対する自然防御のシステムが存在する。このシステムにより、発生した癌細胞は次のような過程で死滅するはずである。

[注15] 抗原が抗体の産生や細胞性免疫を誘導する性質。

①癌細胞に発現している変異抗原を樹状細胞が認識し、樹状細胞は認識した抗原をT細胞（資料7-53）に提示し、その結果、細胞傷害性T細胞の活性化が誘導される。
②活性化した細胞傷害性T細胞が癌細胞近辺の微小環境に遊走し、癌細胞を認識し、結合する。
③結合したエフェクターT細胞は細胞毒を放出し、癌細胞のアポトーシスを刺激する。

　T細胞受容体が樹状細胞やマクロファージなどの抗原提示細胞表面にある抗原を認識するとT細胞が応答し、さらに活性化する。
　腫瘍の免疫特に癌の免疫監視機構の基本的なドグマは、癌細胞は非癌化細胞と癌細胞自身を区別する抗原を発現していることである。分子生物学的研究によると、これらの抗原は変異遺伝子、異常発現した正常遺伝子、ウイルス蛋白質をエンコードする遺伝子などの産物である。乳癌の遺伝子不安定性と免疫状況には厳密な相関がある。多様な乳癌の変異は新しい癌関連遺伝子と新しい抗原を生じる。体細胞変異や免疫負荷の頻度は乳癌の免疫原性に相関する。トリプルネガティブ、ルミナールB、HER2陽性の乳癌サブタイプは高い免疫負荷をもち、免疫原性が高いと考えられる。
　どのような癌でも癌の進展に対して免疫反応を誘発する。乳癌でも免疫システムと癌の進行の間に関係があると認識されている。癌の微小環境は種々の免疫細胞から構成されており、癌の進行をコントロールするか停止する。化学療法や分子標的治療はこのような免疫微小環境を調節する。
　免疫システムは癌を認識し、破壊するのみならず、癌の免疫原性を形成する能力があり、免疫療法により癌をコントロールする可能性がある。
　免疫療法は腫瘍に対する患者の免疫反応を亢進するためにデザインされた治療である。その種類は、①ワクチン、②T細胞を患者に注入する養子免疫（受け身免疫）、③免疫チェックポイントのブロックなどである（資料7-54）。

1）癌ワクチン
　免疫療法のうちで現在、活発に研究されている分野の1つは癌ワクチンである。癌ワクチンはT細胞を活性化し、癌細胞を異物と認識する免疫システムを刺激するようにデザインされた能動免疫療法である。ワクチンには免疫

応答のターゲットとなる抗原や免疫応答を非特異的に刺激する免疫補助が含まれる。ワクチン治療は特異的で毒性が少ない。さらに、ワクチンは適応免疫システムを刺激し、メモリー反応を産生し、複数回の治療を必要とせずに効果が持続する。乳癌に対するワクチン治療は臨床的にはなお不満足である。いくつかの免疫ペプチドワクチンが開発されている（資料7-55）。現時点で米国FDAは乳癌ワクチンを認可していない。

2）養子免疫療法

養子免疫療法はT細胞（資料7-53）移植による受動免疫法である。T細胞は腫瘍抗原を提示する樹状細胞などの抗原提示細胞の存在下で活性化される。腫瘍抗原特異的なT細胞を採取し、体外で活性化と培養を行い、患者に再移植する。体外に取り出した細胞を再び体内へ戻すので養子免疫療法と呼ばれる。一部の癌で臨床試験が行われているが、確立した効果は示されていない。

3）免疫チェックポイント阻害剤

免疫チェックポイントは自己寛容（免疫寛容[注16]）の維持や組織損傷を最小にするために、また免疫応答を修正するために必須である。腫瘍細胞は免疫認識を逃れるこれらのメカニズムを利用する。乳癌を含む多くの癌はT細胞の免疫監視を逃れる共阻害分子を発現している（資料7-56）。

細胞傷害性Tリンパ球細胞の表面に発現するプログラム細胞死レセプター1（Programmed Death 1〈PD-1〉）とそのリガンドである癌細胞（または癌微小環境に存在する正常細胞）の表面に存在するプログラム細胞死リガンド-1（Programmed Death Ligand 1〈PD-L1〉）とPD-L2の相互作用が免疫エフェクター細胞を不活性化し、免疫逃避をもたらす（資料7-56）。PD-1、PD-L1、PD-L2はT細胞応答を抑制/停止させる共同の抑制因子として働く免疫チェックポイント蛋白質である。PD-L1が活性化した細胞傷害性T細胞の表面のPD-1に結合すると、T細胞からのサイトカイン産生が減少し、T細胞の活動を抑制するシグナルが伝達される。不活性化したT細胞は遊走せず、癌微小環境内にとどまる。PD-1とPD-L1を媒介するこのメカニズムは

[注16] 特定の抗原に対する特異的免疫反応の欠如あるいは抑制状態にあること。

腫瘍免疫に対する癌細胞の抵抗性を示す。癌細胞はT細胞からの認識を逃れるために、この免疫チェックポイント・シグナル伝達を利用する。

　このような免疫チェックポイントを阻害するモノクローナル抗体が多く開発されている（資料7-56）。抗PD-1抗体のニボルマブ（®オプジーボ）はメラノーム、非小細胞肺癌、腎細胞癌、ホジキンリンパ腫、頭頸部癌、胃癌で認可されている。TN乳癌に対する試験が行われている。

　抗PDL-1抗体のペムブロリズマブ（®キイトルーダ）はメラノームと非小細胞肺癌に承認されている。抗PD-1/PD-L1抗体はTN乳癌に対して単剤またはタキサン基盤の化学療法と併用して効果を示した。ペムブロリズマブの第1b相試験で、TN乳癌患者の111例の58.6％がPDL-1陽性（間質の発現が1％以上）であった。32例が登録され有害事象は温和であったが、15.6％はグレード3以上で1例は治療関連死であった。抗腫瘍効果が評価された27例で、奏効率は18.5％、奏効期間中央値は未到達（15.0～≧47.3）であった。抗PD-L1抗体のアテゾリズマブが非小細胞肺癌で化学療法に比べて全生存期間が有意に延長した。

　細胞傷害性Tリンパ球関連抗原に対する抗CTLA-4抗体のイピリムマブ（®ヤーボイ）はメラノーム治療に承認されている。これらの乳癌に対する抗腫瘍効果の可能性が検討されている。

　免疫チェックポイント阻害剤の主な限界は、ほんの少数のみが持続的な抗腫瘍効果を示すことである。したがって、この免疫療法と他のメカニズムの異なる治療との併用が必要となる（資料7-56）。これらの免疫チェックポイント阻害剤は非常に高価であり、医療経済的にも効果予測因子の確立が必要である。

4）腫瘍浸潤リンパ球

　腫瘍浸潤リンパ球は癌組織（間質や腫瘍内）に集まっているリンパ球をいう。T細胞、B細胞、NK細胞、マクロファージなど種々のタイプの細胞から構成されているが、T細胞が最も多い。腫瘍浸潤リンパ球は腫瘍細胞を殺害し、その存在は予後を改善する。NK細胞（ナチュラルキラー細胞）は自然免疫の因子として機能する細胞傷害性のリンパ球の1つである。NK細胞は腫瘍の監視、細胞毒性、サイトカインの分泌、免疫細胞との相互作用による細胞増殖と転移を阻害する。

腫瘍浸潤リンパ球が早期乳癌で、治療の効果予測や予後のバイオマーカーと考えられるようになった（資料7-57）。最近の研究によると、乳癌の腫瘍浸潤リンパ球浸潤が増加するにつれて予後が良好となる。乳癌の間質のリンパ球浸潤は乳癌の70％以上でみられる。局所的な免疫微小環境が癌の進展を部分的にコントロールすると考えられる。乳癌のリンパ球浸潤は良好な予後と化学療法の効果に繋がる。この証拠は、トリプルネガティブとHER2陽性乳癌サブタイプで強く示された。

第8章 乳癌の術後補助療法

1. 原発乳癌の予後因子と治療の効果予測因子

　個々の乳癌患者が手術を受け、術後補助療法（または術前治療）を受ける際に最も重要視することは、自分の乳癌が再発するか、しないのか、どのくらいの時期に再発しやすいかなど（予後）を前もって知ることができるか、また、自分の受ける治療がどれほど再発・転移を防止できるか、そのためにはどれだけの副作用を我慢しなければならないか、を予測できるかであろう。

　予後因子は初回手術の際の乳癌の生物学的性格や診断時の臨床病期、患者側の因子に基づいて再発、死亡のリスクを評価し、個々の患者の予後（再発や生存の見込み）を予測する因子であり、治療の選択の助けとなる。一方、効果予測因子はどのような患者がどのような治療を選択すれば、最大の効果を、最小の副作用で得られるかを前もって予測するための手段である（資料8-1）。

　再発・転移した乳癌患者も、今後の生存期間（再発後生存期間）がどのくらいで、どのような苦痛（癌の進行による疼痛、呼吸困難、運動困難、機能障害などの症状）を受けるか、また、治療の効果がどれだけあるか、治療の副作用に耐えられるか、などを重視する。この問題に対する解答は困難であるが、第10章で詳述する（再発乳癌の予後因子と効果予測因子）。

　原発乳癌患者の再発の予測には、従来からの臨床病理学的な因子、ホルモンレセプター、HER2などの癌遺伝子の発現、EGFRなどの増殖因子レセプターの発現、遺伝子発現プロファイルによる乳癌サブタイプなどがある。このような予後因子は乳癌の術後補助療法の効果にも影響し、効果予測因子としても有用である（資料8-1）。

　現在でも最も信頼性のある予後因子は腫瘍径とセンチネルリンパ節転移の有無を含めた、リンパ節転移の有無と転移リンパ節数であり、乳癌の再発リスクを限定する最も重要な因子であるが、治療効果を予測しない。すなわち、リンパ節転移陰性と陽性乳癌の治療による相対的再発率の低下は類似し

ている。

　このように、個々の患者の乳癌の手術後の再発・転移を予測することは、術後補助療法を必要としているか、どのような治療が最適であるかを決定すること（治療の意思決定）に直結する。つまり、再発のリスクが高い場合にはある程度副作用があっても効果の強い治療法を選択し、リスクが低い場合には副作用が強い治療法は必要でないか、無治療でよいかもしれない。

　上述の多くの臨床病理学的な予後因子を集めてコンピューターで多変量解析し、再発や死亡のリスクを予測するインターネットのサイトが米国にある（アジュバント！オンライン〈Adjuvant! Online〉http://www.adjuvantonline.com、資料8-2）。個々の患者の年齢、腫瘍の大きさ、リンパ節転移、組織学的グレード、ホルモンレセプターなどを入力すると術後補助療法の有無、種類により10年無再発生存率、生存率が計算される（後述）。これらのソフトは欧米の乳癌のデータに基づいて作られたものであり、わが国の乳癌患者にそのまま適用できない。正確に予測できるかどうかの検証もされていない。使ってみるならばあくまで参考ということにして頂きたい。

　現在、急速に普及しつつあり、最も信頼されつつある再発を予測する方法は、遺伝子発現プロファイリングに基づいた方法と、免疫組織化学法によるER、PgR、HER2、Ki-67の組み合わせによる方法（IHC法）である。次世代シークエンシング法が急速に臨床応用されつつある。

2．乳癌の術後補助療法の戦略

　術後補助療法とは初回治療（多くは手術）後に明らかな癌の残存のない患者に行う治療である。癌の再発を予防することが目的である。極めて稀な例外（後述）を除いて、乳癌患者全例に行うべきであるとされている。

　切除可能の原発乳癌を外科的に摘出することのみで癌の再発/転移を完全に防止することは不可能である。すでに手術前に全身的な潜在性の転移が形成されており、それぞれの癌転移巣の増殖速度に従って顕在化するという、B. フィシャーの「乳癌は全身病である」という主張も理解される（資料8-3）。

　ブリンスキーとヘイビットルが31年以上にわたり704例の乳癌患者を追跡したところ、乳癌患者の死亡率は一般住民のそれに一致せず、31年以上の

後にも期待値の15倍高値であった（図1-3）。乳癌死亡は術後20〜25年で9例、25〜30年で4例、30〜35年で4例に認められた。他の研究者も2,019例を30年間追跡調査して、術後25〜30年においても乳癌死亡の観察値は一般住民の期待値よりも大きかったことを報告した。すなわち、乳癌はかなり早期から術後長期間にわたり全身的な潜在性の転移が存在すると考えざるを得ない。

　腫瘍量が少ない時期に治療を開始すれば、腫瘍内には薬剤耐性の癌細胞はほとんど存在しないことがしばしば観察される。したがって、このような時期に適切な、感受性のある治療を十分に行えば、腫瘍細胞をすべて根絶できる可能性がある。実験腫瘍では薬剤耐性の癌細胞は突然変異によると考えられ、薬剤耐性細胞はそれぞれの腫瘍内で自発的にランダムに発生し、抗癌剤により特異的に誘導されるのではない。したがって、最初の完全な耐性の変異体が出現する前に治療を開始すると、薬剤による治癒の可能性がそれに釣り合って高くなる。それぞれの腫瘍細胞が分裂すると、その細胞は投与された制癌剤に耐性となるような、ある種の遺伝可能な変化を受ける確率、すなわち突然変異率をもつ。もし突然変異率が高ければ、このような変異した癌細胞はその進展のうちで早期に生じるであろう。また、低い場合には、最初の耐性変異体は腫瘍が一定の大きさに達したときに初めて出現すると考えられる（資料8-3）。

　現在、乳癌はER/PgR発現、HER2発現の有無のみならず、遺伝子発現プロファイルの解析などにより多様なサブタイプが存在することが明らかになっている。従来からER陽性乳癌でもホルモン療法に反応する群と反応しない群があることが先験的に判明していた。すなわち、すべての乳癌は同一でなく、いわゆる十把一絡げの治療を行うべきでなく、それぞれのサブタイプを目標にした適切な術後補助療法を行うこと（または行わないこと）が可能となるような方策が探索されている（精密医療の項を参照）。

　一方、乳癌細胞のごく少数の細胞のみが新しい腫瘍を形成する能力があり、これらの少数の細胞は細胞膜マーカー発現（CD44+CD24-/lowなど）により、乳癌の幹細胞として同定された（資料1-2）。このような幹細胞の存在や階層的不均一の細胞集団という考え方は乳癌の化学予防や治療、ことにホルモン療法の有効性を考察する際に重要となるであろう。特に増殖中の腫瘍が感受性をもつ通常の化学療法は乳癌幹細胞には感受性がなく、残存した癌

幹細胞が再発の原因となる可能性がある。このような癌幹細胞仮説に基づく新しい治療が乳癌の術後補助療法のパラダイムをシフトする可能性がある（後述）。

3. 乳癌の術後補助療法の歴史的展開

　乳癌の術後補助療法の研究はこれまでに大きく分けると7段階で発達した（表8-1）。第1期は1950年代からの卵摘による補助療法である。第2期は術直後の化学療法の時期であり1958〜1970年にわたる。シクロフォスファミドを投与した507例の無再発生存期間は、無治療対照群519例に比べて、20年後にも有意に優れていた。このような短期間の化学療法による再発防止の可能性が第3期のより強力な、長期間の多剤併用の化学療法の試験へと進んだ。第4期のNATO試験に代表されるタモキシフェンの補助ホルモン療法の試験は1970年代中期から開始された（表8-1）が、これは閉経後患者での化学療法の効果が比較的著しくなく、化学療法の毒性が憂慮されたためである。さらに、化学療法の有効性が閉経前に限られ卵摘が有効である可能性があること、タモキシフェンが再発・進行乳癌で有効であったこと、動物モデルでホルモン療法が有効であったこと、化学療法と異なりホルモン療法は宿主の免疫能を阻害しないこと、ER陽性乳癌にホルモン療法が特に有効であること、などにより術後補助療法としてのホルモン療法が推奨された。

　1990年代からの第5期は、CMF、アンスラサイクリン系中心の多剤併用化学療法（CAF、AC、FEC）のみならず、タキサン系薬剤の組み込み、高用量化学療法や、ホルモン療法としては閉経前患者に対するLHRHアゴニ

表8-1　乳癌の術後補助療法の歴史的展開

1.	1950年代	卵巣摘出（卵巣照射）
2.	1958〜1970年	術直後の化学療法　CPA
3.	1970年代	長期間の多剤併用化学療法　CMF
4.	1970年代中期	タモキシフェン
5.	1990年〜	アンスラサイクリン、タキサン基盤の多剤併用化学療法、LHRHアゴニスト、アロマターゼ阻害剤
6.	2000年〜	トラスツズマブ＋化学療法
7.	2000年〜	乳癌サブタイプによる治療選択

スト、閉経後患者に対するアロマターゼ阻害剤が導入され、それまでの標準治療が変更されてきた。

　2000年以降の第6期では、HER2陽性乳癌に対してトラスツズマブを化学療法と併用することにより、再発リスクが明らかに低下したことから、トラスツズマブの導入が進んだ。

　第7期では、遺伝子発現プロファイル解析および免疫組織化学法などの手段により、乳癌のサブタイプの分類により詳細に乳癌の予後を予測できるようになり、それぞれの乳癌に対応した術後補助療法を選択できる可能性がでてきた。

　一方、閉経前後で乳癌のER陽性率などの生物学的性格が異なり、ホルモン療法の作用機序により投与薬剤が異なり、ER/PgRの発現状況によりホルモン療法と化学療法の適応が決定されることが判明した。このため多くの試験においてホルモンレセプターと閉経状況が層別化因子に組み込まれて、"ホルモン療法および/または化学療法"という組み分けが行われるようになった。さらに、化学療法やホルモン療法が補助療法としても再発、死亡までの期間を延長することが判明すると、術後補助療法の有効な患者群の設定、化学療法、ホルモン療法、あるいは化学・ホルモン療法が有効であるサブグループを選択することが重要な問題となってきた。すなわち、術後補助療法の効果予測因子を決定し、それに従って治療法を選択することの重要性が認識されるようになった。ERを中心とするホルモンレセプターがホルモン療法の効果予測因子として重要であり、ERおよび/またはPgR陽性乳癌のみがホルモン療法の適応になることが判明した。しかし、後述のように、化学療法の効果予測因子は多くの候補が提唱されているものの、未だ決定されていない。

1) 術後補助療法の初期の研究
(1) 術後補助療法の無作為化比較試験

　欧米では1950年代後半より乳癌の術後補助療法において、無治療ないし標準治療を対照群とした前向き無作為化比較試験（ランダム化比較試験）の必要性が認識されるようになった（資料8-4）。

　米国では1958年にNIHの主導により23施設が共通のプロトコルによる

第8章 乳癌の術後補助療法

術後補助療法を開始した。これがB. フィシャーに主導されたNSABP[注1)]に発展した（コラム5）。最初の試験は1958年に開始された抗癌剤のチオテパとプラセボの無作為化比較試験であった。その後のNSABP B-5試験のL-PAM、ニッセン・マイヤーらの術後短期間のシクロフォスファミド静注、ボナドンナらのCMF化学療法、ミーキンらの卵巣照射、NATO試験のタモキシフェンなど、化学療法やホルモン療法の試験が初期の試験としては著名である。しかし、その後の多くの試験を含めて、全体として治療群と対照群との有意差が得られた試験は必ずしも多くなかった。また、あるものは有意差がみられ、あるものはみられず、またあるものは逆方向の結果が得られた。

術後補助療法による利益はせいぜい5年までの相対的再発率および死亡率の20～30％の低下と5年絶対的再発率および死亡率の5～10％の低下にすぎず、これを確実に検出するためには2,000例以上の症例数が必要である。このような状況に鑑み、EBCTCG（コラム6）が結成され、乳癌術後補助療法の無作為化比較試験を集計、オーバービュウ解析した。これによりそれぞれの治療の効果が明確となった。

コラム5

Bernard Fisher（1918-）とNSABP

Fisherは乳癌の外科的、生物学的研究から出発し、1957年より乳癌の術後補助療法の評価を確立するために、無作為化比較試験を推進し、NSABPを主導した。NSABP試験の成績により、多くの乳癌の適切な術後補助療法が確立した。

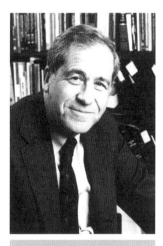

Bernard Fisher

[注1)] 米国の乳癌および大腸癌に対する術後補助療法の試験プロジェクト。

コラム 6

Richard Peto と EBCTCG

英国オクスフォード大学の統計学者のピート（R. Peto）教授を中心として形成された EBCTCG（早期乳癌研究者国際連携グループ）は、1984～1985年以来、世界中のほとんどすべての乳癌術後補助療法の無作為化比較試験を集計、オーバービュウ解析してきた。EBCTCG のオーバービュウは乳癌術後補助療法のエビデンスとして

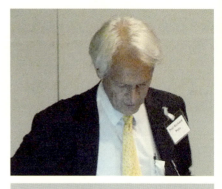

Richard Peto

評価され、乳癌治療に大きなインパクトを与えてきた。すなわち、術後補助療法の効果の明白な証拠を示し、さらに、将来の研究の作業仮説を設定することが可能となった。

ⅰ）卵巣摘出術（卵巣照射）

再発・進行乳癌に対する卵巣摘出術（卵巣照射）の効果が確認されると、再発を予防するためにこのホルモン療法を手術に追加する試みがみられた（資料8-5）。マンチェスター試験、NSABP、ニッセン・マイヤー、ミーキンなどの卵摘、卵巣照射の試験が著名である。

このように、術後補助療法としての卵摘または卵巣照射の無作為化比較試験を含む研究により、全体または一部のサブグループで無再発生存期間や生存期間は有意差、または有意差なしの改善の傾向であったが、有意差がないという報告も少なからずみられ、卵摘の再発、死亡の抑制効果を疑問視する意見も少なくなかった。

閉経前乳癌患者の術後補助療法として卵摘または卵巣照射による卵巣機能抑制が再発、死亡を抑制するという事実の証明は EBCTCG のオーバービュウ（1996年）を待たねばならなかった。また、後述のように1980年代に閉経前再発乳癌患者において LHRH アゴニストの効果が確認されると、術後補助ホルモン療法としての探索が行われるようになり、外科的卵摘や卵巣照

射は行われなくなった。

ⅱ）内科的ホルモン療法

　アンドロゲンやエストロゲンなどの性ステロイドホルモンを術後補助療法として乳癌の再発予防に使用しようという構想は早くからみられたが、主に副作用のために中断することが多く、大規模な無作為化比較試験で評価されることはなかった。

4．術後補助ホルモン療法

1）タモキシフェンによる術後補助ホルモン療法

　1970年代前半に、タモキシフェンの乳癌に対する有効性と比較的少ない副作用が再発・進行乳癌患者で確認され、欧米で認可されると、タモキシフェンによる術後補助療法としての効果を検証する無作為化比較試験が開始された。最初の大規模試験が1977〜1981年に英国で行われたNATO試験である。NATO試験（タモキシフェン2年間投与と無治療の無作為化比較試験）は1,285例の登録という、当時としては大規模の試験であり、術後補助ホルモン療法の確立に大きく貢献した。この試験は非評価例の率が高く、ERは41％のみで測定されていたが、タモキシフェンの有効性が確認された。追跡期間中央値45ヵ月において、治療群で152例、対照群で220例の再発または乳癌以外の死亡が確認され（$P<0.0001$）、全死亡の頻度も明らかな差がみられた（$P<0.0019$）。追跡期間中央値5年6ヵ月での報告でもタモキシフェンの効果が持続した（$P=0.0001$）。

　さらに、スコッティシュ試験（Scottish）によりタモキシフェンの長期投与が試みられ、NSABP B-14試験ではリンパ節転移陰性でER陽性の乳癌患者において、タモキシフェン20mg/日の5年間投与とプラセボを無作為に比較した。10年の追跡で、タモキシフェン群は無治療群に比べて無病生存率は69％と57％（$P<0.0001$）、無遠隔転移生存率は76％と67％（$P<0.0001$）、全生存率は80％と76％（$P=0.02$）であり、明らかに優れていた。タモキシフェン治療は対側乳癌の発生を有意に37％減少した（$P=0.007$）。

　NSABP B-14試験の15年後のアップデートで、プラセボに比べて、タモキシフェンは、年齢、閉経状況、ER濃度に関係なく、無再発生存期間（$P<$

0.0001）と全生存期間（P = 0.0008）を改善した。
　これらの試験は EBCTCG のオーバービュウへの道を開いた。タモキシフェンによる術後補助療法は後に詳述する。

　1988年より開始された EBCTCG のオーバービュウは、世界中の大規模無作為化比較試験のみならず、有意差を得られなかった無作為化比較試験の個々の患者のデータを集計した解析により、個々の治療の乳癌再発・死亡のリスクへの影響が判明するようになった（コラム 6）。また、ザンクトガレン会議により、乳癌の危険因子の設定とそれに対応した術後補助療法の選定と標準化が試みられている。

2）アロマターゼ阻害剤による術後補助ホルモン療法

　閉経後のホルモンレセプター陽性乳癌患者に対する術後補助療法、ネオアジュバント治療、再発・進行乳癌の臨床試験でタモキシフェンに比べて、アロマターゼ阻害剤がより優れた臨床効果を示した。ホルモン反応性の閉経後乳癌の術後補助療法としてのタモキシフェン5年間治療という標準に対して、アロマターゼ阻害剤治療の位置づけを決定するために次のような戦略が考慮された。単剤の比較、同時併用、タモキシフェン投与後のアロマターゼ阻害剤の逐次的な投与、タモキシフェン5年間後の投与、タモキシフェン5年間継続治療とタモキシフェン2～3年間治療後のアロマターゼ阻害剤3～2年間投与の比較である。アロマターゼ阻害剤5年間、タモキシフェン5年間、タモキシフェン2～3年間→アロマターゼ阻害剤3～2年間、アロマターゼ阻害剤2～3年間→タモキシフェン3～2年間の4群比較が行われた（詳細は後述）。

3）LHRH アゴニストによる術後補助ホルモン療法

　再発リスクが低いホルモンレセプター陽性の閉経前乳癌に対してタモキシフェンが5年または10年間投与されるが、再発リスクが高い場合には卵巣機能抑制（卵巣摘出術または LHRH アゴニスト）＋タモキシフェン、または卵巣機能抑制＋アロマターゼ阻害剤が望ましい（後述）。

4) 非浸潤性乳癌に対するホルモン療法

　非浸潤性乳癌にはDCIS（非浸潤性乳管癌）とLCIS（非浸潤性小葉癌）があり、浸潤性乳癌の前病変であるが、必ずしもすべてが浸潤癌に進展するわけではなく、予後は浸潤性乳癌に比べて圧倒的に良好である。個々の患者で浸潤癌への進展を予測する方法は現在不明である。マンモグラフィー検診の進展により、DCISの検出は乳癌全体の20～30％に増加している（資料8-6）。

(1) 非浸潤性乳癌に対するタモキシフェンの効果

　乳癌予防試験（NSABP P-1）で、タモキシフェンは高リスク女性の浸潤性および非浸潤性乳癌の発生を予防した。すなわち、異型乳管過形成（ADH）またはLCISの既往のある女性の浸潤癌発生のリスクを約50％減少した。DCISやLCISの既往のない女性でも、これらの腫瘍の頻度を低下した。対側乳癌の発生が抑制されたという結果より、タモキシフェン治療がDCISに有効であることが推定できる。

　NSABP B-24試験では、DCIS患者に腫瘍摘出術と放射線療法の後にタモキシフェンを5年間投与することにより、浸潤性および非浸潤性乳癌のリスクが低下した。1,804例のDCISの患者が腫瘍摘出術と放射線療法（50 Gy）後にタモキシフェン5年間投与とプラセボに無作為に割り付けられた。追跡期間中央値74カ月で、タモキシフェン投与は浸潤癌の再発を有意に44％低下した（$P=0.03$）。全体として同側の非浸潤癌および浸潤癌を3.3％（$P=0.04$）と対側乳癌を1.4％（$P=0.01$）低下し、遠隔転移のリスクを5年目に13.7％から8.2％へ有意に低下した（$P=0.0009$）。追跡期間中央値83カ月において、腫瘍摘出術と放射線療法のみに比較してタモキシフェンを加えることにより、7年後の全乳癌イベントが明らかに37％低下した（$P=0.0003$）。

　14.5年の追跡期間中央値で、ER陽性のDCIS患者において、タモキシフェンはプラセボに比較して、10年無再発率を有意に51％（$P<0.001$）低下し、10年全生存率を有意に40％（$P=0.003$）低下した。ER陰性DCIS患者ではタモキシフェンの効果はみられなかった。

　この結果、米国FDAはDCISの外科手術と放射線療法後にタモキシフェンを投与することを認可した。その後、米国でDCISの手術後に41％（665/1622）の患者がタモキシフェンを受けるようになった。このように、DCIS

に対する乳房温存療法後の術後補助タモキシフェン療法が推奨されている。

マンモグラフィー検診で発見された DCIS を完全切除した1,701例の患者に対する放射線療法とタモキシフェンの効果を2×2法の無作為割り付けにより比較した。追跡期間中央値52.6カ月で、同側浸潤性乳癌はタモキシフェン投与により減少しなかったが、全体の DCIS の再発は有意に32%減少した（P = 0.03）。放射線療法は同側の浸潤性乳癌のリスクを有意に55%低下し（P = 0.01）、同側の DCIS のリスクを64%低下した（P = 0.0004）が、対側乳癌の発生には影響しなかった。放射線療法とタモキシフェンの間の相互作用の証拠はみられなかった。このように、局所再発に対するタモキシフェンの抑制効果には限度があった。ER 陰性の DCIS にタモキシフェンが奏効するか否かは明確でないが否定的な報告がある。放射線療法またはタモキシフェンが DCIS 患者の乳癌死亡を減少したという証拠はこれまでの報告には存在しない。放射線療法またはタモキシフェンを追加しない切除単独により再発のリスクが十分に低いという患者群を同定することが必要である。

(2) 非浸潤性乳癌に対するアロマターゼ阻害剤の効果

NSABP B-35 試験はランペクトミーと放射線療法を行ったホルモンレセプター陽性の閉経後 DCIS 患者に対するアナストロゾールとタモキシフェンの5年間投与の無作為化比較試験である。3,104例の患者の9.0年の追跡期間中央値で、乳癌イベント数はタモキシフェン群の122例に比べて、アナストロゾール群が90例と有意に27%低下した（P = 0.0234）。60歳以上に比較して60歳未満でのみアナストロゾールが優れていた（P = 0.0379）。

閉経後のホルモンレセプター陽性の DCIS 局所切除後の局所再発と対側乳癌の予防に対するアナストロゾールとタモキシフェン5年間投与の比較を無作為化比較試験で行った（IBIS-II 試験）。2,980例の患者の追跡期間の中央値は7.2年であった。全体の再発には差がなかった（67例 vs 77例）。アナストロゾールの非劣性が証明されたが、タモキシフェンの優位性は否定された。死亡にも差はなかった。有害事象にも差がなかった。アナストロゾール群では骨折、筋肉骨痛、高コレステロール血症、卒中が多く、タモキシフェン群では痙攣、婦人科癌、婦人科的症状、血管運動神経症状、深部静脈血栓症が多かった。

5. 術後補助化学療法

　化学療法による術後補助療法の無作為化比較試験は1960年代後半から1970年初頭にかけて開始された（資料8-7）。CMF多剤併用化学療法が長く使用されたが、1980年代にドキソルビシンをベースにした多剤併用化学療法が開始され、その後、化学療法とホルモン療法の併用、高用量化学療法、タキサン系抗癌剤、トラスツズマブの導入へと発展していく。

　術後補助化学療法を第1世代（CMF、AC、FEC50など）、第2世代（FEC100、CAF、FAC、AC-T、DCなど）、第3世代（FEC-D、FEC-T、DAC、ACT、AC-T、AC-Dなど）に分けた。ある研究者によると、第1世代の化学療法は無治療に比べて、乳癌死亡を35％減少し、第2世代の化学療法は第1世代に比べてさらに20％減少し、第3世代の化学療法は第2世代に比べてさらに20％減少した。

1）術後補助化学療法の変遷

　乳癌の術後補助療法の標準化学療法であったCMFとアンスラサイクリンを含む化学療法を比較した11件の試験（5,942例）のうちで、CMFが優れていたのは1件のみであった（資料8-8）。

　閉経前のリンパ節転移陽性のER陽性および陰性乳癌患者710例で、CMFとCEFの効果を比較した（MA.5試験）。追跡期間中央値59カ月で、5年無病生存率（$P = 0.009$）と全生存率（$P = 0.03$）はCEFがCMFに比べて、有意に優れていた。

　EBCTCGのオーバービュウ（2005年）では、アンスラサイクリンを含む多剤併用化学療法（FAC、FEC）6カ月投与は、診断時に50歳未満の患者では年間乳癌死亡率を38％低下し、50〜69歳の患者では約20％低下した。これは、タモキシフェンの有無、ER発現の有無、リンパ節転移または他の腫瘍の性格に左右されなかった。化学療法の効果は高齢者よりも若年者で大きく、死亡よりも再発の低下が大きかった。アンスラサイクリンを含む多剤併用化学療法はCMFよりも再発（$2P = 0.0001$）、乳癌死亡（$2P < 0.0001$）に有意に効果的であった。

　タキサン（パクリタキセル、ドセタキセル）の乳癌術後補助療法は再発、死亡のリスクを明らかに低下した（資料8-8）。アンスラサイクリンをベース

にした処方にタキサンを付加した術後補助化学療法の無作為化比較試験の13件（22,903例）のメタアナリシスによると、無病生存期間は17％有意に改善した（P＜0.00001）。全生存期間は15％改善した（P＜0.00001）。このリスクの低下はER発現、リンパ節転移数、タキサンの種類、年齢/閉経状況、投与スケジュールに依存しなかった（資料8-8）。

TAC（ドセタキセル、ドキソルビシン、シクロフォスファミド）とFACの比較をリンパ節転移陽性乳癌1,491例で行った。追跡期間中央値55カ月で、5年無病生存率は75％と68％であり、再発のリスクが28％低下した（P＝0.001）。5年全生存率は87％と81％で、死亡のリスクは30％低下した（P＝0.008）。グレード3/4の白血球減少と感染はTAC群に有意に多かった。

このように多くの試験で、アンスラサイクリンを含む化学療法はこれを含まない化学療法に比べて優れており、さらにタキサンを付加することにより、ホルモンレセプターの有無にかかわらず再発、死亡のリスクを有意に低下した（資料8-8）。

術後補助化学療法の抗癌剤の最も効果的な組み合わせをネットワークメタアナリシスで探索した。24件の無作為化比較試験において、ドセタキセル＋シクロフォスファミド（TC）とプラチナ製剤を含む処方が、逐次的なアンスラサイクリン＋シクロフォスファミド→タキサン（AC-T）と同程度に全生存期間を改善した。CMFまたはACは、逐次的なAC-Tに比べて、明らかに全生存期間が短縮した。プラチナ製剤を含む処方は逐次的なAC-Tに比べて毒性が強かった。TCの有害事象は逐次的なAC-Tと同様または少なかった。ホルモンレセプターの有無はどの処方でも全生存期間に影響しなかった。結局、逐次的なAC-Tが、ホルモンレセプター状況にかかわらず、最も効果的な術後補助療法であると考えられる。

アンスラサイクリンの有害事象特に心毒性によりアンスラサイクリンの時代は終わったという意見がある。しかし、アンスラサイクリンの乳癌に対する効果、アンスラサイクリン/タキサンに比べて、アンスラサイクリンを除いた化学療法の処方が稀であること、最新の処方ではアンスラサイクリンの有害事象を低下できること、などの理由でアンスラサイクリンの利益が有害事象のリスクを超えると考えられ、アンスラサイクリンは乳癌特に高リスクの患者の治療に重要な役割を果たしていると考えられる。

カナダのオンタリオで、乳癌の術後補助化学療法に関するガイドラインを

決定した（2015年）。化学療法を抗メタボライト基盤（シクロフォスファミド、メトトレキサート、5-フルオロウラシル）、アンスラサイクリン基盤、タキサン基盤の化学療法の3つに分けた。単剤の化学療法はどのような患者にも勧告しなかった。アンスラサイクリンとタキサンを基盤とした化学療法は初期の世代の化学療法に比べて優れており、生存期間を明らかに延長した。術後補助療法としてベバシズマブの使用は有効である証拠がなかった。

ASCOのCancer Care Ontario Clinical Practice Guidelineでは、HER2陰性患者に対する最適な化学療法の処方とHER2陽性乳癌患者に対する分子標的治療の術後補助療法の推奨（2016年）を行った。術後補助化学療法の処方を決定するに際して、次のことを考慮すべきである。ベースラインの再発のリスク、毒性、利益の見込み、共存症などの宿主の因子。PSが良好のHER2陰性のハイリスクの乳癌患者に対する術後補助化学療法は、アンスラサイクリンとタキサンを含む治療法が標準である。ドセタキセル＋シクロフォスファミドの4コースが非アンスラサイクリン処方では受け入れられる。ハイリスクのHER2陽性例ではアンスラサイクリンとタキサンの逐次的投与にトラスツズマブを同時に併用する。または、ドセタキセル、カルボプラチン、トラスツズマブの6コースを薦める。低リスク、リンパ節転移陰性、HER2陽性患者に対しては、パクリタキセルとトラスツズマブを1/週、12サイクル行う。トラスツズマブは1年間投与する。プラチナ製剤は、TN乳癌患者の術後補助療法としては、生存期間を延長するという有効性が得られないうちは日常的には投与しない。

2）自家骨髄移植または末梢血造血幹細胞移植を伴う高用量化学療法

高リスクの乳癌患者の術後補助療法としての自家造血幹細胞移植を伴う高用量化学療法に関する15件の無作為化比較試験のメタアナリシスで、高用量化学療法は無選択的の集団で無再発生存期間を有意に延長した。HER2陰性乳癌特にTN乳癌患者では全生存期間も延長した。

予後不良の乳癌に対して自家骨髄移植または末梢血造血幹細胞移植を伴う高用量化学療法と通常の化学療法の効果を比較した14件の無作為化比較試験（5,600例）をメタアナリシスした。高用量化学療法は全生存期間を延長しなかった。3年後の無イベント生存率を有意に上昇したが、長期の追跡では差がなかった。高用量群で治療による死亡が約8倍多かった。その他の有

害事象も多く、程度が強かった。QOL は治療直後には低下したが、1 年後には差がなくなった。

3）ドーズデンス化学療法

　ドーズデンス（強化）化学療法は抗癌剤の処方を 1 回の投与量を変えないで頻繁に間隔を短縮して投与し、抗癌剤の投与期間を短くすることにより、癌細胞の増殖が化学療法のサイクルの間に回復しないようにする（資料 8-9）。抗癌剤の用量を少なくするか、好中球減少に対応するために G-CSF 剤（顆粒球コロニー刺激因子）などを併用する。再発・進行乳癌や術後補助化学療法として標準的な化学療法に比べて奏効率や無再発生存期間や全生存期間の改善がある程度認められているが、異見も多い。AC＋T 同時投与と AC→T（ドキソルビシン、シクロフォスファミド→パクリタキセル）逐次的治療の比較と AC→T の 3 週毎を 2 週毎に短縮するドーズデンス化学療法を比較した。ドーズデンス AC→T は無病生存期間と全生存期間を改善した。同時投与と逐次的投与では差がなかった。

　2,005 例のリンパ節転移陽性乳癌患者において、ドキソルビシンとパクリタキセルの種々の組み合わせを術後補助療法として、同時または逐次的に投与した。ドーズデンス化学療法は無病生存期間（P ＝ 0.010）と全生存期間（P ＝ 0.013）を有意に改善した。

　2,017 例の高リスクの乳癌患者にエピルビシン＋シクロフォスファミド→ドセタキセルのドーズデンス化学療法と標準的な FEC→ドセタキセル治療を無作為に投与した。5.3 年の追跡期間中央値で、ドーズデンス化学療法群は 5 年無イベント生存率を有意に改善した（86.7% vs 82.1%、P ＝ 0.04）。遠隔転移率や全生存率には差がなかった。

　ドーズデンス化学療法の効果に関する 10 件の試験のメタアナリシスでは、3 件（3,337 例）でドーズデンス化学療法と通常の化学療法（同様の処方）を比較した。ドーズデンス化学療法は全生存期間（P ＝ 0.03）と無病生存期間（P ＝ 0.005）を改善した。しかし、ホルモンレセプター陽性乳癌では差がなかった。

　術後補助療法のドーズデンス化学療法の 8 件の無作為化比較試験（17,188 例）のメタアナリシスにおいて、ドーズデンス化学療法を受けた患者は標準的な化学療法に比べて、全生存期間（P ＝ 0.0001）と無病生存期間（P ＜

0.0001) が改善された。全生存期間の有意な延長は、ホルモンレセプター陰性（P = 0.002）で得られたが、ホルモンレセプター陽性乳癌患者では得られなかった。

　このように、ドーズデンス化学療法は高リスクのER陰性乳癌患者の標準的な治療と考えられるが、異論もある。

4）術後補助化学療法の開始時期と投与期間

　術後の補助化学療法の適切な開始時期は明確でないが、開始の遅れが全身治療の効果を損ねるのではないかという危惧がある。手術から化学療法の開始時期が遅れると予後が悪化する可能性がある（資料8-10）。

　術後補助化学療法の開始が遅れることが治癒率の低下につながるとすれば、できるだけ早期に開始することが論理的である。化学療法を非常に早期に使用する根拠は上述の理由に加えて、次の通りである。実験動物モデルで原発腫瘍を外科的に摘出すると残存転移腫瘍の増殖率が亢進した。この生物学的論拠は不明であるが、この時期の化学療法はこの現象を阻害するのみならず、増殖率の亢進により静止細胞が細胞分裂周期にリクルートされ、化学療法の効果が増強されると考えられた。

　乳癌手術と術後補助化学療法の開始時期の間の期間が生存期間に影響するかに関してメタアナリシスを行った。8件の報告で、この期間が4週間以上延長すると死亡のリスクが有意に上昇した。術後補助化学療法の開始を不必要に延ばすことを避けることが大切である。化学療法の開始時期が遅れると予後不良となり、4週間を超えることは避けるべきである。

　ホルモン非反応性の乳癌に対する化学療法の最適の期間は決定されていない。これまでの試験によれば、通常の（大用量でない）化学療法では4〜6カ月が適当であると考えられる。しかし、これらのホルモン非反応性の乳癌サブタイプは、ベーサル様乳癌やHER2高陽性乳癌など、多様性が著しく、化学療法の最適の期間が明確でない。

5）術後補助化学療法の過剰治療の防止

　化学療法の投与により予後が改善されるか否かを事前に予測することは抗癌剤の毒性を考慮すると重要である。無効な抗癌剤を有害事象が予想されるにもかかわらず投与することは避けるべきである。このためには、化学療法

の効果を予測することと、再発リスクが化学療法を必要とするほど高いのかを評価するべきである。これまでの臨床病理学的な評価ではほとんど不可能であった。

　化学療法を過剰に使用することを防止するために、予後因子と治療を決定する判断を多遺伝子発現により行うことにより、化学療法を使用しないで済ませると主張されている（資料8-11）。

　再発を予測するための遺伝子発現プロファイル測定が増加しており、全例の25〜30％が治療の選択を変更するように勧められている。これにより、術後補助化学療法の使用が減少している。原発乳癌の多遺伝子検査により術後補助化学療法の必要性が臨床病理学的検査の結果を変更した（資料8-11）。

6）化学療法の効果予測因子 —— 化学療法が有効である患者を予測する

　タキサンまたはアンスラサイクリン基盤の化学療法に関するEBCTCGオーバービュウでは、術後補助化学療法は再発のリスク低下に関して、年齢、リンパ節転移、腫瘍径、グレード、ER発現、タモキシフェン併用の有無などには依存せず、これらは化学療法の効果を予測しなかった。

　EBCTCGのオーバービュウ（1998年）では、ER陰性乳癌は閉経前後で、ER陽性例に比べて化学療法に反応しやすい傾向がみられた。50〜69歳では、ER発現状況にかかわらず化学療法は再発、死亡のリスクをともに低下したが、ER陰性例では陽性例に比べてほぼ2倍の年間リスクの低下を示した。リンパ節転移陰性乳癌も陽性例と同様に化学療法により、相対的なリスクが低下し、無病生存期間と全生存期間が延長した。

　2005年のEBCTCGのオーバービュウで、リンパ節転移状況は化学療法の再発、死亡の相対的リスク低下に年齢にかかわらず影響しなかった。ER陰性（poor）例ではタモキシフェンの有無による化学療法の効果の差はなかった。化学療法は閉経前後のER陰性患者でともに効果的であった。ER陽性例でも、タモキシフェンは化学療法によるリスクの低下に影響しなかった。

　無治療群と比較した多剤併用化学療法群の年間再発率比は、50歳未満のER陰性乳癌患者とER陽性患者で有意差はなかった。死亡率比にも差はなかった。50〜69歳では年間再発率比と死亡率比はER陽性患者に比べてER陰性患者が良好であった。すなわち、ER陰性例の化学療法の絶対的5年再発率は50歳未満では無治療対照群が38.8％、化学療法群が25.5％であ

り、13.2%の差（2P＜0.00001）がみられた。50～69歳のER陰性患者では42.9%と33.3%であり、9.6%の差（2P＜0.00001）がみられた。ER陽性乳癌患者ではタモキシフェンが化学療法の効果を修飾するという証拠は見出せなかった。

2008年のEBCTCGオーバービュウ報告では、ER陰性乳癌において、多剤併用化学療法は乳癌再発、乳癌死亡、全死因による死亡を50歳未満および50～69歳において有意に減少した。タモキシフェンはER陰性乳癌では再発、死亡に影響せず、化学療法の効果を修飾しなかった。このことは60～69歳の年齢層でも確認された。ER陰性/PgR陰性乳癌は化学療法によく反応したが、このことはホルモンレセプター陽性例が化学療法に反応しないことを意味するわけではない。ER陰性/PgR陰性乳癌患者には化学療法がより効果的であると考えられる。これらの患者にホルモン療法を行うことは有益ではなく、ホルモン療法剤の直接の毒性、または化学療法剤との干渉により、むしろ有害である可能性もある。

EBCTCGの1998年のオーバービュウでは高齢者において化学療法の効果が低下する傾向であった。2005年の報告では、術後補助化学療法の効果は10歳毎に区切ると、若年者が明らかに効果の程度が強かったが、50歳未満と50～69歳では再発、死亡の年間イベント率比には差がなかった。70歳以上では多剤併用化学療法の無作為化比較試験に登録された患者数が少なく（約7,000例）、化学療法の有無による再発と死亡の低下に有意差があるとはいえなかった。

4件の無作為化比較試験で、6,487例のリンパ節転移陽性患者（追跡期間中央値：9.6年）に種々の化学療法を行ったが、患者年齢を50歳以下、51～64歳、65歳以上に分けた多変量解析で、腫瘍径、リンパ節転移数、抗癌剤投与量、タモキシフェン使用が有意に無病生存期間と全生存期間に影響したが、年齢と無病生存期間は関連しなかった。生存期間は65歳以上で有意に短縮した（P＜0.001）が、その原因は乳癌以外による死亡であった。0.5%（33例）が治療死であったが、高齢者に多かった。年齢にかかわらず高投与量が再発、死亡を同様に低下した。このように、年齢のみで化学療法の禁忌にはならないと結論された。

EBCTCGの2012年のオーバービュウでは、123件の約10万人の長期の化学療法の追跡により、異なった多剤併用化学療法の効果をメタアナリシス

した。タキサン＋アンスラサイクリンを基盤とした化学療法 vs タキサンを含まない化学療法（44,000例）の比較、アンスラサイクリン基盤の化学療法 vs 他の処方の比較（7,000例）、アンスラサイクリン基盤の化学療法 vs CMF 化学療法の比較（18,000例）、多剤併用化学療法 vs 無化学療法の比較（32,000例）。

アンスラサイクリン基盤の化学療法にタキサンの4サイクルを付加すると乳癌死亡は14％低下した（2P＝0.0005）。4サイクルのACと標準的なCMFの効果は同等であった（2P＝0.67）。しかし、より高い累積用量のアンスラサイクリン基盤の化学療法（CAF、CEF）は標準のCMFに比べて22％死亡リスクを低下した（2P＝0.0004）。化学療法なしに比べた試験では、CAFはリスクを36％有意に低下し（2P＜0.0001）、4サイクルのACは22％有意に低下し（2P＝0.01）、CMFは24％有意に低下した（2P＜0.0001）。CAF化学療法が他に比較して死亡リスクの低下が大きかった。タキサンまたはアンスラサイクリンを基盤とした化学療法のメタアナリシスで、相対的なリスクの低下は年齢、リンパ節転移、腫瘍径、分化度、ER状況、タモキシフェン併用の有無に影響されなかった。

7）個々の患者に対する最適の治療法を選択

最適の術後補助療法を選ぶための因子は、腫瘍の因子として、腫瘍径、リンパ節転移の有無、腫瘍の生物学的特徴（ER/PgR、HER2発現、遺伝子発現プロファイル、サブタイプ、多遺伝子検査など）、患者の因子（年齢、共存症、患者の好み・選択）がある。

T1a（1～5mm）とリンパ節転移陰性の患者は再発・進行乳癌のリスクが非常に低く、一般的には術後補助療法は必要でない。中等度ないし高度のリスクの患者は化学療法を受けるべきである。低リスクの患者は、50～60歳以下であれば化学療法を考慮する。化学療法を必要とする高リスクの患者は、アンスラサイクリンとタキサンを含む化学療法を推奨する。低または中等度のリスクの患者はアンスラサイクリンなしのタキサンを推奨する。ER陽性/PgR陽性乳癌の患者は全て少なくとも5年間のホルモン療法を受けるべきである。HER2陽性の患者は化学療法とトラスツズマブを受ける。ペルツズマブの術後補助療法のデータは欠けているが、これを推奨するガイドラインもある。

HER2陽性乳癌で、トラスツズマブを基盤とした術前化学療法にペルツズマブを加えると、pCR率が上昇したが、ペルツズマブの付加による毒性が増強した。好中球減少、下痢が多かった。心不全は少なかった。
　TN乳癌に対する最善の化学療法は発見されていないが、アンスラサイクリンやタキサンを組み込むことが有効であり、一方、ベバチズマブ、カペシタビン、ゲムシタビンは有効でない。
　化学療法の抗癌剤の組み合わせを選択するには、再発のリスク、化学療法の利益がどの程度か、有害事象の種類、程度が耐えられるか否かも問題となる。
　種々の選択の決定を助ける方法が開発されており（Adjuvant! Onlineなど）、術後補助化学療法の利益が予測できる。また、多遺伝子発現プロファイルないし乳癌サブタイプがより正確な評価を可能にする。前述のTAILORx、MINDACT、RxPONDER、OPTIMA試験は臨床病理学的な選択に遺伝子シグニチャーを加える利益を評価する。

8）化学療法の副作用

　化学療法の急性の回復可能の有害事象は、脱毛、悪心・嘔吐、疲労感、骨髄障害（白血球減少、好中球減少、貧血、血小板減少）、有熱性好中球減少、口内炎、下痢、手足症候群などがある。有熱性好中球減少に対しては、顆粒球コロニー刺激因子（G-CSF）が有効である。好中球減少症に対する遺伝子組み換えヒトG-CSFはサイトカインの一種で、顆粒球産生の促進、好中球の機能を高める。G-CSF製剤は、癌化学療法による好中球減少症に用いられ、フィルグラスチム（®グラン）、ナルトグラスチム（®ノイアップ）、レノグラスチム（®ノイトロジン）等がある。
　化学療法による貧血に対しては、赤血球造血刺激剤が有効である。しかし、赤血球造血刺激剤投与の有無で、再発・進行乳癌患者の生存期間は差がなかった。化学療法開始18カ月では赤血球造血刺激剤は患者の生存期間を改善した。
　長期の、場合によっては不可逆性の副作用には、心筋障害、急性白血病、末梢神経障害などがある。化学療法による末梢神経障害はQOLに影響し、抗癌剤の投与量を低下する一因となり、臨床上大変困った問題である。
　タキサンの末梢神経障害は両側性に足指（最長の神経の先端）から始ま

る。知覚異常、知覚不全、しびれ感、電気ショック様の感覚、運動障害、疼痛などを訴えるが、患者間で個人差が強い。実際、20～30％の患者は神経障害を訴えない。タキサンの神経障害には適切な治療がない。タキサンを基盤とした化学療法により、手足のピリピリ感/麻痺感が発生した。296例のうち173例（58.1％）が末梢神経障害症状を報告し、31％が軽く、28％が中等度ないし激しいと表現した。肥満が末梢神経障害の危険因子であった。末梢神経障害を訴えた患者は、不眠、不安、うつが多く、その程度が強かった。

前向き試験で、化学療法を受けた296例の乳癌患者の1年間以内の末梢神経障害の累積頻度は28.7％であった。80％は6カ月後にも症状を示した。その後は有意に減少した。そのリスクはドセタキセル治療で高かった。飲酒と糖尿病は無関係であった。

605例の乳癌の術後患者の62％が化学療法を受けていた。27％が末梢神経障害を訴えた。単変量解析で肥満、臨床病期2、3期、乳切後、診断前の末梢神経障害、タキサン化学療法が末梢神経障害の発生の高リスクであった。高齢、運動、ER陽性、ホルモン療法は末梢神経障害の低リスクであった。多変量解析ではパクリタキセル、ドセタキセルの使用と診断前の末梢神経障害が高リスク因子であった。全体として、長期の末梢神経障害は化学療法なし群で17％、タキサン以外の化学療法で20％、ドセタキセル使用で31％、パクリタキセル使用で44％であった。

化学療法による頭髪の脱毛が頭皮の冷却で抑制できる可能性が指摘されている。654例の10件のメタアナリシス（66％はアンスラサイクリン使用）で、頭皮の冷却は脱毛のリスクを43％低下した（$P<0.00001$）。

6．術後放射線療法

早期乳癌に対して乳房温存術後に放射線療法を行うことが標準的となっている。9,422例を含む15件の無作為化比較試験の統合解析で、乳房温存手術後の"放射線療法なし"は"放射線療法あり"に比べて、同側乳房内再発の相対的リスクが有意に3.00倍、死亡のリスク（13件の試験の8,206例による）を有意に1.086倍増加した。一方、放射線療法による同側乳房内の二次癌の発生率は15年間で13％に達した。乳房への45～50 Gyの照射により照射誘導性の乳癌の長期リスクが存在する。しかし、この照射量が遺伝的に独

立した二次癌を防止するという考えもある（資料8-12）。

　2010年と2011年のEBCTCGのオーバービュウでは、17件（10,801例）の試験において、術後の放射線療法は局所領域または遠隔転移の10年の絶対的なリスクを有意に15.7%低下した（2011年）。15年乳癌死亡の絶対的リスクを有意に3.8%低下した。放射線療法はDCIS乳癌の同側乳癌の10年リスクを有意に15.2%低下した。EBCTCGの2014年の報告（22件、8,135例のメタアナリシス）で、乳切と腋窩リンパ節郭清を受けた乳癌患者において、腋窩リンパ節転移が1～3個陽性、4個以上陽性の患者に対する放射線療法は局所領域再発、全再発、乳癌死亡を有意に減少した。1～3個陽性例では全身療法が行われた場合にも放射線療法は有効であった。腋窩リンパ節陰性の患者では放射線療法は効果がなかった（資料8-12）。

1）乳癌術後の放射線療法に関するASCOなどの統合ガイドライン

　乳癌術後の放射線療法は、T1～T2のリンパ節転移が1～3個陽性の乳癌患者の局所領域再発のリスクを低下し、再発と乳癌死亡のリスクを減少した。しかし、低リスクの患者では、放射線療法の絶対的利益に比べて、その毒性が勝っていた。したがって、照射に対する勧告は患者次第である。局所領域再発のリスク、乳癌特異的死亡、有害事象を個々の患者で勘案して放射線療法を行う。センチネルリンパ節陽性では、その使用を正当化する情報があるときのみに照射を行う。ネオアジュバント治療後に腋窩リンパ節転移陽性であれば、放射線療法を行うべきである。胸壁または再建乳房に加えて、内胸リンパ節、鎖骨上窩にも照射する。

　術後照射は対側乳癌のリスクを35歳未満で増加したが、45歳以上では増加しなかった。乳房温存術後の接線照射に比べて、乳切後の直接照射は対側乳房に対する照射線量が少なかった。乳房温存術後に照射を受けた45歳未満の女性の対側乳癌のリスクは、乳切後の照射例に比べて、1.5倍増加した。乳房温存術後の照射と強い乳癌家族歴の共存は、それぞれの単独に比べて、対側乳癌のリスクが有意に3.52倍増加した。

2）乳房温存術＋放射線療法へのホルモン療法の追加

　乳癌に対する乳房温存療法＋放射線療法にタモキシフェン→アロマターゼ阻害剤などのホルモン療法を付加することが、同側乳房内再発および遠隔転

移をより強く防止するか否かが問題となる（資料8-12）。

　リンパ節転移陰性、1 cm 以下の浸潤性乳癌患者1,009例をランペクトミー（腫瘍摘出）後にタモキシフェン単独群（336例）、放射線療法＋プラセボ群（336例）、放射線療法＋タモキシフェン群（337例）に無作為に割り付けた（NSABP B-21試験）。同側乳房内再発の相対リスクは放射線療法＋プラセボ群でタモキシフェン単独群に比べて、有意に49％低下した。放射線療法＋タモキシフェン群は放射線療法＋プラセボ群に比べて、有意に63％低下し、タモキシフェン群に比べて、有意に81％低下した。同側乳房内再発の8年間の累積頻度は、タモキシフェン群16.5％、放射線療法＋プラセボ群9.3％、放射線療法＋タモキシフェン群2.8％であった。対側乳癌は、放射線療法＋プラセボ群に比べて、放射線療法＋タモキシフェン群で明らかに低下した（$P = 0.039$）。遠隔転移、生存期間には差がなかった。

　65歳以上の乳癌患者1,326例では再発リスクが低い（ホルモンレセプター陽性、腋窩リンパ節転移陰性、3 cm までの腫瘍径、温存術での切除マージン陰性であり、グレード3またはリンパ管・血管侵襲の1つは許容）と判断され、乳房温存療法を受け、術後補助ホルモン療法を受ける予定であった。全乳房放射線療法（40～50 Gy）を行うか否かを無作為に比較した。658例が放射線療法、668例が非放射線療法に割り付けられた。追跡期間中央値が5年において、同側乳房内再発は放射線療法群で1.3％、非放射線療法群で4.1％であった（$P = 0.0007$）。所属リンパ節再発や遠隔転移や対側乳癌や新規乳癌の発生は差がなかった。5年全生存率は両群とも93.9％で同様であった。

3）術後放射線療法とホルモン療法または化学療法のタイミング

　タモキシフェンと放射線療法の同時併用は乳癌細胞の放射線療法への感受性を低下させたという報告があるが、感受性を亢進させた、または無関係であったという異論もある。乳癌の術後の放射線治療をホルモン療法と同時に行うか、逐次的に行うかにより、予後が異なるか否かを16件の試験のメタアナリシスで検討した。同時併用群（1,291例）と逐次的併用群（1,179例）で、局所再発や遠隔転移、全生存期間にも有意差はみられなかった（資料8-13）。皮膚障害、放射線療法性肺炎、肺線維症には差がなかった。タモキシフェンとアロマターゼ阻害剤の解析でも差はなかった。

いくつかの術後タモキシフェン補助療法の無作為化比較試験においてタモキシフェンと放射線療法が同時に併用されている場合があり、放射線療法後のタモキシフェン治療に比べて、予後に影響するか否か、またアロマターゼ阻害剤と放射線療法の関係も明確でない。上述の後ろ向き試験3件のメタアナリシスを行い、総計1,082例の放射線療法とタモキシフェン投与時期は再発のリスクに影響しなかった。このように、タモキシフェンと放射線療法の時期の相互関係は予後に影響しないようにみえる。

乳房温存療法における放射線療法と化学療法のタイミングに関する無作為化比較試験で、122例はアンスラサイクリン中心の化学療法の前に放射線療法を行い、他の122例は化学療法の後に放射線療法を行った。追跡期間中央値58カ月において、遠隔再発率は36％と25％であり、後者の方法が有意に遠隔転移を抑制した（P＝0.05）。その結果、乳房放射線療法は化学療法後に行われることが多くなった。IBCSGの2つの無作為化比較試験（1,475例と1,212例）で、化学療法が終了するまで放射線療法を延期することは、長期（15年以上）の予後に影響しなかった。

4）放射線療法による心血管系疾患の発生リスク

オランダの乳癌術後生存者の大規模な住民基盤コホート（1989～2005年の75歳以下の70,230人）において、心血管系疾患のリスクを検討した。一般住民に比較して、乳癌患者は心血管系疾患による死亡リスクがわずかに低かった（有意に8％低下）。弁膜性心疾患死のみが28％有意に高頻度であった。乳切後の左側放射線療法が、外科手術のみ（1.23倍上昇）または右側放射線療法（1.19倍上昇）に比べて死亡リスクが上昇した。放射線療法による心血管系疾患発生のリスクは、虚血性心疾患のみならず、弁膜性心疾患や鬱血性心不全も高かった。

乳房温存手術後の左側と右側の胸壁に対する放射線療法は心血管系疾患のリスクを上昇しなかったが、虚血性心疾患のリスクが14％有意に上昇した。左側の胸壁放射線療法のみ、左側乳房放射線療法のみ、内胸静脈領域放射線療法のみは、右側のそれぞれの放射線療法に比べて心血管系疾患のリスクが上昇した。1997年以降の化学療法、すなわちアンスラサイクリン基盤の多剤併用化学療法を受けた患者は、受けなかった患者に比較して心血管系疾患のリスクが有意に35％増加した。住民基盤の1,413例の乳癌患者と1,411人

の年齢をマッチした健康女性で、心血管系疾患による死亡を比較した。乳癌術後患者の死亡リスクが有意に1.8倍高かった。心血管系関連死亡の増加は乳癌診断後7年目のみに高かった。化学療法を受けた患者で心血管系関連死が多かった。

7. 対側乳癌

　1側乳癌の術後に反対側の乳房に癌が発生する頻度は一般住民の乳癌のリスクに比較して2～6倍の高いリスクがあるといわれる。対側乳癌の発生リスクは乳癌自体のそれに類似している。55歳以下の乳癌患者7,221例の追跡期間中央値13.8年において503例の対側乳癌が検出され、一般女性住民に比較して有意に2.91倍増加した。対側乳癌の発生までの中央値は7.7年（1.0～27.3年）。10年、20年、30年の累積リスクは6.5％、12.3％、17.1％であった。

　対側乳癌リスクを上昇させる第1癌の性格は、乳腺生検歴、小葉癌、ER陰性/PgR陰性、HER2陽性、TN乳癌などがある。患者側の性格として、若年、肥満、成人期の体重増加、第1度近親者が乳癌であった患者、BRCA1/BRCA2変異キャリア、飲酒、現在の喫煙、少ない出産歴、遅い閉経年齢、などが指摘されている。55歳未満では満期妊娠数が増加すると対側乳癌リスクが低下した。BRCA1関連乳癌の患者は対側乳癌に罹患する率が約50％に達する。

　1側乳癌治療後の対側乳癌のリスクは追跡期間の1年毎に0.5～1.0％上昇し、原発乳癌の診断時の年齢により異なるが、生涯の累積発症率は2～15％におよぶ。

　術後補助療法が対側乳癌の発生リスクに種々の程度に影響した（資料8-14）。術後補助ホルモン療法は対側乳癌のリスクを34～42％低下した。ストックホルム試験（追跡期間中央値が7年）で、タモキシフェン群（931例）と対照群（915例）での対側乳癌の発生は29例と47例であり、タモキシフェンにより明らかに減少した（P＝0.03）。術後10年目の累積発症率はタモキシフェン群が5％、対照群が8％と計算された。タモキシフェン治療の対側乳癌の発生の抑制は最初の1～2年間が最大であったが、治療終了後10年以上にわたって連続してリスクの軽減がみられた。対照群に比べて

タモキシフェン群ではER陰性の対側乳癌の割合が高かったが、対側乳癌の診断後の無再発生存期間には有意差がなかった。このような成績はタモキシフェンによる化学予防の有効性を示唆している。

13件のNSABP試験のプール解析により、タモキシフェン治療の対側乳癌発生の危険因子は肥満度とリンパ節転移であった。

EBCTCGのオーバービュウ（2005年）では、対側乳癌の頻度はタモキシフェン群で年間0.4％、対照群で0.6％とほぼ3分の2となった（2P＜0.00001）。この対側乳癌の発生の抑制効果は原発乳癌がER陽性または不明乳癌例のみで認められ（2P＜0.00001）、ER陰性例では効果がなかった。

EBCTCGのオーバービュウでは、タモキシフェンが対側乳癌のリスクをキャリーオーバー効果によって十分抑制したことが示された。ER陽性または不明乳癌で、タモキシフェン投与群の対側乳癌のリスクは有意に39％低下した。ATAC試験で対側乳癌のリスクは、全例ではタモキシフェン群に比べて、アナストロゾール群で42％減少し（P＝0.01）、ホルモンレセプター陽性例では有意に53％減少した（P＝0.001）。したがって、アロマターゼ阻害剤は高リスク群でホルモンレセプター陽性の乳癌を70〜80％抑制すると考えられる。

リアルワールドの解析で、7,541例の1側乳癌の6.3年の追跡期間中央値で、248例が対側乳癌を発症した。対側乳癌のリスクはタモキシフェン使用期間の延長に従って有意に減少した。アロマターゼ阻害剤の使用によりリスクは非使用者に比べて52％有意に減少した。

タモキシフェンやアロマターゼ阻害剤による術後補助ホルモン療法が対側乳癌の発生を抑制したことは対側乳癌の発生がホルモンに依存していることを示唆している。化学療法はリスクを低下しなかったという報告もあるが、27〜43％低下したという報告もある。特に、閉経前で化学療法による卵巣機能抑制がみられた場合に効果は強かった。第1癌がER陽性乳癌に比べて、ER陰性乳癌で対側乳癌のリスクが高かった。非浸潤性乳管癌患者も対側乳癌のリスクが上昇した。

最近、1側の乳癌患者が健康な対側の乳房を予防的に切除する（予防的対側乳房切除術）が世界的に増加している。観察的研究によると、この予防的対側乳切は1側の乳切に比べて乳癌特異的生存率や全生存率を低下したという報告がしばしばみられる。しかし、これは健康な女性が予防的対側乳切を

行うという選択バイアスを反映したと考えられる。

　予防的対側乳切と選択バイアスの指標である非癌死亡との関連性を検討した。449,178人の米国の1側乳癌患者を1998～2010年のSEERデータセットから集計した。このうち、5.8％（25,961例）が予防的対側乳切を一次的に行った。多くの生存に影響する因子を加えた多変量解析で、予防的対側乳切は5年乳癌特異的死亡率を有意に16％低下し、全死亡率を有意に17％低下し、非癌死亡率を有意に29％低下した。このように、乳癌によらない死亡が、予防的対側乳切を行った女性で多かったことは、このような統計的な結果が選択バイアスによるためであると考えられる。予防的対側乳切の候補者は早期の治癒可能の若い乳癌患者で、ER陰性例と考えられる（化学療法による対側乳癌のリスク低減はホルモン療法の約半分である、EBCTCG、2005年）。将来乳癌となるかもしれない正常と考えられる乳房の切除の利益と害悪のバランスを考慮すべきである。患者の懸念は2次癌のための死亡の問題だけでなく、乳癌の診断と治療を巡る苦痛もある。

　わが国のBRCA1/2変異乳癌患者10例に対して、予防的対側乳切を行った。対側乳腺には乳癌病変は陰性であった。有害事象は血腫、創部感染、潰瘍、創部痛であった。

8．術後補助療法の効果をどのように評価するか

1）術後補助療法試験の効果を評価する基準

　術後補助療法の効果を評価するには、前述のように、一定数以上の登録人数で、背景因子の情報が明確で、治療法が無作為に割り付けられ、その後の追跡調査が厳密で、消息不明が最小限であることが前提である。このような無作為化比較試験が半世紀以上にわたり世界中で継続され、その情報が医学誌、カンファレンス、ガイドラインなどで共有されている。

　乳癌の術後補助療法の治療法（薬剤）の効果を評価するためには、無作為化比較試験において、その治療法が有益であるか否かは、再発、死亡、QOLに対する影響を測定することによる。

　術後補助療法の試験のエンドポイント[注2]、すなわち術後補助療法の効果の

[注2] 治験の目的は治療法（薬剤）の有効性と安全性を検証することである。その目的の

第8章　乳癌の術後補助療法

表8-2　乳癌の術後補助療法の成績の評価基準

1) 全生存期間：治療法の割り付けから他因死を含めた生存期間
2) 乳癌特異的生存期間：乳癌による死亡までの期間
3) 無病生存期間：割り付けから再発または再発なしの他因死を含む死亡までの期間
4) 無再発生存期間：割り付けから再発までの生存期間
5) TTR：再発までの期間
6) 無遠隔転移生存期間：割り付けから遠隔転移までの生存期間

評価基準には、全生存期間、乳癌特異的生存期間、無病生存期間、無再発生存期間、TTR（再発までの期間）、無遠隔転移生存期間などがあり、これらの比率（生存率など）も用いられる（資料8-15）。

　全生存期間は治療法の割り付けから他の原因も含めた死亡までの期間である（表8-2）。乳癌特異的生存期間は乳癌死亡によるが、他因死も原疾患または治療に関連している可能性がある。無病生存期間（健存期間）は無作為割り付けから治療無効（再発）の最初の証拠または死亡までの期間である。無病生存期間には再発なしの併発症による死亡も含まれ、治療効果の評価能力を低下する可能性がある。無再発生存期間は割り付けから再発、転移の徴候の発現までの期間である。対側乳癌の発生を算入する場合としない場合がある。再発は術後補助療法の評価において最も鋭敏なエンドポイントであり、遠隔転移、局所再発、および対側乳癌を含む。術後補助療法の効果の評価においては、晩期再発よりも早期再発の影響が大きい。最近は再発までの期間（TTR）という語も使用される。TTRは早期の治療効果に鋭敏である。無遠隔転移生存期間は割り付けから原発乳癌領域以外の部位への転移（遠隔転移）の最初の証拠またはすべての原因による死亡までの期間である。乳癌の遠隔転移は重篤であり、死亡の代理マーカーとして有用である（表8-2）。

　無病生存期間はしばしば全生存期間の代理として用いられている。無病生存期間は生存の改善の早期の指標として役立つ。無病生存期間を生存の代理として使用することは特に乳癌では生存の改善の確認までに長時間を要するために適切である。さらに、乳癌の多様な、予測不能の自然史のために全生存期間を術後補助療法のプライマリーエンドポイントとすることは現実的で

項目（再発、死亡など）をあらかじめ決定しておく。

ない。

 しかし、無病生存期間または無再発生存期間は補助療法の有効性の指標となるが、無病生存期間を延長する補助療法により全生存期間も延長するとは限らない。多くの術後補助療法の無作為化比較試験において、無病生存期間は延長したが全生存期間は延長しなかった。ATAC試験の追跡期間中央値100カ月において、アナストロゾール群はタモキシフェン群に比べてTTRが有意に改善し（P＝0.0001）、遠隔転移率が16％有意に低下した（P＝0.022）。しかし、全生存期間には有意差がなかった。

 無病生存期間には通常、局所、領域、遠隔再発を含んでいる。また、死因は試験実施者には不明であり、すべての死因による死亡も含まれる。より短時間で評価可能となり、費用も少ない代理のエンドポイントが求められている。

 結腸癌の術後補助療法に関する18件の試験（43の治療群、20,898例を含む）において、3年無病生存率は5年生存率とよく相関し無病生存期間は全生存期間のよい代理であった。

 乳癌の術後補助療法試験において、2年無病生存率が5年生存率を予測するか否かを1966～2006年の文献検索で検討した。149件の治療の比較を行った126件の試験で、2年無病生存率の違いは5年生存率の違いを有意に予測したが、相関性は強くなかった。結腸癌と異なり、乳癌の術後補助療法では無病生存期間と全生存期間の相関性は強くないようにみえる。

 患者にとっては、術後補助療法の負担（治療の有害事象、時間的制約、費用など）にもかかわらず、良好なQOLをもちながら自己の生存期間が延長することが最重要であろう。術後補助療法による無病生存期間または全生存期間の延長は、患者が治癒すること、あるいは、期待される寿命内に再発または死亡しないことを必ずしも示すわけではない。また、無病生存期間と全生存期間が補助療法で明らかに延長することが観察されているが、このことはどの患者も治療により治癒するか否かを明確にするものではない。もっとも、患者が乳癌の再発の前に他の原因により死亡するほど十分に長く生存すれば、この問題の重要性は薄れる。

2）術後補助療法試験の治療法の効果の解析

 術後補助療法の治療群間の効果の解析には、単変量解析（カイ二乗解析

など）と多変量解析（ロジスティック回帰分析など）が用いられる（資料8-16）。時系列的結果はカプランマイヤー曲線を描き、ログランクテストを行う。ハザード関数も用いられる。治療群間または治療群と無治療対照群の多数の異なった共変量の存在のなかでの治療効果の違いは多変量解析によるが、その代表的な方法はコックス比例ハザードモデルである。

再発または死亡のリスクの相対的利益と絶対的な利益の違いは、特にリスクが低い場合に重要である。対照群の10年死亡率が30％とすると治療群の死亡の相対的低下が10％であれば、死亡率の絶対的低下は3％となり、30％であれば8％となる。対照群の10年死亡率が10％とすると治療群の死亡の相対的低下が30％であれば、死亡率の絶対的低下は3％、10％であれば1％の差にすぎない。

小さな無作為化比較試験は統計学的なパワーが小さいために偽陰性の結果を生じる可能性があるが、逆に偶然により有意差が得られることがある。有意差のある報告は査読[注3]が行われる著名な、重要な雑誌に掲載される可能性が高く、差のないか否定的な試験の成績は査読されない、人目につかない雑誌に掲載されるか、出版されない。この出版バイアスはその後に行われた試験がその結果を確認するときまで、臨床上に影響力を生じる。もう1つの無作為化比較試験のハザードは複数のサブグループ解析である。これにより、偶然により肯定的な結果が生じる可能性があり、新しい仮説を設定する以外は結論として用いるべきでない。

3）オーバービュウとメタアナリシス

オーバービュウは、同様のテーマに関する、症例数が比較的少なくパワーが小さい多数の無作為化比較試験の全体像をまとめたものである。オーバービュウはそれまで行われたような文献の症例の集計ではなく、1つの試験の1群の個々の患者は無作為に割り付けられた対照群の患者とのみ比較され、他の試験の患者とは直接には比較されない。個々の試験における治療群と対照群の個々の患者のエンドポイントの結果を集計し、治療群の再発、死亡の観察値と、治療群と対照群が同様と仮定した場合の期待値の年間の差を計算し、すべての試験で加算することにより全体の効果が算定される。一方、刊

[注3] ピアレビュウ：その学問分野の専門家により、その研究が評価される。

行された無作為化比較試験を基にしたメタアナリシスも行われるようになった。メタアナリシスはオーバービュウに比べて、比較的容易であるが、出版バイアスを免れない。

4）EBCTCGのオーバービュウ

英国オクスフォード大学の統計学者のリチャード・ピート（R. Peto）教授を中心として形成されたEBCTCG（早期乳癌研究者国際連携グループ）は、1984～1985年に第1回として、世界中のほとんどすべての乳癌術後補助療法の無作為化比較試験（わが国と旧ソ連を除く）を集計、オーバービュウ解析し、以後約5年毎にアップデートを続けている（コラム6）。初回のオーバービュウの登録は1984年末までに開始された前向き無作為化比較試験で、発表、未発表の試験を集め、どのような成績の試験でも集計した。この意味では文献検索によるメタアナリシスとは発想が異なる（資料8-17）。

1985年の初回オーバービュウ以来、EBCTCGのオーバービュウは乳癌術後補助療法のエビデンスとして評価され、乳癌治療に大きなインパクトを与えてきた。すなわち、それまでの相反する結果に基づく論争を終止し、術後補助療法の効果の明白な証拠を示し、さらに、将来の研究の作業仮説を設定することが可能となった。

いくつかのランドマークとなるような術後補助療法の第3相無作為化比較試験が行われ、その臨床応用に大きな影響を与えてきた。しかし、根拠に基づく医療（EBM）の最も強力なエビデンスは、いくつかのバランスのよい第3相無作為化比較試験の存在か、これらの複数の試験のオーバービュウないしメタアナリシスを必要とすると考えられるようになった。乳癌の術後補助療法に関しては、EBCTCGのオーバービュウが最強のエビデンスと認められてきた（資料8-18）。

EBCTCGの術後補助ホルモン療法と化学療法に関するオーバービュウの成績の要約を述べる。

タモキシフェンは無治療対照群に比べて、リンパ節転移陰性および陽性乳癌患者で無再発生存期間と全生存期間を有意に延長し、対側乳癌の発生リスクを低下した。長期（5年間）のタモキシフェン投与が短期間（1～2年間）に比べて効果的であった。ER陰性例ではタモキシフェンの効果はな

く、ER 陽性または不明例での再発リスクを47％低下し、死亡リスクを26％低下した。再発の絶対的な抑制は初めの5年間に大きかったが、死亡の抑制は最初からの10年間にわたり着実に増大した（キャリーオーバー効果）。PgR は ER 陽性乳癌ではタモキシフェンの効果に対する付加的な価値は認められなかった。このようなタモキシフェンの効果はリンパ節転移、年齢、閉経状況、タモキシフェンの1日投与量、化学療法併用の有無に依存しなかった。子宮内膜癌の発生頻度はタモキシフェンの投与により有意に上昇した。

2005年のオーバービュウでは、ER 陽性乳癌に対するタモキシフェン5年間投与は、タモキシフェン非投与に比べて年間再発率がほぼ半減し（再発率比：0.59）、乳癌死亡率は3分の1減少した（死亡率比：0.66）。タモキシフェン5年間投与後の15年間の再発と死亡に対する利益は本質的かつ持続性であった。すなわち、再発に対して、タモキシフェン群の15年再発率は33.2％、対照群のそれは45％（絶対差は11.8％、$2P < 0.00001$）、15年死亡率の絶対差は9.2％（$2P < 0.00001$）であった。再発に対する効果の大部分は最初の5年間にみられたが、乳癌死亡を抑制する効果はその後にも持続するのみならず、さらに拡大した。15年目の乳癌死亡率の差は5年目に比べて、約3倍となった。この保護的なキャリーオーバー（持ち越し）効果はタモキシフェン投与終了後も持続した。対側乳癌の発生はタモキシフェンにより約3分の1減少した。子宮癌の発生は有意に増加した。EBCTCG の2017年のオーバービュウの再発、死亡への効果は前述した（図4-4-A、図4-4-B）。

50歳未満に対する卵巣摘出術（または卵巣照射）または LHRH アゴニストによる15年生存率（$2P = 0.004$）と無再発生存率（$2P = 0.0001$）は対照に比べて有意に高かった（図8-1）。

多剤併用化学療法は50歳未満で相対的再発リスクを35％低下し、50～69歳では20％低下した。死亡リスクは、それぞれ27％と11％低下した。再発の低下は最初の5年間にみられたが、死亡の低下は最初から10年間にわたり認められた。CMF 化学療法に比べて、アンスラサイクリンを含む化学療法は再発、死亡に対してより強い抑制効果を示した。

単剤化学療法は無治療に比べて、術後15年まで再発、死亡に差がなかったが、多剤併用化学療法は無治療に比べて、明らかに差がみられた。その効果はリンパ節転移、ER、閉経状況、タモキシフェン併用の有無に左右され

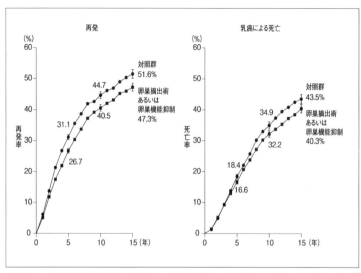

図8-1 卵巣機能抑制（卵摘、卵巣照射、LHRHアゴニスト）の再発、乳癌死亡への効果

EBCTCG, 2005

なかった。50歳未満と50〜69歳の患者に対して多剤併用化学療法は術後15年までの再発、死亡を強く抑制したが、その程度は若年者で強かった（図8-2、資料8-18）。

　化学療法とタモキシフェンの同時併用とタモキシフェン単独の比較、化学療法後のタモキシフェン（逐次的化学・ホルモン療法）とタモキシフェン単独の比較、タモキシフェンなしの化学療法単独のサブグループ解析では、これらの間の相対的リスク低下に有意な違いはなかった。このことから、おそらく逐次的化学・ホルモン療法は診断後の15年間において平均年間乳癌死亡率をほぼ半減すると考えられた。

　ER陰性例とER陽性例で化学療法による相対的リスク低下率は同様であったが、タモキシフェンが投与されたER陽性例に比べて、ER陰性例では化学療法から5年間の再発の差は約2倍であった。

　タモキシフェンと化学療法の直接比較では、タモキシフェンが化学療法に比べて、10年再発、死亡を明らかに改善した。この違いは50歳未満では差がなかったが、50歳以上で明らかであった。

　卵巣摘出または卵巣機能抑制も乳癌死亡を低下させたが、これは他の全身療

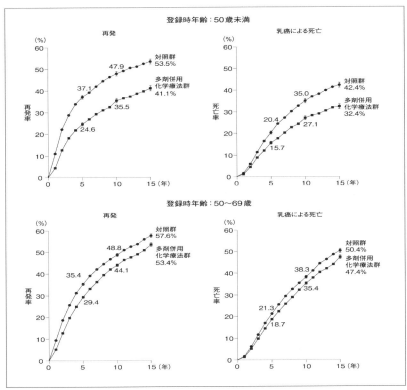

図8-2　50歳未満または50〜69歳の乳癌患者に対する多剤併用化学療法の再発、死亡に対する効果

EBCTCG, 2005

法がない場合のみであった。卵摘、照射とLHRHアゴニストの間には差がなかった。

2008年の報告では、ER陰性乳癌において、多剤併用化学療法は乳癌再発、乳癌死亡、全死因による死亡を50歳未満および50〜69歳において有意に減少した。50歳未満の患者では、10年再発率は27%低下した。50〜69歳では、10年再発率は18%低下した。

2012年では、アンスラサイクリン基盤の化学療法にタキサンを付加すると乳癌死亡は有意に14%低下した（資料8-18）。アンスラサイクリン基盤の化学療法（CAF、CEF）は標準のCMFに比べて22%死亡リスクを低下した。化学療法なしに比べると、CAFはリスクを36%有意に低下し、4サイ

クルのACは22％有意に低下し、CMFは24％有意に低下したが、CAF化学療法が他に比較して死亡リスクの低下が大きかった。

2011年の20件（21,457例）のメタアナリシスで、タモキシフェンの5年間投与と非投与の比較を再確認した。タモキシフェン5年間投与は最初の10年再発率を有意に39％低下した。0～4年では有意に47％、5～9年では有意に32％低下したが、10～14年では有意差がみられなかった。ER陽性乳癌では、再発率の低下はPgR、年齢、リンパ節転移、化学療法に無関係であった。乳癌死亡リスクは最初の15年に約3分の1低下した。0～4年では有意に29％、5～9年では有意に34％、10～14年では有意に32％低下した。非乳癌死亡はタモキシフェン投与で影響されず、血栓塞栓症と子宮内膜癌がわずかに増加した（55歳以上のみ）。全死亡率は低下した。ER陰性乳癌に対してはタモキシフェンは乳癌再発や死亡に影響しなかった。タモキシフェンは乳癌の再発・死亡の15年リスクを安全に低下した。ER発現のみが再発・死亡リスクの相対的低下の予測因子であった。

EBCTCGのオーバービュウ（2015年）では、ER陽性の閉経後乳癌患者31,920例のメタアナリシスで、アロマターゼ阻害剤5年間投与とタモキシフェン5年間投与の比較、タモキシフェンの2～3年間投与後のアロマターゼ阻害剤への変更を5年までとアロマターゼ阻害剤5年間の比較、タモキシフェンの2～3年間投与→アロマターゼ阻害剤（5年まで）とタモキシフェン5年間の比較の3つのタイプの比較を統合解析すると、アロマターゼ阻害剤とタモキシフェン投与が継続されている期間では、再発リスクはアロマターゼ阻害剤群が有意に30％低下したが、その後は有意差がみられなかった（資料8-18）。乳癌死亡リスクは治療が異なる時期（21％）およびその後（11％）にも有意に低下し、全期間を通じて有意に14％低下した（$2P = 0.0005$）。全死亡も有意に減少した（$2P = 0.0003$）。リスクは年齢、BMI、臨床病期、グレード、PgR発現、HER2発現には依存しなかった。子宮内膜癌の頻度はタモキシフェンに比べてアロマターゼ阻害剤が有意に低かった（10年頻度、0.4％ vs 1.2％）が、骨折のリスクが高かった（8.2％ vs 5.5％）。非乳癌死亡は同様であった。

①タモキシフェン5年間投与とアロマターゼ阻害剤5年間投与の比較では、アロマターゼ阻害剤が再発リスクを術後4年までは有意に低下したが、その後は有意差がみられなかった。全体としては、アロマターゼ阻害剤5

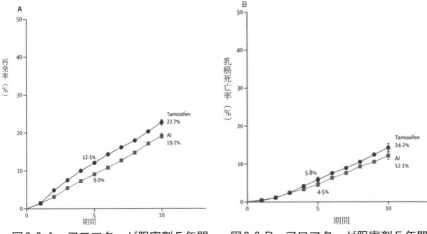

図8-3-A　アロマターゼ阻害剤5年間とタモキシフェン5年間投与の再発に対する効果
EBCTCG, 2015

図8-3-B　アロマターゼ阻害剤5年間とタモキシフェン5年間投与の乳癌死亡に対する効果
EBCTCG, 2015

年間投与群はタモキシフェン5年間投与群に比べて、10年再発率の抑制は3.6%（19.1% vs 22.7%）有意に大きかった（P＜0.00001、図8-3-A）。10年乳癌特異的死亡率はタモキシフェンに比べてアロマターゼ阻害剤が有意に低かった（12.1% vs 14.2%、2P＝0.009、図8-3-B）。

　②タモキシフェン2～3年間投与→5年間までのアロマターゼ阻害剤投与に比べて5年間のアロマターゼ阻害剤投与は0～1年では再発リスクを有意に低下したが、2～4年（ともにアロマターゼ阻害剤を投与された時期）やその後の時期では差がなかった。全体としてはアロマターゼ阻害剤5年間投与群でわずかに再発が少なかった（P＝0.045）。乳癌死亡には差がなかった。

　③2～3年間のタモキシフェン→アロマターゼ阻害剤を5年間まで投与とタモキシフェン5年間の比較では、再発リスクは2～3年ではアロマターゼ阻害剤群が有意に低下したが、その後には差がなかった。10年乳癌死亡率はアロマターゼ阻害剤へのスイッチング群が有意に良好であった（8.7% vs 10.0%、2P＝0.015）。

EBCTCG（2015年）ではビスフォスフォネート投与は対照群に比較して再発リスクを6％有意差なく低下（2P = 0.08）、遠隔転移は8％有意に低下（2P = 0.03）、乳癌死亡は有意に9％低下した（2P = 0.04）。骨転移再発は有意に17％低下した（2P = 0.004、資料8-19）。ザンクトガレン会議（2017年）は閉経後患者にビスフォスフォネートの投与を推奨した。

5）術後補助療法の選択と基準に関するガイドライン —— ザンクトガレンとASCOのガイドライン

　乳癌術後補助療法の無作為化比較試験の成績が集積されてくると、その解釈、実際の個々の患者に対する補助療法の選択の推奨が困難となり、オーバービュウまたはメタアナリシスと並行して、研究者、臨床医、統計学者、医療関係者、患者、一般市民の代表が集まり、治療法に関する合意を得ようとする会合が行われ、その合意が公表されるようになった（資料8-20）。

　ⅰ）ザンクトガレンのガイドライン
　　a）ザンクトガレン・コンセンサス会議
　スイスのザンクトガレン（サンガレン）において1978年から2〜3年毎に開かれる早期乳癌に対する術後補助療法に関する国際カンファレンスは世界的な乳癌の専門医や研究者の会合で、原発乳癌の全身療法を論議し、推奨ガイドラインを決定する。2003年より"早期乳癌に対する初回治療に関する国際カンファレンス"に名称が変更され、2015年より開催地がウィーンに移った。会議の最終日のパネルで専門家の多数決により、最も適切であると考えられた治療法とその根拠が示され、世界的に非常な関心を呼び、術後補助療法の選択に大きな影響力をもつようになった。

　EBCTCGが前向き無作為化比較試験を後ろ向きに評価するのに対して、ザンクトガレン会議ではEBCTCGの成績のみならず、より最近の試験の結果も含めた、乳癌の危険因子の設定とそれに対応した術後補助療法の選定と標準化が試みられている（資料8-20）。

　初期の会議では、ER/PgR発現の有無によりホルモン反応性と不応性を決定し、再発リスクにより補助療法を選択した。HER2増幅/過剰発現によりホルモン療法の効果が影響されるため、HER2陽性と陰性乳癌が区別された。臨床病理学的因子、例えば腫瘍径、リンパ節転移、グレード、増殖率

(Ki-67)が予後に影響し、Ki-67値の測定が重視された。ER、PgR、HER2、Ki-67の4つのIHC法による発現の有無の組み合わせ（IHC4）により乳癌のサブタイプを決定し、それにしたがって術後補助療法を選択することが大勢となった。遺伝子発現プロファイルや多遺伝子検査も発展していたが、ザンクトガレン会議では高価などのために非対応の国、地域の存在を考慮してIHC法を推奨していた。

2013年には以下に示すような5種類のサブタイプを前述の4つのマーカーで代理させ、術後補助療法を決めることが合意された。2015年の第14回ザンクトガレン会議では乳癌のサブタイプをIHC法で決定するが、多遺伝子検査の必要性も次第に浸透している（資料8-21）。2017年の第15回会議では、IHC法/病理学的因子と遺伝子発現シグニチャーを総合的に活用して乳癌サブタイプを決定し、術前および術後補助療法を推奨した（表8-3、資料8-22）。IHC法とともに多遺伝子検査を可能であれば行うべきことが明記された。

2013/2015年のザンクトガレン会議の勧告では、IHC法による乳癌サブタイプに基づいた治療を勧告した。

表8-3　ザンクトガレン会議の乳癌サブタイプ（2017年）

臨床的分類	備考
トリプルネガティブ	ER陰性、PgR陰性、HER2陰性
ホルモンレセプター陰性、HER2陽性	ASCO/CAPガイドラインに従う
ホルモンレセプター陽性、HER2陽性	ASCO/CAPガイドラインに従う
ホルモンレセプター陽性、HER2陰性	ER陽性および/またはPgR陽性は≧1％
ER陽性、HER2陰性の小分類*	
ホルモンレセプター高値、低増殖、低グレード（ルミナールA）	高ER/PgR、明らかな低Ki-67値、または低グレード
中間	再発リスクとホルモン療法や化学療法に対する反応性は不確実
ホルモンレセプター低値、高増殖、高グレード（ルミナールB）	低ER/PgR、明らかな高Ki-67値、組織学的グレード3

*できれば、多遺伝子解析で分類。

①ルミナールA（ER陽性および/またはPgR陽性、HER2陰性、低Ki-67値）：閉経状況により選別したホルモン療法単独。閉経前の低リスクの患者にはタモキシフェン5年間。閉経前の低リスク以外ではタモキシフェン5～10年間、または卵巣機能抑制＋タモキシフェン、または卵巣機能抑制＋エキセメスタン。閉経後の低リスク患者にはタモキシフェン5年間。閉経後の低リスク以外にはアロマターゼ阻害剤を最初から、または延長使用。

②ルミナールB（ER陽性および/またはPgR陽性、HER2陰性、高Ki-67値）：上述のホルモン療法＋化学療法。ルミナールBサブタイプにもかかわらず化学療法を省略できる因子は多遺伝子検査で"良好"（低リスク）。

③HER2陽性（ルミナール、ER陽性および/またはPgR陽性、HER2陽性、Ki-67値は任意）：化学療法＋抗HER2治療＋ホルモン療法、すなわち、上述の治療と閉経状況により選別したホルモン療法。

④HER2陽性（非ルミナール、HER2過剰発現/増幅、ER/PgR陰性）：化学療法＋抗HER2治療。

⑤トリプルネガティブ（ER/PgR陰性、HER2陰性）：化学療法、すなわち、アンスラサイクリンとタキサンを含む化学療法、BRCA変異乳癌にはシスプラチンを考慮（資料8-21）。さらに、これらのサブタイプ別の術後補助療法は具体的には閉経前と閉経後で、また再発リスクの高低により決定される（資料8-21）。これらの実際の薬剤の特徴や効果、副作用については後述する。ここでは治療の選択の考え方を理解して頂きたい。

　ルミナールタイプの閉経前乳癌患者に対する術後補助療法はホルモン療法が基準となる。治療の選択は再発のリスク、ホルモン反応性の程度、共存症の存在、有害事象、患者自身の好み（選択）による。タモキシフェンは大多数の閉経前のホルモンレセプター陽性の乳癌患者で考慮される（比較的低リスクの患者、共存症の存在、患者の好み）。しかし、SOFTとTEXT試験の結果よりみれば、高リスクの患者ではタモキシフェン単独の効果は疑問視される（後述）。SOFT試験では、卵巣機能抑制（LHRHアゴニスト）の付加は利益にならなかったが、化学療法を必要とする程度の再発リスクがあり、血中エストラジオールレベルが閉経前のレベルであれば、タモキシフェンに卵巣機能抑制を加えることが再発リスクを低下する。TEXT試験で、卵巣機能抑制＋エキセメスタンは卵巣機能抑制＋タモキシフェンに比較して、無病

生存期間、無遠隔転移生存期間を有意に改善した。

　①ホルモンレセプター陽性、HER2 陰性の閉経前患者に対するホルモン療法の選択：再発リスクが低い乳癌に対しては、タモキシフェン単独 5 年間。再発リスクが高い乳癌に対しては、タモキシフェン 5 年間または 10 年間、卵巣機能抑制（卵巣摘出術または LHRH アゴニスト）＋タモキシフェン、または卵巣機能抑制＋アロマターゼ阻害剤。

　②ホルモンレセプター陽性、HER2 陰性の閉経後乳癌患者に対するホルモン療法の選択：低リスクではタモキシフェン 5 年間または 10 年間。低リスク以外ではアロマターゼ阻害剤が第一の選択。特にリンパ節転移陽性で再発リスクが高い場合には、タモキシフェン 5 年間（最近 10 年間投与が 5 年間に比べて再発・死亡をわずかであるが有意に減少したという試験の結果がある）に比べて、アロマターゼ阻害剤 5 年間（最近 10 年間投与が再発・死亡をわずかであるが有意に減少したという試験の結果がある）、タモキシフェンの 2、3 年投与後にアロマターゼ阻害剤の 2、3 年間（合計 5 年間）へのスイッチング、タモキシフェン 5 年間投与後にアロマターゼ阻害剤への変更が再発・死亡リスクを低下した。EBCTCG のオーバービュウ（2015 年）では、アロマターゼ阻害剤はタモキシフェンに比べて、上述の 3 つの場合で治療法が異なっている時期（その後は有意差なし）にのみ相対的再発リスクが約 30％低下した。5 年間のアロマターゼ阻害剤投与はタモキシフェン 5 年間投与に比べて、乳癌死亡リスクを約 15％低下した。ホルモン療法なしの群に比べると約 40％低下した。

　③低いホルモン反応性（ホルモンレセプター低値または陰性）：ルミナール B：ホルモン療法＋化学療法。化学療法は、高いグレード 3（悪性度が高い）、高増殖率（高 Ki-67 値）、低いホルモンレセプター発現（ホルモン療法が効きにくい）、HER2 陽性（抗 HER2 治療と併用）、TN 乳癌などに使用する。リンパ節転移が 3 個以上陽性の場合には化学療法が適応となる。

　④ HER2 陽性乳癌に対しては、小腫瘍、リンパ節転移陰性以外には、抗 HER2 治療（トラスツズマブなど）と化学療法。腫瘍径とリンパ節転移の有無に応じて、パクリタキセル＋トラスツズマブ 1 年間、またはアンスラサイクリン→タキサンと同時にトラスツズマブ 1 年間。

　⑤ ER 陽性、HER2 陽性：抗 HER2 治療＋ホルモン療法。

　⑥ TN 乳癌：化学療法。

b）2017年の第15回ザンクトガレン会議の勧告

　2017年のザンクトガレン会議では、TN乳癌、HER2陽性、ルミナールAとルミナールBの4つのサブタイプに分類した。IHC法によるER、PgR、IHC法とFISH法によるHER2、およびKi-67によるグレードと増殖フラクションにより決定された（表8-3）。今回の会議ではリスク評価により従来考慮されてきた標準治療を縮小または拡大する指針が提示された（表8-4-A、表8-4-B）。特にTN乳癌とHER2陽性乳癌に対する術後補助療法の指針として、臨床的要素（T、N）により、治療の縮小または拡大を提示した（表8-5、資料8-22）。

(1) ER陽性の閉経前患者に対する術後補助ホルモン療法

　歴史的にはタモキシフェンが標準である。卵巣機能抑制（OFS）は高リスクの患者の再発リスクを低下した。35歳以下および/またはリンパ節転移が4個以上の患者が適応となる。化学療法を使用すべきリスクの患者は卵巣機能障害を考慮する。OFS＋タモキシフェンまたはOFS＋アロマターゼ阻害剤の併用が考えられる。化学療法は一時的または永続的な無月経をもたらす。エストラジオール、FSH、LHの測定を推奨し、アロマターゼ阻害剤を使用する場合にはLHRHアゴニストを併用する。高リスクの患者がタモキシフェン5年間を終了した場合には、10年までの延長を推奨した。

(2) ER陽性の閉経後の術後補助ホルモン療法

　タモキシフェンとアロマターゼ阻害剤が閉経後の患者に使用されるが、タモキシフェン単独に比べてアロマターゼ阻害剤の最初からの投与が再発リスクを低下し生存期間を改善した。しかし、タモキシフェン単独がある患者群には適切である。アロマターゼ阻害剤の使用を支持する因子はリンパ節転移陽性、高Ki-67値、高グレード、小葉癌、HER2陽性である。高いリスクの患者にはアロマターゼ阻害剤を最初から使用する。高リスクの患者でもタモキシフェンとアロマターゼ阻害剤の違いはわずかであるので、患者の好みと忍容性を重視すべきである（EBCTCG、2015年）。

　5年間以上の延長ホルモン療法、すなわち、タモキシフェン10年間、アロマターゼ阻害剤10年間、タモキシフェン5年間＋アロマターゼ阻害剤5年間は局所領域再発、遠隔転移、対側乳癌のリスクを低下した。どのような

表8-4-A　ER陽性、HER2陰性乳癌患者に対する術後または術前補助療法の推奨（ザンクトガレン会議、2017年）

臨床病理学的および遺伝子発現によるリスク評価によるサブタイプ	治療の推奨	治療の縮小または治療の拡大
＊ER陽性、HER2陰性 　レセプター高値、低腫瘍量（pT1a、pT1b）、リンパ節転移陰性（pN0）、低増殖率、低グレード、低"ゲノムリスク"	閉経状況により、ホルモン療法単独	
▫閉経前	タモキシフェン5年間	縮小： 5年以上の延長はせず、OFSせず
▫閉経後	タモキシフェンまたはアロマターゼ阻害剤5年間	縮小： 5年以上の延長ホルモン療法せず
＊ER、PgRの高度/中等度発現、中等度の腫瘍量（pT1c、pT2、pN0またはpN1〈1～3〉）、中等度または高度の増殖、グレード、および/または中等度"ゲノムリスク"	閉経状況により、ホルモン療法と化学療法の併用	
▫閉経前	OFS＋タモキシフェンまたはOFS＋エキセメスタン	拡大： 症例により化学療法を追加 症例によりタモキシフェン延長
▫不確実な臨床的リスク（リンパ節転移陰性） 　中等度"ゲノムリスク"	OFS＋タモキシフェンまたはOFS＋エキセメスタン	拡大： 多くの症例で化学療法を追加 タモキシフェンの延長

表8-4-B　ER陽性、HER2陰性乳癌患者に対する術後または術前補助療法の推奨（ザンクトガレン会議、2017年）

臨床病理学的および遺伝子発現によるリスク評価によるサブタイプ	治療の推奨	治療の縮小または治療の拡大
＊閉経前の中等度/高度臨床的リスク（リンパ節転移陽性）、中等度/高度"ゲノムリスク"	多くの例でOFS＋エキセメスタン	拡大：化学療法、タモキシフェンの延長
▫不確実な臨床的リスク（リンパ節転移陰性）、中等度"ゲノムリスク"	多くの例で化学療法	拡大：ビスフォスフォネート
＊閉経後の中等度/高度"ゲノムリスク"および中等度/高度の臨床的リスク（リンパ節転移陽性）	化学療法 少なくとも3～5年間のアロマターゼ阻害剤	拡大：リスクと忍容性により延長アロマターゼ阻害剤 ビスフォスフォネート デノスマブ
▫中等度/低ERとPgR発現 ▫高度腫瘍量（T3および/またはN2～3） ▫高増殖率/Ki-67高値 ▫中等度/高度"ゲノム"リスク	化学療法＋ホルモン療法	
＊閉経前の高リスク	化学療法とOFS＋アロマターゼ阻害剤（化学療法後に閉経前）	拡大：延長アロマターゼ阻害剤
＊閉経後の高リスク	化学療法＋アロマターゼ阻害剤	拡大：延長アロマターゼ阻害剤 ビスフォスフォネート

※OFS：卵巣機能抑制（卵巣摘出術またはLHRHアゴニスト）。

第8章 乳癌の術後補助療法

表8-5 TN乳癌とHER2陽性乳癌に対する術後補助療法の推奨(ザンクトガレン会議、2017年)

乳癌サブタイプ	推奨治療	治療の縮小または拡大
＊乳管性TN乳癌		
▫ pT1a、pN0		縮小:化学療法を使用しない
▫ より高度のT、N	術前化学療法(2、3期)アンスラサイクリンとタキサンを使用	縮小:ドーズデンス化学療法せず 拡大:非pCRの術後化学療法は見解が不一致 拡大:BRCA1/2関連乳癌のプラチナ使用は見解が不一致
＊ER陰性、HER2陽性		
▫ pT1a、pN0	全身治療せず	縮小:全身治療せず
▫ pT1b,c、pN0	化学療法+トラスツズマブ	縮小:パクリタキセル+トラスツズマブ、アンスラサイクリン不使用 拡大:リンパ節転移陽性またはER陰性で高リスクの患者にはペルツズマブ+トラスツズマブ
＊より高度のT、N	術前化学療法(2、3期)アンスラサイクリン→タキサン+トラスツズマブ12カ月	化学療法(術前治療) 拡大:高リスクの患者にペルツズマブ+トラスツズマブ 拡大:トラスツズマブ1年間後にネラチニブ
＊ER陽性、HER2陽性	上述の治療+ホルモン療法	

患者が延長ホルモン療法を受けるべきか。臨床病期2、3期のような中等度ないし高度のリスクの患者であろう。1期の患者には5年間使用する。延長ホルモン療法は、更年期症状の進行、骨健康リスクがあり、特にアロマターゼ阻害剤5年間を終了した患者では再発リスクがわずかに防止されるのみであり、患者の好みと忍容性の評価が重要である。

(3) どのような患者が術後補助化学療法を受けるべきか？

T1b pN0以上のTN乳癌患者に化学療法を推奨した。pT1a pN0乳癌患者には通常行わない。大多数の患者、特に臨床病期2、3期の患者にはアンスラサイクリン基盤とタキサン基盤の化学療法を推奨した。プラチナ製剤の使用は無選択的に通常行わない。BRCA1/2関連乳癌患者にプラチナ製剤を使用するか否かは意見が割れたが、タキサンとアンスラサイクリンに加えてシクロフォスファミドを付加する（資料8-22）。

PT1b pN0以上のHER2陽性乳癌患者には化学療法と抗HER2治療を推奨した。PT1a pN0のHER2陽性乳癌には使用しない。臨床病期1期にはパクリタキセル＋トラスツズマブが十分と考えるが、2、3期には化学療法の種類を増やす。トラスツズマブの使用期間は1年間である。ペルツズマブとトラスツズマブの二重ブロックの術前治療を受けた患者は1年間のトラスツズマブ治療を完了すべきであるが、ペルツズマブはしない。

ER陽性、HER2陰性乳癌に対する化学療法の治療決定はIHC法/病理学的所見か遺伝子発現シグニチャーの結果による。従来の病理学的所見、リンパ節転移陽性、高度のリンパ管/血管侵襲、高Ki-67値、低ホルモンレセプター発現などが化学療法の相対的な指針となる。

病期1、2期でルミナールA乳癌（ER、PgRの強陽性、HER2陰性、低グレード、低増殖マーカー）には化学療法を行わない。特に遺伝子検査で化学療法の利益がないと予測されたときには行わない。21遺伝子または70遺伝子シグニチャーで低リスクスコアが示されたルミナールB乳癌患者（リンパ節転移が少数に陽性）には化学療法を行わない。中等度以上の遺伝子シグニチャースコアでは、ルミナールBおよび/またはリンパ節転移陽性患者に化学療法を推奨した。ER陽性患者の多くに標準的なアンスラサイクリンとタキサン基盤の化学療法が推奨された。

メタアナリシスの結果、閉経後の乳癌患者に対してビスフォスフォネート

の術後補助療法を推奨した（資料8-19参照）。ゾレドロネートを6カ月毎5年か、経口クロドロネート3年間を投与する。閉経前患者には行わないが、OFSを受けている患者では使用する。デノスマブは骨健康を改善し、再発リスクを低下すると考えられる（EBCTCG、2015年）。

　術後補助化学療法の絶対的な年齢制限はなく、患者の健康状態、治療効果、患者の好みによる。高齢（65歳以上）のER陽性、HER2陰性、臨床的および/または遺伝子リスクの低く、術後補助ホルモン療法を受けている患者、特に共存症をもつ患者は放射線療法を省略できる。

ⅱ）米国臨床腫瘍学会（ASCO）の勧告
　米国臨床腫瘍学会の乳癌術後補助療法に関する勧告（2016年など複数）に基づいて述べる。このような勧告は新しい治療の無作為化比較試験などの結果を踏まえて、変更されるので、最新の情報によるべきである。

(1) 化学療法
　術後補助化学療法の処方を決定するに際しては、再発のリスク、毒性、利益見込み、共存症などの宿主の因子を考慮する。
　ルミナールライク乳癌患者で、グレード3、4個以上のリンパ節転移陽性、ホルモンレセプターの低染色、高 Ki-67値、広範なリンパ管や血管侵襲の患者には化学療法を行う。
　ルミナールA乳癌は化学療法に反応性が低いと考えられる。腫瘍径、リンパ管/血管侵襲、またはリンパ節転移が1～3個陽性では化学療法を加えない。過小治療のリスクを危惧するために、リンパ節転移が4個以上の患者にのみ化学療法を行う。
　ルミナールB乳癌患者の全てに化学療法を加えるべきでない。特に、オンコタイプDXなどのスコアが低い患者では化学療法を行わない。オンコタイプDXスコアの中間群は化学療法を適用すべきか否かは議論がある。
　ルミナール乳癌に化学療法を行う場合には、処方の選択は、ホルモン反応性の程度と再発のリスクによる。ルミナールB乳癌に対しては、EBCTCGオーバービュウはアンスラサイクリンとタキサンの併用を支持しているが、ルミナールA乳癌に対しては、ACやCMFに比べてアンスラサイクリンとタキサンの併用が優位である証拠はない。ルミナールB乳癌に対する化学療

法は、特に、進行していない乳癌に対しては4コースを超えるべきでない。より広範に進行した乳癌に対してはタキサンの付加を考慮する。TN乳癌にはアンスラサイクリンとタキサンの化学療法を考慮する。無作為化比較試験が存在しないにもかかわらず、BRCA変異があれば、プラチナ製剤を考慮する。プラチナ製剤はBRCA変異乳癌以外には日常的には使用すべきでない。G-CSFとドーズデンス化学療法には議論がある。

HER2陽性で臨床病期2の乳癌患者には、一般的にアンスラサイクリンとタキサンを併用し、化学療法と同時に抗HER2治療を併用する。HER2陽性でT1a乳癌患者には抗HER2治療は必要としないが、T1b乳癌とT1c乳癌には抗HER2治療を行う。病期1の患者には、アンスラサイクリンは除き、パクリタキセルとトラスツズマブの併用をする。腫瘍径が最大1cmの患者はこの治療が必要である。1cm以上の病期1の患者に適当であるか否かは議論がある。

トラスツズマブにペルツズマブまたはラパチニブを加える二重HER2ブロック治療の術後補助療法は日常的には使用しない。

最新の勧告では、化学療法はリンパ節転移陽性、ER陰性、HER2陽性、アジュバント！オンライン（Adjuvant! Online）の10％以上の死亡率、グレード3のリンパ節転移陰性（T＞5mm）、TN乳癌、リンパ管・血管侵襲陽性、オンコタイプDXのRS値に基づいた術後10年目の遠隔転移リスクが15％以上の患者で考慮する。

化学療法は、小さな（T＜5mm）、リンパ節転移陰性で、高再発リスクの因子がなく、またはリンパ節の微小転移でもHER2陰性、ERが強陽性、PgR陽性、腫瘍径が5mm未満、またはオンコタイプDXのRS値が10年後に15％未満の遠隔転移リスクと評価された時には、利益がなく、または必要がない。

PSが良好のHER2陰性のハイリスクの乳癌患者に対する術後補助化学療法は、アンスラサイクリンとタキサンをそれぞれ含む治療法が標準である。ドセタキセル＋シクロフォスファミドの4コースが非アンスラサイクリン処方では受け入れられる。ハイリスクのHER2陽性例では、アンスラサイクリンとタキサンの逐次的投与にトラスツズマブを同時に併用する、または、ドセタキセル、カルボプラチン、トラスツズマブの6コースを薦める。

低リスクの、リンパ節転移陰性の、HER2陽性患者に対しては、パクリタ

キセルとトラスツズマブを1/週、12サイクル行う。トラスツズマブは1年間投与する。

プラチナ製剤は、TN乳癌患者の術後補助療法としては、日常的には投与しない。

(2) 閉経前のホルモン療法

ホルモンレセプター陽性の閉経前患者に対して、タモキシフェンを10年間投与する。化学療法が必要とされるような再発リスクが高い患者では、標準的な術後補助療法であるタモキシフェンまたはアロマターゼ阻害剤に卵巣機能抑制を加えると、タモキシフェン単独に比較して、無病生存期間を改善し、遠隔転移のリスクを低下した。タモキシフェン単独に比較して、卵巣機能抑制は更年期症状、性的機能不全、QOLの低下を招いた。

高リスクの患者には標準の術後補助ホルモン療法に卵巣機能抑制を併用すべきであるが、低リスクの患者は併用するべきでない。臨床病期2、3期（比較的進行した）の患者は、化学療法よりも卵巣機能抑制とホルモン療法を受けるべきである。臨床病期1、2期（早期）の患者で、化学療法を考慮するような再発リスクが高い場合には、同様に卵巣機能抑制とホルモン療法を受けるべきである。

化学療法を必要としない臨床病期1期の患者は卵巣機能抑制を受けるべきでなく、リンパ節転移陰性の腫瘍径が1cm以下の患者も同様である。

(3) 閉経後のホルモン療法

閉経後の患者の一部はタモキシフェン単独で治療可能である。タモキシフェンを5年間術後補助療法として投与されていれば、タモキシフェンをさらに5年間続けるか、アロマターゼ阻害剤にスイッチして5年間投与し総計10年間の術後補助ホルモン療法を行う。

4個以上のリンパ節転移陽性、グレード3、高Ki-67値の高リスクの患者ではアロマターゼ阻害剤をいずれかの時点で使用する。また、HER2陽性であれば、アロマターゼ阻害剤を加えるが、60歳未満の患者にはアロマターゼ阻害剤を使用しない。アロマターゼ阻害剤を使用する場合には、高リスクの患者では最初から開始すべきであるが、全ての患者に最初から開始すべきか否かは議論がある。必要であれば、2年後にアロマターゼ阻害剤からタモ

キシフェンにスイッチする。

　術後補助療法としてのタモキシフェンの5年間投与後に、リンパ節転移陽性の患者には、閉経状況にかかわらず、ホルモン療法を10年間続ける。また、グレード3、高Ki-67値、および、ベースラインでは閉経前であったが、5年間のタモキシフェン治療中に閉経となった患者では、10年間に延長する。5年間でタモキシフェンからアロマターゼ阻害剤にスイッチした患者では、アロマターゼ阻害剤治療を合計5年間となるように続ける。

　⑷　ネオアジュバント治療
　病期2のHER2陽性乳癌患者に対するネオアジュバント化学療法はタキサンとトラスツズマブとペルツズマブの二重の抗HER2治療を行う。TN乳癌に対するネオアジュバント治療として、アンスラサイクリンとタキサンに基づく化学療法を行う。

　ホルモン反応性の閉経後患者に対して、化学療法を併用しないネオアジュバントホルモン療法を行う。診断時に乳房温存療法に適さないルミナールA乳癌の閉経後患者は化学療法よりもホルモン療法が望ましい。治療期間は4〜8カ月または最大の効果が得られるまで継続する。

　ASCOの最新のガイドライン（2018年）では、アンスラサイクリンとタキサンを基盤とした術前化学療法pCRとならなかった（残存浸潤性乳癌あり）患者にHER2陰性例にはカペシタビンの追加、HER2陽性患者には化学療法＋トラスツズマブ治療後にペルツズマブまたはネラチニブの追加を勧告した（資料11-13）。

　標準的な化学療法の使用は年齢制限はないと考えられる。むしろ、化学療法の使用は年齢よりも腫瘍の性格、共存症、期待余命と患者の好みによるべきである。40歳未満や強い家族歴の患者では、BRCA1とBRCA2の変異の検査を行うべきと考えられた。40歳未満の患者には、卵巣組織または卵子の保存法を提供すべきである。卵巣機能と受精能力を保持するために、ホルモンレセプター陰性の患者に化学療法中に卵巣機能抑制を使用する。

6）術後補助療法のガイドラインの意義と受け入れ
　術後補助療法に関するガイドラインが実際の患者と臨床医に受け入れられることが重要であるが、次第に受け入れが増加している（資料8-23）。主治

医と患者の恣意的な治療の選択に比べて、ガイドラインに従った治療を選択した場合の方が成績が良かったという報告がある。一方、ガイドラインの必要性に関して疑問を呈する研究者もいる。

　過去20年間で、ガイドラインに従って治療が行われたか否かにかかわらず、乳癌の治療成績は改善されている。ドイツの1991〜2009年の乳癌患者9,061例を1991〜2000年（A群）と2001〜2009年（B群）に分けて、無再発生存期間と全生存期間を、治療がガイドラインに100％従って行われたか、ガイドラインに従わないで行われたかにより、比較した。全例で、A群に比べてB群の無再発生存期間（$P<0.001$）と全生存期間（$P<0.001$）は有意に改善された。ガイドラインに従わないで行われた治療を受けた患者も同様に予後が改善された。この群で、A群に比べてB群において、ガイドラインに従った全身治療が有意に増加した。過去20年間の成績の向上は再発リスクの低下と治療の進歩によるが、ガイドラインに100％従って治療を受けた患者が、ガイドラインに従わない治療を受けた患者に比べて、治療成績が改善された。

9. 術後補助療法が不要の乳癌患者の選択基準 ── 術後補助療法を必要としない患者を同定できるか？　あるいは、すべての患者が術後補助療法を受けるべきか？

　理論的には、乳癌の微小遠隔転移が存在しない患者には局所治療のみで十分であり、術後補助療法は必要ないはずである。現在では、微小遠隔転移の検出は不可能である。

　問題はこのような術後補助療法を必要としない乳癌患者を正確に選択できるか否かである。小腫瘍（1 cm以下）のリンパ節転移陰性（pN0）、低リスク乳癌において、術後補助療法が不要のグループを選択することが可能であろうか。この問題に関する世界的な報告はAJCCの分類（米国癌合同委員会のステージ分類）に準拠していることが多いので本書ではそれに従う（資料8-24）。

　術後補助療法を不要とする予後因子も完全には特定されていない。種々の分子生物学的因子や遺伝子発現プロファイルでも、術後補助療法を必要としない乳癌患者を特定することは困難である（後述）。

重要なことは、術後補助療法を受けなかった患者の再発、死亡がどの程度であれば、許容できるかである。10年後の乳癌特異的生存率が94％であるとすれば、術後補助療法による生存率の低下はせいぜい50％未満であり、乳癌特異的生存率が94％から97％に増加する程度である。一方、100人中94人は不要の治療を受けたことになる。医療経済的にも、結果的に無益な治療の費用を負担したことになる。術後補助療法、特に化学療法治療中の有害事象や長期の発癌リスクや認知機能に対する障害なども考えられる。また、SEERの解析で、1cm以下のリンパ節転移陰性乳癌の50歳以上の患者では、乳癌以外の死因による10年死亡率は乳癌死亡率を超えた（23％ vs 4％）。
　一方、後述のように、乳癌患者はわずかの再発、死亡の抑制のためであっても標準的な術後補助化学療法を受け入れた。ほぼ50％の患者が5年後の生存率が1％上昇するために化学療法の毒性を受け入れたという報告がある。そうであるならば、何パーセントの絶対的な利益があれば、術後補助療法を患者に奨めるべきであろうか。
　早期乳癌、例えばリンパ節転移陰性の患者の70％以上は局所治療のみで治癒する可能性があり、残りの30％足らずが再発、死亡を起こすと考えられ、このグループに対しては術後補助療法が必要と考えられる。リンパ節転移陰性の乳癌の再発率は欧米では約30％であるのに対して、わが国では10％程度である。しかし、従来の臨床病理学的な予後因子は補助療法を必要とする、または必要としないグループを正確には同定できない。早期乳癌患者は小腫瘍であってもリンパ節転移陰性であっても、術後10〜15年以上にわたり再発のリスクがある。このため、乳癌はいかに早期であろうとも何らかの術前または術後の全身的治療が必要であるという主張が支配的であった。ザンクトガレンのガイドラインにおいては、補助療法の試験を行うべきことをコンセンサスの前提として挙げ、乳癌のリスクと予後因子と効果予測因子を組み合わせて治療法を選択するという方向が決定的となっている。しかし、これらの因子の探求は未解決である。一方、補助療法自体の副作用、特に二次発癌を含めた長期の有害事象、QOLに及ぼす影響、経済的な費用対効果などを考慮すると、どのような治療を、どのような患者群に、どのくらいの期間行うべきかについても未解決である。術後補助療法を受けなかった乳癌の術後の長期の再発のリスクをみると、無視できるほどの低率ではなかった。

予後良好の最も強い因子である pN0（病理学的腋窩リンパ節転移陰性）の患者のうちで、さらに予後良好のグループが選択できるか。比較的少数例の報告では、病理学的腫瘍径が 1 cm 未満、腫瘍径 0.5 cm 以下（T1a）、低い組織学的グレード、リンパ管侵襲陰性、微小浸潤を有する DCIS、高齢などが予後良好の因子だった（資料 8-25）。

　SEER プログラムの 1988～2001 年のリンパ節転移陰性、腫瘍径が 1 cm 以下の乳癌患者 51,246 例を同定した。診断時年齢の中央値は 65 歳、追跡期間中央値は 64 カ月であった。10 年全死亡率と乳癌特異的死亡率は 24％ と 4％ であった。乳癌特異的死亡率は 50 歳未満、高グレード、ER 陰性/PgR 陰性、腋窩リンパ節郭清数が 6 個未満の群で上昇した。このような群では術後補助療法を考慮すべきであることが考えられた。さらに、術後補助療法を受けなかった（10％以下の患者が術後補助療法を受けた試験を含めた）リンパ節転移陰性、腫瘍径が 1 cm 以下の乳癌の予後因子を文献から探索した。最も一貫した予後不良の因子は高グレードであった。若年、リンパ管侵襲、HER2 陽性、大腫瘍径もそうであった。浸潤性乳管癌と浸潤性小葉癌以外のうち髄様癌、粘液癌、乳頭癌、管状癌、腺様囊胞癌の予後は良好であった。これらの特殊型のリンパ節転移陰性乳癌は 3 cm 以下でも、1 cm 以下の浸潤性乳管癌と浸潤性小葉癌の患者と同等の予後を示した（資料 8-25）。

　このような長期の追跡調査により、リンパ節転移陰性で腫瘍径が 1 cm 未満の浸潤性乳癌の予後は良好であり、さらに、グレード、年齢などの条件およびその他の因子により、術後補助療法を行わない予後良好な患者群を選別することは可能である。しかし、現存の予後因子によっては、本質的に再発、死亡を 100％除外することはできない。

　NSABP 試験のうち、腫瘍径が 1 cm 以下のリンパ節転移陰性の乳癌（ER 陰性 235 例と ER 陽性 1,024 例）を同定し、このような乳癌に対する術後補助療法の必要性を後ろ向きに検討した。ER 陰性乳癌は手術単独または手術＋化学療法を、ER 陽性乳癌は手術単独、手術＋タモキシフェンまたは手術＋タモキシフェン＋化学療法を受けた。ER 陰性乳癌患者の 8 年無再発生存率は手術単独群が 81％、手術＋化学療法群が 90％ であり、化学療法を加えることにより再発を抑制する傾向であったが有意差は得られなかった（P＝0.06）。生存率は 93％ と 91％ で同様であった。ER 陽性例の 8 年無再発生存率は手術単独群が 86％、手術＋タモキシフェン群が 93％（手術単独群に比

べてP＝0.01）、手術＋タモキシフェン＋化学療法群が95％であった（手術＋タモキシフェン群に比べて、P＝0.07）。生存率はそれぞれ90％、92％（P＝0.41）および97％（P＝0.01）であった。腫瘍径が1 cm未満の乳癌患者に比べて1 cm以上の例、50歳以上に比べて、49歳以下の患者、乳管癌または小葉癌の例がその他の組織型に比べて、リスクが高かった。このような乳癌に対しても化学療法および/またはタモキシフェンを投与すべきことが強調された。勿論、どのような乳癌患者も再発、死亡の可能性はゼロではなく、予後の問題とはかかわりなく、術後補助療法により利益を得ない浸潤性乳癌の患者はないと考えられる。

　術後補助療法によるリンパ節転移陽性と陰性乳癌の再発、死亡の相対的リスクの低下は同様であるが、リンパ節転移陽性例に比べて陰性例では実際の絶対的リスクの低下は小さくなり、小腫瘍の乳癌での術後補助療法の利益は小さいものと考えられる。したがって、補助療法を行うか否かの決定では個々の患者の予後と治療の有害事象と利益のバランスが考慮されるべきである。後述のように、乳癌患者はわずかの再発、死亡の抑制のためであっても標準的な術後補助化学療法を受け入れる可能性がある。米国の多くの医師は3％以上の生存率の向上があれば、化学療法を推奨するという報告がある。現状では不十分なデータに基づいた十分なインフォームドコンセントによる意思決定によるしかないであろう。

　しかし、早期乳癌のすべてに術後補助療法が真に必要であろうか。前述の腫瘍径が1 cm以下の、リンパ節転移陰性のER陽性例乳癌に対する手術単独群の8年無再発生存率は86％、ER陰性乳癌患者では81％であった。少なくとも80％以上の患者は術後補助療法が必要でなく、患者は化学療法またはホルモン療法の有害事象のみを被り、身体的、精神的苦痛を受ける。また、医療経済的にも無駄な治療の費用を要する。

10. 術後補助療法不要の分子生物学的因子

　多くの分子生物学的因子が術後補助療法を不要とする亜群を同定できるかが問題となる。前述のように、術後補助療法を受けなかったリンパ節転移陰性乳癌患者で、uPA、PAI-1、カテプシンD、SPF、Ki-67、p53、HER2、

腫瘍径、グレード、ホルモンレセプターのうち、uPA/PAI-1が無病生存期間と全生存期間を最もよく予測した。さらに、HER2増幅とuPA/PAI-1の併用が予後良好なリスク群を選定した（資料8-26）。p53変異、HER2陽性、高Ki-67値、血管新生、種々の遺伝子発現プロファイル法が有用であるとの報告があるが、決定的な因子はないようである。

　結局、巨視的にみればリンパ節転移陰性、腫瘍径が1.0cm以下、できれば、0.5cm以下で、グレード、年齢と、いくつかの分子生物学的因子を加味すると、術後補助療法を必要としない予後良好なグループをある程度の確率をもって選別することは現在でも可能である。しかし、その場合でも再発、死亡の可能性はゼロにはならない。患者・家族が再発0％を要求するのは当然であろう。問題はどの程度の再発、死亡率であれば、許容、納得できるかである。

　一方、乳癌の術後補助療法により、治癒が起こるのであろうか？　それとも、単に数カ月ないし数年間イベントが先延ばしになるにすぎないのであろうか？　また、これにより利益を得る患者はすべての乳癌患者ではなく当然限られた部分である。すなわち、乳癌の自然史に補助療法がどれだけ、またどの患者群に影響するかを今後長期間にわたり追跡する必要がある。

　EBCTCGのオーバービュウにおいて、タモキシフェンまたはアロマターゼ阻害剤5年間の投与期間後にも引き続いて再発、死亡のリスクが減少している。10年の延長ホルモン療法でも同様の現象が得られている。いわゆるキャリーオーバー効果が確認されており、このような現象が乳癌の治癒につながる可能性がある。この効果は幹細胞仮説で説明できる可能性がある。

　さらに、このキャリーオーバー効果が対側乳癌の発生の抑制においても確認されれば、乳癌の化学予防においても、生涯にわたり薬剤を服用することなく、一定の年齢および期間に服用すれば、将来の乳癌の発癌予防が可能となるかもしれない。一方、このような効果のわかりにくい領域において、ある程度確実な有効性が立証されたことにより、将来への展望が開かれると考えられる。

　術後補助療法の不要な、リスクの低い患者群の特定を行う研究を促進するべきである。しかし、このような予後良好な乳癌患者に対する術後補助療法の効果が有意差をもって証明されることは、症例数が比較的に少ないことからも困難であろう。

11. 一般住民の死亡に対する乳癌術後補助療法の効果 ── 術後補助療法の試験に参加した乳癌患者は、一般の社会の患者を代表しているか？

　このような乳癌術後補助療法の無作為化比較試験に登録された女性は、乳癌になった一般の住民を代表していないという指摘がある。登録条件として割り付け時の年齢、PS、共存症の存在、腫瘍の状態などが規制されている。すなわち、一般の住民が乳癌に罹患したときに、無作為化比較試験の結果が直ちに適用されるかという問題である。最近では、再発・進行乳癌も含めて、リアルワールド（現実世界、実地臨床上）での成績を集計し、無作為化比較試験やメタアナリシスの結果を照合し、実際に臨床上で実現しているか否かが検証されている。

　EBCTCG のオーバービュウや大規模無作為化比較試験により、術後補助療法により乳癌の再発、死亡が減少したという事実が、一般住民の乳癌死亡にどのように影響するか。乳癌術後補助療法が生存期間の延長をもたらす可能性が強いが、一方種々の有害事象が生存期間に影響する可能性がある。乳癌の術後補助療法が乳癌となった女性の寿命の延長に繋がるか否かを検証する必要がある。

　カナダの１つの州（人口330万人）において、乳癌と診断された女性の生存情報を年代毎に集計し、術後補助療法との関係を検討した。カナダでは1974年までは全身的術後補助療法は推奨されず、1980年まではリンパ節転移陽性の閉経前患者のみに化学療法が推奨された。1984年には閉経前のリンパ節転移陰性でリンパ管／血管／神経侵襲のある例に化学療法が推奨され、ER 陰性以外の閉経後のリンパ節転移陽性例でリンパ管／血管／神経侵襲のある例にタモキシフェンが推奨された。

　50歳未満では７年無病生存率は1974年の65.2％から1984年の76.3％に改善し（P ＝ 0.008）、全生存率は64.8％から74.6％に改善した（P ＝ 0.02）。50〜89歳の患者では、７年無病生存率は1980年と1984年で62.5％から70.4％に改善し（P ＝ 0.001）、全生存率は53.9％から58.3％に改善した（P ＝ 0.05）。改善のタイミングはそれぞれの患者群で全身的術後補助療法が導入された時期と一致していた。このように、術後補助療法が広く使用されるようになったことで一般住民の乳癌患者の生存率が改善されたと考えられる。

タモキシフェン投与の際の乳癌、対側乳癌、心血管系疾患、子宮内膜癌、血栓塞栓症の死亡に及ぼす影響を評価した。カナダの年齢調整死亡率に基づき、タモキシフェン使用者と非使用者の死因の違いを計算した。10年の追跡期間において、対側乳癌と心血管系疾患による死亡の回避、子宮内膜癌と静脈血栓塞栓症による死亡の増加の合計を計算すると、タモキシフェン使用による死亡の正味の減少は50～80歳までの使用者1,000人あたり3～41人であった。90歳まで追跡すると、タモキシフェンにより避けられた晩期の死亡は1,000人あたり38～56人に達した。

スウェーデンの南東部において、1986～1992年（第1期：ホルモンレセプター陽性の50歳以上の乳癌患者に対してタモキシフェンを投与するのみ）と1993～1999年（第2期：高リスクの若年者にホルモン療法または化学療法を使用）の2期に分けて、60歳未満の臨床病期I乳癌患者1,407例の予後を比較した。第2期の無遠隔再発生存率は第1期に比べて有意に高かった（$P = 0.008$）。サブグループ解析で、無遠隔再発生存率が最も著しく低下したグループはホルモンレセプター陰性患者（$P = 0.09$）と高S期分画の患者（$P = 0.028$）であった。腫瘍の性格や治療の違いを調整した多変量解析でも、2つの時期の差は有意であった。この原因はタモキシフェン治療期間の違い、高リスク群に対する術後補助療法によることが考えられる。

フランスの一施設の1981年から2008年の32,502例の乳癌患者のうち、9,180例で術後補助化学療法を行った患者と行わなかった患者をマッチさせて予後を検討した。化学療法なしの群では、5年と10年全生存率は87.6％と75.0％であった。化学療法ありの群は92.1％と81.9％であった。多変量解析で、化学療法は全生存期間の延長（$P < 0.0001$）と無遠隔転移生存期間の延長（$P < 0.0001$）に相関した。このように、無作為化比較試験での結果と同様に、患者を選択しない集団で、化学療法は予後を改善した。最近では、このようなリアルワールドでの治療効果を評価しようとする考え方が広がっている。

12. 乳癌罹患率と死亡率の変化 ── 乳癌の術後補助療法が患者の死亡の減少に結びついているか？

イングランドとウェールズの乳癌死亡率は1950年代から上昇の一途をた

どっていたが、1980年代後半に上昇が止まり、突然低下し始めた。すなわち、1989年には20〜79歳の乳癌死亡数は10,538人であったが、1993年には9,517人となり約10％減少した。また、欧米の20カ国のうちでも乳癌死亡率が横ばいまたは減少し始めた。さらに、1987〜1997年にかけて、20〜49歳、50〜69歳、70〜79歳の年齢層の10万人あたりの乳癌死亡率は英国で、それぞれ22％、22％、12％減少し、米国では19％、18％、9％減少した。これらの急激な乳癌死亡の減少は乳癌のマンモグラフィーによる早期診断と適切な治療、特にタモキシフェンや多剤併用化学療法による術後補助療法の改善によると考えられる。EBCTCGのオーバービュウやザンクトガレンのガイドラインが世界中に広く浸透したために、一般医が術後補助療法を日常的に使用し始めたことによると解釈されている。

　EBCTCGの2005年のオーバービュウで、国際連合の世界保健機関（WHO）の統計に基づいて、15カ国の乳癌死亡の1950年代からの時系列推移を比較している（図8-4）。35〜69歳の女性の乳癌による年間死亡率は英国、米国、オランダでは1990年初めから急速に低下し、フランスでは緩徐に低下したが、わが国ではなお上昇中であった。

　1990年以来、米国では乳癌死亡率が24％低下したが、これはマンモグラフィー検診と術後補助療法の効果に帰されている。すなわち、この低下は検診に28〜65％（平均46％）依存し、残りは術後補助療法によると考えられた。これらはER発現と患者年齢に依存すると考えられた。

　SEERプログラム（1990〜2003年、234,828例）のデータを用いて、ER陽性とER陰性乳癌患者別の死亡の相対的ハザード比を算定した。1990〜2003年の乳癌全例の10万人年あたりの死亡率は明らかに低下した（P＜0.0001、図8-5 A）。ER陽性患者は有意に低下した（P＜0.0001）が、ER陰性例は変化しなかった（図8-5 B）。すなわち、死亡のリスクの改善はER陽性患者で低下の程度が大きかった。70歳未満の患者では、相対的な死亡のリスクはER陽性例では38％低下し、ER陰性例では19％低下した。50〜69歳と49歳以下では同様の傾向であった。70歳以上では、それぞれ14％低下と有意差がなかった。

　マンモグラフィー検診と術後補助療法の組み合わせはER陰性乳癌患者よりもER陽性患者で、また70歳以上よりもそれ以下の年齢層に、より効果的であった。

第8章 乳癌の術後補助療法

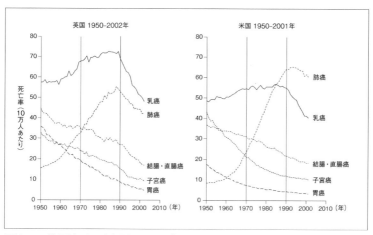

図8-4 英国および米国の1950年からの35〜69歳の女性の年齢調整年間癌死亡率の推移

EBCTCG, 2005

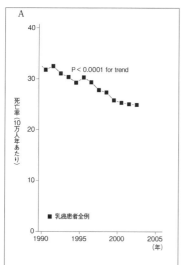
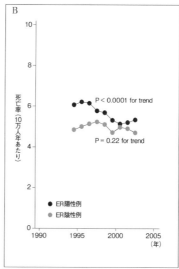

図8-5 米国の1990〜2003年にかけての10万人年あたりの乳癌死亡率の推移（A：全例、B：ER陽性乳癌患者とER陰性患者）

Jatoi I, et al. 2007

8件のマンモグラフィー検診の効果を検証した試験のメタアナリシスでは、マンモグラフィー検診は40～74歳までの乳癌死亡を約16％低下した。ER発現の有無が検診の効果を左右するか否かは明らかでないが、マンモグラフィー検診はレングスバイアス[注4]やリードタイム・バイアス[注5]を受けやすく、増殖速度の遅い、比較的良好な生物学的性格を示すER陽性乳癌が検出されやすいと考えられる。一方、術後タモキシフェン補助療法はER陽性乳癌死亡のリスクを低下することが、1980年代後半にすでに確認されている。

　一般住民のマンモグラフィー検診による乳癌の早期発見が乳癌罹患率と死亡率に与える影響をコネチカット州癌登録（1943～2002年）により評価した。全研究期間で乳癌罹患率は増加したが、米国で検診が導入された1980年代初期にそれ以前よりも急速に増加した。病期特異的な罹患率は早期癌では152％増加したが、後期の乳癌は16％低下した。50歳以上では乳癌死亡率は31.6％減少した。

　しかし、最近の報告によると、乳癌検診により全死亡率は低下しなかった。

[注4] 癌の増殖速度によるバイアス。

[注5] 検診で発見された乳癌は外来で発見された乳癌に比べて、癌の発生から死亡までの期間が同じ、すなわち検診の効果がなくても、検診で早期に発見された期間だけ、生存期間は見かけ上長いことになる。

第9章　閉経前乳癌患者に対する術後補助療法

1．"閉経前"の定義

　閉経前とは初潮（わが国の平均12.2歳、範囲：10〜15歳）から閉経（平均50歳、範囲：40〜54歳）までをいう（資料9-1）。従来に比べて、最近は初潮年齢が若年化している。

　正常の閉経前女性では下垂体から分泌されるFSH（卵胞刺激ホルモン）が卵巣の濾胞の顆粒膜細胞を刺激し、卵巣はエストラジオールを産生し、下垂体に負のフィードバックをもたらし、FSHレベルを10 mIU/mL未満に低下させる（正常乳腺のホルモン調節を参照）。卵巣障害や閉経時には卵巣は濾胞を枯渇し、フィードバック阻害が起こらず、FSHレベルは10 mIU/mL以上に上昇する。閉経前女性の性ホルモン分泌の特徴は高いエストロゲンとプロゲステロンレベルと月経周期によるこれらのホルモンレベルの高低の繰り返しである。

　WHOによる閉経の定義は次の通りである。①閉経は卵巣濾胞活性の欠如による月経の永続的な停止である、②閉経期は閉経の前と少なくとも閉経後1年間の期間である、③閉経後は閉経から始まるが、自然の無月経が起こってから12カ月が経過するまでは決定できない。

2．ホルモンレセプター陽性の閉経前乳癌患者に対するホルモン療法または化学療法の選択

　閉経前のホルモンレセプター陽性のルミナール乳癌患者に対するホルモン療法の効果が明らかとなり、ホルモン療法が標準的と考えられるようになった。閉経前のホルモンレセプター陽性、HER2陰性、特にルミナールA乳癌に対して、多くの選択肢が存在する（資料9-2）。すなわち、タモキシフェン5年間、10年間、LHRHアゴニスト、LHRHアゴニスト＋タモキシフェン、LHRHアゴニスト＋アロマターゼ阻害剤である。タモキシフェンの5年間投与後のアロマターゼ阻害剤（タモキシフェン終了時に閉経となったことが確

認された時）も考慮される。

　一方、化学療法は低いホルモン反応性（低ホルモンレセプターレベル）、HER2陰性、高い増殖率（高Ki-67値）、ルミナールB乳癌にホルモン療法に併用する。化学療法を単独、またはホルモン療法に付加する選択肢に関しては後述する。

1）タモキシフェン

　術後タモキシフェン補助療法は、ホルモンレセプター陽性の閉経後および閉経前乳癌患者に対してゴールドスタンダードと考えられてきた。当初、閉経前乳癌患者ではエストロゲン濃度が高いために、タモキシフェンの効果が閉経後に比べて弱いのではないかという危惧があった（資料9-3）。しかし、EBCTCGのオーバービュウ（2005年）では、ER陽性乳癌に対するタモキシフェンの再発と死亡の年間リスク低下は50歳未満と50歳以上の患者で同様であった。すなわち、全年齢のER陽性または不明の乳癌患者で、タモキシフェン5年間投与は再発率を39％低下し、乳癌死亡率の低下は31％であった。これらの結果は40歳未満、70歳以上でも同様で、年齢に左右されなかった。このことは、タモキシフェンは高エストロゲン環境でも有効であることを示している。

　タモキシフェン5年間投与が標準となっているが、投与終了後にもキャリーオーバー（持ち越し）効果が数年間は認められる。キャリーオーバー効果は一定の割合の患者が治癒した結果であり、将来の再発は防止され、相対的リスクは治療終了後も低値に留まる（後述）。また、タモキシフェンの5年間投与に比べて、10年間投与が再発、死亡のリスクを低下した（ATLAS試験、aTTom試験）。

　ATLAS試験とaTTom試験の統合解析では、タモキシフェンの10年間投与は5年間投与に比べて、再発（$P<0.0001$）、乳癌死亡（$P<0.002$）、全生存（$P=0.005$）のリスクを大幅に低下した。さらに、10年間投与により、子宮内膜癌のリスクは閉経後患者で増加したが、閉経前患者では増加しなかった。

　ザンクトガレン会議の勧告では、閉経前の低リスク乳癌患者に対する術後補助ホルモン療法はタモキシフェン5年間を、低リスク以外の患者にはタモキシフェン5〜10年間、または卵巣機能抑制＋タモキシフェン、または卵

巣機能抑制＋エキセメスタンを推奨した。
　タモキシフェンは ER 陰性乳癌には適応がなく、後述のように化学療法と併用するとむしろ有害となる可能性がある。しかし、EBCTCG のオーバービュウ（2008年）ではタモキシフェンは ER 陰性乳癌では再発、死亡に影響せず、化学療法の効果を修飾しなかった。
　タモキシフェンと卵摘の比較は行われていないが、再発・進行乳癌患者での比較から、補助療法でも効果に差はないと考えられる（資料9-4）。1つの無作為化比較試験で、タモキシフェン＋卵摘は無治療に比較して5年無病生存率と全生存率が有意に改善した（資料9-4）。

2）LHRH アゴニスト

　乳癌の術後補助療法の歴史において、閉経前の乳癌患者に対する卵摘または卵巣照射による卵巣機能抑制が再発、死亡を抑制したことは化学療法やタモキシフェン治療とともに、ホルモン反応性の閉経前乳癌の1つのオプションとして重要視され、LHRH アゴニストの術後補助療法への応用につながった（資料9-5）。
　EBCTCG のオーバービュウ（2005年）では、卵巣機能抑制（卵摘、卵巣照射または LHRH アゴニスト）は乳癌の再発、死亡を有意に抑制した（図8-1）。しかし、LHRH アゴニストの開発とともに、卵巣摘出術（卵巣照射）は臨床試験以外のリアルワールドでは極めて稀にしか行われなくなった。

⑴ 卵巣摘出術（卵巣照射）またはLHRHアゴニストの効果

　EBCTCG の初期のオーバービュウでは、卵摘（卵巣放射線療法）は治療対照群に比べて明らかに予後を改善した（資料9-5）。EBCTCG の2005年のオーバービュウでは、50歳未満の ER 陽性または不明の乳癌患者で、卵巣機能抑制（外科的卵摘または卵巣放射線療法または LHRH アゴニスト）により、15年再発率は47.3％と51.6％（2P＝0.00001）と死亡率は40.3％と43.5％（2P＝0.004）と対照に比べて有意に低下した（図8-1、資料9-5）。卵摘と LHRH アゴニストは効果に違いはなく、40歳未満と40歳以上の年齢層でも効果には差がなかった。両年齢層において、化学療法の併用により卵摘の効果は縮小するようにみえた。これは、ホルモン療法の同時併用が化学療法の殺細胞効果に干渉するためか、または化学療法が永久的な卵巣機能障害

を起こすためであると考えられる。

　LHRHアゴニスト治療により、年間の再発リスクは17％有意に低下した（2P＝0.006）が、死亡リスクは11％有意差なく低下した。すなわち、卵摘またはLHRHアゴニストは単独で無治療に比べて、再発、死亡を低下した。LHRHアゴニスト＋化学療法は化学療法単独に比べて差がなく、化学療法との併用は化学療法単独と比較して有効であるという証拠はなかった（資料9-5）。このように術後補助療法としての卵摘の効果は確認されており、LHRHアゴニストも同等の効果が得られると考えられる。

　LHRHアゴニストの術後補助療法がZIPP、FCNLCC（フランス）、ECOG、IBCSG、GABGなどの集計により3,408例（26％がER測定せず、平均追跡期間5人年）の解析で、LHRHアゴニストにより、対照に比べて、再発（2P＜0.0001）と乳癌死亡（2P＝0.004）が減少した。

3）LHRHアゴニスト＋タモキシフェン

　LHRHアゴニストとタモキシフェンの比較試験に関するZIPPオーバービュウは4件の試験の結果に基づく（資料9-6）。

　2,710例の追跡期間中央値が5.5年の解析で、ゴセレリン投与群（±タモキシフェン、1,354例）は非投与群（タモキシフェンまたは無治療、1,356例）に比べて、無イベント生存期間が有意に20％改善され（P＝0.002）、全生存期間も有意に19％改善された（P＝0.038）。タモキシフェンの有無では差はみられなかった。

　このように、閉経前の標準的な術後補助療法のタモキシフェン単独に比べて、LHRHアゴニストを付加することがより効果的であった。サブグループ解析で、無イベント生存期間に対して、40歳以上、リンパ節転移陰性、ER陽性または不明、化学療法を受けない群で、有意差がみられた。ER陽性例で化学療法を加えない群でゴセレリンにより有意に改善された。全生存期間に対しては有意差が得られなかった。

　タモキシフェン5年間投与（±化学療法）に卵巣機能抑制（卵巣照射、外科的卵摘、LHRHアゴニスト）の追加の意義を検討した（ABC OAS試験）。卵巣機能抑制＋タモキシフェンと卵巣機能抑制なしのタモキシフェンのみの対照群の追跡期間中央値5.9年において、卵巣機能抑制＋タモキシフェン（±化学療法）群の再発、死亡リスクは卵巣機能抑制単独群と差がなかった

(資料9-6)。

4）LHRHアゴニスト＋アロマターゼ阻害剤
(1) 閉経前乳癌に対するアロマターゼ阻害剤の単独使用

閉経前患者に対する化学療法による一時的な無月経では、卵巣機能が潜在的に保持されており、月経が回復する可能性があり閉経状況の把握を困難にする。またアロマターゼ阻害剤は化学療法により無月経となった患者において、卵巣機能の回復を促進する可能性がある。閉経前のヒト卵巣はアロマターゼ阻害剤によるエストロゲン生成のブロックに抵抗する。閉経前患者にアロマターゼ阻害剤を単独で使用することを支持する臨床試験は現在のところ存在しない。したがって、確実に閉経後となっていることが確認できない場合にはアロマターゼ阻害剤を使用することは避けるべきである。ASCO（2005年）は閉経前乳癌患者にアロマターゼ阻害剤の単独の使用は禁忌であるとしている（資料9-7）。

閉経前患者が化学療法により無月経となった場合の対処には注意が必要である。

(2) LHRHアゴニストとアロマターゼ阻害剤の併用

閉経前乳癌に対して卵摘またはLHRHアゴニストとアロマターゼ阻害剤を併用するメカニズムは、前者により血中エストロゲンレベルを閉経後のレベルに低下し、後者によりさらに低下する（資料9-8）。

ATAC試験でER陽性の閉経後乳癌の術後補助療法としてのアナストロゾールがタモキシフェンに比較して再発防止に効果的であったことは閉経前患者に対してLHRHアゴニスト＋アロマターゼ阻害剤の併用が有効であるという根拠となり、このような併用療法が術後補助療法に応用される十分な道理がある。

閉経前女性のエストロゲンレベルはアロマターゼ阻害剤とLHRHアゴニストを併用によりLHRHアゴニスト単独に比較してさらに低下した。ゴセレリン単独治療に奏効した閉経前の再発・進行乳癌患者が、再燃時にアロマターゼ阻害剤とLHRHアゴニストの併用によりさらに奏効した。LHRHアゴニスト＋アロマターゼ阻害剤による強力な全エストロゲンブロック治療はLHRHアゴニスト単独またはLHRHアゴニスト＋タモキシフェンに比較し

て、明らかに血中エストロゲン濃度をより強く低下し、治療効果を向上させると考えられた。一方、LHRHアゴニスト＋アロマターゼ阻害剤の長期間の治療はかなりの副作用がみられる。

　LHRHアゴニストとアロマターゼ阻害剤の併用の意義を検討した試験は、TEXT、SOFT、ABCSG 12、E3193試験がある。

　TEXT試験は閉経前のホルモンレセプター陽性、HER2陰性の乳癌患者に対して、化学療法の既治療の有無で層別して、卵巣機能抑制（トリプトレリン、卵摘、卵巣照射）＋エキセメスタンと卵巣機能抑制＋タモキシフェンを無作為に比較した（資料9-9）。卵巣機能抑制＋エキセメスタンまたは卵巣機能抑制＋タモキシフェンの組み合わせの比較である。

　SOFT試験は同様の対象で卵巣機能抑制＋エキセメスタン、卵巣機能抑制＋タモキシフェン、タモキシフェン単独の3群比較である。

　両試験を統合した4,891例の患者で、プライマリーエンドポイントは無乳癌再発生存期間であった。化学療法の有無は主治医と患者が決定した。全体の5年無乳癌再発生存率は90.8%であった（資料9-9）。

　TEXTとSOFT試験の4,690例の統合データの追跡期間の中央値が68カ月で、5年無病生存率はエキセメスタン＋卵巣機能抑制群で91.1%であり、タモキシフェン＋卵巣機能抑制群の87.3%に比べて有意に28%向上した（P＜0.001）。5年無再発生存率はそれぞれ92.8%と88.8%と有意に上昇した（P＜0.001）。全生存率は有意差が認められなかった。グレード3/4の有害事象はエキセメスタン＋卵巣機能抑制群で30.6%、タモキシフェン＋卵巣機能抑制群で29.4%にみられたが、閉経後患者でのプロフィールと同様であった。このように、ホルモンレセプター陽性の閉経前の乳癌患者で、術後補助療法としてタモキシフェン＋卵巣機能抑制に比べてエキセメスタン＋卵巣機能抑制は再発を有意に抑制した。TEXT試験で、化学療法を行わなかった卵巣機能抑制群（低リスクと考えられたため）では5年無乳癌再発生存率が96.1%であり、エキセメスタン＋卵巣機能抑制群はタモキシフェン＋卵巣機能抑制群に比べて5年無乳癌再発生存率がわずかに3.6%改善した。高リスク群ではエキセメスタン＋卵巣機能抑制群の5年無乳癌再発生存率の絶対値はタモキシフェン＋卵巣機能抑制群に比べて、十数パーセント改善した。

　一方、化学療法とLHRHアゴニストの同時投与の群では、全体の5年無乳癌再発生存率は89.3%であり、エキセメスタン＋卵巣機能抑制群がタモ

キシフェン＋卵巣機能抑制に比べて、絶対値として5.8％改善した。結局、TEXT試験では、タモキシフェン＋卵巣機能抑制に比べてエキセメスタン＋卵巣機能抑制により5年無乳癌再発生存率が5〜15％改善された。

　化学療法後にも閉経前（月経あり）であったSOFT試験の患者で、卵巣機能抑制＋エキセメスタン群は、卵巣機能抑制＋タモキシフェン群やタモキシフェン単独群に比べて、5年無乳癌再発生存率が絶対値として5％以上改善され、中等度ないし高度のリスクの患者では10〜15％に達した。卵巣機能抑制＋エキセメスタン群は卵巣機能抑制＋タモキシフェン群に比べて5.4％、タモキシフェン群に比べて7.4％、5年無乳癌再発生存率が改善した。タモキシフェン＋卵巣機能抑制群はタモキシフェン単独群に比べて2.0％改善した。

　化学療法を行わなかったSOFT試験の患者は3群ともに良好な成績であった。再発リスクが低い患者では、タモキシフェンに比べてエキセメスタン＋卵巣機能抑制の効果は少なく、余分な有害事象を凌駕するほどでなかった。再発リスクが最も高い患者群ではエキセメスタン＋卵巣機能抑制が非常に効果的であった。アロマターゼ阻害剤の忍容性がない場合にはタモキシフェン＋卵巣機能抑制の効果はタモキシフェン単独に比べて良好であった。再発リスクが中等度の女性に対しては、エキセメスタン＋卵巣機能抑制の効果はタモキシフェン±卵巣機能抑制に比べて中くらいであった（5年無乳癌再発生存率がほぼ5％改善）。したがって、利益と有害事象のバランスを考慮して選択すべきである。

　ABCSG 12（オーストリア乳癌および結腸直腸癌研究グループ）試験はLHRHアゴニスト（ゴセレリン）＋アナストロゾールとゴセレリン＋タモキシフェンを比較し、またゾレドロネート（ゾレドロニック酸）の有無を無作為に比較した。ER陽性および/またはPgR陽性の閉経前乳癌患者1,803例において、ゴセレリン＋タモキシフェンとゴセレリン＋アナストロゾール3年間投与を比較し、さらに、第2の無作為化でビスフォスフォネートのゾレドロネートの6カ月間使用の有無に割り付けた。47.8カ月の追跡期間中央値で、無病生存率はゴセレリン＋タモキシフェン群が92.8％、ゴセレリン＋アナストロゾール群が92.0％であり、有意差は認められなかった。ホルモン療法のみの群が90.8％、ホルモン療法＋ゾレドロネート群が94.0％であり、ビスフォスフォネートを加えることにより、再発のリスクが36％有意に低下

した（P = 0.01）。死亡のリスクには差がなかった。

1,803例の患者の追跡期間中央値が94.4カ月において、ホルモン療法＋ゾレドロネート群の再発の相対リスクはホルモン療法単独に比べて、23％有意に低下し（P = 0.042）、死亡のリスクは有意差なく34％低下した（P = 0.064）。ゾレドロネートにより再発の絶対的リスクは3.4％、死亡は2.2％低下した。

ゴセレリン＋タモキシフェン群とゴセレリン＋アナストロゾール群の無病生存期間には有意差がなかったが、後者で死亡リスクが高かった（P = 0.030）。忍容性はよく、腎機能障害や顎骨壊死は報告されなかった。結論として、ゾレドロネート投与はホルモン療法の効果を増強し、その効果は長期にわたり持続した。

E3193試験（INT-0142）はリンパ節転移陰性（T ≦ 3 cm）、ホルモンレセプター陽性の閉経前乳癌患者345例に対する、タモキシフェン単独と卵巣機能抑制＋タモキシフェンの無作為化比較試験である。9.9年の追跡期間中央値で、5年無病生存率は87.9％と89.7％、5年全生存率は95.2％と97.6％といずれも有意差がみられなかった。グレード3以上の有害事象（更年期症状や性的不活性など）が併用群に多かった（22.4％ vs 12.3％、P = 0.004）。

これらの試験では、タモキシフェンの5年間投与後のアロマターゼ阻害剤の5年間投与は一部では有効であった。SOFT試験とE3193試験ではタモキシフェン単独に比べて卵巣機能抑制＋タモキシフェンの使用は大きな利益をもたらさなかった。しかし、SOFT試験とTEXT試験の統合解析とABCSG 12試験は適切に選択された患者に対しては複合ホルモン療法の単独で大きな利益がみられたが、卵巣機能抑制＋タモキシフェンに比べて、卵巣機能抑制＋アロマターゼ阻害剤（エキセメスタン）の効果の利益に関しては矛盾した結果が得られた。

現時点では、閉経前乳癌患者に対するホルモン療法による術後補助療法は必須であり、特にルミナールA乳癌患者はホルモン療法のみで安全に治療可能である。

5）閉経前、ER陽性乳癌に対する化学療法

歴史的には閉経前乳癌患者には化学療法を行うことが定説であり、欧米の臨床医は閉経前乳癌患者にLHRHアゴニストを日常的には使用しないとい

われている（資料9-10）。術後補助化学療法の有効性は確立しており、特に最近のタキサンとアンスラサイクリンの併用などにより、年齢/閉経状況に依存せずに無病生存期間と全生存期間を改善した（第8章「5．術後補助化学療法」の項を参照）。

閉経前、ER陽性乳癌に対して、化学療法はタモキシフェン、LHRHアゴニスト、タモキシフェン＋LHRHアゴニストと比較された。また、化学療法と種々のホルモン療法（タモキシフェン、LHRHアゴニスト、タモキシフェン＋LHRHアゴニスト）の併用により抗腫瘍効果が改善されるか否かが検討された。さらに、化学療法とホルモン療法の同時併用と逐次的併用の効果の違いも探究された。

(1) 卵摘（卵巣照射）またはタモキシフェンと化学療法の比較

閉経前乳癌に化学療法がよく奏効するという認識は初期からの多くの術後補助化学療法の無作為化比較試験により判明していたが、特にER陽性乳癌で卵摘と化学療法の効果の優劣に興味がもたれた。いくつかの比較的少数例の試験で、ER陽性の閉経前乳癌の術後補助療法として、化学療法と卵摘（卵巣照射）は同等の効果を示した。ER陽性乳癌患者では卵摘群が、陰性例では化学療法群で生存期間が優れていた（資料9-10）。閉経前のホルモン反応性乳癌に対する外科的卵摘、卵巣照射、LHRHアゴニストによる卵巣機能抑制は単独またはタモキシフェンとの併用で、化学療法に比較して同等または優れた効果を示した。乳癌術後補助療法において、LHRHアゴニストと卵摘（卵巣照射）の無作為化比較試験は行われていない。

卵摘＋タモキシフェンの併用と化学療法の比較でも予後に差はみられなかった（資料9-11）。タモキシフェン単独と化学療法の無作為化比較試験は少なく、優劣は明確でなかった（資料9-12）。

(2) LHRHアゴニストと化学療法の比較

閉経前乳癌患者に対するLHRHアゴニスト単独と化学療法の無作為化比較試験の成績の要約は以下の通りである（資料9-13）。ER陽性乳癌患者ではLHRHアゴニストと化学療法の再発リスク低下効果は同様であったが、ER陰性乳癌患者では当然化学療法が優れていた。CMF化学療法6サイクルとゴセレリン2年間の比較では、ER陽性患者ではゴセレリン群の無病生存

期間と全生存期間はCMF群と有意差なく、同等であった（ZEBRA試験）。

ABCSG VIII試験でも、ER陽性乳癌患者では、CMF単独またはゴセレリン単独、CMF→ゴセレリンは無病生存期間に差をみとめなかった（資料9-13）。

4件の試験（ZEBRA、ABCSG VIII、TABLE、GABG IV-A-93、資料9-13）の集計では、ER陽性の閉経前乳癌に対するLHRHアゴニストの効果は化学療法と同一であった。化学療法と卵巣機能抑制が同等の効果を示すと仮定すると、卵巣機能抑制が化学療法に比べて、副作用とQOLの面において優れていると考えられる。しかし、これらの試験ではCMF化学療法が使用され、アンスラサイクリンやタキサンは用いられていない。最近の、より強力な化学療法との比較が必要である。タモキシフェンは閉経前乳癌にも効果的であるにもかかわらず、これらの試験ではタモキシフェンが加えられておらず、最大の効果が得られていない可能性がある。

他のいくつかの700例ないし900例の術後補助療法として化学療法（CMF、エピルビシン＋シクロフォスファミド、アンスラサイクリンなど）に比べて、化学療法後にゴセレリンまたは卵巣機能抑制を追加したが、再発のリスクを低下しなかった（資料9-13）。

(3) LHRHアゴニスト＋タモキシフェンと化学療法の比較

再発・進行乳癌に対して、LHRHアゴニスト＋タモキシフェンはLHRHアゴニスト単独に比べて、予後を改善した（CHATメタアナリシス）。さらに、LHRHアゴニストは卵摘効果とともに、タモキシフェン刺激性の卵巣機能を抑制することが両者の併用の1つの利点と考えられた。

LHRHアゴニスト＋タモキシフェンの併用は化学療法の効果と少なくとも同等または、より優れていたという報告がいくつかみられる（資料9-14）。

閉経前、ER/PgR陽性、1/2病期の1,034例で、ゴセレリン3年間＋タモキシフェン5年間とCMF化学療法を比較した（ABCSG 05試験）。追跡期間中央値が5年の時点で、ゴセレリン＋タモキシフェン群で17.2％、CMF群で20.8％の再発がみられた（P＝0.037）。無再発生存期間は有意にホルモン療法群が良好であった（P＝0.037）。全生存期間には差がなかった。他の200例ないし300例の試験では、同様の比較で再発リスクに差がなかった（資料9-14）。

これらの成績はLHRHアゴニスト単独またはタモキシフェンとの併用は、ホルモンレセプター陽性の閉経前乳癌に効果的であることを示唆している。LHRHアゴニストは化学療法の急性の有害事象を避けるために使用することの正当性を示しているが、LHRHアゴニストを単独またはタモキシフェンと併用して、化学療法と併用することが、特に若年者では最良の手段と考えられた。

しかし、あるオーバービュウでは、化学療法とLHRHアゴニスト＋タモキシフェンの比較は再発、再発後死亡、全死亡において、差がなかった。

6）閉経前、ホルモンレセプター陽性、HER2陰性の乳癌患者に対する化学療法とホルモン療法の併用

閉経前、低ホルモンレセプターレベル、HER2陰性、高Ki-67値の乳癌患者（ルミナールBに代表される）に対して、ホルモン療法に化学療法を付加する意義が強調されている。ホルモン療法としてはタモキシフェン、LHRHアゴニスト、タモキシフェン＋LHRHアゴニストが選択され、同時併用または逐次的併用が検討された。

化学療法に卵摘を上乗せすることが予後を改善するか否かの試験が行われた。ER陽性患者では卵摘→化学療法は化学療法単独に比べて、予後を改善したが、ER陰性患者では差がなかった。

(1) タモキシフェン＋化学療法の併用

ⅰ）化学療法＋タモキシフェンと化学療法の比較

ホルモンレセプター陽性の閉経前乳癌患者に対して化学療法にホルモン療法を加えることにより、化学療法単独に比べて良好な成績が得られると考えられた。化学療法とタモキシフェンの併用治療はタモキシフェン単独に比べて、閉経前後で生存期間に対する併用効果がER陽性例でみられた（資料9-15）。

2005年のEBCTCGの報告では、アンスラサイクリンを含む多剤併用化学療法（FAC、FEC）の6カ月投与は診断時50歳未満の患者の年間乳癌死亡率を38％低下した。これは、タモキシフェンの有無、ER状況、リンパ節転移、または他の腫瘍の性格にかかわらず、化学療法の効果は高齢者よりも若年者で大きく、死亡よりも再発の低下で大きかった（図8-2）。

全年齢層で、化学療法＋タモキシフェンは同じ化学療法単独に比較して、年間再発率比を有意に40％低下した。化学療法→タモキシフェンは化学療法に比較して有意に31％低下した。タモキシフェン単独は無治療に比べて年間再発率比を41％低下した。年間死亡率比もそれぞれ39％と24％低下した。アンスラサイクリンを含む多剤併用化学療法はCMFよりも再発（$2P = 0.0001$）、乳癌死亡（$2P < 0.0001$）に有意に効果的であった。このように、ER陽性乳癌患者では、化学・ホルモン療法は化学療法またはタモキシフェンの単独治療に比較して再発、死亡をより効果的に抑制すると考えられた。

　50歳未満では、化学療法単独と無治療の比較の年間イベント率比は、化学療法＋タモキシフェンvsタモキシフェン単独のそれと同様であった。死亡リスクに対しても同様であった。すなわち、閉経前のER陽性または不明乳癌の術後補助療法として、化学療法とタモキシフェンの併用の再発、死亡に対する効果は化学療法単独と同様と考えられた。

　化学療法とタモキシフェンの併用において、同時投与か、まず化学療法を行い、終了後にタモキシフェンを追加するスケジュールのどちらが優れているかが問題となる。すなわち、両者の同時投与による拮抗作用が併用の抗腫瘍効果を低減する可能性があるとの主張である。

　化学療法後に逐次的にタモキシフェンを併用（化学療法→タモキシフェン）することが化学療法のみに比べて再発リスクを低下するか否かが検討された。1,246例のリンパ節転移陽性の閉経前乳癌患者に対して、化学療法（ACまたはEC→CMF）投与終了後にタモキシフェン5年間または無治療を無作為に比較した（IBCSG 13-93試験）。追跡期間中央値7年において、ER陽性乳癌患者では化学療法後のタモキシフェンの追加投与（化学療法→タモキシフェン）は無投与（化学療法のみ）に比べて、無病生存期間を改善したが、ER陰性例では改善しなかった。ER陽性例でのタモキシフェンの効果は40歳未満でも40歳以上と同様にみられた。IHC染色が全く陰性、またはLBAが0 fmol/mgであったときにER欠損としたが、ER欠損乳癌では、タモキシフェンの付加は非投与に比べて無病生存期間が短かった。

　割り付けの最初の15カ月以内に少なくとも1回無月経があれば化学療法により無月経となった患者とみなすと、無月経となった患者群のうちER陽性患者では、タモキシフェン投与の有無にかかわらず、月経が持続した患者群に比べて有意に無病生存期間が改善した（$P = 0.004$）。化学療法による無

月経は血中エストロゲンレベルを80～90％低下し、エストロゲン刺激性のER活性化を阻害し、再発を抑制した。35歳以上の患者は35歳未満に比べて、この無月経の頻度が高かった（91％ vs 42％、P＜0.0001）。40歳以上では96％が化学療法終了時に無月経となった。11％が18～36カ月の間に月経が回復した。このように、ホルモン反応性の閉経前患者では化学療法後のタモキシフェン治療は明らかに無病生存期間を改善した。一方、ER陰性乳癌患者に対するタモキシフェンの投与は望ましくないと考えられた。しかし、EBCTCGのオーバービュウ（2008年）ではER陰性乳癌でのタモキシフェンと化学療法の相互作用には否定的であった。

ⅱ）タモキシフェン＋化学療法とタモキシフェン単独の比較

　閉経前患者でタモキシフェン＋化学療法の併用とタモキシフェン単独の比較が行われた（資料9-16）。NSABP B-20試験では2,306例の閉経前後のリンパ節転移陰性、ER陽性乳癌患者において、タモキシフェン5年間単独、メトトレキサート＋5-フルオロウラシル＋タモキシフェン（MFT）、CMF＋タモキシフェン（CMFT）の3群比較を行った。5年間の追跡で無病生存率は化学療法＋タモキシフェン群がタモキシフェン単独に比べて、優れていた（MFT 90％、タモキシフェン85％、P＝0.01、CMFT 89％、タモキシフェン85％、P＝0.001）。生存率も同様であった（MFT 97％、タモキシフェン94％、P＝0.05、CMFT 96％、タモキシフェン94％、P＝0.03）。2つの化学療法＋タモキシフェンの効果は腫瘍径、ER、PgRレベル、年齢にかかわらず同様にみられたが、49歳以下で最も効果が強かった（資料9-16）。

　2005年のEBCTCGの報告では、50歳未満で、化学療法＋タモキシフェンはタモキシフェン単独に比べて、再発の年間リスク比を35％低下し、死亡リスクを34％低下した。化学療法単独治療は無治療に比べて、それぞれ38％と29％低下した。化学療法→タモキシフェン vs タモキシフェン単独の再発に関する人年あたりのイベントは4.0％/年と6.4％/年、死亡率は12.8％/年と17.8％/年と明らかに化学療法後のタモキシフェン投与がタモキシフェン単独に比べて、再発、死亡のリスクを低下した。

(2) LHRHアゴニスト±タモキシフェンと化学療法との併用

　リンパ節転移陽性の病期2の乳癌の50歳未満の閉経前または閉経期患者

1,640例を、CMF化学療法とゴセレリン2年間の2群に無作為に割り付けた（ZEBRA試験）。7.3年の追跡期間中央値で、ER陽性患者ではゴセレリン群の無病生存期間、無遠隔転移生存期間、全生存期間はCMF化学療法群に対して同等であった（資料9-17）。ER陰性例ではゴセレリン群はCMF化学療法群に対してすべてのエンドポイントで劣っていた。他の試験でも同様の結果であった。

化学療法による卵巣機能抑制効果とLHRHアゴニストの効果との重複の影響は明確でない。閉経前乳癌に対して、従来のCMFまたはAC化学療法に比較して、CEFやACとタキサンを併用する（TAC）ことにより無再発生存期間や全生存期間が延長する傾向が指摘されており、LHRHアゴニストまたはLHRHアゴニスト＋タモキシフェンがこのような新しい化学療法の組み合わせに比べて優れているかは不明である。これらの併用がこれまでの化学療法との併用に比較して優れている可能性がある。さらに、化学療法終了後に月経を継続しているホルモン反応性の患者の対処が問題となる（SOFT試験の項を参照）。

ⅰ）化学療法＋LHRHアゴニストと化学療法の比較

IBCSG Ⅷ試験（資料9-13）では、ER陽性患者でCMF→ゴセレリン群の5年無病生存率はCMF単独またはゴセレリン単独に比べてやや良好であったが、有意差はみられなかった。他の試験（資料9-13、926例）でも10年全生存率は化学療法＋卵巣機能抑制群と化学療法群で有意差は認められなかった。40歳未満のER陽性例では卵巣機能抑制が再発リスクを有意に低下した（$P=0.01$）。この年齢効果は40歳未満ではアンスラサイクリンを含む多剤併用化学療法単独群では最初の3年間に月経が59%で回復したが、40歳以上では19%のみが回復したことに関連している可能性がある。若年の閉経前乳癌に対して化学療法に逐次的にホルモン療法を加えることにより、化学療法単独に比べて良好な成績が得られる可能性がある。化学療法と卵巣機能抑制による無月経の持続が予後の改善につながると考えられる。

一方、40歳以上では、タモキシフェンと異なり、卵巣機能抑制は化学療法に付加しても化学療法単独以上の利益は得られない（すでに、大部分では無月経となっている）。このことは、卵巣機能抑制と化学療法が同じようなメカニズムで治療効果を示すことによる可能性がある。したがって、この年

齢層では、化学療法の後に卵巣機能抑制を付け加えることは意味がないと考えられる。本研究で対照群の化学療法単独により63％が3年以内に閉経となったことは、化学療法が年齢により遅延型のエストロゲンブロック効果を示したことを示唆する。LHRHアゴニストを中止した患者の3分の2で月経が回復した。これらの成績より、ホルモンレセプター陽性乳癌に対して、化学療法→LHRHアゴニストの逐次的治療は、化学療法により無月経になりにくい若年者で有用であると考えられる。

ⅱ）LHRHアゴニスト＋タモキシフェンと化学療法の併用

　化学療法後にLHRHアゴニスト単独またはLHRHアゴニスト＋タモキシフェンを逐次的に併用する効果を検証した。ER陽性、リンパ節転移陽性の閉経前患者に対して、CAF化学療法単独、CAF→ゴセレリン、CAF→ゴセレリン＋タモキシフェンを比較した（INT-0101試験）。CAF→ゴセレリンはCAF単独に比べてTTR、無病生存期間、全生存期間に差がなかったが、CAF→ゴセレリン＋タモキシフェンは有意に予後を改善した（資料9-17）。すなわち、CAF化学療法にゴセレリンのみを付加することは無病生存期間の改善にはっきりした利益がなかったが、タモキシフェン＋ゴセレリンを加えることで明らかに良好な結果となった。全生存期間は前2群に比べて、CAF→ゴセレリン＋タモキシフェン群で良好であった。ホルモン反応性の乳癌の術後補助化学療法後にLHRHアゴニスト＋タモキシフェン治療を追加すると、化学療法単独に比べて予後が改善されるような患者群が存在すると考えられる。

　11件の試験のレビュウでは、ER陽性の閉経前乳癌患者でLHRHアゴニスト±タモキシフェンはCMF化学療法に代わりうることが示されたが、LHRHアゴニストと化学療法の併用の意義は明確でなかった（資料9-17）。

　早期乳癌に対するLHRHアゴニストのオーバービュウ（2007年）でも、化学療法にLHRHアゴニスト＋タモキシフェンを付加すると再発、再発後死亡、全死亡が有意に低下した（資料9-18、資料9-19）。

　結論として、閉経前のER陽性患者で、LHRHアゴニスト治療の無病生存期間はCMF化学療法とほぼ同等であり、LHRHアゴニスト＋タモキシフェンが化学療法に比べて無再発生存期間または無病生存期間が有意に良好であった。LHRHアゴニスト単独よりもLHRHアゴニスト＋タモキシフェン

の併用がホルモンレセプター陽性の閉経前乳癌に対してより有効である。結局、閉経前のER陽性乳癌患者に対して、ホルモン療法が化学療法の代替え（LHRHアゴニスト）となり、またはより優れた効果（LHRHアゴニスト＋タモキシフェン）を示すと考えられる。

LHRHアゴニスト＋タモキシフェン＋化学療法とLHRHアゴニスト＋タモキシフェンの比較試験は少数例で結論は得られなかった（資料9-18）。

7）化学療法またはLHRHアゴニストによる無月経の功罪

(1) 化学療法の卵巣機能障害によるホルモン効果（卵摘効果）──化学療法による無月経の意義

LHRHアゴニストはその作用機序からみてほとんどで無月経となる。LHRHアゴニストは卵胞形成を阻害せず、卵胞の成熟を停止した。その効果は投与持続中に限られ、投与終了後には大部分が月経を回復する。乳癌術後補助療法としてのゴセレリンの2年間投与の終了後に、約3分の2が月経を回復した（ZEBRA試験）。

これに対して、化学療法は卵巣細胞に直接の細胞障害をもたらし、卵胞の成熟と機能を障害し、しばしば無月経を来し、多くは永久的である。化学療法は高ゴナドトロピン性／低性腺機能性の卵巣機能障害である。卵胞の成熟が障害されることにより、エストラジオールの産生が低下する。長期間後には黄体が消失し、卵巣機能が消失する。

男性では女性に比較して不可逆性の不妊が低用量の化学療法で起こるものの、性機能を保持する。女性では化学療法は早発閉経と性的な機能不全を示す。

従来は、閉経前患者に対する化学療法の効果は腫瘍に対する直接的な殺細胞効果によると考えられてきたが、無月経をもたらすホルモン効果が加わった2重の効果（卵巣機能障害と殺細胞効果）という認識が強くなっている。閉経前患者の多くは化学療法により一時的または永続的に無月経になり、化学療法の効果のうち少なくとも一部はホルモン効果（卵摘効果）により得られると考えられる（資料9-20）。

化学療法による卵巣機能の抑制は不完全な場合があり、化学療法による一時的な無月経では卵巣機能が保存されていることが少なからずあり、月経が回復する可能性があるため、閉経状況の把握を困難にする。したがって、化

学療法による無月経が自然の閉経と同じ結果を示すとは限らない。化学療法による不規則月経がどの程度、無月経と同じ効果を示すかも明確でない。

化学療法により無月経となるか否かは、患者の年齢と投与される化学療法の種類や処方、投与総量に左右される。化学療法による無月経となる率は、33〜80%に分散し、CMF 80%、AC 34%、TAC 51%などと報告されている（資料9-20）。

化学療法による無月経に関する74件（23,673例）の報告の集計で、無月経率は55%であった。無月経率は年齢により異なり、35歳未満、35〜40歳、40歳以上で、それぞれ、26%、39%、77%であった。高齢者（40歳以上で閉経に近い年齢）とタモキシフェンの併用が化学療法による卵巣機能障害性の閉経率を上昇した（資料9-20）。

化学療法により無月経が起こるか否かを、個々の患者で予測することは困難であるが、年齢と血清抗ミューラー管ホルモン（AMH）の測定が有用と考えられる。系統的レビュウによると、AMHレベルは化学療法中に計測不能のレベルに低下し、多くは治療後も低値を維持した。

無月経の発来は化学療法に比べてLHRHアゴニストがより急速であった。無月経は2年までにゴセレリン群で95%、CMF群により6カ月の終了時に58.6%に起こったが、CMF群では大部分が永久的であった（3年後での無月経の持続が22.6%と76.9%）。40歳未満のゴセレリン群の患者の90%以上が治療終了1年後に月経を回復し、40歳以上では約70%が回復した。CMF群では、40歳未満の患者の26%、40歳以上の患者の約90%が3年後にも無月経であった。

術後補助化学療法の終了後に月経が再開する可能性がある（資料9-20）。月経が再開するまでの期間については報告が少ないが、4カ月から29カ月の範囲であった。このように、化学療法は卵巣機能障害をきたし、無月経をもたらすが、卵摘やLHRHアゴニストに比べて不確実であり、無月経の発現も遅い。さらに、化学療法による無月経はLHRHアゴニストと異なり、通常は永久的である。そのため、早発閉経の副作用に化学療法の副作用が重積する。

無月経となった女性の多く（70%）は月経が再開し、90%で治療後2年以内に再開した。比較的高齢者、化学療法または放射線治療を受けた女性は月経の回復に長い時間を要した。診断時に比較的高齢であった患者は、月経が

再開した時に不規則な月経周期を示すことが多かった。

　ER陽性例の月経の回復の有無は再発や死亡に影響せず、2年間のゴセレリン投与による、一時的な比較的短時間の無月経が、永続的な閉経と同様の影響を予後に与える可能性がある（資料9-21）。月経の回復を期待する場合には、卵摘や化学療法による永久的な無月経に比べて、LHRHアゴニストに利点がある。

　一方、LHRHアゴニストまたは化学療法による無月経ないし早発閉経が患者のQOLや骨健康や非癌死亡に悪影響を与える可能性がある（後述）。

(2) 化学療法による無月経が予後に及ぼす影響

　術後補助化学療法による無月経の誘導は明らかな予後因子であるという文献的な証拠がある。術後補助化学療法により無月経となった患者はならなかった患者よりも術後の予後が良好であった（資料9-21）。しかし、そうでないという報告もある。

　13件の報告の5,513例のケースと2,008例の対照で無病生存期間と、5件の報告では2,331例のケースと776例の対照において全生存期間を検討した。化学療法による無月経は無病生存期間（$P < 0.001$）と全生存期間（$P < 0.001$）を有意に改善した。ER陽性乳癌患者では、この無月経は無病生存期間を有意に改善した（$P < 0.001$）が、ER陰性の患者ではしなかった。化学療法により無月経となった患者はならなかった患者に比べて、リンパ節転移、化学療法の処方、ホルモン療法の種類、発表年代の如何にかかわらず、良好な予後を示した（資料9-21）。

　しかし、化学療法による無月経が予後にどのように影響するかはなお明確でなく、化学療法誘導性の無月経が全生存期間に影響するという合意は得られていない。また、永久的な無月経は無病生存期間の延長には必ずしも必要でなかった。短期間後に月経が回復した患者（一時的な卵巣機能障害）の無病生存期間は永久的に無月経となった患者と同様であった（IBCSG VI試験）。無月経が永久的であるか、後に月経が回復したかという違いは予後には影響しないようである。さらに、不規則月経周期を示した患者が完全な無月経の患者と同じように無病生存期間に好影響を与えた。このような成績はZEBRA試験で、ER陽性患者のゴセレリン投与後に月経が回復したにもかかわらず、CMF化学療法により永久的に無月経となった場合と同様な無病

生存期間を示したことでも支持される。
　ホルモン反応性乳癌が化学療法により無月経とならなかった場合の対処法に関しては明確でないが、LHRHアゴニストを追加するという考え方が広がりつつある。

3．閉経前のホルモン療法および/または化学療法の副作用

1）LHRHアゴニストまたはLHRHアゴニスト＋タモキシフェンの副作用

　閉経前乳癌患者に術後補助化学療法および/またはホルモン療法が推奨されるようになると、無月経（早発閉経）による有害事象とその対策の必要性が指摘されるようになった。化学療法またはLHRHアゴニストによる早発閉経と卵巣機能抑制は乳癌術後の若い女性の性機能を破壊する。乳癌治療による早発閉経、すなわち、早過ぎる永続的な無月経が女性に与える問題点は、①血管運動神経失調：ホットフラッシュや寝汗などの更年期症状、②心理社会的問題：気分の動揺や睡眠障害、③泌尿生殖器障害：萎縮性膣炎、膣乾燥感、性交疼痛症、排尿障害、頻尿、④骨系統の障害：骨粗鬆症および骨折、⑤動脈硬化症および心血管系疾患、⑥不妊などである。これらは自然閉経の場合に比べて、より高頻度で、高度である（資料9-22）。

　閉経前乳癌患者の無作為化比較試験において、化学療法の有無とともにゴセレリン、タモキシフェン、ゴセレリン＋タモキシフェンの併用、無治療という4群において、身体的症状、不安感、うつ症状を検討した。ゴセレリン治療は更年期症状が早期に発生し、より強力であったが、タモキシフェンは緩徐で弱かった。ゴセレリンによる症状はタモキシフェンとの同時併用により血管運動神経症状（ホットフラッシュ、発汗、温熱感）以外は軽減された。不安感、うつ症状は差がみとめられなかった。同じ対象において、性機能の変化を質問表で調査した。化学療法を付加した群は無治療群に比べて明らかに高いレベルの性機能不全がみとめられた。化学療法を加えない群ではゴセレリン、ゴセレリン＋タモキシフェンは無治療群に比べて明らかに高いレベルの性機能不全を示した。タモキシフェン単独は副作用を示さなかった。ゴセレリンおよびゴセレリン＋タモキシフェン群ではタモキシフェン単独群に比べて血管運動神経症状が高度であり、タモキシフェン群の血管運動神経症状は無治療群に比べて高頻度であった。ゴセレリン単独に比較してタ

モキシフェンの併用により性機能不全が軽減した（資料9-22）。

若年の女性にとって無月経は深刻な問題であり、更年期症状、精神的ストレス、個人的および家族的プランの変更に適応する必要がある。化学療法による卵巣機能障害により、情緒障害、性的不調、家族や友人関係の崩壊などがみられた。

化学療法は短期間のために、長期のホルモン機能障害が少ないと考えられる。このため、多くの国では臨床医は閉経前患者には化学療法を適切と考え、卵摘やホルモン療法を行うことを躊躇してきた。閉経前患者に対する化学療法はLHRHアゴニストまたはLHRHアゴニスト＋タモキシフェンに比べて、骨髄障害（白血球減少、貧血）、悪心・嘔吐、下痢、脱毛などが多かった。LHRHアゴニストはホットフラッシュや泌尿生殖器障害などの更年期症状が多かった。

ホルモン補充療法が血管運動神経失調、膣・外陰部萎縮、骨粗鬆症の軽減に米国FDAにより認可されている。一方、FDAは乳癌術後患者にはホルモン補充療法を禁忌としている。

早発閉経の女性では心血管系疾患のリスクが上昇し、骨粗鬆症の頻度が上昇した（資料9-22、資料9-23）。早発閉経によるこれらのリスクが非乳癌死亡の増加をもたらす可能性が懸念されている（資料9-24）。さらに、LHRHアゴニスト治療自体にも種々の問題点が残されている（資料9-25）。

2）アロマターゼ阻害剤＋LHRHアゴニストの副作用

SOFT試験とTEXT試験の統合解析で、グレード3/4の有害事象はエキセメスタン＋卵巣機能抑制群で30.6％、タモキシフェン＋卵巣機能抑制群で29.4％であった。ホットフラッシュ、筋肉骨痛、高血圧が主であった。骨粗鬆症は13.2％と6.4％にみられた。エキセメスタン＋卵巣機能抑制群で、骨折、筋肉骨症状、膣乾燥感、リビドー低下、性交疼痛症がより多く、タモキシフェン＋卵巣機能抑制群で血栓塞栓症、ホットフラッシュ、発汗、尿失禁がより多かった。QOLには差がなかった。エキセメスタン＋卵巣機能抑制群で、骨密度の減少による骨粗鬆症と骨折が増加した（資料9-23）。

3）化学療法＋LHRHアゴニストの副作用

ゴセレリンに比べてCMF化学療法では骨髄障害が多く、また、悪心・嘔

吐、脱毛、感染、下痢が高頻度であった。CAF化学療法後にゴセレリン5年間を追加すると、貧血、感染、発熱、悪心、下痢、口内炎、高血圧、皮膚症状、体重増加、神経系障害、ホットフラッシュなどが増加した（INT-0101試験）。CAF＋ゴセレリンにさらにタモキシフェンを加えると血管運動神経症状などが増加した。

4．閉経前乳癌患者の術後補助療法の受け入れ

　閉経前乳癌患者が術後補助療法を受け入れ、治療を遵守する要因は多くあるが、患者の意思決定の大きな因子は効果と副作用のバランスであろう。若年の乳癌患者の態度は遺伝性乳癌の素因、将来の妊娠・出産、職業継続への影響など、閉経後患者と異なる。

　若年に特有な全身療法の有害事象がある。更年期症状、ボディーイメージの変化、体重増加、骨の健康、認知機能障害、受精と妊娠・出産の問題、性的機能不全、乳癌の診断と社会的インパクト（仕事の差別、子供の世話などの家庭内管理）がある、このような事項が全身療法の長期のプランニングに際して注意すべきである。

　さらに、ホルモン反応性の閉経前、特に最若年の乳癌患者に対するホルモン療法の受容に関しては、長期の治療期間、更年期症状、性機能と妊娠・出産に対する影響などの化学療法と異なる複雑な問題がある。したがって、治療法の決定に際して、化学療法とホルモン療法の効果と副作用の説明を十分に行うことが必要である。

　閉経前乳癌患者が術後補助ホルモン療法の有害事象と不便さを正当化するにはどの程度の生存期間の延長を必要とするかを量的に評価した。102例の40歳以下の閉経前乳癌患者で、少なくとも3カ月のホルモン療法（67例がタモキシフェン単独、7例がゴセレリン単独、28例がタモキシフェン＋ゴセレリンまたは卵摘）を受け、76例が化学療法も受け、75例が放射線療法を受けた。約半数が生存率が65％または85％の基準値から絶対値として2％上昇すれば、または、平均余命が基準値の5年から3カ月延長、15年では6カ月延長すれば、術後補助ホルモン療法を受ける価値があると考えた。ホルモン療法の有害事象がより強かった女性はより多い利益を要求した。85例において、無治療の生存期間5年または15年と5年目の60％また

は80％生存率を基準として、術後補助ホルモン療法による改善率を質問した。3分の1が1％の生存率または6カ月の改善で十分と考えたが、半数以上は生存率の5％以上、または生存期間の3年以上の改善を要求した。長期の治療や強い有害事象を受けた女性はより大きな改善を要求した。化学療法でも同様の傾向であり、得られる利益が比較的に小さい場合でも、術後補助療法の有害事象に耐えることができると考えられる。

20～49歳の健康な非癌女性200人にCMF化学療法とゴセレリンに関する十分な情報を供与したうえで、自分がER陽性乳癌であると仮定した場合にどの治療法を選択するかについてアンケートを行った。78％が「ゴセレリン」、11％が「CMF化学療法」を選択し、11％が「決められない」と回答した。LHRHアゴニストを希望した理由は、化学療法の副作用（特に脱毛）が回避できること、便利さ、日常生活の維持であった。化学療法を希望した理由は短期間で治療が終了することであった。LHRHアゴニストによる更年期症状様の副作用も重要なポイントであった。

39項目の質問表によるQOL評価によると、CMF化学療法群は投与中の副作用が多く、全般的QOLはゴセレリン群で3～6カ月の早期の利益が得られた（ZEBRA試験）。1、2、3年後では全般的または特定のQOLに両群で有意差はみられなかった。無月経に関係するホルモン副作用や性衝動の抑制がゴセレリン群で投与中の2年間に強かったが、3年後にはCMF群に無月経が多く、逆転した。このようなQOLの情報をLHRHアゴニストと化学療法の治療効果と同時に患者に提供することにより、個々の患者自体の治療法の決定が容易になると考えられる（資料9-26）。

CMF化学療法、ゴセレリン、および両者の逐次的併用のQOLと更年期症状を比較した（IBCSG VIII試験）。割り付け後3年までの874例において、QOLはゴセレリン群が有意に優れた利益を示し、悪心／嘔吐が少なく、主観的な健康評価が優れていた。最初の3カ月ではゴセレリンを受けた患者はホットフラッシュの増大と気分の悪化を訴えた。36カ月ではホットフラッシュ以外は他の治療法と同様であった。化学療法は終了後にはQOLは急速に改善した。CMF→ゴセレリン群のQOLの全ての指標はCMF群と違いがなかった。化学療法の影響がホルモン療法のそれをマスクしている可能性がある。ZIPP試験でも同様の傾向であった。無月経は化学療法群でやや遅れて始まり、ホットフラッシュも同様の傾向であった。ゴセレリンの終了後に

はCMF化学療法群に比べてホットフラッシュが少なかった（P＜0.01）。

　SOFTとTEXT試験の統合解析での68カ月の追跡期間中央値で、エキセメスタン＋卵巣機能抑制群は16.1％、タモキシフェン＋卵巣機能抑制群は11.2％の患者がプロトコルに従った治療を中断した。

5．最若年者の生物学的特異性と術後補助療法の意義

1）最若年者の乳癌の特性

　先進国では、乳癌は40歳以下の癌関連死亡の上位にあり、改善されているとはいえ、若年の乳癌患者の生存率は高齢者に比べて低いままである。問題は、最若年者の定義（年齢のカットオフ値）であり、その年齢を何歳未満とするかの合意は得られておらず、40歳未満、35歳未満、30歳未満など研究毎に恣意的に決定されている。そのため、"若年乳癌患者"の頻度、性格、予後などに関して統一的な論議が困難である。

　もし最若年者乳癌が独自の疾患単位であるとすれば、その治療法も他の年齢層の乳癌と異なり、これまでの臨床試験での年齢区分による成績を再点検する必要がある。これは後述の超高齢者の場合も同様である。

　これまでの研究では、若いこと自体が乳癌の再発と死亡の独立の危険因子であったが、最近では、乳癌のサブタイプ、すなわち、分子生物学的性格が異なり、若年の患者の予後が違うと考えられるようになった（資料9-27）。

　米国では、乳癌の6.6％が40歳未満で診断されている。わが国の2004〜2009年の乳癌患者109,617例の後ろ向き解析で、35歳未満は2.7％であった。

　閉経前乳癌患者1,427例のうち、13％が35歳未満、87％が35〜60歳であった。両群の生物学的因子を検索すると、35歳未満ではより高年齢の患者に比べて、ER陰性（P＜0.001）、PgR陰性（P＝0.001）、Ki-67≧20％の発現（63.2％ vs 53％、P＜0.001）、血管またはリンパ管侵襲（48.6％ vs 37.3％、P＝0.006）、グレード3（P＜0.0001）が多かった（資料9-27）。病理学的腫瘍径とリンパ節転移数は差がなかった。35歳未満の患者はホルモン非反応性で、高グレード、高増殖率、高血管侵襲性であり、予後不良であった。乳癌診断時に、より進行していたために5年生存率が低かったという従来の見解とは異なる。

　その原因は明確でないが、最若年者の乳癌が生物学的に、より攻撃的な

態度をとることが従来から指摘されている。35歳以下の患者の乳癌は未分化が多く、増殖率（Ki-67値）が高く、p53変異が高頻度であった。30歳以下ではER陰性/PgR陰性が多かった。いくつかの研究ではHER2発現率が高かった。他の報告でも35歳未満の乳癌は腫瘍径やリンパ節転移は異ならなかったものの、高グレードで血管侵襲度が高く、予後不良であった。

閉経前の乳癌は閉経後に比べて、決して予後が悪くない。35歳未満の患者の予後は悪いが、これは未分化のグレード3の乳癌が多いためであり、内因性エストロゲンレベルが高いためではない。

大規模の遺伝子研究では、若年の乳癌は年齢特異的に生物学的性格が異なっていた。すなわち、いくつかの研究では若年の乳癌は独特のバイオロジーを示したが、他の研究では、その攻撃的な性格は若年で攻撃的な乳癌のサブタイプが高頻度に含まれることによるに過ぎないという結果であった。最近では、乳癌の間質に関連した遺伝子シグニチャーが若年の乳癌の予後因子であることが報告され、微小環境の違いが乳癌の振る舞いの年齢特異的な差異を説明する。

最若年者の乳癌と一般的な乳癌患者では、化学療法や分子標的治療の選択の一般的な基準は同様である。術後補助化学療法のホルモン効果（卵巣機能抑制）は35歳未満の女性には効果が少ないようにみえる。これは前述のように、化学療法により無月経が起こりにくいためと考えられる（資料9-28）。

2）最若年者に対する術後補助化学療法の効果

最若年者で化学療法誘導性の無月経が得られなかったことが再発のリスクを増加させるか否かに関する研究が行われた。CMF、プレドニソロン、卵摘の組み合わせ（CMF、CMFP、CMFP＋卵摘など）を試験した3,700例の閉経前乳癌患者のうち、1,221例がER陽性、314例（8.5％）が35歳未満であった。35歳未満と35歳以上の群でリンパ節転移、腫瘍径の分布は同様であった。ER陽性率は51％と63％であった。35歳未満の患者と35歳以上の患者の10年無病生存率は35％と47％（$P<0.001$）、10年全生存率は49％と62％（$P<0.001$）であり、若年者群で明らかに低かった。ER陽性の35歳未満の患者の無病生存率はER陰性例に比べて、有意に悪かった。すなわち、10年無病生存率はER陽性例が25％、陰性例が47％（$P=0.014$）であった。10年全生存率はそれぞれ39％と56％（$P=0.12$）であった。これに対して、

35歳以上では10年無病生存率はER発現の有無によらず同様であった。10年生存率はER陰性例の58％に比べて、ER陽性例の63％が良好であった（P＜0.001）。

　ER発現状況の判明している3,098例で予後因子を多変量解析すると、リンパ節転移、組織学的グレード、ER陽性か陰性、年齢が35歳未満か35歳以上が有意であった。35歳未満ではER発現陽性は予後不良の因子であった。

　4件の試験グループでの種々の術後補助療法（化学療法、タモキシフェン、タモキシフェン＋化学療法、無治療）の効果を35歳未満と35歳以上に分けてみると、ER陽性乳癌患者では35歳未満が高齢者に比べて再発リスクが有意に高く、ER陰性例では有意差がみられなかった。特にタモキシフェン単独治療に対して、35歳以上に比べて35歳未満例の再発のリスクは有意に1.91倍高かった（P＝0.006）。ER陰性患者では、化学療法の効果は年齢間で差がなかった。このように、ホルモンレセプター陽性の最若年者では、化学療法のホルモン効果は控えめであり、ホルモン療法を付加する必要がある（資料9-27）。

　前述のわが国の解析では、若年の患者は乳癌家族歴が多く、両側乳癌が少なく、腫瘍径が大きく、リンパ節転移陽性が多く、進行例が多かった。ER陽性例が少なく、HER2陽性例やTN乳癌が多かった。若年者はネオアジュバント化学療法を多く受け、乳房温存療法が多く、術後補助療法として化学療法、分子標的治療、放射線療法を多く受けていた。

　最若年者では局所再発のリスクが高いにもかかわらず、若年自体は乳房温存手術の禁忌とはみなされていない。乳房温存療法と乳房切除術の生存期間に及ぼす影響は同等と考えられている。しかし、最近では、欧米の若年の患者の多くは乳房切除術を選び、遺伝素因がなくても両側乳房切除術を選ぶ傾向があるという。

　結局、ホルモン反応性の35歳（または40歳）未満の最若年の患者はそれより高年齢の患者に比べて再発のリスクが高いという報告が多い。一方、ホルモン非反応性の乳癌では、化学療法は閉経前の年齢にかかわらず、同様の結果をもたらした。

　しかし、EBCTCGのオーバービュウ（2005年）によると、多剤併用化学療法の対照群に対する40歳未満の患者の年間の再発のリスクの40％低下は、

40〜49歳のそれの36％低下と同様であった。乳癌死亡に対する影響も同様であった。いずれにせよ、閉経前患者に対する化学療法の効果は閉経後患者に対するよりも顕著であった。また、タモキシフェンの併用の有無でも差はなかった。一方、両年齢層において、化学療法の併用により卵摘ないしLHRHアゴニストの効果は縮小するようにみえる。

第10章 閉経後乳癌患者に対する術後補助療法

1. "閉経後"の定義

　閉経とは女性の最後の月経出血と定義され、周期的な卵巣機能が終了する（資料10-1）。その時期は平均50〜52歳である。閉経後では乳腺内エストラジオールレベルは、血中エストロゲンの減少とともに低下するはずであるが、閉経後乳癌患者では血中濃度の数倍高く、閉経前乳癌患者とほぼ同等であった。これは副腎からのアロマターゼ酵素によるアンドロゲンからのエストロゲンの変換や乳腺や乳癌自体のエストロゲンが産生される。したがって、閉経後の乳腺および乳癌のエストロゲンレベルはアロマターゼ酵素の活性に依存する。

2. ホルモンレセプター陽性の閉経後乳癌に対する術後補助ホルモン療法

　ホルモンレセプター陽性の閉経後乳癌に対する術後補助ホルモン療法はタモキシフェンなどのSERMとアロマターゼ阻害剤に限られると言ってよい。タモキシフェンとアロマターゼ阻害剤は異なった作用機序と副作用のプロファイルをもっている。

　これらのいずれかを選択する最も大切な因子は閉経状況、すなわち、閉経前か閉経後である。しかし、実際には閉経後か否かを決定することは困難なことが少なくない。閉経前にはタモキシフェンで治療し、閉経後患者はアロマターゼ阻害剤またはタモキシフェンを使用する。これらの薬剤は、再発・進行乳癌で最適の1日投与量が決定されている。閉経後のホルモンレセプター陽性、HER2陰性の乳癌患者に対して、タモキシフェンとアロマターゼ阻害剤の単独、種々の組み合わせによる逐次的併用、投与期間（5年間と10年間）などの因子により、ベストの効果がどの方法で得られるかが精力的に検討された。

3. タモキシフェンによる術後補助療法

1）無作為化比較試験によるタモキシフェン治療の評価

前述の NATO 試験（タモキシフェン 2 年間投与と無治療の無作為化比較試験）以来、数多くの臨床試験が行われ、ホルモン感受性の早期乳癌に対して、タモキシフェンが再発・死亡のリスクを低下させることが実証されている（EBCTCG）。現在、残された問題はタモキシフェンの投与期間（10年以上が必要か）、化学療法との併用の問題、などであろう。

2）タモキシフェンの投与期間
(1) 2年間と5年間投与の比較

いくつかの初期の無作為化比較試験で、タモキシフェンの 2 年間投与に比べて 5 年間投与が有意に再発・死亡のリスクを低下した（資料10-2）。

EBCTCG のオーバービュウで、タモキシフェンの 2 年間と 5 年間投与の評価が行われた。1998年のオーバービュウでは、投与期間が 1 年間、2 年間、5 年間と延長するにしたがって、再発・死亡のリスクをより強く低下した（資料10-2）。また死亡リスクの低下に関するキャリーオーバー効果（持ち越し効果）が認められた。タモキシフェンの投与期間を延長すると、対側乳癌の発生をより抑制したが、子宮内膜癌の発生が増加した（資料10-3）。

2005年の EBCTCG のオーバービュウでは、ER 陽性乳癌に対してタモキシフェン 5 年間投与は 1～2 年間投与に比べて、再発（$2P < 0.0001$）、乳癌死亡（$2P = 0.0001$）を高度に抑制した。ER 陽性乳癌に対するタモキシフェン 5 年間投与により、年間再発率は41％低下とほぼ半減し、乳癌死亡率は34％低下と 3 分の 2 となった（資料10-4）。図4-4は ER 陽性乳癌のタモキシフェン 5 年間投与と対照群の15年の再発と乳癌死亡を示しているが、再発に対する効果は主に最初の 5 年間に観察され（図4-4-A）、乳癌死亡に対する効果は 5 年以降も継続した（図4-4-B）。すなわち、15年目の乳癌死亡率の差は 5 年目のそれのほぼ 3 倍であった。タモキシフェンは他病死に対しては正味の効果を示さなかったので、全死亡に対する効果は乳癌死亡に近似した。

(2) 5年間と10年間投与の比較 ── 延長ホルモン療法

　タモキシフェンの投与期間が2年間よりも5年間が優れているならば、さらに長期に投与することにより、それ以上の効果が得られるのではないかという期待がもたれた。スコッティシュ試験、NSABP B-14試験、ECOG試験などで、タモキシフェン5年間投与と10年間投与が無作為に比較されたが、再発・死亡とも有意差なし、無再発生存率はわずかに良好、全生存率は有意差なし、無病生存期間が延長などの成績がえられたが、タモキシフェンの延長投与の優位性は立証されなかった（資料10-4）。

　タモキシフェンの5年間投与に比べた5年以上の延長治療の利益と有害事象をメタアナリシスした（2014年）。5件の試験（21,554例、NSABP B-14、Scottish、ECOG、ATLAS、aTTom）の解析により、延長投与は5年間投与に比べて、再発リスクを有意に低下しなかった（P = 0.17）。全生存期間にも有意差はみられなかった。延長投与が完了した場合には再発リスクが明らかに低下したが、治療中の患者では低下しなかった。子宮内膜癌のリスクは2.06倍有意に増加した（P < 0.001）。

　EBCTCGのオーバービュウ（2005年）でのタモキシフェン10年間投与と5年間投与の比較では、10年間投与の5年間投与に対する年間再発率比には差があるとはいえなかった。死亡に対しても同様であった。非乳癌死亡は10年間投与例に多い傾向であったが、有意差はみられなかった。このように、延長ホルモン療法が真に有効であるか否かは明確でなかった。

ⅰ）ATLAS試験とaTTom試験

　術後補助療法としてのタモキシフェンの長期間投与の利益とリスクを評価するには、多数例で5年間と10年間またはそれ以上の投与期間との直接の比較試験が必要であることが認識された。実際、2つの大規模な国際試験が行われた。1つは英国でのaTTom（Adjuvant Tamoxifen Treatment, Offer More?）試験であり、他は36カ国で行われたATLAS（Adjuvant Tamoxifen Longer Against Shorter）試験である。

　ER陽性乳癌患者に対する5年間のタモキシフェン投与は治療中の5年間のみならず、10年間にわたり再発を低下し、術後0～14年（15年）を通じて、乳癌死亡率を約3分の1低下した（EBCTCG、2011年）。タモキシフェンの5年間投与による年間の乳癌死亡率の低下は、治療終了後少なくとも

10年間は持続した（キャリーオーバー効果）。タモキシフェン10年間投与が同様の結果を示すかは不明であった。

　ATLAS試験はタモキシフェン5年間投与に比べて、10年間投与は10年後においても再発と乳癌死亡に対して保護効果を示した。従来の試験とATLAS試験の結果を合併して解析すると、無治療とタモキシフェン10年間投与が仮定的に比較可能となった。タモキシフェン10年間投与は乳癌死亡率を診断後20年にわたり、ほぼ半減した。

a）ATLAS試験

　ATLAS試験では、タモキシフェンの5年間投与を完了したER陽性乳癌患者12,894例に対して、タモキシフェン投与を10年間まで続行する群と5年間で終了する群に無作為に割り付けた。診断後5年からの平均追跡期間は7.6年であった。6,846例のER陽性患者で10年間投与群は5年間投与群に比べて乳癌再発リスクを有意に低下した（18.0%〈617/3428〉vs 20.8%〈711/3418〉、P＝0.002）。乳癌死亡は331例と397例と有意に減少し（P＝0.01）、全死亡は639例と722例と有意に減少した（P＝0.01）。乳癌再発リスクの低下は10年後に比べて10年以前が著しくなかった。再発率比は5〜9年では0.90（有意差なし）とその後では0.75（有意差あり）。乳癌死亡リスクは0.97（有意差なし）と0.71（有意差あり）。5〜14年の累積再発リスクは続行群で21.4%、対照群で25.1%（絶対的再発率低下は3.7%）。同様に乳癌死亡は12.2%と15.0%（絶対的死亡率低下は2.8%）。

　1,248例のER陰性患者では両群に差がなかった。4,800例のER不明例では中間の効果を示した。全例（12,894例）の再発なしの死亡には有意差がなかった。

　有害事象として、肺栓塞は1.87倍有意に増加し（P＝0.01）、脳卒中は有意差なく1.06倍増加し、虚血性心疾患は有意に24%低下し（P＝0.02）、子宮内膜癌は有意に1.74倍増加した（P＝0.0002）。子宮内膜癌の5〜14年後の累積発生リスクは5〜14年後に3.1%（死亡リスクは0.4%）、対照群では1.6%（死亡リスクは0.2%）であった。これらの有害事象は閉経後患者に多かった。特に、子宮内膜癌のリスクは閉経後患者で増加したが、閉経前患者では増加しなかった。閉経前ER陽性乳癌患者に対するタモキシフェン10年間投与は子宮内膜癌や心血管系有害事象のリスクは低く、若い女性は10

年のタモキシフェンの服用により、20年以上の寿命を得ると考えられる。

登録2年後（診断後7年）で無再発の患者の治療続行群の84％がタモキシフェンを服用していた。このコンプライアンス率は従来のタモキシフェンの試験と同様であり、長期投与でコンプライアンスが低下することはなかった。

結論として、ER陽性乳癌患者に対するタモキシフェン5年間投与後さらに5年間（10年後まで）続行すると、5年間でストップした場合に比べて、再発・死亡リスクをさらに低下し、特に10年後に強く低下した。この結果は、これまでの5年間のタモキシフェンと非治療との比較を合併すると、10年間のタモキシフェン投与は診断の10年後に乳癌死亡をほぼ半減する。

b）aTTom試験

6,953例（ER陽性2,755例とER未測定4,198例）が英国で、タモキシフェン5年間投与後タモキシフェンを中止または10年後まで投与する2群に無作為に割り付けた。タモキシフェン続行群は中止群に比べて有意に再発を減少した（16.7%〈580/3468〉vs 19.3%〈672/3485〉、$P=0.003$）。この再発率の低下は時間依存性であった（再発率比は5〜6年では0.99、7〜9年では0.84、以後0.75、7年以降は有意差あり）。乳癌死亡率も長期投与で低下した（再発後死亡は392例と443例、$P=0.05$）。死亡率比は10年以後16%有意に低下した。非乳癌死亡には差がなかった。子宮内膜癌は102例と45例で、リスクは2.20倍有意に増加した（$P<0.0001$）。子宮内膜癌死亡は37例（1.1%）と20例（0.6%）と有意に増加した（$P=0.02$）。

aTTom試験とATLAS試験を合併して評価すると、再発（$P<0.0001$）、乳癌死亡（$P<0.002$）、全生存（$P=0.005$）の利益が増大した。

タモキシフェンの5年間投与と無治療の試験の乳癌死亡率の低下と本研究の10年間投与を統合すると、タモキシフェンの10年間投与は非投与に比べて乳癌死亡を診断後最初の10年間では約3分の1減少し、その後ではほぼ半減すると考えられる。

タモキシフェンの延長術後ホルモン療法（5年間投与に比べた10年間投与）はER陽性乳癌患者の成績を改善したが、絶対的利益は控えめであり、毒性と忍容性が問題となるという意見もある。

トレミフェンとタモキシフェンによる術後補助療法を比較する試験がいくつか行われた。再発、死亡リスクに対する効果や有害事象には大差がなかった（資料10-5）。

4．アロマターゼ阻害剤による術後補助療法

閉経後のホルモンレセプター陽性乳癌患者に対する術後補助療法、ネオアジュバント治療、再発・進行乳癌の臨床試験でタモキシフェンに比べて、アロマターゼ阻害剤がより優れた臨床効果を示した。

EBCTCGオーバービュウにおいて、タモキシフェンの術後補助療法の期間は短期間（1～2年間）に比べて5年間投与が再発・死亡リスクを低下した。タモキシフェンの5年間投与は統計学的にも十分に根拠のある事象である。一方、アロマターゼ阻害剤の5年間投与はタモキシフェンの投与期間から類推したものであり、短期間投与との比較は行っておらず、統計学的な根拠がないにもかかわらず、乳癌の術後補助ホルモン療法として標準治療とみなされている。

再発・進行乳癌に対するアロマターゼ阻害剤とタモキシフェンを含む他のホルモン療法の25件の無作為化比較試験における9,416例のメタアナリシスによると、アロマターゼ阻害剤治療は全生存期間を有意に延長した。無病生存期間、CB率、奏効率には差がなかった。再発初回治療としての比較では、アロマターゼ阻害剤は無増悪生存率、CB率では優れていたが、全生存期間や奏効率には差がなかった。

ホルモン反応性の閉経後乳癌の術後補助療法としてのタモキシフェン5年間治療という標準に対して、アロマターゼ阻害剤治療の位置づけを決定するために、次のような戦略が考慮された。

①単剤の比較（ATAC試験、BIG1-98試験）、②同時併用（ATAC試験）、③タモキシフェン投与後のアロマターゼ阻害剤の逐次的な投与、③-1タモキシフェン5年間投与後のアロマターゼ阻害剤（MA.17試験）、③-2タモキシフェン5年間継続治療とタモキシフェン2～3年間治療後のアロマターゼ阻害剤3～2年間投与（IES試験、ABCSG 8/ARNO 95試験、ITA試験）、④アロマターゼ阻害剤5年間継続治療とタモキシフェン2～3年間治療後のアロマターゼ阻害剤3～2年間投与（TEAM試験）、⑤アロマターゼ阻害剤

5年間、タモキシフェン5年間、タモキシフェン2〜3年間→アロマターゼ阻害剤3〜2年間、アロマターゼ阻害剤2〜3年間→タモキシフェン3〜2年間の4群比較（BIG1-98試験）、⑥アロマターゼ阻害剤5年間投与後の更なるアロマターゼ阻害剤の5年間投与とプラセボの比較（MA.17R試験）。

1）アロマターゼ阻害剤とタモキシフェンの単剤の比較
(1) ATAC試験

　ATAC試験は閉経後乳癌の術後補助療法として、アナストロゾール、タモキシフェン、または両者併用の5年間投与の3群の無作為化比較試験であり、120カ月の追跡期間中央値で全例の無病生存期間はアナストロゾール群がタモキシフェン群に比べて有意に改善した（資料10-6）。ホルモンレセプター陽性例でTTRの絶対値は時間と共にアナストロゾール群でタモキシフェンに比べて増大し（5年目で2.7％、10年目で4.3％）、アナストロゾール群で再発率は治療終了後も有意に低下したままであった（P＝0.03）。8年以後のキャリーオーバー効果は縮小した。ホルモンレセプター陽性例で、再発後死亡のリスクは低い傾向であった（P＝0.09）。両治療の併用効果はみられなかった（資料10-6）。

(2) BIG1-98試験

　BIG1-98試験は、①レトロゾール5年間、②タモキシフェン5年間、③タモキシフェン2年間→レトロゾール3年間、④レトロゾール2年間→タモキシフェン3年間の4群比較である（資料10-7）。

　閉経後のホルモン反応性の乳癌患者において、レトロゾール5年間投与はタモキシフェン5年間投与に比べて、レトロゾール群の無病生存のリスクはタモキシフェン群に比べて有意に低下したが、全生存期間には有意差が認められなかった（資料10-7）。

2）タモキシフェンとアロマターゼ阻害剤の逐次的投与の効果：スイッチング試験

　術後5年間の期間内で、タモキシフェン5年間継続投与の効果と、タモキシフェン治療の2〜3年後にアロマターゼ阻害剤にスイッチすることによりタモキシフェン刺激性増殖による耐性を阻害し、再発を防止する効果を比較

するという戦略である（資料10-8）。

(1) IES試験

　IES試験はタモキシフェンの2～3年間の投与後のエキセメスタンへのスイッチング（3～2年間）が5年間のタモキシフェンの継続治療に比較して、無イベント生存率を改善したが、全生存期間には差がなかった（資料10-8）。

(2) ABCSG 8/ARNO 95試験

　ABCSG 8試験とのARNO 95試験の統合解析（タモキシフェン2年間投与後にタモキシフェンをさらに3年間続行か、アナストロゾール3年間投与）では、アナストロゾール群で無イベント生存率が改善した。全生存期間には有意差はみられなかった（資料10-8）。

(3) ITA試験

　ITA試験も同様のスケジュールで、無再発生存期間はアナストロゾール群で有意に延長した。全生存期間には差がなかった。

　ABCSG 8、ARNO 95、ITAの3件の試験のアナストロゾールへのスイッチング（2,009例）とタモキシフェン継続（1,997例）のメタアナリシスを行った。アナストロゾール・スイッチ群がタモキシフェン継続群に比べて、再発（92例 vs 159例）、死亡（66例 vs 90例）が少なかった。無病生存期間は41%（$P<0.0001$）、無遠隔転移生存期間は39%（$P=0.002$）、全生存期間は29%（$P=0.04$）有意に改善された。

　タモキシフェン5年間治療とタモキシフェン→アロマターゼ阻害剤の"早期"スイッチの5件の比較試験（8,794例）を文献上から集計し、効果を比較した。アロマターゼ阻害剤によりイベントは23%減少し、絶対的利益は3.8%であった。無再発生存期間も有意に32%改善した。全生存期間もアロマターゼ阻害剤群で延長し、絶対的利益は1.2%であった。アロマターゼ阻害剤群で骨折は有意に1.5倍増加したが、子宮内膜癌は有意に68%減少した。

(4) BIG1-98試験

前述のように、BIG1-98試験の一部はタモキシフェン2～3年間→アロマターゼ阻害剤3～2年間と、アロマターゼ阻害剤2～3年間→タモキシフェンという群の比較では、8.0年の追跡期間中央値で、上述の4つのエンドポイントにおいて全て有意差はみとめられなかった。レトロゾールまたはタモキシフェンのスイッチング治療はレトロゾール単独治療に比べて予後を改善しなかった。

(5) TEAM試験

TEAM試験は5年間のエキセメスタン単独治療とタモキシフェン2～3年間投与後にエキセメスタン3～2年間にスイッチする計画の試験であり、10年無病生存率には差がなかった。

3）延長ホルモン療法

アロマターゼ阻害剤5年間、アロマターゼ阻害剤10年間治療の効果が検討された。タモキシフェン10年間、タモキシフェン5年間治療後のER陽性の閉経後乳癌患者に対して、タモキシフェンまたはアロマターゼ阻害剤の5年間投与に比べた10年間投与の抗腫瘍効果に関する無作為化比較試験は、ATLAS試験とaTTom試験（タモキシフェンの5年間投与と10年間の比較）、MA.17試験（タモキシフェン5年間投与後のレトロゾール5年間投与とプラセボの比較）、MA.17R試験（レトロゾール5年間投与後の更なるレトロゾール5年間投与とプラセボの比較）があり、それぞれ長期投与群が再発および/または死亡のリスクを低下した。今後、これらのいずれを選択するかが問題となる。

(1) タモキシフェン10年間投与

前述のように、ATLAS試験とaTTom試験で、タモキシフェンの5年間投与に比べて10年間投与が無病生存期間を延長した（274～275ページ参照）。

(2) タモキシフェン5年間投与後のアロマターゼ阻害剤5年間投与

5年間のタモキシフェン治療終了後にも乳癌の再発は必然であり、タモキシフェンの5年間の治療後にどのくらいの再発と死亡のリスクがあるであろ

うか。カナダのデータベースを用いて、診断時に45歳以上の乳癌患者がタモキシフェンを投与され、5年間無病であった早期乳癌の1,086例（年齢中央値：64歳）を10.5年間追跡した。リンパ節転移陰性患者に比べて転移陽性患者と腫瘍径が大きい患者は小さい患者に比較して、5年後の再発と死亡のリスクが明らかに高かった。

術後補助療法または術前治療を受けた早期乳癌患者のうち、術後5年後に無病であった患者2,838例のその後の再発リスク（残存再発リスク）と予後因子を評価した。5年および10年の無残存再発生存率は89％と80％であった。多変量解析で、病期、グレード、ホルモンレセプター、ホルモン療法の有無が晩期の再発に関連した。前述のように、いくつかの遺伝子シグニチャー検査が晩期再発を予測する。このように、乳癌は5年後にも再発のリスクが存在し、腫瘍の性格が晩期再発に関与する。

ⅰ）MA.17試験

MA.17試験は、タモキシフェン5年間投与後のアロマターゼ阻害剤治療の意義を二重盲検、プラセボ対照無作為化比較試験により検証した。すなわち、タモキシフェン5年間→レトロゾール5年間 vs タモキシフェン5年間→プラセボ5年間の比較である（資料10-9）。タモキシフェン治療5年後にレトロゾール治療を追加することが無病生存期間を有意に延長した。

ⅱ）ABCSG Trial 6a試験

前述のABCSG Trial 6試験（ER陽性の閉経後乳癌患者に5年間のタモキシフェン単独投与を行う群とタモキシフェン5年間にアミノグルテシミド2年間を加える群の無作為化比較試験）を再無作為化し、試験終了時に無病である患者に、3年間のアナストロゾールまたは無治療に割り付けた（ABCSG Trial 6a）。856例の追跡期間中央値62.3カ月で、アナストロゾール群（387例）は無治療群（469例）に比べて、再発（局所領域再発、対側乳癌、遠隔転移）リスクを有意に38％低下した（P＝0.031）。

ⅲ）NSABP B-33試験

ER陽性および/またはPgR陽性の閉経後乳癌患者のタモキシフェン5年間投与後にエキセメスタン5年間投与またはプラセボに割り付ける無作為化

比較試験が行われた。1,598例の追跡期間中央値30カ月で、無再発生存期間はエキセメスタン群で有意に改善された（P＝0.04）。無病生存期間と全生存期間には差がなかった。

　本試験は中止され、情報開示時にエキセメスタン群の72%が同じ治療を続行し、プラセボ群の44%がエキセメスタン治療を選択した。追跡期間中央値30カ月で、本来のエキセメスタン群の4年無再発生存率は有意差がみられた（96% vs 94%、P＝0.004）。プラセボ群の一部の患者でのエキセメスタンへのクロスオーバー投与にもかかわらず、本来のエキセメスタン群の再発抑制効果が認められた。

⑶ アロマターゼ阻害剤の10年間投与 ── MA.17R試験
　アロマターゼ阻害剤の投与期間を10年間に延長することにより乳癌再発のリスクをさらに低下させる可能性がある。アロマターゼ阻害剤5年間投与後の更なるアロマターゼ阻害剤の5年間投与とプラセボを比較した（MA.17R試験、資料10-10）。タモキシフェン5年間投与後の5年間のレトロゾール投与を終了した1,800例の患者を、さらに5年間のレトロゾールまたはプラセボ投与に無作為に登録した。レトロゾール群で再発または対側乳癌の発生を有意に抑制した。

　一方、アロマターゼ阻害剤の延長ホルモン療法は種々の副作用を増加する可能性がある。7件（16,349例）のメタアナリシスで、アロマターゼ阻害剤の延長は心血管症状イベント（1.18倍、P＝0.05）、骨折（1.45倍、P＜0.001）、副作用による治療中断（1.45倍、P＜0.001）のリスクを増加した。重複癌や乳癌以外の死亡には影響しなかった。

4) 晩期再発を予測できるか ── 延長ホルモン療法の選択因子
　ER陽性乳癌患者に対するホルモン療法と化学療法による術後補助療法は確実に再発・死亡を減少させているが、晩期の再発が存在する。晩期再発乳癌の特徴は早期再発乳癌とは異なっていた（資料10-11）。ホルモンレセプター陽性乳癌患者は陰性患者に比べて、手術後最初の5～7年の比較的早期では再発リスクは低いが、その後の長期間後では、0.5～2.0%程度の再発率が持続する。EBCTCGのオーバービュウでは、ER陽性乳癌患者のタモキシフェン5年間投与後にも少なくとも15年まで年間2%の再発がみられた。

したがって、5年以上の延長ホルモン療法がこのような晩期の再発リスクを低下すると考えられる。

EBCTCG（2017年）は、ホルモン療法の5年以上の投与の必要性を検討するために、ホルモン療法を5年間でストップした時の20年までの遠隔転移のリスクをメタアナリシスした。5年間のホルモン療法を受けたER陽性の無病の患者62,923例（88試験）で、5年から20年までに乳癌再発は着実に起こった。遠隔転移のリスクは腫瘍径（T）とリンパ節転移（N）に強く相関した。すなわち、T1N0では13％、T1N1〜3では20％、T1N4〜9では34％、T2N0では19％、T2N1〜3では26％、T2N4〜9では41％であった。乳癌による死亡も同様にTN状況に相関した。腫瘍グレードとKi-67は相互には強く相関したが、遠隔転移には弱く相関した。PgRとHER2発現は遠隔転移を予測しなかった。T1N0で低グレードの患者の遠隔転移リスクは10％、中等度グレードでは13％、高グレードでは17％であった。このように、5年間のホルモン療法後の5〜20年にわたり、乳癌の再発は着実に継続して発生する。

5年間の術後補助ホルモン療法と5年間以上の延長ホルモン療法を無作為に比較した11件（29,000例）の試験をメタアナリシスした。延長ホルモン療法は全死亡率を改善しなかった（P＝0.67）。しかし、乳癌特異的生存期間（P＝0.004）、無病生存期間（P＝0.002）、乳癌再発（P＝0.001）、対側乳癌（P＝0.008）を有意に改善した。延長ホルモン療法はリンパ節転移陽性例でより効果的であった。

早期および晩期の再発の予測因子は閉経状況と年齢で違った（資料10-12）。ホルモンレセプター陽性の乳癌患者の再発を術後5年以内と5年以後（特に5〜10年）に分け、早期再発と晩期再発として、それぞれの頻度や様式、再発の予測因子などにより、長期間の術後補助療法（延長ホルモン療法）の必要性が提唱されている。

5年間のホルモン療法を完了した時に、さらにホルモン療法を継続するか、ストップするかの決定が求められる。ER陽性の乳癌患者のその後の再発のリスク（晩期再発）がどの程度であるかを予測することは延長ホルモン療法を行おうとする場合には必須である。個々の患者が延長ホルモン療法により利益を得るのか、最適の治療期間がいくらであるべきかを知るべきであ

る。一方、ホルモン療法の有害事象はQOLに負の影響を与える。長期のホルモン療法は、ホットフラッシュ、性機能不全、気分の不安定、体重増加など、稀に血栓塞栓症や子宮内膜癌の有害事象がタモキシフェンにより起こる。アロマターゼ阻害剤により骨粗鬆症や恐らく心疾患が見られる。このことが非アドヒアランスをもたらす。

　延長ホルモン療法の利益は、治療に対するアドヒアランスがよいと大きくなり、再発のリスクと治療に対するコンプライアンスのバランスが必要である。延長ホルモン療法を受けている741例の乳癌患者に延長治療開始1～1.5年にQOLに関する質問表に回答してもらった。対照群の乳癌患者に比べて、延長ホルモン療法を受けている患者はQOLが良好であった（79.6% vs 64.6%、$P<0.01$）。また一般住民に比べても良好であった（79.6% vs 71.2%、$P<0.01$）。感情、疼痛、食欲不振、下痢、財政問題などでも同様に優れていた。延長ホルモン療法を受けている患者のQOLは損なわれていなかった。

　延長ホルモン療法は、乳癌がグレード1/2、pT1N0、ER陽性/PgR陽性、HER2陰性であれば必要がないと考えられる。それ以外では、タモキシフェン治療の5年後にさらにタモキシフェンを5年間投与する。リンパ節転移陽性で、最初の5年間のタモキシフェン治療後に閉経となっていれば、アロマターゼ阻害剤を5年間追加する。閉経後で術後5年間にアロマターゼ阻害剤を受けた場合には、タモキシフェン5年間投与する。延長ホルモン療法の利益は、治療に対するアドヒアランスとパーシステンスがよいと大きくなるので、有害事象に関する議論を行うべきである。延長ホルモン療法では、特に再発のリスクと治療のトレランス/コンプライアンスのバランスが必要である。

ⅰ）晩期再発の予測

　タモキシフェン5年間投与を受けた583例のER陽性乳癌患者（アロマターゼ阻害剤は投与せず）のうち、術後10年までに444例の患者が無病であった。139例の患者は術後5年間は無病であったが、その後（術後5～10年）に再発した（晩期再発、61例は局所領域再発、対側乳癌発生、78例は遠隔転移）。追跡期間中央値は9.7カ月であった。初回手術時の臨床病理学的因子（年齢、閉経状況、PgR発現、HER2発現、グレード、Ki-67値な

ど）を無病生存群と晩期再発群とで比較した。単変量解析では、腫瘍径（＞2cm）、リンパ節転移陽性、高組織学的グレードが有意に晩期再発に相関した（P＜0.05）。多変量解析では腋窩リンパ節転移陽性のみが有意であった（P＜0.001）。

晩期の遠隔転移は腫瘍径（P＝0.038）とリンパ節転移陽性（P＜0.001）に有意に相関した。晩期の局所領域再発、対側乳癌発生はリンパ節転移陽性に有意に相関した（P＝0.042）。

前述の試験の結果を鑑みると、術後補助ホルモン療法を5年間完了した時に、タモキシフェンまたはレトロゾールの延長ホルモン療法をすべての患者で考慮すべきであるか否か。その意思決定は閉経状況、個々の再発リスク、忍容性、実際にどのくらい利益があるかなどに基づいて決定する。タモキシフェンまたはアロマターゼ阻害剤を10年間投与することにより、対照群に比べて無病生存率が明らかに高く、対側乳癌の頻度を低下した。全生存率はプラセボ（5年間投与）と変わりがなかった。再発の減少の絶対的な利益は控えめであり、忍容性とコンプライアンスが問題である。5年間の術後補助ホルモン療法を完了した全ての患者に対して、タモキシフェンまたはアロマターゼ阻害剤のさらなる延長治療を考慮すべきであるか否かが問われている。

5）延長ホルモン療法の効果の予測因子

延長ホルモン療法の個別化が必要であり、過剰治療、副作用、不必要な費用が防止できる。5年以上の延長ホルモン療法を受け入れるためには、再発リスクの正確な信頼できる評価が必要になる。長期間後の再発のリスクは臨床病理学的因子（リンパ節転移、腫瘍径、グレード、年齢、閉経状況など）とIGH4（ER、PgR、HER2、Ki-67）のデータが術後補助ホルモン療法の選択の参考になる。

晩期再発の可能性をもっと的確に予測する手段が探索されている。上述の方法に加えて、いくつかの多遺伝子検査により、特に5年以降の晩期再発を予測できるかが比較されている（資料10-12）。アロマターゼ阻害剤単独の術後補助療法を受けたER陽性の乳癌で、遺伝子発現プロファイル解析を行った。6.7年の追跡期間の中央値で、半数が再発した。再発例では非再発例に比べて、26の遺伝子は変異していた。26のうちの10個の遺伝子は細胞増殖、

生存、進展に関与していた。

　多くの多遺伝子検査が最初の5年間のホルモン療法の効果のみならず、その後の5～10年間の遠隔再発のリスクを識別可能であると主張されている。第1世代の多遺伝子検査はオンコタイプDX、マンマプリント、ジェノミック・グレード・インデックスなどであり、術後5年以内の再発を晩期再発よりも正確に予測した。第2世代はプロシグナ、エンドプレディクト、乳癌インデックス（BCI）は早期の再発も予測するが、より晩期の再発をより正確に予測すると言われている（資料10-12）。

　最初の5年間のホルモン療法後の5～10年間の遠隔再発のリスクが有意に識別可能であるという臨床的な正当性が主張されている。これらのテストが臨床的に実用になるには、実際にこれらのテストを行い、それにしたがって行う治療により生存期間が延長したという臨床的有用性の証拠が必要である。患者にとってもっと重要なことは、晩期再発のリスクが延長ホルモン療法の副作用に耐えられるほどに、どれだけ低いかを決定することであろう。しかし、ER陰性乳癌の再発予測シグニチャーは得られていない。薬剤別の治療の効果予測因子も明らかでない。

　現在、大多数のリンパ節転移陽性の乳癌患者ではホルモンレセプター陽性であっても術後補助化学療法を受けるが、過剰治療を減らすために個々の患者の再発・転移リスクを評価する必要がある。多遺伝子シグニチャー解析により、一人ひとりの再発のリスクを予測し、ホルモン療法に化学療法を加えるか、ホルモン療法単独で良いかを事前に予知することができると主張されている。重要なことは、毒性のある抗癌剤を使用しないですむ患者群を見つけることである。

　延長ホルモン療法に関して、いくつかの問題がある。①延長ホルモン療法による再発および/または死亡のリスクのわずかの低下の利益とホルモン療法の継続による有害事象や服薬の煩雑さに対する忍容性のバランス、②晩期再発に対する延長ホルモン療法に有効である患者の選定が可能か（多遺伝子検査による判別の可能性がある）、③長期間にわたるホルモン療法のアドヒアランス/パーシステンスを確保できるか、④タモキシフェンの10年間投与、タモキシフェン5年間→アロマターゼ阻害剤、アロマターゼ阻害剤の最初からの10年間投与の優劣は？　⑤どの延長ホルモン療法を選択するか？

6）アロマターゼ阻害剤のうち、どれを選ぶか？

　第3世代のアロマターゼ阻害剤、アナストロゾール、レトロゾール、エキセメスタンは同じような抗腫瘍効果と有害事象を示すようにみえる（クラスエフェクトという）。その選択基準として、アロマターゼ阻害剤のメカニズムである血中および乳癌組織内のアロマターゼ酵素活性の阻害とエストロゲンレベルの低下の程度、再発・進行乳癌での有効性、術前ネオアジュバント治療の効果、術後補助ホルモン療法の効果、有害事象などが挙げられる。臨床的な比較試験では三者の間で有意な効果の差は得られなかった（資料10-13）。

　結局、これらの3つのアロマターゼ阻害剤は生物学的に同等であり、治療効果や有害事象にも違いはなかった。現在のアロマターゼ阻害剤のいずれかを選択しても臨床的には違いがないようである。

5．閉経後乳癌患者に対する術後補助化学療法

1）閉経後のER陽性乳癌患者に対する化学療法

　233件の無作為化比較試験、9件のメタアナリシス、1件の一般住民基盤試験、18件のオーバービュウ/後ろ向き解析の155,243例の乳癌患者に対する術後補助化学療法のレビュウを行った。多剤併用化学療法の術後補助療法により50歳未満の患者における10年後の絶対的死亡率の低下はリンパ節転移陽性例で12％、陰性例で6％であった。50～69歳では6％と2％の低下であった。アンスラサイクリンを含む化学療法は含まない化学療法に比べて、5年後の絶対的生存の利益は3％高かった。ホルモンレセプター陽性乳癌に対して化学療法にタモキシフェンを加えると、さらに生存率が向上した（資料10-14）。

　EBCTCGのオーバービュウ（2005年）では、単剤化学療法は4,000例にすぎず、多剤併用化学療法の29,000例に比べて、情報が少ないが、無治療に比べて再発率を明らかに14％低下した（2P＝0.001）。乳癌死亡率は低下しなかった。多剤併用化学療法では、再発率を有意に23％（2P＜0.00001）、死亡率を有意に17％（2P＜0.00001）低下した。

　図8-2に示すように、15年再発率および乳癌死亡率の時系列推移を50歳未満と50～69歳に分けると、すべて化学療法群と無治療対照群の差は高度に

有意差がみられた（2P＜0.00001）。10年または15年の絶対的利益は高齢者よりも若年者において、ほぼ3倍大きかった。乳癌死亡よりも再発の減少が大きかった。これは対照群で再発時に化学療法が投与されたためであろう。さらに、再発リスクに対する化学療法の効果は主として術後5年までにみられた（資料10-14）。

　アンスラサイクリンを含む多剤併用化学療法（FAC、FEC）の6カ月間投与は診断時50歳未満の患者の年間乳癌死亡率を約38％低下し、50～69歳の患者のそれを約20％低下した。これは、タモキシフェンの有無、ER状況、リンパ節転移、または他の腫瘍の性格にかかわらなかった。アンスラサイクリンを含む多剤併用化学療法はCMF化学療法よりも再発（2P＝0.0001）、乳癌死亡（2P＜0.0001）の低下に有意に効果的であった。これらのリスクの低下はERの有無によらず、50～69歳で、アンスラサイクリンを含む化学療法による乳癌死亡率比は、ER不明を含む全体では20％低下し、ER陰性例では24％、ER陽性例では19％低下した。

2）閉経後のER陰性乳癌患者に対する化学療法

　ER陰性乳癌はER陽性乳癌よりも化学療法に奏効しやすいと考えられてきた（資料10-15）。ER陰性患者での化学療法の利益はER陽性患者でのタモキシフェン治療の約2倍であった（EBCTCG、2005年）。ER陰性例の化学療法の絶対的5年再発率は50歳未満では対照群が38.8％、化学療法群が25.5％であり、13.2％の差（2P＜0.00001）であり、50～69歳ではそれぞれ33.3％と42.9％であり、9.6％の差（2P＜0.00001）であった。50～69歳のER陽性乳癌患者では4.9％（2P＜0.00001）の差であった。

　結局、閉経後乳癌患者に対する化学療法は、①ER陽性乳癌患者は化学療法の適応があるが、その利益はER陰性例に比べて少ない。高用量化学療法をタモキシフェンの投与を受けているER陽性患者に無選択に投与する利益はわずかである。②化学療法の発達によりER陰性例では化学療法の効果がER陽性例に匹敵するほど改善されている（資料10-15）。

3）閉経後のER陽性乳癌患者に対する化学・ホルモン療法

　閉経後のホルモン反応性乳癌に対する術後補助療法において、ホルモン療法例えば、タモキシフェンの効果を増強するために、3つの方法が考えられ

た。①異なった種類のホルモン療法の併用、②化学療法との併用、③分子標的治療との併用である（後述）。タモキシフェンとアロマターゼ阻害剤を同時に併用することは、ATAC試験の結果のように必ずしも成功するとは限らない。タモキシフェンと化学療法の併用に関する試験のこれまでの成績は均一でなく、議論が残されている。

(1) タモキシフェン＋化学療法と化学療法単独の比較

閉経後のER陽性乳癌患者に対して、化学療法に長期のタモキシフェンを加えることにより化学療法よりも良好な成績を示し、特に化学療法と併用した場合にもタモキシフェン投与を長期化することにより再発、死亡の発生を抑制した（資料10-16）。

化学療法＋タモキシフェンの同時併用とタモキシフェン単独の比較試験、化学療法後のタモキシフェン（逐次的化学・ホルモン療法）とタモキシフェン単独の比較試験、タモキシフェンなしの化学療法単独の試験のサブグループ解析では、これらの間のリスクの低下には有意な違いはなかった。50～69歳の患者では、化学療法単独治療は無治療に比較して、年間の再発のリスクは22％有意に低下し、化学療法＋タモキシフェンの同時併用はタモキシフェン単独に比べて再発リスクが16％有意に低下した。さらに、化学療法→タモキシフェンの逐次的併用治療はタモキシフェン単独に比べて再発のリスクは23％有意に低下し、同時併用と同等であった。死亡に関しても同様であった。

2005年のEBCTCGの報告では、化学療法とタモキシフェンの同時併用 vs 化学療法、化学療法→タモキシフェン vs 化学療法の再発、死亡に対する効果の差はタモキシフェン単独と無治療のそれと違いがなかった。このように、ER陽性乳癌では化学・ホルモン療法の効果は化学療法単独に比較して良好であると考えられる。

結論として、ER陽性乳癌患者は化学療法の適応があるが、その利益はER陰性例に比べて少ない。ER陽性患者にタモキシフェンと併用して高用量化学療法を投与する利益はわずかである。化学療法の発達により、ER陰性例では化学療法の効果はER陽性例に対するホルモン療法に類似するほど改善されている。

(2) タモキシフェンと化学療法の併用の条件

　タモキシフェンと化学療法の併用の抗腫瘍効果を確実にするためには、投与条件がある。1つにはタモキシフェンの投与期間が短期間でなく5年間は必要であることが1998年のEBCTCGのオーバービュウにより明らかとなった。また、化学療法は低用量でなく標準量またはそれ以上が必要であり、オリジナルのCMF化学療法（classical CMF）を適用した試験ではタモキシフェンとの明らかな併用効果がみられたが、そうでない場合には利益が得られなかった。

　再発・進行乳癌に対する化学療法は、抗癌剤の減量やスケジュールの変更が抗腫瘍効果を減弱することがよく知られているが、同様に術後補助療法においても化学療法の用量とスケジュールがタモキシフェンとの併用効果に影響する可能性がある（資料10-17）。

(3) タモキシフェン＋化学療法とタモキシフェンの比較

　タモキシフェンの単独治療に比較してタモキシフェン＋化学療法の効果が優れているか否か？　NSABP B-16試験ではリンパ節転移陽性の50歳以上の患者で、タモキシフェン反応性乳癌を次のような3群に無作為に割り付けた。①タモキシフェン5年間、② ACT（アドリアマイシン、シクロフォスファミド、タモキシフェン）、③ PFT（L-PAM、フルオロウラシル、タモキシフェン、ただし後にアドリアマイシンを加えたPAFTに修正された）。1,124例の追跡期間中央値3年の時点でタモキシフェン単独群に比べて、ACT群の無病生存率（84％ vs 67％、$P = 0.0004$）、無遠隔転移生存率（83％ vs 73％、$P = 0.04$）、全生存率（93％ vs 85％、$P = 0.04$）が有意に良好であった。PAFT群またはPFT群の無病生存率と無遠隔転移生存率はタモキシフェン群に比べて、良好であった。全生存率には差がみられなかった（資料10-18）。

　NSABP B-20試験では、2,306例の閉経前後のリンパ節転移陰性、ER陽性乳癌において、タモキシフェン5年間単独、メトトレキサート＋フルオロウラシル＋タモキシフェン（MFT）、CMF＋タモキシフェン（CMFT）の3群比較を行った。5年の追跡で無病生存率は化学療法＋タモキシフェン群がタモキシフェン単独群に比べて、優れていた（MFT群：90％、タモキシフェン群：85％、$P = 0.01$、CMFT群：89％、タモキシフェン群：85％、$P =$

0.001)。生存率も同様であった（MFT 群：97％、タモキシフェン群：94％、P＝0.05、CMFT 群：96％、タモキシフェン群：94％、P＝0.03）。2つの化学療法＋タモキシフェンの効果は腫瘍径、ER/PgR レベル、年齢にかかわらず同様にみられたが、49歳以下で最も効果が大きかった。12年後のアップデートでも、CMFT の効果はタモキシフェン単独に比べて大きかった（無病生存期間：P＜0.0001、全生存期間：P＝0.063）。CMFT とプラセボを比較すると、すべての年齢層で再発が約65％減少し、この結果より、タモキシフェンまたは化学療法の使用は年齢のみに基づくべきでないことが主張された。

　2005年の EBCTCG のオーバービュウでは、50～69歳の ER 陽性乳癌患者で多剤併用化学療法＋タモキシフェン群の5年再発率はタモキシフェン単独群に比べて4.9％（2P＜0.00001）の抑制が得られた。すなわち、50～69歳では、化学療法＋タモキシフェンとタモキシフェン単独の再発の相対的リスク低下は16％、化学療法→タモキシフェンとタモキシフェン単独の再発のそれは23％であり、化学療法と無治療対照のそれの22％の低下と違いはなかった。死亡に関しても、それぞれ10％、20％、13％低下と同様であった。

　ER 陽性例で、化学療法の併用がない場合（7,056例、19％がリンパ節転移陽性）には、タモキシフェン5年間投与の5年再発率は13.9％、無治療対照群では25.8％であり、11.9％の差（2P＜0.00001）がみられた。これに対して、化学療法の併用がある場合（3,330例、53％がリンパ節転移陽性）には、化学療法単独群の5年再発率は28.1％、化学療法＋タモキシフェン5年間投与では17.5％であり、10.6％の差（2P＜0.00001）がみられた。このように、ER 陽性乳癌では、化学・ホルモン療法の効果はタモキシフェン単独に比較して良好であった（資料10-18）。

　一方、化学療法とタモキシフェンを同時に併用することにより、その効果がむしろ減弱するのではないかという危惧があった（資料10-19）。すなわち、タモキシフェンが化学療法の効果に干渉する可能性が指摘された。しかし、これまでの多くの報告では化学療法とタモキシフェンを併用することで拮抗作用が起こるのではないかという懸念は少ないと考えられた。

(4) 逐次的化学・ホルモン療法
　従来、少なくとも臨床的には化学療法とタモキシフェンの効果は互いに独

立している（相互作用がない）と考えられ、同時に併用されてきた。ホルモンレセプター陽性乳癌に対するタモキシフェンと化学療法の併用が同時に行われ、化学療法単独に比較して無再発生存期間または無病生存期間を改善したという報告は多いが、そうでないという報告もある。多くの試験で全生存期間には差がなかった。

　しかし、タモキシフェンと化学療法の同時併用は相互の拮抗作用をもたらす可能性が指摘され、化学療法後にホルモン療法を行い、同時治療を回避することにより、治療効果が向上するのではないかという構想が生まれてきた。

　化学療法終了後にタモキシフェンを投与することが、同時併用に比べて、どの程度予後を改善するか否かが問題である。これには前述の両者の拮抗作用の可能性と、数カ月間の化学療法治療中のホルモン療法が再発、死亡に悪影響を及ぼすか、逆に化学療法終了までにホルモン療法を開始しないことが予後に悪影響を及ぼさないかという２つの面がある。

　いくつかの試験でタモキシフェン５年間投与に比べて、化学療法→タモキシフェンの逐次的ホルモン・化学療法は無病生存期間を延長した試験が多かった（資料10-20）。このように、逐次的ホルモン・化学療法の効果はホルモン療法と化学療法の同時治療と違わないように見える。

　２件の試験（IBCSG VII 試験と IBCSG IX 試験の2,881例）を統合し、ER発現の有無別に治療効果を再解析した。ER陽性のリンパ節転移陽性例では化学療法の投与時期、投与期間にかかわらず、タモキシフェンと化学療法の併用はタモキシフェン単独に比べて、無病生存率を改善した。ER陽性のリンパ節転移陰性例では、タモキシフェン投与前の化学療法（CMF→タモキシフェン）の５年無病生存率はタモキシフェン単独と異ならなかった。ER陰性例では、化学療法の付加によりタモキシフェン単独に比べて、再発の相対リスクは48％低下した（$P<0.01$）。リンパ節転移陽性のERが中等度または高度発現のホルモン反応性の患者では、タモキシフェンと化学療法の併用が有効であった。リンパ節転移陰性乳癌患者のホルモン反応性（ER中等度、高度発現）例ではCMF→タモキシフェン群はタモキシフェン群に比べて、５年無病生存率は改善されなかった。閉経後のホルモン反応性のリンパ節転移陰性乳癌患者には長期のタモキシフェンが標準と考えられた。リンパ節転移陰性患者に比べて、陽性例で化学療法の効果が示されたことは、再発

のリスクが高く、効果的な治療による効果の改善が統計学的に示されるチャンスが高いためであると考えられる。またはリンパ節転移陽性乳癌は性格がより多様であり、ホルモンレセプターの中等度以上の発現は化学療法に感受性のクローンの存在を除外しないためであるかもしれない。または、ホルモン反応性患者においてはタモキシフェン投与開始の遅れによる不利益は化学療法の効果により埋め合わせされたのかもしれない。リンパ節転移陰性患者では再発のリスクは低く、登録症例数が十分でないときには統計的パワーが弱く、治療法による差が得られない可能性がある。

閉経後のリンパ節転移陰性のホルモン非反応性乳癌ではタモキシフェン投与前の化学療法が有効であったが、このことはタモキシフェンと化学療法の有害な干渉がなかったことを示唆する。ホルモンレセプター陰性乳癌ではタモキシフェンは腫瘍の増殖阻害に効果がなく、むしろ有害である。タモキシフェンが化学療法の効果に干渉する可能性が指摘された。ホルモンレセプターをいくらかでも発現している乳癌ではタモキシフェンの抗腫瘍効果がみられ、化学療法との相互作用は複雑である。ER陰性例やタモキシフェンを投与されている低ER量の乳癌患者には、化学療法の開始を遅らせるべきでない。

4）化学療法とタモキシフェンの併用のタイミング ―― 化学療法とタモキシフェンの同時併用と逐次的併用の比較

ホルモン反応性の閉経後患者、特にリンパ節転移陰性例で、タモキシフェンと化学療法の投与の最良のタイミングに関しては論争がある。タモキシフェンと化学療法の同時併用と逐次的併用の無作為化比較試験は3件のみである。タモキシフェンと化学療法の併用は、同時併用よりも逐次的併用が優れていることがIntergroup 0100試験（SWOG-8814）の成績により主張された。タモキシフェン単独に比べて、化学療法を加えること、特に化学療法とタモキシフェンの同時併用でなく、化学療法終了後にタモキシフェンを逐次的に付加することが無病生存期間を延長させた。しかし、長期の追跡ではCAF→タモキシフェン群（逐次的併用）はCAFT＋タモキシフェン（同時併用）に比較して、10年無病生存率はタモキシフェン群48％、CAFT群53％、CAF→タモキシフェン群60％であり、10年生存率は差がなかった。逐次的化学・ホルモン療法が同時的化学・ホルモン療法に比べて明確に優れている

という結果は得られなかった。

　他の2件の比較的少数例の無作為化比較試験でも化学療法とタモキシフェンの同時併用と逐次的併用の効果は有意差があるとはいえなかった（資料10-21）。

　EBCTCGのオーバービュウ（2005年）では、逐次的化学・ホルモン療法は同時併用治療に比べてやや効果的であるようにみえたが、有意差はみられなかった。逐次的治療では化学療法よりホルモン療法により効果的である患者亜群において効果的な治療が遅延するという危惧がある。

　このように、化学療法とタモキシフェンの併用投与のタイミングの問題については、同時治療または逐次的併用がそれぞれの単独投与に比べて有意に予後を改善したことが、EBCTCGのオーバービュウを含むこれまでの多くの無作為化比較試験において認められている。逐次的治療が同時治療に比較して真に優れているという根拠は乏しいと考えられる。化学療法とホルモン療法の併用のタイミングに関しては、閉経前乳癌患者の報告はなく、またアロマターゼ阻害剤と化学療法に関する情報もない。

5）化学・ホルモン療法の有害事象とQOL

　ホルモン療法と化学療法の個々の有害事象に関しては前述した。ホルモン療法に化学療法を加えると、白血球減少、悪心・嘔吐、血栓塞栓症などの化学療法に特有の有害事象が増加した。化学療法またはタモキシフェン治療は血栓塞栓症のリスクを増加し、両者の併用により、さらにリスクが上昇した（資料10-22）。

　標準的化学療法とされてきたCMF化学療法でも重篤な副作用を伴い、死に至る場合がある。また、NSABP試験では、臨床病期1期のホルモン反応性の乳癌患者でタモキシフェン＋CMFによりグレード3/4の毒性が17～25％に出現し、死亡例もみられた。

　閉経前患者に対する化学療法による無月経により骨密度が低下したが、化学療法後にタモキシフェンを投与することにより骨密度は維持または増加したという報告が多い。LHRHアゴニストはCMF化学療法に比べて骨密度喪失が著しかったが、終了後には一部で回復がみられた。化学療法とタモキシフェンの併用により、視覚的記憶と言語上の作業記憶などが広範に障害されていたという報告がある。

閉経前の1,475例に対する化学療法と、閉経後の12,121例に対するタモキシフェンまたは化学・ホルモン療法の術後補助療法がQOLに及ぼす影響を調査した（IBCSG試験）。治療前のQOLはリンパ節転移数が増加するほど、またER陽性例に比べてER陰性例で低下した。すべての治療群において、術後補助療法中にはQOLは改善した。化学療法はQOLに悪影響を与えたが、一過性であり、乳癌診断や手術に比べると、その影響は小さかった。CMF化学療法に比べてタモキシフェン単独の治療ではQOLは高かったが、時間の経過とともにその差は減少した。

6．閉経後のホルモンレセプター陽性乳癌患者に対する最良の術後補助療法はあるか？

　ホルモンレセプター陽性の乳癌患者は現在大多数を占め、したがって死亡の原因としても大多数である。ER陽性の乳癌は乳癌サブタイプで単一の最大のサブタイプである。HER2陽性やTN乳癌患者に比べて、ER陽性の乳癌患者はより多く死亡する。

　ホルモンレセプター陽性の乳癌は同じ程度の均一なホルモン感受性を示すと考えられてきた。実際には雑多な性格の腫瘍の集合であり、また腫瘍の進行に伴う性格の変化にはホルモン療法は対応していない。原発乳癌から数年以上経過した再発でも癌は進行とともに変化することは無視して、原発時の情報に基づいて治療が行われる。ホルモン療法の最適な投与の順序も明確でない。

　乳癌が進行している時の分子生物学的な性格の変動は不明であり、ホルモン療法に対する耐性のメカニズムも不明である。ホルモン耐性が分子生物学的シグナル伝達経路、細胞の代謝、ストレス反応などに関与する可能性がある。

　これまで、ホルモン反応性の閉経後乳癌の術後補助ホルモン療法の標準とされてきたタモキシフェン5年間投与と比較して、アロマターゼ阻害剤治療を手術直後から、または2～3年後から、または5年後から開始し、長期に使用することにより再発をより強力に防止したことが判明した（資料10-23）。また、前述のように、延長ホルモン療法の効果も明確になっている（タモキシフェン10年、タモキシフェン5年→アロマターゼ阻害剤5年、アロ

マターゼ阻害剤10年）。

　アロマターゼ阻害剤の術後補助療法の9件の無作為化比較試験とこれらのうちの3件の試験のメタアナリシスの1件を同定し、系統的レビュウを行った。8件の試験でアロマターゼ阻害剤が無病生存期間を有意に延長し、全生存期間の改善は1件のメタアナリシスと1件の試験のみで得られた。1件の試験ではリンパ節転移陽性例でのみ全生存期間が改善した。アロマターゼ阻害剤がタモキシフェンに比較して乳癌再発を抑制することは確立されたと考えられる。しかし、死亡の抑制には十分にはつながらない。その理由は不明であるが、追跡期間が短いためであるか、統計学的パワーが不足しているか、術後アロマターゼ阻害剤補助療法を受けた患者の再発後の治療が確定していないためであるかもしれない。または、アロマターゼ阻害剤はタモキシフェンに比べて、無再発期間を少しだけ延長するにすぎないのかもしれない。

　一方、上述の組み合わせのなかで、どの戦略が最良であるかに関して論争がある（資料10-23）。

　EBCTCG（2015年）は31,920例のER陽性の閉経後乳癌患者の種々の設定におけるアロマターゼ阻害剤とタモキシフェンの効果を比較した無作為化比較試験のメタアナリシスを行った。アロマターゼ阻害剤の5年間投与とタモキシフェンの5年間投与の比較、5年間のアロマターゼ阻害剤と2～3年間のタモキシフェン投与後のアロマターゼ阻害剤の合計5年間の比較、5年間のタモキシフェンと2～3年間のタモキシフェン投与後のアロマターゼ阻害剤の合計5年間の比較。エンドポイントは乳癌の再発、乳癌死亡、無再発での死亡、全死因の死亡である。結論は次のようであった。

　①アロマターゼ阻害剤5年間投与はタモキシフェン5年間投与に比べて、再発のイベント比は、術後0～1年で36％、2～4年で20％有意に低下したが、以後は有意差がなくなった。全体として10年再発率は3.6％差が見られた（アロマターゼ阻害剤19.1％、タモキシフェン22.7％、$2P < 0.00001$、図8-3-A）。10年乳癌死亡率はアロマターゼ阻害剤群がタモキシフェン群に比べて、有意に15％低かった（12.1％ vs 14.2％、$2P = 0.0009$、図8-3-B）。

　②5年間のアロマターゼ阻害剤と2～3年間のタモキシフェン投与後のアロマターゼ阻害剤の合計5年間の比較では、再発リスクはアロマターゼ阻

害剤群が０〜１年では有意に26％低かったが、２〜４年目の両群がアロマターゼ阻害剤を投与されている間、およびその後では差がなかった。全体として、アロマターゼ阻害剤群で再発が有意に10％少なかった（2P＝0.045）が、乳癌死亡率には有意差がみとめられなかった。

③５年間のタモキシフェンと２〜３年間のタモキシフェン投与後のアロマターゼ阻害剤の合計５年間の比較ではアロマターゼ阻害剤が含まれる群の再発リスクが術後２〜３年で有意に44％低下したが、その後は差がなかった。10年乳癌特異的死亡率はタモキシフェン継続群に比べてタモキシフェンからアロマターゼ阻害剤へスイッチングした群で有意に低かった（8.7％ vs 10.1％、2P＝0.015）。

　これらの３つの比較を集計すると、治療法が異なる治療中では再発リスクは有意に30％低下したが、その後は有意差がみられなかった。乳癌死亡率は異なった治療中では有意に21％低下し、その後も有意に11％低下した。全ての期間をみると有意に14％低下した（2P＝0.0005）。全死亡率も有意に12％低下した（P＝0.0003）。リスクの低下は、年齢、肥満度（BMI）、臨床病期、グレード、PgR発現の有無、HER2発現の有無で違いがなかった。タモキシフェンに比べてアロマターゼ阻害剤による子宮内膜癌の頻度は有意に67％少なかった（10年の頻度は0.4％ vs 1.2％）が、骨折の頻度は有意に1.42倍高かった（５年リスクは8.2％ vs 5.5％）。非乳癌死亡率は同様であった。

　アロマターゼ阻害剤はタモキシフェンに比べて、それぞれの治療中では再発率を約30％低下したが、その後では差がなかった。アロマターゼ阻害剤の５年間投与はタモキシフェンの５年間投与に比べて、10年後の乳癌特異的死亡率を約15％低下した。その結果、ホルモン療法を受けなかった場合に比較して約40％低下した（EBCTCG、2015年）。

　このように、無病生存期間ないし無再発生存期間の改善は必ずしも死亡率の低下につながらない。最初からのアロマターゼ阻害剤治療がタモキシフェンに比べて、無病生存期間を改善したことが、全生存期間に反映されていないことには、次のような理由があると考えられる。①最初からのアロマターゼ阻害剤治療を受けた患者では無病生存期間が長いが、再発後の生存期間が短く、タモキシフェン治療を受けた患者は逆となる、②乳癌特異的生存期間

が長いことにより、他病死が増加する可能性がある。

　生存期間が同一であるとしても、最初からのアロマターゼ阻害剤による再発までの期間の延長は、タモキシフェン治療の場合の再発後の生存期間の延長と釣り合いがとれるという考え方がある。問題は個々の患者自身がどのように考えるかである。生存期間が同一であっても、再発までの期間が延長すれば、QOL は良好であろうが、これは有害事象に依存する。いくつかの試験で QOL はアロマターゼ阻害剤とタモキシフェンで有意差はなかった。後述のように、アロマターゼ阻害剤はタモキシフェンに比べて、忍容性が高く、重篤な有害事象が少なかったが、QOL には差がなかった。

　ホルモン療法に化学療法を付加しても、晩期再発のリスクを低下できず、ER 陽性乳癌患者に化学療法を投与することに疑問が生じている。5年以上のタモキシフェンやアロマターゼ阻害剤治療が晩期の再発を低下した。タモキシフェンの5年間治療に比較して、10年間の治療がより効果的であった（ATLAS 試験と aTTom 試験）。タモキシフェン5年間治療後のレトロゾール投与がプラセボに比べて、リンパ節転移陽性例で生存期間を延長した（MA.17試験）。レトロゾールを5年間投与後にレトロゾールをさらに5年間（総計10年間）延長投与するとプラセボ投与（5年間投与）に比べて、5年無病生存率はレトロゾール10年群で有意に34％低下した（$P=0.01$、MA.17R 試験）。レトロゾールまたはタモキシフェン5年間投与後にさらに5年間いずれかのホルモン療法を継続または変更して合計10年間投与することにより、晩期の再発を抑制した。一方、ホルモン療法に分子標的治療を加えることが全生存期間にどのように影響するかを確認する時期にきている。

7．高齢者の術後補助療法

　これまで、多くの国で、高齢者は65歳以上と定義されてきた。2017年に、日本老年学会と日本老年医学会は65～75歳を准高齢者、75～89歳を高齢者、90歳以上を超高齢者と定義することを提言した。最近、高齢の人口が増加するにつれて、高齢の乳癌患者が増加している。高齢者の乳癌を論じる場合に、最若年者と同様に、その定義を年齢により規定することが行われている。60歳、70歳、75歳などで、各研究により異なり、その成績も違いが生

じる。

1）高齢者乳癌の生物学的特性

　同じ高年齢でも"元気"な老人と"弱々しい"老人とで治療、ことに抗癌剤に対する副作用の出現と受容が異なり、年齢のみでは規定できず、抗癌剤の高齢者に対する減量は必要ないという意見もある。一般的に若年者の標準治療に比べて、高齢者の利益が小さいとはいえない。最近では、標準的な化学療法の使用には年齢制限はないと考えるべきであるという意見が増えている。化学療法の使用は腫瘍の性格、有害事象の種類と程度、生理学的機能、共存症、期待余命と患者の好みによるべきである（資料10-24）。高齢者に対する抗癌剤の減量が生存期間にどの程度影響するかも明確になっていない。

　高齢者の術後補助療法はリスクと治療の評価の個別化を要する。すなわち、再発のリスク、残された余命、共存症、身体機能状況、生理学的変化、患者の意見を考慮する。重要な問題は、高齢者を対象とした乳癌術後補助療法特に化学療法の無作為化比較試験がほとんどなく、一般の臨床試験では高齢者は疎外されている。このため、高齢者に最適（効果と有害事象のバランス）の治療法はより若年の患者での成績から類推せざるをえない。また同年であっても元気な老人と虚弱な老人を区別するという意見も、客観的、定量的な識別法がなく、恣意的に定義せざるをえない。患者にとっても、残り少ない自分の寿命がどれだけ、健康的に延長できるか、治療の有害事象が健康的な寿命をどれだけ短縮するか、治療を行う意義を評価したいと考えるであろう。

2）外科手術とホルモン療法

　高齢者の乳癌に対して、手術なしのホルモン療法単独の治療は共存症と虚弱が高度の女性で、死亡リスクを減少するために行われることがある（資料10-24）。英国ではかつて70歳以上の女性の40％までがホルモン療法単独の治療を受けていたが、施設毎に実施率が異なり、ガイドラインも存在しなかった。

　高齢者に対しては、腋窩郭清と放射線療法を行わず、腫瘍切除または単純乳切とタモキシフェン治療が腫瘍のコントロールに十分と考えられた。高齢者、特に共存症をもち、手術のリスクが高い患者に対しては、外科手術を行

わずタモキシフェンを含むホルモン療法を単独で行うことで十分な無再発生存期間が得られるのではないかという考え方が生じた。いくつかの腫瘍摘出術（腋窩郭清なし）単独または、腫瘍摘出術＋タモキシフェン、タモキシフェン単独（手術なし）の比較試験が行われた（資料10-24）。手術なしのホルモン療法単独は有効であるが、できるだけ乳癌病巣を摘出することが再発のリスクを低下すると考えられた。

GRETA試験では474例の70歳以上の乳癌患者に、外科手術（最初から行う）＋タモキシフェン5年間投与とタモキシフェン単独（手術なし、無効となった時点で最小限の手術を行う）を比較した。無遠隔転移生存期間はタモキシフェン単独群が48.8カ月、手術＋タモキシフェン群が37.9カ月であり、有意に長かった（P＝0.009）。遠隔転移率、無病生存期間、乳癌特異的生存期間、全生存期間には差がなかった。

結局、高齢の乳癌患者に対して、ホルモン療法を最良効果までまず行い、最小の手術を行い、さらにホルモン療法を5〜10年行うのが、適切である。手術が遅れても生存期間を短縮しなかった。

70歳以上で、手術可能の乳癌に対してホルモン療法単独の治療の有効性に関して系統的レビュウを行った。手術（術後補助ホルモン療法の有無にかかわらず）とホルモン療法単独（タモキシフェン）の比較を局所再発と死亡により検討した。6件の無作為化比較試験と31件の非無作為化比較試験を評価した。6件の試験で1,571例中1,081例が死亡した。疾病のコントロールと生存期間において、ホルモン療法単独治療に比べて外科手術が優れていた。タモキシフェン単独に比べて、アロマターゼ阻害剤が病勢のコントロールに優れていた。全生存期間は外科手術とホルモン療法に有意の差はみられなかった。無増悪生存期間はホルモン療法の併用の有無にかかわらず、ホルモン療法単独よりも優れていた。外科手術単独とホルモン療法単独の比較における全生存期間には差がなく（P＝0.85、3件の試験の495例）、外科手術＋ホルモン療法とホルモン療法単独の比較における生存期間には差のある傾向であった（P＝0.06、3件の試験、1,076例）。

無増悪生存期間に関して、ホルモン療法単独に比べて手術単独は45％リスクが低下し（P＝0.0006）、手術＋ホルモン療法はホルモン療法単独に比べて35％リスクが低下した（P＝0.0001）。しかし、これらの比較はそれぞれ1件のみの試験による。

3）高齢者に対する化学療法

　乳癌の40％以上は診断時の年齢が65歳以上であり、高齢化が進み、高齢の乳癌患者が増加している。高齢者の乳癌に対する化学療法を論じる場合に、①高齢者の生理学的機能と化学療法に対する忍容性、②高齢者の乳癌自体の特徴、③臨床試験に登録されず、治療の効果と副作用の情報が少ないことなどが問題となる（資料10-25）。

　①高齢者は生理学的予備能が低く、臓器機能が低下しており、身体的機能、共存症、認知機能などが問題となり、毒性とバランスのとれた効果を得ることが重要である。さらに、平均余命が短く、治療後に乳癌以外の原因で死亡し、術後補助療法の利益が無効となることが多い。
　②高齢者の乳癌自体が病理学的、生物学的に若い乳癌患者と異なる可能性が指摘されている。高齢者の乳癌は悪性度が低く、攻撃性が低く、進行も緩やかであると言われている。高齢者はホルモンレセプター陽性、HER2陰性が多く、ホルモン療法が治療の主役となる。化学療法はホルモンレセプター陰性が少なく、ルミナールA乳癌が多く、化学療法に対する感受性が低下している可能性もある。
　③これまで高齢者、特に超高齢者は臨床試験から除外され、臨床試験への参加が少なく、そのために高齢者の乳癌治療の意思決定に役立つ情報が少ない。多くの無作為化比較試験において、70歳以上の患者は、年齢による除外規定や医師または患者自身の、"高齢者は化学療法に適さない"、または"耐えられない"という意見などの理由により登録されない。2005年のEBCTCGのオーバービュウでは、70歳未満の患者は31,000例以上が登録されたが、70歳以上は1,529例に過ぎなかった。このため、再発、死亡に対する化学療法の効果については、十分な有意差のある成績は得られていない。治療効果の評価は経験的な成績の積み重ねに基づいている。標準治療、特に化学療法が高齢者には有害であるという憶測で、標準量の化学療法が適用されない。その結果として不十分な過小治療となる。標準量の化学療法は高齢者には有害事象が強く、過剰治療ではないかという意見も根強い。

　高齢女性は若年者に比べて、乳癌検診率が低く、乳房温存療法や術後補助療法を受ける率が低く、ザンクトガレンなどのガイドラインに沿った治療を

受けない患者が多く、再発が多く、QOL が低下し、生存期間が短縮したという報告がある。

　少数の試験で高齢者も若年者と同様な化学療法により同じような利益が得られる可能性が指摘されており、高齢というだけで行き過ぎた抗癌剤の減量は避けるべきである。過小治療と過剰治療を避けるためのバランスが若年者以上に必要である。化学療法は高齢者にとっても鍵となる治療法である。虚弱な高齢者にとって抗癌剤の副作用、特に悪心・嘔吐、下痢、口内炎、倦怠感、白血球減少による有熱性感染症などは耐え難く、治療中断の原因となる。したがって、いわゆる支持療法が若年者以上に必要となる。治療効果と副作用のバランスが治療の継続のモチベーションとなる。

　点滴静注による化学療法に比べて経口投与は便利であり、一般的には好まれ高齢者に適しているといわれる。複数の共存症をもつ患者では薬剤代謝や薬剤の相互作用に対する臓器の不全の効果を考慮すべきであるが、これは経口化学療法に限らない。高齢の再発・進行乳癌患者でカペシタビンやビノレルビンの単剤の経口化学療法は有効である。治療の選択は主として異なった安全性である。高齢者に対するメトロノミック化学療法は忍容性と効果も良好である。

　高齢者は化学療法による副作用に忍容性が低いことは事実であろう（資料10-25）。66歳以上のホルモンレセプター陰性乳癌患者5,081例のうち34％が化学療法を受けていた。高齢になるにつれて、また共存症の存在で化学療法の使用は減少し、乳癌診断の年代、腫瘍径、陽性リンパ節転移数、グレードが進むにつれて増加した。術後補助化学療法は約15％の死亡率の低下をもたらした。特に、リンパ節転移陽性、ホルモンレセプター陰性患者では年齢にかかわらず生存率の向上の程度が高かった。

　4件の無作為化比較試験のリンパ節転移陽性患者6,487例（追跡期間中央値：9.6年）に種々の化学療法を行ったが、患者年齢を50歳未満、51〜64歳、65歳以上に分けた多変量解析で腫瘍径、リンパ節転移数、抗癌剤の投与量、タモキシフェンの使用が有意に無病生存期間と全生存期間に影響したが、年齢は無病生存期間には関連しなかった。全生存期間は65歳以上の患者群で他の年齢層に比べて有意に低下した（$P<0.001$）が、これは乳癌以外の死亡のためであった。全体の0.5％（33例）が治療死で、高齢者に多かった。年齢にかかわらず、高投与量が再発、死亡を同様に低下した。この

ように、年齢のみでは化学療法の禁忌とはならないと考えられた。

　3件の無作為化比較試験を集計した6,642例の93％において、有害事象のデータを解析した。7％（458例）が65歳以上、3％が70歳以上、38％が51〜64歳、55％が50歳以下であった。治療に起因する死亡が0.4％（24例）に認められたが、65歳以上では1.5％、51〜64歳では0.4％、50歳未満では0.19％であった。多変量解析によると高齢者は若年者に比較して、グレード4の血液学的毒性が有意に多く、有害事象のために治療を中断することが多く、急性骨髄性白血病ないし骨髄異形成症候群による死亡が多かった。グレード3/4の非血液学的有害事象には差がなかった。このように、高齢者は若年者と同様に化学療法に奏効するが、有害事象と治療に起因する死亡が増加することに注意するべきである。実際問題として、高齢者の術後補助化学療法の使用は増大しつつあり、総括的には年齢にかかわらず化学療法により生存期間が延長する傾向がみられる。しかし、腫瘍の性格、特にER状況と共存症の存在、身体機能状態、将来の期待余命、また化学療法の種類などにより、化学療法が最も効果がある患者群を決定するべきである。高齢の乳癌患者の実体と治療成績を集約し、高齢者にふさわしい臨床試験に組み込むべきである。70歳以上の高齢者を対象とした術後補助化学療法の第3相試験が始められている。

　65歳以上の高齢の乳癌患者の頻度は少なくなく、増加しているにもかかわらず、無作為化比較試験に参加するチャンスがなく、高齢者に適切な化学療法やその投与量、投与スケジュールなどの情報が試験から得られない。したがって、高齢という因子のみで抗癌剤の投与量を減少し、不十分な治療となる危惧がある。逆に、若年者の標準量を投与すると過剰治療となる可能性がある。高齢者が若年者と同じような背景因子を示す場合には若年者と同等の投与量やスケジュールで、同じような利益を得たという報告もある。

　このように、高齢者に対する化学療法の過剰治療と過小治療の間のバランスをとることが大切である。しかし、その情報が少ないために、腫瘍医と患者自身の恣意的な意思決定とならざるを得ない。

　高齢の乳癌患者に対するタキサン治療は効果的であり、適切に規定された安全性が示されており、高齢者にも適切な化学療法と考えられる。タキサン治療の毒性の頻度と程度は若い患者に比べて高く、高リスク患者でアンスラサイクリンとの逐次的併用治療が困難であった。アンスラサイクリンによる

心毒性のリスクを考慮すべきである。再発・進行乳癌患者に対しては週毎のパクリタキセルや3週毎のドセタキセルが標準と考えられる。

このように、高齢者に対する化学療法は若年者と同じように効果があるという意見が多くなっている。高齢者に対しては、過剰治療のリスクが高いことを注意すべきである。高齢女性に対する術後補助療法の選択は若年者と同じ基準、すなわち、ホルモン反応性と再発リスクの評価によって決定されるべきであるという意見が多い。

4）高齢者に対するホルモン療法

加齢とともにER陽性率が上昇する（資料10-26）。ある統計によると、ER陽性率は、55～64歳83%、65～74歳87%、75～84歳90%、85歳以上91%であった。ER陽性の高齢の乳癌患者に対してはタモキシフェンやアロマターゼ阻害剤が有益であることは明らかである。

MA.17試験の5,169例を60歳未満（2,152例）、60～69歳（1,694例）、70歳以上（1,323例）に分けて解析した。4年無病生存率は60歳未満の患者のみで、プラセボに比べてレトロゾール群で有意に56%高かった（P＝0.0004）が、年齢と治療法には相互作用がなく、レトロゾールは全年齢層で同様に有効であった。24カ月後のQOLは70歳以上でもレトロゾールとプラセボで違いはなかった。タモキシフェンの5年間投与を終了した70歳以上の健康な患者にはアロマターゼ阻害剤をさらに延長して投与すべきであると考えられた。

65～85歳の乳癌患者の10年再発リスクはタモキシフェンまたは化学療法により若年者とほぼ同様に低下したが、死亡リスクに対する治療効果は年齢と共存症により著しく異なっていた。共存症の生存期間に対する影響を術後補助療法の選択に際して考慮すべきである。

タモキシフェン治療を受けたER陽性のリンパ節転移陰性乳癌患者の668例において、21遺伝子シグニチャーによる再発スコア（RS）は年齢、腫瘍径に関係なく有意の予測能を示した（P＜0.001）。すなわち、再発リスクの予測においては年齢よりも腫瘍の性格がより重要であった。

5）高齢者に対する分子標的治療

高齢の再発・進行乳癌患者に対するホルモン療法単独とホルモン療法＋分

子標的治療の効果と安全性を10件の試験でレビュウした。65歳以上と65歳未満に分けて解析すると、効果は同様であった。ホルモン療法とエベロリムス、パルボシクリブ、リボシクリブの併用はホルモン療法単独に比べて進行のリスクを低下した。初回治療の無増悪生存期間は高齢者ではレトロゾール＋テムシロリムス、パルボシクリブ、リボシクリブによりそれぞれ8.5カ月、26.2カ月、未到達であった。若年者では、9.0カ月、18.8カ月、未到達であった。二次治療では、高齢者の無増悪生存期間はエベロリムス＋エキセメスタン、パルボシクリブ＋フルベストラントで6.8カ月と9.9カ月であった。若年者では8.1カ月と9.5カ月であった。忍容性は併用治療で不良であった。CDK4/6阻害剤では治療中断は年齢に無関係であったが、70歳以上でのエベロリムス＋エキセメスタン治療の中断が多かった。

　あるメタアナリシスでは、高齢者でもホルモンレセプター陽性、HER2陽性の再発・進行乳癌に対するホルモン療法と分子標的治療の併用は若年者と同様に安全で、効果的であった（資料10-26）。

第11章　ネオアジュバント治療（術前治療）

1．ネオアジュバント治療の戦略

　手術前の全身療法（術前治療）はネオアジュバント治療といわれることが多い（資料11-1）。術前治療は1970年代に臨床に導入され、フライによりネオアジュバント化学療法という言葉が提唱された。初めは手術不能の局所進行乳癌に用いられ、腫瘍の縮小後に乳房切除または照射を可能とするために行われた。約70％の腫瘍縮小効果が報告され、1980年代後半には乳房温存率が向上した。

　手術前に全身的治療（化学療法、ホルモン療法、分子標的治療）を行う術前全身治療は、術後補助療法に比較して、より早期の全身治療を行うことにより腫瘍縮小効果とともに予後が改善されることが期待された。術前治療はその後、手術可能の原発乳癌、多くは3 cm以上の腫瘍の患者に行われ、縮小手術の可能性と生存期間の延長を目的とした試験が行われるようになり、高リスク乳癌では術後補助療法から術前治療への移行が勧められるようになった（資料11-2）。

　米国の全国的なデータベース（2006～2011年）の後ろ向きの集計で、354,204例の乳癌患者のうち、59,063例（16.7％）がネオアジュバント化学療法を受けていた。その頻度は2006年には13.9％であったが2011年には20.5％に増加した（$P<0.001$）。術前化学療法を選択した理由は、大きな腫瘍、リンパ節転移多数、若い年齢、高いグレード、ER陰性であった。

　術前治療の利益は、①原発乳癌とリンパ節転移の縮小（ダウンサイジングとダウンステージング）、②薬剤の効果が判明する、③乳癌の生物学的性格（サブタイプなど）の解明とそれに応じた治療が可能、④pCR[注1]が得られると長期の無再発生存期間が期待できる（資料11-3）、などである。しかし、⑤生存期間が延長する、という期待は実現しなかった。術前治療と同一の薬

[注1] 病理学的完全奏効：病理組織学的に乳癌細胞が完全に消失したことが確認されること。乳癌原発巣と腋窩リンパ節転移を含む。

剤による術後補助療法の全生存期間に対する効果は同様であった（無作為化比較試験の結果）。

　術前治療の最大の利益は原発癌自体に対する効果であり、腫瘍量の減少により、より縮小した手術が美容上および機能の欠損なしに行うことができ、乳房の切除を必要とした乳癌での乳房温存が可能となる。患者にとっては、この外科的な縮小手術が唯一の直接的な、目にみえるメリットである。

　さらに、生化学的、分子生物学的、組織学的な癌の特徴に対する薬剤の効果を効率よく認識でき、使用した薬剤に対する腫瘍細胞の感受性が直接 in vivo で評価でき、耐性腫瘍が早期に判定できることにより、長期の結果を予測する。一方、無効で無駄な治療を中止することで、不必要な毒性を回避し、さらにより効果的な治療への変更が早期に可能となる。医療経済的にも無効の治療を早期に止めることにより、費用の節減になる（資料11-4）。

　また、治療前の組織学的診断のみならず、サブタイプ、ホルモンレセプター、グレード、S期分画、異数性、種々の増殖因子、癌遺伝子などの腫瘍の生物学的性格を治療後と比較することにより、治療効果との相関性を認識できる。

　さらに、pCRや他の生物学的マーカーをエンドポイントとして用いることにより、新しい薬剤や処方を比較的短い期間に試験することができ、治療効果や効果予測因子を決定できる。ネオアジュバント治療によりpCRを達成した乳癌患者は癌が残存した患者に比べて、予後が良好であるという報告が一般的である（資料11-3）。しかし、pCRとなった場合でも再発が起こる。効果と全生存期間が相関することが、TN乳癌やHER2陽性乳癌に対する化学療法で明らかになっているが、ルミナール乳癌などの他のサブタイプではpCRは長期の抗腫瘍効果を予測しない。すなわち、乳癌サブタイプがpCRおよび予後に影響する（資料11-5）。

　術前全身治療は、術後補助療法に比較して、より早期の全身治療を行うことにより腫瘍縮小効果とともに無病生存期間や全生存期間が改善されることが期待されて始まった。乳癌の外科手術の前に、化学療法やホルモン療法を使用することにより、腫瘍が縮小し、顕在または潜在性の遠隔転移も術後補助療法に比べて、消失ないし縮小することが期待された。腫瘍が小さく、治療に耐性の乳癌細胞が増大する前に全身治療をより早く開始することで、抗腫瘍効果や無病生存期間や全生存期間が改善されることが期待された。実際

には後述のように、術前治療によりこれらは実現しなかった。

2．ネオアジュバント化学療法

　わが国の乳癌登録（2004～2013年）より抽出したネオアジュバント化学療法を受けた21,755例の乳癌患者において、術前治療後の乳腺のpCR率を集計した。pCR率は、ルミナール乳癌（8,730例）5.7％、HER2陽性乳癌（4,403例）24.6％、TN乳癌（3,660例）で8.9％であった。HER2陽性乳癌において、pCR率はER陰性乳癌（2,252例）31.6％、ER陽性乳癌（2,132例）17.0％であり、トラスツズマブと化学療法を受けた患者（2,437例）31.4％、受けなかった患者（1,966例）16.2％であった（資料11-5）。

　ホルモンレセプター発現が高い乳癌は術前化学療法に対してpCR率が低かった。553例において、ホルモンレセプターの発現状況によって①ER、PgR陰性、②ERまたはPgR陽性細胞0～49％、③ERまたはPgR陽性細胞≧50％の3群に分けた。ER、PgR陰性乳癌のpCR率は17.7％であり、高ER、PgR発現乳癌の0％に比べて有意に高かった（$P<0.001$）。それにもかかわらず、無病生存期間と全生存期間は有意に短縮した。化学療法の効果はホルモンレセプターの発現状況に依存した。

　17件（1,419例）の術前化学療法の成績を集計した。高増殖のシグニチャーを示した乳癌は術前化学療法によりpCRを達成した率が高かった。増殖依存性と増殖非依存性のシグニチャーに分けると、術前化学療法に反応するシグニチャーは増殖依存性に関連していた。

　3,847例の乳癌の遺伝子発現プロファイルをネオアジュバント治療と関連して解析した（非治療：826例、タモキシフェン治療：685例、化学療法：1,150例）。ER陽性/HER2陰性乳癌の高増殖/低ER発現乳癌患者は低増殖/高ER発現の乳癌患者に比べて有意に高いpCR率（$P=0.005$）を示したが、無遠隔転移生存期間が短縮した（$P=0.0018$）。

　ルミナール乳癌に対する化学療法によるpCR率は、非ルミナール乳癌に比べて著しく低く、ホルモン療法とほぼ同様であった。閉経後ではアロマターゼ阻害剤が第1選択であるが、低ERレベルでは奏効率は低かった。臨床試験ではホルモン療法の期間は3～4カ月であるが、多くはその時期を超えても腫瘍の縮小が続き、最大の効果はより長期間後にみられる。ダウンサ

イジングは比較的ゆっくりしている。Ki-67が治療効果の中間エンドポイントである。

多くの報告で、TN乳癌は種々の多剤併用化学療法により他のサブタイプに比べてpCR率が高かったが、全生存率は低かった。腋窩リンパ節陽性乳癌患者に対する術前化学療法により腋窩リンパ節転移巣がpCRとなった患者はならなかった患者に比べて、有意に10年無再発生存率と全生存率を改善した（資料11-6）。

化学療法とタモキシフェンを同時に使用する術前治療は毒性が上昇し、効果は向上しなかった。250例のドキソルビシン＋ドセタキセルの化学療法にタモキシフェンを加えるか否かの比較試験で、奏効率は77.5％と67.5％で差がなかった。

ER陽性および/またはPgR陽性の閉経後乳癌患者に対して、術前治療としてのアナストロゾール（61例）またはエキセメスタン（60例）の3カ月間投与とドキソルビシン＋パクリタキセルの効果を無作為に比較した。奏効率はともに64％であった。奏効までの期間も同等であった。pCR率は3％と6％、PD率はともに9％であり、有意差はなかった。乳房温存術施行率は33％と24％（P = 0.058）であり、ホルモン療法群でわずかに高かった。化学療法群に有害事象が多かった。すなわち、術前ホルモン療法は化学療法と同等な奏効率と乳房温存術施行率であり、忍容性が高かった。術前化学療法の効果を向上するために、従来の抗癌剤にタキサンなどの新しい抗癌剤を付加するとpCR率が増加したが、無病生存期間と全生存期間は延長しなかった。

3．術前治療と術後補助療法の比較

いくつかの試験でネオアジュバント治療は術後補助療法とほぼ同様の再発防止効果がみられた（資料11-7）。術前化学療法は術後化学療法に比較して優位な点がいくつかある。すなわち、腫瘍のダウンサイジングやin vivoでの治療効果の評価が可能であること、治療期間の短縮、臨床試験で目標に達する症例数が少なくてすむこと、などである。この5年間で乳癌のネオアジュバント治療の試験が激増している。

NSABP B-18試験で、術前化学療法によりダウンステージが得られ、乳房

温存術の施行率が増加したが、無再発生存期間、無遠隔転移生存期間、全生存期間は改善されなかった。乳房温存療法が術前化学療法群では68％、術後化学療法群では60％に行われ、その差は術前化学療法による縮小効果によると考えられた（資料11-7）。

　NSABP B-27試験のAC＋ドセタキセル術前化学療法、AC術前化学療法、AC術前投与とドセタキセルの術後投与の3群の無作為化比較試験（2,411例）では、追跡期間中央値78カ月において、ACにドセタキセルを付加することは無病生存期間と全生存期間に影響しなかったが、局所再発を減少した（P＝0.0034）。術前のAC＋ドセタキセル投与により臨床的PRとなった患者で無病生存期間が延長した（P＝0.007）が、術後のドセタキセル投与ではしなかった。pCRはドセタキセルの付加で倍増し、治療の種類によらず全生存期間を有意に延長した（P＜0.0001）。病理学的リンパ節転移も全生存期間を予測した（P＜0.0001）。化学療法と同時に投与されたタモキシフェンはドセタキセルを加える効果を阻害した。

　結局、術前化学療法と術後補助化学療法の再発、死亡に対する影響は同一であると考えられた（資料11-7）。

　EBCTCG（2008年）は10件（4,756例）の無作為化比較試験において、術前化学療法と同じ処方の術後補助化学療法の効果を比較した。追跡期間中央値は9年、81％はアンスラサイクリン基盤、術前化学療法群の69％は臨床的PRまたはCRであった。術前化学療法群では術後補助療法群に比べて乳房温存術が多かった（65％〈1504/2320〉と49％〈1135/2318〉）。術前化学療法群は術後補助療法群に比べて、局所再発の頻度が高かった（5.5％増加、P＝0.0001）。遠隔転移には差がなかった（15年リスク、38.2％と38.0％）。乳癌死亡（34.4％と33.7％）、全死亡（40.9％と41.2％）にも差がなかった。

　術前化学療法後の無病生存期間を改善する方法の一つとして、術後に化学療法を追加する意義を検討した。残存乳癌の存在するHER2陰性乳癌患者910例に対する術前化学療法（アンスラサイクリンおよび/またはタキサン）後にカペシタビンを追加投与するか否かを無作為に比較した。無治療対照群に比べてカペシタビン投与群の5年無病生存率は有意に改善した（74.1％ vs 67.6％、P＝0.01）。5年全生存率も上昇した（89.2％ vs 83.6％）。TN乳癌患者でも、それぞれ、69.8％ vs 56.1％、78.8％ vs 70.3％と改善した。カペシタビン群で手足症候群が73.4％に発生した。

4．ネオアジュバントホルモン療法（術前ホルモン療法）

　術前ホルモン療法は最初には高齢者や共存症をもち、化学療法に適応がないと考えられた乳癌患者に行われた。後述のように、間接的な比較により術前アロマターゼ阻害剤治療後の乳房温存術施行率は化学療法に劣らないことが示され、より若年の閉経後患者にも適用され、ホルモンレセプター陽性の閉経後乳癌患者に対して手術前に腫瘍の縮小を得るために用いられるようになった（資料11-8）。ER陽性の乳癌に対するネオアジュバントホルモン療法と化学療法の無作為化比較試験20件（3,490例）のメタアナリシスでは、多剤併用化学療法に比べてアロマターゼ阻害剤により臨床的、画像診断による奏効率と乳房温存術率には差がなく、毒性が低かった（資料11-9）。タモキシフェンに比べてアロマターゼ阻害剤は有意に高い臨床的奏効率を示し（$P<0.001$）、乳房温存術率も高かった（$P<0.001$）。ホルモン療法と分子標的治療の併用治療の画像診断の奏効率は有意に優れていたが（$P=0.03$）、臨床的奏効率には差がなかった。

　このように、ホルモンレセプター陽性の乳癌患者では、ネオアジュバントホルモン療法は化学療法とほぼ同様の効果を示した（資料11-9）。奏効率は13.5〜100％の範囲で、治療期間は3〜24カ月であった。ルミナールライク乳癌、特にルミナールA乳癌では化学療法のpCR率は非ルミナール乳癌に比べて低く、ホルモン療法のpCR率と同様であった。タモキシフェンに比べてアロマターゼ阻害剤は奏効率と乳房温存手術率において優れていた。多くの研究で、治療期間は3カ月ないし4カ月であったが、腫瘍の縮小はその後も続き、最良効果まで治療を続けるべきであるという意見もある（資料11-10）。ホルモン療法による比較的ゆっくりしたダウンレギュレーションはアポトーシスが時間の経過で増加しないこととエストロゲンの消退による増殖阻害効果がゆるやかであることによる。

　第13回のザンクトガレン会議では、ホルモンレセプター陽性乳癌患者にネオアジュバントホルモン療法を行うことに大部分の賛同が得られた。

　歴史的には、高齢女性や共存症など手術が困難とみなされた場合にタモキシフェン単独の治療（手術せず）が行われ、タモキシフェン治療と手術単独、またはタモキシフェン治療と手術＋タモキシフェン治療の比較が行われた（資料11-11）。この治療はER陽性で、重篤な共存症があり手術に適さな

いか、拒否した女性のみに限られるべきであると考えられる。

　術前ホルモン療法としてタモキシフェンとアロマターゼ阻害剤の優劣が比較された。アロマターゼ阻害剤がタモキシフェンに比べて、抗腫瘍効果と乳房温存手術の達成率が優れていたという報告が多い（資料11-12）。ER陽性の手術可能（腫瘍径2cm以上）の乳癌患者を術前3カ月のアナストロゾール、タモキシフェン、アナストロゾール＋タモキシフェン併用の3群に無作為に割り付けた（IMPACT試験）。330例の奏効率は37％、36％、39％であり、有意差は認められなかった。治療前に外科医により乳房切除が必要と考えられた124例では3カ月の治療後にアナストロゾール群で46％、タモキシフェン群で22％が乳房温存療法が有意に2.05倍可能となった（P＝0.03）。4件の第3相試験で、アロマターゼ阻害剤とタモキシフェンの違いが検討された。奏効率はアロマターゼ阻害剤が38〜70％、タモキシフェンが36〜51％であった。2件の試験で、アロマターゼ阻害剤はタモキシフェンに比べて少なくとも同様の効果であった。他の2件では、アロマターゼ阻害剤は有意に奏効率が高かった。乳房温存療法に不適格のホルモンレセプター陽性の患者でレトロゾールとタモキシフェンの4カ月投与の結果を比較した。レトロゾールはタモキシフェンに比べて、臨床的および超音波、マンモグラフィーによる奏効率や乳房温存手術が可能となった率においてより効果的であった。レトロゾールの優位性はER陽性およびHER2陽性の乳癌患者で著しかった。これらの試験は閉経後患者であったが、閉経前患者でのネオアジュバント治療はゴセレリン投与後にアナストロゾールまたはタモキシフェンに無作為に割り付けた。臨床的奏効率はアナストロゾールが優れていた（70.4％ vs 50.5％、P＝0.004）。同様に、超音波とMRIによる奏効率もアナストロゾール群で有意に良好であった。

　4件全ての試験で、アロマターゼ阻害剤は乳房温存手術の率が優れていた。乳房温存手術の高率が2件でアロマターゼ阻害剤群でみられたが、1件でのみ有意差がみられた。1件の試験で、エキセメスタン、アナストロゾール、レトロゾールの投与によるネオアジュバント治療が前向きに試験された（ACOSOG Z1031試験）。レトロゾールが最も高率（74.8％）を示したが、エキセメスタン（62.9％）とアナストロゾール（69.1％）とに有意差はみられなかった。また、乳房温存手術可能率は3群で有意差がなかった（60.8％、67.8％、77％）。治療前の乳房温存手術の予測に比べて、実際の施行率が向上した。

5. 化学療法またはホルモン療法と分子標的治療の併用

　比較的少数例での試験で、HER2陽性乳癌に対する術前治療として、化学療法＋トラスツズマブの有効性が示された（資料11-13）。HER2陰性の乳癌患者に対する化学療法＋ベバシズマブが化学療法単独に比べて有意にpCR率を向上した。ドセタキセル→5-フルオロウラシル＋エピルビシン＋シクロフォスファミドとベバシズマブの有無の抗腫瘍効果をネオアジュバント治療で比較した。401例の化学療法のみの群と399例の化学療法＋ベバシズマブ群で、781例が評価可能であった。pCR率は17％（化学療法のみ）と22％（ベバシズマブ群）で、有意にベバシズマブを加えることが効果的であった。有害事象はベバシズマブ群でグレード4の好中球減少が多かった（22％ vs 17％）。

6. 術前治療の効果予測因子

　ネオアジュバント治療の一つの要点は効果予測因子の探求である。前述のように、pCRが無再発生存期間や全生存期間と相関し、現在では術前治療の長期予後の最も信頼性の高いマーカーと考えられている。術前治療の近接効果の予測因子はホルモン療法にはERおよび/またはPgRが有用であるが、化学療法に対する適切な効果予測因子は存在しない。治療前のコア生検材料によりKi-67、アポトーシス、S期分画、ホルモンレセプター、HER2、bcl-2、p53、血管新生などの分子生物学的マーカーや遺伝子発現プロファイリングの効果予測因子としての検索と確認が行われたが必ずしも決定的でない（資料10-14）。ER陽性乳癌患者におけるアロマターゼ阻害剤の術前治療前と14日後の腫瘍の遺伝子プロファイルの変化の解析によると、エストロゲン依存性遺伝子とその他の増殖関連遺伝子の発現低下がみられた。ER陽性乳癌のホルモン反応性と耐性を治療前に識別する遺伝子は、主にエストロゲン調節遺伝子であった。遺伝子発現プロファイル法は術前化学療法のpCRを予測できた（資料11-14）。乳癌サブタイプにより術前化学療法のpCR率は著しく異なっていた。術前化学療法を受けた1,118例の乳癌患者のうち23％（255例）がTN乳癌であり、非TN乳癌に比較して有意に高いpCR率（22％ vs 11％、$P=0.034$）が得られた。3年無増悪生存率（P

＜0.0001）と3年全生存率（P＜0.0001）が有意に低かった。TN乳癌は内臓転移リスクが有意に高く（P＝0.0005）、骨転移が少なく（P＝0.027）、再発後生存期間が短かった（P＜0.0001）。しかし、再発・死亡率の上昇は最初の3年間のみであり、その後は両群で同様になった。再発リスクは時間依存性であり、ハザード曲線は両群で異なっていた。pCRが得られたTN患者と非TN患者の全生存期間は同様であった。反対に、pCRとならなかった場合には、非TN患者に比べてTN患者の全生存期間は有意に短縮した（P＜0.0001）。

第12章　術後補助ホルモン療法の副作用

　長期のホルモン療法の副作用（有害事象）の評価も術後補助療法の評価として重要であり、特に投与中の毒性の性格と激しさは患者の治療選択に強い影響を及ぼす（資料12-1）。化学療法の副作用に関しては前述した（第8章参照）。

　ホルモン療法を受けている患者自身の自己報告による主観的な症状の頻度と医師による副作用の評価を比較した。ホルモン療法を受けている外来患者405人に質問表を提示し373人が回答した。術後補助療法において、いくつかの症状は医師の報告よりも患者による副作用が有意に多かった。すなわち、ホットフラッシュ/発汗は患者自身の報告では70%であったが、ATAC試験では40%、BIG1-98試験では38%、無気力/低エネルギーはそれぞれ45%、15%、9%、浮腫は患者の申告では22%、BIG1-98試験では7%、膣乾燥はそれぞれ30%と3%であった。

　有害事象とは、治療や処置において観察される、好ましくない意図しない症状や疾患であり、治療などとの因果関係は不明でも認められる。一方、副作用は、広義には薬剤の主作用には関連のない薬理作用を言い、必ずしも望ましくない作用のみではない。狭義には好ましくない作用（有害事象）をいう。副作用には、薬理学的作用に基づく副作用、患者の体質が影響する副作用、薬物相互作用がある。

　CTCAEの有害事象のグレード分類を表12-1に示す。

1．タモキシフェンの副作用

　タモキシフェンは忍容性の高い薬剤であり、毒性のために服用を中断することは極めて少ない。稀ではあるものの多種類の有害事象が報告されている（表12-2）。主な副作用はホットフラッシュ、発汗、軽度の悪心、倦怠感/嗜眠、膣出血である。稀に、子宮内膜癌や血栓塞栓症が生じる（資料12-2）。

第12章 術後補助ホルモン療法の副作用

表12-1 治療による有害事象のグレード分類

グレード1（軽症）	症状がない、または軽度の症状がある、または臨床所見または検査所見のみ、または治療を必要としない。
グレード2（中等症）	最小限/局所的/非侵襲的治療を要する、または年齢相応の身の回り以外の日常生活動作（食事の準備、日用品や衣服の買い物、電話の使用、金銭の管理など）の制限。
グレード3（重症）	医学的に重大であるが、ただちに生命を脅かすものではない。入院または入院期間の延長を要する。活動不能/動作不能。身の回りの日常生活動作（入浴、着衣、脱衣、食事の摂取、トイレの使用、薬の内服が可能で、寝たきりでない状態）の制限。
グレード4	生命を脅かす、または緊急処置を要する。
グレード5	有害事象による死亡。

CTCAE: Common Terminology Criteria for Adverse Events, v4.0

表12-2 乳癌術後補助療法におけるアロマターゼ阻害剤とタモキシフェンの有害事象（ATAC試験、2005年）

有害事象	アナストロゾール 頻度（%）	タモキシフェン 頻度（%）	有意差（P値）
ホットフラッシュ	35.7	40.9	< 0.0001*
悪心・嘔吐	12.7	12.4	
疲労感/倦怠感	18.6	17.6	
関節痛	35.6	29.4	< 0.0001**
膣出血	5.4	10.2	< 0.0001*
膣分泌	3.5	13.2	< 0.0001*
子宮内膜癌	0.2	0.8	0.02*
骨折	11.0	7.7	< 0.0001**
虚血性心血管疾患	4.1	3.4	
虚血性脳血管イベント	2.0	2.8	0.03*
静脈血栓塞栓症	2.8	4.5	0.0004*
深部静脈血栓塞栓症	1.6	2.4	0.02*
白内障	5.9	6.9	
症例数	3,092	3,094	

*タモキシフェンが高頻度。**アナストロゾールが高頻度。

1）ホットフラッシュ

　ホットフラッシュは女性の更年期障害の1つであり、"のぼせ"、"ほてり"と呼ばれることが多い。顔面紅潮（血が顔にさっと上がる）、発汗や動悸、頻脈、熱感などを伴い、血管運動神経不安定性の症状がみられ、血管運動神経症状とも呼ばれる（資料12-3）。これらの症状は健康な閉経前および閉経後の女性の15〜20％に起こり、閉経期にもっともよく遭遇する症状であり、閉経期女性の93％が罹るともいう。閉経後の女性の60％が経験し、20％が耐えられないと感じており、閉経後15年頃まで継続する。ホットフラッシュを経験する女性はうつ、不安、不眠や性的機能不全などの関連する症状を訴えた。ホットフラッシュは閉経前患者では化学療法、ホルモン療法（特にLHRHアゴニスト）による卵巣機能の早期の消失により起こる。

　ある報告では、タモキシフェン治療中の女性の約半数が種々の程度のホットフラッシュを訴え、その程度は開始3カ月まで次第に増強し、以後維持された。プラセボ対照二重盲検試験で、ホットフラッシュの頻度は投与前には43〜45％であったが、タモキシフェン投与後6カ月において、タモキシフェン群で67％、プラセボ群で45％と有意差（$P<0.01$）がみられた。また、重度のホットフラッシュも対照群の8％と比較して、タモキシフェン群では20％と多かった（$P<0.04$）。

　再発・進行乳癌の初回治療としてのアロマターゼ阻害剤とタモキシフェンの比較試験では、ホットフラッシュの頻度には有意差がないか、アロマターゼ阻害剤群がやや少なかった。再発・進行乳癌の第2および第3相試験で集計すると、アナストロゾール26.0％（134/516）、レトロゾール11.3％（107/946）、エキセメスタン15.0％（79/527）、タモキシフェン14.3％（138/966）、MA 7.5％（45/601）のホットフラッシュが報告されている。タモキシフェン術後補助療法中の患者の50〜65％がホットフラッシュを経験した。このうち34〜59％が重症であった。化学予防試験（NSABP P-1）では80％に近い患者が顔面潮紅を訴え、ノンアドヒアランスの原因となった。重症の顔面潮紅がプラセボ群に比べて、タモキシフェン群で多かった（17.6％ vs 10.1％）。

　再発・進行乳癌の初回治療や術後補助療法において、アロマターゼ阻害剤に比べてタモキシフェンがホットフラッシュの頻度を上昇した（資料12-3）。ホットフラッシュの治療を評価する場合に患者による日記形式の記述が信頼できた。ホットフラッシュの頻度とスコア（頻度×平均強度）が有用であっ

た。

(1) ホットフラッシュ発生の原因

　ホットフラッシュの発生の原因は不明であるが、急速なエストロゲンの欠乏が関与しているのは間違いない。エストロゲンは中枢神経系においてERなどのホルモンレセプターを介して機能し、睡眠、気分、認知機能などを総合的に調節している。閉経によりエストロゲンレベルが低下し、中枢神経系の温度調節のセットポイントが変化し、ホルモンまたは神経伝達物質の瞬間的な変化がホットフラッシュの感覚を引き起こす。視床下部でのエストロゲン濃度が減少し、ノルアドレナリン活動亢進を誘導し、熱喪失反応が亢進し、ホットフラッシュが起こると考えられている。

(2) ホットフラッシュの治療

ⅰ) ホルモン療法

　ホットフラッシュは血中エストロゲンレベルの急速な低下が発症の鍵となると考えられ、理論的にはエストロゲン補充療法が最もよい治療である（資料12-4)。実際、エストロゲン剤が非常に有効であり、ホルモン補充療法の有効性は明らかである。ホットフラッシュに対するエストロゲン補充療法とプラセボを比較した二重盲検試験でも、エストロゲン使用は明らかに更年期症状を低下した。MPAなどのプロゲスチンも非常に有効であり、ホットフラッシュを85%またはそれ以上減少した。

　米国内分泌学会（Endocrine Society）の更年期症状の治療に関する臨床プラクティス・ガイドライン（2015年）は血管運動神経症状や他の更年期症状に対する最も効果的な治療は閉経後ホルモン療法（ホルモン補充療法）であると結論した。

ⅱ) 非ホルモン療法

　エストロゲンやプロゲスチン以外のホットフラッシュに対する多くの治療法が試行されているが、決定的な方法は見つかっていない（資料12-5)。ダイエット、冷房、運動、健康食品、大豆、イソフラボン、ハーブ、黒コホッシュ、クロニジン、ベンラファキシン、ビタミンEなどが流布しているが、科学的根拠はない。大豆を基本にした食事、ハーブなどが健康女性には推奨

されているが、乳癌患者には、これらのエストロゲン作用やフィトエストロゲンの乳癌に対する効果が不明であり、有用性は不明である。大豆食品とイソフラボン添加物の顔面潮紅の低減に対する効果をレビュウした。1,700人の女性を含む19件の試験で、治療前に1日に5回以上の顔面潮紅がみられた女性では治療群のホットフラッシュの頻度はプラセボまたは対照群に比べて約5％減少した。高頻度のホットフラッシュの患者には大豆食品またはイソフラボンサプリメントを試用する価値があるかもしれない。

現在ではホットフラッシュに対しては非ホルモン療法により約30～50％の効果（プラセボ効果であるかもしれない）が得られるため、まず試みるべきかもしれない。ある系統的レビュウでは、薬剤によらない方法は限定的な効果しかなく、代替医療やビタミンEの効果もせいぜい控えめであり、長期の安全性に関する情報はなかった。抗うつ剤（ベンラファキシンやパロキセチンなど）や抗痙攣剤のガバペンチンは有効であった。

2）腫瘍フレア

腫瘍フレアはホルモン療法の投与開始時にみられる腫瘍の急速な増殖を示唆する徴候であり、次のような症状がみられる。①軟部組織転移巣の腫脹、紅斑、疼痛、または新病巣の出現、②骨転移患者の骨痛の増悪、③高カルシウム血症の発症（資料12-6）。腫瘍フレアは通常ホルモン療法の開始後2～21日以内に起こる。ホルモン療法の種類により1～3％に起こる。

閉経後再発・進行乳癌患者に対する初回治療としてのアナストロゾールとタモキシフェンの2つの試験での有害事象の集計では、腫瘍フレアがタモキシフェンで3.5％（18/511）、アナストロゾールで3.0％（15/506）にみられた。もし患者が腫瘍フレアの徴候を示したならば、ホルモン治療は継続し、または一時的に減量する。激烈な骨痛や重度の高カルシウム血症の場合は中止する。高カルシウム血症に対する水分補給とビスフォスフォネート治療が必要である。ホルモン療法を1～3週後に再開する。

3）眼科的有害事象

稀に、水晶体、網膜、視神経の異常がタモキシフェン治療で報告されている。中心性視力低下、視神経炎、壁板網膜変性、黄斑浮腫などが報告されている。白内障のリスクが上昇したという報告としなかったという報告が混在

する（資料12-7）。

4）認知機能とうつ（鬱）

　記憶と認知機能に関与する脳の多くの部位でERが豊富に存在し、SERMの長期使用が認知機能に影響を及ぼす可能性がある。タモキシフェンとトレミフェンにより、マウスの学習と記憶の障害が観察された。敏捷さや食物探求時間の遅延もみられた。タモキシフェンは記憶の習得よりも、記憶の統合整理や訂正過程の障害を起こすと考えられた（資料12-8）。

　12件（2,756例）のメタアナリシスで、2,381例がホルモン療法を受け、375例が対照（プラセボまたは無治療）であった。大部分は閉経後で、3カ月から2年の追跡でホルモン療法は言葉の記憶、発言の流暢さ、運動のスピード、注意と作業の記憶を含む認知機能の障害をもたらした。アロマターゼ阻害剤に比べてタモキシフェンは認知機能のパーフォーマンスが低下した。このように、ホルモン療法は認知機能を低下させるようであるが、結論的でない。

　乳癌の術後補助化学療法が認知機能の障害をもたらすという報告が多くみられる。化学療法を受けた患者の16〜75％が認知障害を示した。術後補助化学療法中の女性は親戚、友人、隣人に比べて、中等度ないし高度の認知機能障害の頻度が高かった（16％ vs 4％、$P = 0.008$）。疲労や更年期症状の頻度も高かった。QOLも特に身体的、機能的ドメインで低下したが、認知機能とは相関しなかった。

　4件の試験の集計では、タモキシフェン服用者のうつの頻度が1件の試験（1％）以外は12〜17％にみられたことから、タモキシフェンがうつの発現と関連する可能性が示唆された。しかし、乳癌化学予防（NSABP P-1）試験において、うつ症状はタモキシフェン群またはプラセボ群で差がなかった。このように、化学療法やホルモン療法が認知機能にどの程度影響するかは、多重の治療、治療期間、共存症、年齢などの因子が錯綜し、明確でない。

5）血液凝固異常（血栓塞栓症）

　静脈血栓塞栓症は下肢や上腕などの比較的深部の静脈に血栓（凝固血の塊）を生じ、静脈の狭窄、閉塞がみられ（深部静脈血栓症）、稀に、血栓が血流にのって肺に達し、肺動脈に塞栓し、その末梢は虚血状態となり、酸素

分圧が低下し、呼吸困難、死に至る（肺塞栓症）。いわゆるエコノミー症候群もその一つである。

　癌患者は血栓塞栓症に罹りやすく、15％の患者が静脈性血栓症に罹患した。深部静脈血栓症と肺塞栓症と診断された患者のうち癌患者は20％であった。癌の血栓症になりやすい傾向は外科手術や全身治療などにより促進される。

　8,338人の乳癌患者と年齢をマッチさせた39,013人の一般住人の静脈血栓塞栓症の頻度を比較した。7.2年以上の追跡期間の中央値で、乳癌患者の426人（累積頻度：5.1％）が静脈血栓塞栓症に罹患し、一般住民に比較して3.28倍の高い頻度であった。特に、乳癌診断の6カ月後が8.62倍と高かった。その後も5年後の頻度は2.19倍と有意に高い状況が続いた。

　静脈血栓塞栓症の予測因子は、高齢、過体重、静脈血栓塞栓症の既往、PgR陰性、リンパ節転移が4個以上、化学療法とホルモン療法を受けた、などであった。

　化学療法またはタモキシフェン治療は血栓症のリスクを増加し、両者の併用により、さらにリスクが上昇する。タモキシフェンによる血栓塞栓症の増加はタモキシフェンの部分的エストロゲンアゴニスト活性によると考えられる（資料12-9）。

　タモキシフェン服用中の患者では、静脈血栓症、肺塞栓症、動脈血栓症などが1〜3％の間に起こることが報告されている。タモキシフェンを投与された早期乳癌患者の静脈血栓塞栓症のリスクは1〜8％であった。

　乳癌化学予防試験（NSABP P-1）では、3.6年の追跡期間で肺塞栓症と深部静脈血栓症のリスクはそれぞれ、タモキシフェン群で有意に3倍と、有意差なく1.6倍増加した（資料12-9）。

　ATAC試験では全静脈血栓塞栓症イベントはアナストロゾール群が2.2％（68/3092）、タモキシフェン単独群が3.8％（116/3093）、両者の併用群が4.4％（136/3097）に出現し、それぞれの単独群で有意の差がみられた（P＝0.027）。その後のアップデートでもアナストロゾール群に比べてタモキシフェン群で静脈血栓塞栓症が有意に多いことが確認された（P＜0.0004）。

　32試験の52,929例のタモキシフェンの無作為化比較試験のメタアナリシスでは、肺塞栓症のリスクは有意に1.88倍、脳卒中のリスクは有意に1.49倍、ともにタモキシフェンにより上昇した。

タモキシフェンは血栓塞栓症のリスクを上昇し、特に化学療法との併用時に上昇するが、重篤な症例は少なく、その利益はリスクを上回ると考えられる。

　これらの凝固異常の原因は明確にはなっていないが、タモキシフェンは弱いエストロゲン効果を示し、凝固傾向を示唆する。アンチトロンビンⅢやC蛋白レベルの機能的な低下、プラスミノーゲン活性の上昇によると考える研究者もいる。アンチトロンビンⅢレベルへのタモキシフェンの影響を認めなかったという報告も多い。血栓性静脈炎などの凝固異常はタモキシフェン投与に稀に合併することは確かであり、その認識と発症時の対応が必要である。

　癌患者の静脈血栓塞栓症の予防と治療に関するガイドラインがASCOにより設定された。①入院患者は出血、他の禁忌事項がない限り、抗凝固剤による静脈血栓塞栓症の予防を考慮すべきである、②外来の癌患者には抗凝固剤による静脈血栓塞栓症の予防は推奨しない、③癌手術を行う患者には薬物的な血栓予防を考慮すべきである、④低分子ヘパリンは、発症した静脈血栓塞栓症の治療に適切である、⑤癌患者の生存に対する抗凝固剤の効果は不明であり、推奨できない。このように、乳癌術後補助療法により発生する可能性がある静脈血栓塞栓症に対して抗凝固剤による予防的治療を行うことは推奨されないと考えられる。

　放射線療法とタモキシフェンとの併用により肺の線維症が増加する可能性がある。

6）婦人科的有害事象

(1) 月経異常

　多くの閉経前女性はタモキシフェン治療中にも月経を続行するが、不規則な月経周期、過少または稀発月経や、完全な無月経がみられ、長期のタモキシフェン使用によりこれらの頻度は増加する。タモキシフェン終了後には回復することが多いが、閉経に近い比較的高齢の閉経前女性や長期投与の場合に卵巣機能異常を起こしやすい。

(2) 膣分泌、出血など

　膣分泌や出血、膣・外陰部の痒みなどが記載されている（資料12-10）。タ

モキシフェンを投与された女性の3分の1が膣分泌を訴えた。タモキシフェンとプラセボの無作為化比較試験で、膣分泌、瘙痒感、膣出血などの婦人科的症状を調査した。投与前はプラセボ群とタモキシフェン群はそれぞれ、7％と10％が上述の症状を訴えていた。投与後、プラセボ群では14～15％とわずかの上昇を示したのに対して、タモキシフェン投与群では3カ月後に21％、6カ月後には30％（$P<0.05$）、1年後には26％と増加したが、これらの症状は比較的に軽微であった。

　わが国でもタモキシフェン服用者が婦人科を受診する理由に、月経異常、性器出血、帯下増量感などのタモキシフェンとの関連性を疑わせた症例が33％（24/73）にみられた。閉経後のタモキシフェン投与により、子宮膣部上皮細胞の核濃縮指数（エストロゲン効果）が有意に上昇した。

　タモキシフェンは膣の上皮に対してアゴニスト活性を示すはずであるが、膣または子宮頸部の悪性腫瘍のリスクは上昇しなかった。

(3) 子宮内膜ポリープなど

　タモキシフェン治療中の良性の婦人科領域疾患として子宮内膜の老人性嚢胞性萎縮、過形成、子宮内膜ポリープ、子宮筋腫の発生が記載されている。子宮内膜ポリープはタモキシフェン治療患者の50％にも達し、細胞分裂活性、上皮異形成などがみられ、この異形成が内膜腫瘍につながると考えられた（資料12-11）。腺筋症や子宮内膜症が閉経後女性でみられた。

　閉経後患者のタモキシフェンと子宮内膜の病理学的研究に関する106件の文献では、内膜過形成、内膜ポリープ、内膜癌、悪性中胚葉性混合腫瘍、肉腫がタモキシフェン非治療例に比べてタモキシフェン治療例に多かった。

　ATAC試験において285例でアナストロゾールとタモキシフェン投与による子宮内膜の変化とタイプを調査した。2年間のアナストロゾール治療により内膜厚は変化せず、タモキシフェンにより増加した。治療前に9.1％（26/285）に内膜の異常（多くはポリープ）が認められた。投与2年後にアナストロゾール群ではタモキシフェン群に比較して内膜異常は少ない傾向であったが、有意差はみられなかった。

(4) 卵巣の変化

　卵巣嚢腫がタモキシフェン治療に関連して発生することが報告されてい

る。これは卵巣がタモキシフェンに反応するためで、大部分の卵巣嚢腫はタモキシフェン治療中止後には消失する（資料12-12）。卵巣嚢腫はタモキシフェン服用者の19.3％（29/150）に発生したが、閉経前では49.1％（28/57）にみられたが、閉経後では1.1％（1/93）にすぎなかった。

　このような子宮内膜、筋層や卵巣の変化は、タモキシフェンのエストロゲンアゴニスト活性によると考えられる。特に閉経前ではタモキシフェン投与により血中のエストラジオールが超生理学的レベルまで上昇することがよく知られている。タモキシフェン治療を受けた20例の閉経前乳癌患者と非治療の12例の対照群において、血中エストラジオール、プロゲステロン、LH、FSHレベルを測定した。卵巣嚢腫はタモキシフェン治療群で80％、非治療群で8％（$P = 0.001$）に検出された。測定した血中ホルモンレベルにはエストラジオールを除いて、両群間に有意差は認められなかった。月経周期の14日目、21日目でタモキシフェン群でエストラジオールレベルが明らかに高かった。すなわち、タモキシフェンのエストロゲンアゴニスト活性が卵巣を過剰に刺激して、卵巣嚢腫を形成するという可能性が考えられる。卵巣嚢腫の患者はそうでない患者に比べて、血中エストラジオールレベルが有意に高値であった（345 pg/mL vs 24 pg/mL、$P < 0.001$）。

　わが国の11人の閉経前乳癌患者（平均年齢が41.3歳）に対して、術後補助療法のタモキシフェンを投与した。平均血中エストラジオール値は1,015.8 pg/mL、平均FSH値は11.8 mU/mLであった。タモキシフェン投与開始から高エストラジオール値の検出までの期間は平均716.5日であった。複数の大きな卵胞形成が観察された。視床下部・下垂体軸の負および正のフィードバックの阻害がその原因と考えられる。

(5) 妊娠と胎児への影響

　タモキシフェンは初め避妊薬として開発され、いくつかの国では不妊女性の治療に使用された。実際には短期間の投与では排卵を誘導する。

　胎児の発育に対するタモキシフェンの効果は主として新生児動物の報告によるが、発育中の生殖器に多くの作用が認められる。妊娠中にタモキシフェンを服用した再発乳癌患者が正常児を出産した。術後タモキシフェン補助療法中の正常児の出産も報告されている。しかし、発育中の胎児に強い催奇形性が懸念されるので、妊娠中の女性にタモキシフェンを投与することは薦め

られない。

　タモキシフェンの術後補助療法は乳癌の再発と死亡のリスクを低減するが、若い患者はタモキシフェンの治療を開始せず、またパーシステンス（持続性）が悪く、中断することが多い。515例のホルモンレセプター陽性の45歳未満の閉経前乳癌患者にタモキシフェン術後補助療法を勧告した。多変量解析で、受精に対する心配がタモキシフェン治療を開始しない、また早期に中断することに相関した。他の独立した治療拒否の理由は放射線治療の辞退、化学療法の拒否などであった。喫煙と放射線治療の拒否が早期の治療中断の有意な予測因子であった。患者のタモキシフェン治療拒否と早期の中断の主な理由は、副作用と受精に対する危惧であった。

　22歳から45歳までの397例の乳癌患者で、タモキシフェンを使用した患者は使用していなかった患者に比べて、術後に出産しなかった。しかし、AMH（血清抗ミューラー管ホルモン）はタモキシフェン使用者で2.47倍高く、洞性卵胞数も高かった。すなわち、タモキシフェンの使用者は卵巣機能の保存は非使用者に比べて低下していなかった。

7）重複癌

　早期乳癌に対してタモキシフェンが単独または化学療法と併用した術後補助療法として長期に用いられるようになり、子宮内膜癌（子宮体癌）の発生頻度が上昇したという報告がみられるようになった。多くの術後補助療法の試験において子宮内膜癌の頻度が対照群に比べてタモキシフェン治療群で有意差をもって、または有意差なく上昇することが示された（資料12-13）。

　さらに、タモキシフェンはラット肝臓でDNA付加体（後述）を形成し、遺伝毒性を示した（資料12-14）が、ヒト肝臓ではDNA付加体は形成されず、肝癌の発生頻度は上昇しなかった。ヒト子宮内膜にタモキシフェンが遺伝毒性を示すか否かは論争がある。

(1) タモキシフェン長期投与による重複癌の発生頻度

　タモキシフェンの長期投与が重複癌の発生頻度にどのように影響するかについていくつかの報告がある。デンマークの閉経後乳癌患者3,538例のうち、低リスクで術後補助療法を行わなかった1,828例の追跡期間中央値7.9年において、一般住民に対する全部位の重複癌の全標準化罹患率（SIR）は、対

側乳癌を除いたSIRと異ならなかった。高リスクで放射線療法＋タモキシフェン治療を行った群（864例）は放射線療法単独群（846例）、低リスクの無治療群に比べて、それぞれSIRは有意差なく1.3倍、有意に1.8倍上昇した（P＜0.05）。すなわち、放射線療法＋タモキシフェン治療により重複癌の頻度が上昇したが、対側乳癌を除くとSIRには有意差がみられなかった。

わが国の9施設の集計では、10年後の全重複癌の累積発症率はタモキシフェン群、対照群がそれぞれ、4.6％と4.1％であり有意差はみられなかった。

このように、乳癌患者に長期のタモキシフェンを投与することにより重複癌が全般的に増加するとは考え難い。以下に、個々の臓器における癌の発生への影響について、その作用機序とともに述べる。

(2) 肝細胞癌

タモキシフェンがラットの肝癌の発生率を上昇させるという報告から、ヒトにおいても同様の事象が起こるのではないかと危惧された。タモキシフェンによる肝癌の誘導は、①エストロゲンアゴニスト作用による、②エストロゲン作用には関係なく、DNA付加体の形成で示されるような遺伝毒性[注1]によると考えられた（資料12-14）。タモキシフェンが活性化された求電子物質に代謝され、電子対を共有してDNAを修飾し、DNA付加体を形成することによる。

タモキシフェンの臨床試験では肝細胞癌が増加したという成績が得られなかった（資料12-14）。SEERプログラムのデータを利用して、タモキシフェンが米国FDAにより認可された1977年以降の乳癌術後患者の肝癌の発生率を検討した。9件の全住民癌登録で1974～1987年に乳癌と診断された白人女性を、1974～1977年と1978～1987年に、さらに、50歳以下と以上に分けて、肝細胞癌を確認した。全体で11万人以上の対象で12例の肝癌が検出された。7例が50歳以上で1978年以降に診断され、タモキシフェンを服用した可能性の高い群から発生した。期待値は7.5例であり、観察値／期待値の比（O/E比）は0.9となり、1974～1977年の50歳以上の群の0.8と異ならな

[注1] 化学物質がDNAの塩基に共有結合し、DNA鎖を切断することにより、遺伝情報を変化させる。

かった。このような大きな集団で、タモキシフェン投与後10年まで肝癌の発生のリスクが上昇するという成績は得られなかった。

　他のタモキシフェンの臨床試験、EBCTCG オーバービュウ（1998年）でも肝細胞癌の頻度は増加しなかった。すなわち、肝細胞癌による死亡はタモキシフェン群で3例、対照群で7例であった。わが国の肝癌の死亡率は高いが、このオーバービュウでのわが国の死亡数はタモキシフェン群0例、対照群3例であった。

(3) 子宮内膜癌

　タモキシフェンが子宮内膜癌のリスクを上昇させることは明らかな証拠があるとして、WHO の IARC（国際がん研究機関〈International Agency for Research on Cancer〉）は1996年にタモキシフェンを発癌性物質に分類した。

　タモキシフェンが子宮内膜癌の発癌を促進するメカニズムは、①タモキシフェンのプロモーターとしてのエストロゲン様効果、②動物モデルでのイニシエーター効果、③DNA 付加体の形成、などが考えられる。乳癌患者の術後補助療法としてのタモキシフェン投与による重複癌の発生の統計学的調査により、タモキシフェンの発癌性が解明された（資料12-15）。

ⅰ）乳癌患者の子宮内膜癌リスク

　すでに乳癌と診断された患者と乳癌リスクが高い健康な女性における子宮内膜癌のリスク評価は異なる可能性がある。乳癌と子宮内膜癌は多くの危険因子が共通であり、乳癌治療後の子宮内膜癌（子宮体癌）の頻度は全住民母集団に比較してやや高いことが昔から指摘されていた。

　わが国ではこのような問題点に関する報告は少ない。国内3施設の乳癌5,302例の術後の重複癌の頻度を調査し、181例の第二次癌のうち、子宮内膜癌を8例に検出した。観察人年法による重複癌としての子宮内膜癌の O/E 比は5.97（$P < 0.001$）と有意に高かった。タモキシフェン治療による内膜癌は観察しなかった。他の研究では、乳癌患者2,824例の重複癌117例中子宮内膜癌は4例であり、O/E 比は1.89とやや高かったが、タモキシフェン投与は4例中1例のみであった。著者らの検討では、1,857例の乳癌患者の追跡期間中央値が12年の調査で重複癌の発生が119例であり、そのうち内膜癌は2例で、2例のうち1例にタモキシフェンが投与されていた。

ii）乳癌患者の術後タモキシフェン補助療法試験での子宮内膜癌の発生

スウェーデンの一地方での疫学調査で、タモキシフェン使用後に子宮内膜癌の頻度が上昇したことが報告された。以後、1980年代中期からタモキシフェンの乳癌術後補助療法中あるいは終了後に内膜癌の発生がみられたという報告が散見されるようになった。

タモキシフェンの2年間、5年間投与、無治療の3群を比較した術後補助療法の無作為化比較試験において、重複癌の系統的な探求が行われた。1,846例の閉経後乳癌患者の対側乳癌の有意な減少と子宮内膜癌が有意に増加した。タモキシフェン群で13例、対照群で2例の子宮内膜癌が発生し、リスクが有意に6.4倍上昇した（$P<0.01$）。対側乳癌の発生は18例と32例とリスクは45％有意に低下した（$P<0.05$）。タモキシフェンの2年間投与は対照群に比べて明らかに子宮内膜癌の発生率を上昇した（$P<0.01$）。5年間のタモキシフェン投与群は2年間投与群や無治療対照群に比べて子宮内膜癌のリスクを6倍高めた。肝細胞癌はタモキシフェン群でのみ2例みられた。

数々の無作為化比較試験および症例対照研究、コホート研究のうち1件を除いて、すべての研究で内膜癌の頻度が上昇したが、必ずしもすべてが有意差を示さなかった。このような種々の方法による疫学的研究には種々のバイアスがあり、タモキシフェン投与と子宮内膜癌の発生の相関性は不完全で結論的でないという意見が少なからずある。

iii）婦人科検診は必要か

子宮内膜癌の検出のために、タモキシフェン治療中に婦人科検診を行うべきであろうか？　どのように行うべきであろうか？　20 mg/日のタモキシフェンを5年間服用した女性における子宮内膜癌の発生リスクは、2例/1000例/年である。タモキシフェンの10年間の治療はリンパ節転移陽性患者の再発を88例/1000例/年防止し、陰性患者を51例/1000例/年、防止する。一方、子宮内膜癌を20例余分に発生させる。一般に子宮内膜癌の予後は良好であり、大部分は子宮摘出術で治癒可能である。

タモキシフェン治療の前に婦人科的検査を行うべきという意見がある。不正出血があれば当然婦人科的検査を受けるべきである。術後タモキシフェン補助療法を受けている無症状の女性は内膜癌を検出するために婦人科的検診

を受ける必要があるという意見もあるが、全くないという意見が多い（資料12-15）。

　このように、タモキシフェン使用者に対する検診は治療前、2〜3年後から、毎年、あるいは必要ないという意見まで、さまざまである。閉経後の膣出血の場合には、子宮内膜癌の存在を除外するために何らかの方法で検査を行うべきであることは一致している。

　トレミフェンの子宮内膜癌の発生リスクはタモキシフェンと同じく存在するが、結論は得られていない（資料12-15）。フルベストラントは子宮内の増殖を刺激しない。

　結局、再発・進行乳癌患者でタモキシフェンを姑息的治療として使用することには全く問題はない。治療の既知の利益が既知または理論的に不都合な効果をはるかに凌いでおり、再発・進行乳癌に通常使用される治療期間よりもはるかに長い期間が内膜癌の増殖を促進するのに必要である。タモキシフェンが胃および結腸・直腸癌の発生リスクを上昇させるという報告があるが、大規模な術後補助療法試験やEBCTCGのオーバービュウ（1998年）では関連性は否定された（資料12-16）。

8）心血管系疾患と脂質代謝

　従来、エストロゲンの抗動脈硬化作用は主に脂質代謝の改善によるとされてきたが、心血管系に対するエストロゲンの保護作用の機序は血清リポ蛋白やトリグリセライドや凝固線溶系蛋白の発現に対する間接的効果とともに、血管壁に対する直接的効果（ERが存在する）により媒介されるとみなされるようになった。最近では後者の効果がむしろ重要視されている（資料12-17）。しかし、閉経後女性のホルモン補充療法のいくつかの試験（HERS、ERA、WHI）ではエストロゲンとプロゲスチンは心血管系を保護せず、むしろ冠動脈性心疾患を増加した。

　閉経後女性の血管に対する直接作用として、タモキシフェンのエストロゲンアゴニスト作用がエストロゲンと同様に活性化する可能性が高い。また、タモキシフェン治療は対照群に比較して血管拡張反応を有意に増加し、動脈硬化のマーカーである内膜・中膜厚を減少し、内膜細胞機能と血清脂質を改善することにより、動脈硬化症の進行を遅延させる可能性がある。

　ホルモンレセプター陽性の45〜69歳の乳癌患者16,289例で、術後5年間

の狭心症、急性心筋梗塞、心不全、脳卒中による入院は、タモキシフェン服用と非服用者の間に差がなかった。

　脂質異常症は動脈硬化の発生を介して虚血性心疾患や脳血管障害を引き起こす最大の要因であり、女性は閉経後に脂質異常症をきたしやすく、その最大の原因としてエストロゲンレベルの低下が挙げられている。血清脂質を低下させる薬剤は冠状動脈性心疾患の予防に明らかに貢献した。エストロゲンはHDLコレステロールレベルを上昇し、LDLコレステロールレベルを低下した。

　このような脂質代謝に及ぼすエストロゲンと同様な効果がタモキシフェンにより発揮されると考えられる。タモキシフェンによる総コレステロールの低下とHDLコレステロールの有意な上昇が報告された（資料12-18）。日本人患者でも総コレステロールがタモキシフェン投与1年後に8％、2年後に12％低下した。LDLコレステロールも低下した。HDLコレステロールは変化しなかったか、増加した。タモキシフェンは粥状動脈硬化の危険因子である血中リポ蛋白、ホモシステインレベルを低下した。

　高トリグリセライド血症がタモキシフェン治療において報告されている。トリグリセライドは中性脂肪の1つであり、動脈硬化、膵炎、脂肪肝の原因となる。高トリグリセライド血症は急性膵炎および心筋梗塞の危険因子の可能性があり、虚血性心疾患のリスクが上昇する。イタリアのタモキシフェン予防試験で、5,408人の登録例のうち高トリグリセライド血症の発生（15例がタモキシフェン群、2例がプラセボ群、P＝0.0013）がみられた。しかし、EBCTCGのオーバービュウ（2005年）では心血管系疾患による死亡はタモキシフェン群が120例、対照群が132例で有意差は認められなかった。

　NSABPの乳癌予防試験（P-1）において、タモキシフェンはプラセボに比べて、心筋梗塞、狭心症などの心血管系のイベントを増加しなかった（資料12-19）。

　閉経前乳癌患者に対する術後補助化学療法の有効性が実証され、高頻度に実施されるようになったが、化学療法による卵巣機能不全による早期閉経が起こる。早期閉経の女性における冠状動脈性心疾患のリスクの上昇が指摘されている。外科的卵摘後にホルモン補充療法を受けた女性は、卵摘のみでホルモン補充療法を受けなかった女性に比べて、明らかに心血管系疾患のリスクが低下した。

9）脳卒中

　タモキシフェンは脳卒中のリスクに影響するか否かは明確でない。タモキシフェンと脳卒中に関する9件の無作為化比較試験のメタアナリシスでは、タモキシフェンによる虚血性脳卒中のリスクは有意に1.82倍上昇し、すべての脳卒中のリスクは有意に1.40倍上昇した。4.9年の平均追跡期間において虚血性脳卒中の頻度は対照群では0.39％、タモキシフェン群では0.71％であった。EBCTCGのオーバービュウ（2005年）では、脳卒中死はタモキシフェン群で54例、対照群で29例（2P＝0.07）であり、有意の差があるとはいえなかった。最も重篤な心血管系疾患（虚血性心疾患や脳卒中）のリスクはアロマターゼ阻害剤とタモキシフェン治療で同様であった。

10）非アルコール性脂肪性肝炎

　タモキシフェンによる急性肝障害の報告がみられる。タモキシフェンまたはトレミフェンが原因とみなされる非アルコール性脂肪性肝炎（NASH）の報告が散見される（資料12-20）。

11）骨密度と骨粗鬆症

　乳癌患者で骨粗鬆症（骨喪失と骨折）のリスクが高まることは、腫瘍の効果、乳癌治療（化学療法、卵巣摘出、LHRHアゴニスト、アロマターゼ阻害剤など）によるエストロゲン欠乏、自然閉経、薬剤投与などによる（資料11-21）。閉経後女性の骨粗鬆症はエストロゲン欠乏の結果であり、骨折のリスクは低血中エストラジオールレベルに相関した。術後補助療法を受けていない閉経後乳癌患者は同年齢の女性に比べて高い全身骨密度を示したが、大腿骨と腰椎の骨密度は一般住民と同様であった。

　閉経前の女性に対する化学療法は早期閉経をもたらし、骨密度が低下するリスクが上昇する。閉経前患者の乳癌術後補助化学療法（CMF）に関する無作為化比較試験で、無月経となった患者は2年間で腰椎の骨量を9.5％失い、大腿骨頸部で4.6％失った。化学療法による無月経に起因する骨量減少はビスフォスフォネートにより有意に防止された。

　骨粗鬆症の症状は脊椎、大腿骨、橈骨遠位端の骨折であり、非常に容易に起こる。脊椎圧迫骨折、脊椎後湾症、身長の短縮、股関節部骨折などがみられる。大腿骨骨折による死亡率は高く、骨折1年以内に20％以上が死亡す

る。骨粗鬆症の診断は股関節部および脊椎のX線撮影やCT検査によるが、二重エネルギーX線吸収法（DXA）が有用である。

　脊椎、大腿骨、橈骨末端の骨量と骨密度がDXA解析により決定され、骨粗鬆症の診断がなされる。また骨代謝回転の生化学的マーカーが骨喪失と治療のモニターとして用いられる。高い骨喪失は血液や尿中の骨コラーゲンの崩壊産物が増加することに反映される。デオキシピリジノリン（DPD）などの骨コラーゲン架橋やN末端架橋テロペプチド（NTx）のようなテロペプチドなどが利用される。エストロゲンは骨新生を刺激し、骨吸収を阻害し、エストロゲン欠乏状態では骨吸収が促進される（資料12-21）。

　タモキシフェンの骨密度に対する影響は閉経後と閉経前で異なる。当初タモキシフェンの抗エストロゲン活性が閉経後女性の骨粗鬆症を促進するのではないかとの危惧があったが、タモキシフェンのエストロゲンアゴニスト活性は閉経後女性の骨吸収を抑制する。

　閉経後患者に対する術後タモキシフェン補助療法は腰椎骨密度の喪失を少なくし、大腿骨頸部の骨密度への影響はより軽度であった（資料12-22）。骨密度に対するタモキシフェンの影響は5年間の投与期間を通じて持続したが、治療終了後速やかに骨喪失が起こった。閉経後乳癌患者に対するタモキシフェン治療は骨密度をわずかに上昇させるが、全体の骨折の頻度には影響しなかった。

　これに対して、閉経前ではタモキシフェンは骨喪失を促進した。卵摘ラットでは骨密度は明らかに減少したが、卵摘後にタモキシフェンを投与すると骨密度が維持された。

　タモキシフェン化学予防試験において閉経前および閉経後女性の骨密度を継時的に測定した。閉経前女性では閉経後と反対に腰椎、股関節部の骨密度はタモキシフェン投与群では進行性に減少した。タモキシフェンの長期の術後補助療法および化学予防において、閉経前女性ではタモキシフェンは骨塩の喪失を来し、骨粗鬆症をもたらす可能性がある。

2．アロマターゼ阻害剤の副作用

　アロマターゼ阻害剤の副作用を列挙すると、ホットフラッシュ、膣出血、膣萎縮の症状と性的機能不全、静脈血栓塞栓症、高コレステロール血症、関

節痛、骨折、骨粗鬆症、悪心・嘔吐、倦怠感・疲労感、気分の変化、虚血性心血管疾患、白内障などが挙げられている。アロマターゼ阻害剤の副作用はタモキシフェンと異なり、関節痛や骨健康に関するものが多かった（資料12-23）。

アロマターゼ阻害剤は子宮内膜癌のリスクも低下するという報告が多い。ホルモンレセプター陽性の乳癌患者17,064例で、アロマターゼ阻害剤5,303例、タモキシフェン5,155例、スイッチング3,787例、ホルモン療法なし2,819例の集団において、子宮内膜癌の頻度はタモキシフェンに比べて、アロマターゼ阻害剤を受けた患者では有意に48％減少した（P＝0.01）。ホルモン療法なしの群に比べて、アロマターゼ阻害剤群では29％減少し（有意差なし）、タモキシフェン群に比べて33％減少した（有意差なし）。

TEAM試験の1,614例の患者で自己申告の質問表を用いて、治療前、治療後1年間は3カ月毎に更年期症状の10の症状を評価した。全体で7,286件の質問表により、治療前では症状は2％（膣出血）から60～70％（骨／筋肉痛、無気力／低エネルギー）までみられた。タモキシフェン群では膣分泌（P＜0.0001）が多く、エキセメスタン群は骨／筋肉痛（P＜0.0001）、膣乾燥（P＜0.0004）、不眠（P＝0.03）が多かった。両群でホットフラッシュスコアは3カ月後にピークとなり、その後低下した。12カ月後にはタモキシフェン群で有意に平均ホットフラッシュスコアが高く（P＝0.03）、治療前に比べて毎日のホットフラッシュは33％増加したが、エキセメスタン群では7％に留まった。アロマターゼ阻害剤でもホットフラッシュは報告されているがタモキシフェンの場合よりも少ないようである。

エキセメスタンはトリグリセライドと総コレステロールを低下する傾向であった。治療1年後にタモキシフェン治療は骨密度を変化しなかった。エキセメスタンにより大腿骨の骨密度が減少したが、腰椎では変化がなかった。

1）関節痛

アロマターゼ阻害剤による関節痛はクラスエフェクト[注2]と考えられ、1個以上の関節の疼痛と定義される。関節痛は関節炎とは異なる（資料12-24）。関節痛の部位は手指関節、手関節、腕関節、膝関節、足関節、骨盤、大

[注2] 同系薬剤の間の共通の作用。

腿骨、脊椎などが多い。主な症状は早朝のこわばりと手ないし手関節部の疼痛であり、手指の屈曲・伸展の障害と日常生活ないし熟練労働の支障をもたらす。患者は"こわばる"、"うずく"、"痛む"などと訴え、多くは左右対称性であり、起床時に気づき、その後の活動で改善する。ばね指と手根管症候群が最も頻繁にみられた。関節痛は患者の日々の活動に影響し、服薬アドヒアランスが傷害され、服薬の中断をもたらす。

　アロマターゼ阻害剤の関節痛の原因はおそらくアロマターゼ阻害剤によるエストロゲンレベルの著しい低下と考えられる（資料12-24）。ヒト関節の軟骨細胞にはERが発現し、軟骨はエストロゲンに感受性がある。卵摘ラットの骨関節炎モデルにおいて、エストロゲン欠乏は軟骨の代謝回転を促進し、軟骨表面のびらんを増加した。エストロゲンまたはタモキシフェンの投与は軟骨の変性を抑制した。超音波検査で指屈筋腱周囲の腱鞘内の液体産生がみられた。MRI検査で腱鞘のエンハンスメントと厚化という腱滑膜の変化がみられた。

　無作為化比較試験で、関節痛はアロマターゼ阻害剤群で5〜36％、タモキシフェン群で4〜29％にみられた。ATAC試験では関節痛はタモキシフェン群に比べて、アナストロゾール群で有意に高頻度であった（29.4％ vs 35.6％、P＜0.0001）。

　アナストロゾール術後補助療法を受けた、わが国の391例の閉経後乳癌患者に関節症状（関節痛、関節運動の制限、関節のこわばり）に関して、自己報告の質問表をベースライン、および術後12カ月まで、3カ月毎に回答してもらった。回答は93％から得られた。72％で新規または治療前から悪化した関節症状が報告された。90％以上は症状がおだやか、または中等度であり、80％近くは術後6カ月までに発生した。多変量解析で、閉経から短期間内、術後補助化学療法が有意な関節症状の危険因子であった。BMIには無関係であった。18例が治療を中止し、そのうち8例が関節症状を理由とした。

　アロマターゼ阻害剤による関節痛はアロマターゼ阻害剤術後補助療法を中断する大きな要因となり、また医療側からもアロマターゼ阻害剤の処方を躊躇するきっかけとなる。

　ATAC試験の追跡期間中央値が100カ月の時点で、関節痛による治療中断はアナストロゾール群で13例、タモキシフェン群で6例にすぎなかった。

しかし、臨床試験外での医師の経験では関節痛／骨痛の頻度はもっと高く、45〜60％に達し、抗炎症剤の投与にもかかわらず約20％が治療を中断したという報告がある。

わが国の前向きの調査で、アナストロゾールの術後補助療法を受けた362例の乳癌患者で、72％（260例）が新しく発生した関節痛、または既存の関節痛の悪化を自覚的に認めた。90％は症状が軽度または中等度で、80％は6カ月以内に起こった。18例は1年以内に治療を中断した。

このように、臨床試験と実地臨床での関節痛の頻度および治療中断に違いがみられる。BIG1-98試験ではチェックリストが作成され、レトロゾールとタモキシフェンにより20％と13.5％の関節痛が報告された（$P<0.01$）。閉経後初期、化学療法が関節痛のリスクに相関したが、肥満は無関係であった。

このような関節痛、筋肉痛やホットフラッシュは自覚的な愁訴であり、医療側からはしばしば軽視されがちであるが、本人にとっては深刻であり、治療中断の原因となるため、適切な対応が必要である。

アロマターゼ阻害剤による関節痛の治療は非ステロイド性抗炎症薬（NSAID、イブプロフェンやインドメタシンなど）や非麻薬性鎮痛剤（アセトアミノフェンやアスピリンなど）などが頻用される（資料12-24）。

2）萎縮性腟炎

アロマターゼ阻害剤治療中の萎縮性腟炎は治療のコンプライアンスを阻害するひとつの要因である。閉経後の腟乾燥感の治療として、局所的なエストロゲン治療は有効であることが判明している。しかし、アロマターゼ阻害剤治療中のホルモンレセプター陽性の乳癌患者において、腟のエストロゲン治療が乳癌再発のリスクを増加させるのではないかとの危惧がある。これに関する無作為化比較試験はない。

3）骨粗鬆症と骨折

閉経後乳癌患者に対するアロマターゼ阻害剤はクラスエフェクトとして骨の代謝回転を亢進し、骨喪失をもたらす。ATAC試験の追跡期間中央値100カ月の時点で、治療中の骨折率はアナストロゾール群がタモキシフェン群に比べて有意に1.55倍多かった（年間発生頻度：2.93％ vs 1.90％、$P<$

0.0001)。しかし、治療終了後には差がなかった（資料12-25）。アナストロゾール群の骨折率は1,000人年あたり21.55、タモキシフェン群では13.44と算定された。同年齢の健康住民のそれは19.10であった。

　ATAC試験の治療開始から5年まではアナストロゾール群では腰椎の骨密度は治療前に比べて有意に低下したが、タモキシフェン群では低下しなかった。治療終了2年後には同様になった。ビスフォスフォネートはアナストロゾール誘導性の骨喪失を防止した。BIG1-98試験のレトロゾール群ではタモキシフェン群に比べて骨粗鬆症の頻度が高く（P＝0.003）、骨折のリスクが有意に上昇した（5.7% vs 4.0%、P＜0.001）。MA.17試験では骨折の頻度には差がなかったが、新しい骨粗鬆症がレトロゾール群で多く発生した（8.1% vs 6.0%、P＝0.003）。骨折の頻度には差がなかった。レトロゾール5年間の術後補助療法を受けている閉経後乳癌患者において、ゾレドロネートを最初から投与する場合はT-スコアが2SD以下に低下するか骨折の場合に投与する場合に比べて、腰椎と大腿骨の骨密度が維持され、骨喪失を予防した（資料12-25）。

　EBCTCG（2015年）のビスフォスフォネートのメタアナリシスでは、骨転移は有意に17%低下した（2P＝0.004）。閉経前ではビスフォスフォネート治療は明らかな効果を示さなかったが、閉経後患者では、再発を有意に14%低下（2P＝0.002）、遠隔再発を有意に18%低下（2P＝0.0003）、骨転移を有意に28%低下（2P＝0.0002）、乳癌死亡を有意に18%低下（2P＝0.002）した。ビスフォスフォネート群では骨折が減少した（資料12-25）。ザンクトガレン会議（2017年）では、ビスフォスフォネートの閉経後患者に対する術後補助療法として、再発防止および骨健康のために推奨した。デノスマブもアロマターゼ阻害剤投与による骨密度の低下を防止する（資料12-25）。

4）心血管系疾患

　アロマターゼ阻害剤は閉経後女性の血中エストロゲンレベルを低下し、心血管系疾患のリスクを増加するという危惧があった。アロマターゼ阻害剤は全体としてタモキシフェンに比較して冠状動脈疾患をわずかに増加するか、または影響しないと考えられた。術後タモキシフェンとアナストロゾールの補助療法の比較試験のうち、多くの試験で虚血性心血管疾患の頻度には差が

なかった（ATAC、ABCSG8/ARNO 95、ITA 試験）。しかし、アロマターゼ阻害剤とタモキシフェンの無作為化比較試験の7件のメタアナリシス（総計19,818例）では、アロマターゼ阻害剤治療を受けた患者はタモキシフェン服用者に比較して、グレード3/4の心血管系イベントが明らかに高頻度であった（P＝0.007）。血栓塞栓症はアロマターゼ阻害剤群に比べてタモキシフェン群が有意に多かった（P＜0.0001）。

心血管系疾患の既往のないホルモンレセプター陽性の13,273例の閉経後乳癌患者において、ホルモン療法の種類別に心血管系疾患の頻度を調査した。72,886人年の追跡で3,711件の心血管系疾患のイベントが発生した。アロマターゼ阻害剤単独服用者の虚血性心疾患（心筋梗塞と狭心症）と脳卒中のリスクはタモキシフェン単独服用者と同様であった。他の心血管系疾患（不整脈、心臓弁膜機能不全、心膜炎）のリスクはアロマターゼ阻害剤単独群（1.29倍）やタモキシフェン服用後のアロマターゼ阻害剤服用群（1.26倍）でタモキシフェン単独群やホルモン療法非服用者（1.18倍）に比べて有意に上昇した。このように、最も重篤な心血管イベントである虚血性心疾患（心筋梗塞と狭心症）のリスクはタモキシフェンに比べてアロマターゼ阻害剤により上昇しなかった。

3つのアロマターゼ阻害剤の心血管系の有害事象のネットワークメタアナリシスでは有意差はなかったが、レトロゾール、エキセメスタン、アナストロゾールの順に多かった。タモキシフェンに比べてアロマターゼ阻害剤は心血管系有害事象が多く、血栓塞栓症のみはタモキシフェンが多かった。ATAC試験で虚血性脳血管イベントはタモキシフェン群に比べてアナストロゾール群で低頻度であった（2.0% vs 2.8%、P＝0.03）。BIG1-98試験ではレトロゾールとタモキシフェンによる脳血管イベントはほぼ同様であった。

3. アロマターゼ阻害剤とタモキシフェンの副作用の比較

結局、アロマターゼ阻害剤の術後補助療法における有害事象のうち最も多く報告されるものは、ホットフラッシュと関節痛である。子宮内膜癌と血栓塞栓症の頻度はタモキシフェンに比べて明らかに低い。骨粗鬆症と骨折のリスクは小さいものの有意の増加を示す。心血管系、特に脂質代謝への悪影響はないと考えられる。タモキシフェンまたはプラセボに比較して、全般的な

QOLに有意差はない。

ATACとBIG-1-98試験のメタアナリシスで、10年以上の期間で利益/リスク比は、年齢、人種/民族、乳癌再発リスク/子宮摘出の有無にかかわらず、ほとんどの状況で、タモキシフェンに比べてアロマターゼ阻害剤が優れていた。既心筋梗塞の高齢の患者と低い再発乳癌リスクの患者ではタモキシフェンが優れていた。

乳癌患者の術後補助療法で、アロマターゼ阻害剤はタモキシフェンに比べて再発のリスクを低下した。アロマターゼ阻害剤は血栓塞栓症と子宮内膜癌のリスクが低いが、骨折と心血管系疾患のリスクが高い。術後補助療法のメタアナリシスでこれらの薬剤の利益とリスクを評価した。アロマターゼ阻害剤とタモキシフェンの術後補助療法試験において、アロマターゼ阻害剤によると考えられる血栓塞栓症はタモキシフェンに比較して有意に少なかった。ATAC試験（$P < 0.0004$）、BIG1-98試験（$P < 0.001$）、IES試験（$P = 0.003$）、ARNO 95試験（$P = 0.034$）で有意に少なかった。MA.17試験では、心血管系疾患の出現には差がなかった。

第13章 乳癌患者の術後の長期間に生じる問題と対処

　乳癌の治療成績が向上し、術後の生存期間が延長するに従い、乳癌の既往をもつ女性が増加している（有病率の増加）。乳癌患者の治療は手術、放射線療法、化学療法および/またはホルモン療法などを行う比較的短期間のみならず、その後の生涯にわたる期間において、多くの問題を出現させ、適切な対処が必要となる。治療終了後は治療の有害事象から次第に回復するが、一方、多くの症状や問題点（例えば、不妊、更年期症状、疲労感など）が残り、晩期効果として重複癌、リンパ浮腫、骨粗鬆症、心血管系疾患、脂質代謝異常などが出現する（資料13-1）。さらに、乳癌術後の体重増加、受精および妊娠、ホルモン補充療法の可否なども問題となる。

　癌患者は疲労感、睡眠障害、うつ、認知機能障害などの行動的共存症を診断・治療時、さらには治療後においても示し、QOLを著しく損ない、治療遵守にも影響し、治療後長期間にわたり病的状態を持続させる。したがって、これらの有害事象の適切な対処法を医療関係者と患者が共有することが大切である。

　米国がん協会（ACS）と米国臨床腫瘍学会（ASCO）は共同で、237件の文献を検索し、それに基づき乳癌生存者のケアに関するガイドラインを公表した（2016年）。この指針は乳癌生存者の乳癌再発や、2次癌の発生の監視、長期的の癌関連の症状、理学的検査、さらに新しい乳癌のスクリーニングなどの定期的な調査を勧告した。臨床検査や画像診断は症状のない患者には再発の評価としては行わない。患者の健康的なライフスタイルを維持し、QOLを阻害する治療関連の症状とホルモン療法のアドヒアランスをモニターする。患者は癌に関連した既往症の聴取や理学的検査を定期的に受けるべきである。無症状の患者で再発を評価するルーチンの血液検査や画像診断を行うことはしない。

　乳癌術後に長期間にわたり乳癌患者を悩ませる症状を述べる。

1. 乳癌術後の疲労感（倦怠感）

　疲労感（倦怠感）は多くの疾患と関連する自覚症状であるが、QOLや日常生活動作に有害な影響を及ぼす消耗性の症状である。癌患者は癌または癌の治療による原因不明の疲労感（倦怠感）を経験することが多い。癌関連疲労感と称する。27件の文献レビュウによると、4〜91％の患者が癌関連の疲労感ないし倦怠感を訴えた（資料13-2）。

　疲労感（倦怠感）はうつ、疼痛、不眠、更年期症状と関連した。化学療法を受けた患者は疲労感を多く訴えた。疲労感の原因が同定されれば対応がなされるが、多くは原因不明であり非特異的な治療となる。身体的運動や心理社会学的介入が疲労感の改善に役立ったという報告が多い。

　慢性疲労症候群に有効であるとされる精神興奮薬（中枢神経刺激薬）のメチルフェニデート（®リタリン）とプラセボの二重盲検試験では、疲労感の強度は両群で1週間の投与で有意に改善されたが、両群間には差がなかった。サイトカイン拮抗剤が有望であるとの報告がある。

2. 睡眠障害

　乳癌患者の睡眠障害は一般住民に比べて3〜5倍多い。睡眠障害は化学療法やホルモン療法による更年期症状の出現や悪化、疲労感、うつ状態、疼痛、癌に関係した心理的ストレスとも関連した（資料13-3）。

3. うつ症状

　乳癌患者のうつの頻度として1.5〜46％が報告されている（資料13-4）。乳癌の術後4年以内の2,595例において、うつの発生要因を探求した。登録前の心理社会的因子、若年、未婚、身体的活動の不良、血管運動性症状、胃腸障害がうつ症状亢進の危険因子であったが、客観的な乳癌に関連した因子（病期、治療法、タモキシフェン治療の有無）は危険因子とならなかった。ストレスが乳癌術後の再発に影響するか否かに関しては明確でない。

4．認知機能障害

　乳癌術後補助化学療法が認知機能の障害をもたらすという報告が多くみられる。化学療法を受けた患者の16～75％が認知機能障害を示した。認知機能の低下が化学療法により20％、ホルモン療法および/または放射線療法により26％、健康対照群で18％に試験開始6カ月後に観察された（資料13-5）。

　ホルモン療法と認知機能の関連性に関する12件（2,756例）のメタアナリシスにおいて、ホルモン療法は認知機能、特に言葉で表した記憶、言葉の流暢さ、運動の速さ、注意力と作業の記憶などを障害した（資料13-5）。タモキシフェンはアロマターゼ阻害剤に比べて認知機能のパーフォーマンスが悪化した。ホルモン療法は認知機能を悪化させる可能性がある。術後補助化学療法と認知機能に関するメタアナリシス（27件）で、8つの認知機能のドメインで、化学療法後に時間と共に次第に認知機能は改善された。認知障害は乳癌患者で化学療法の既往の有無にかかわらずみられた。

5．術後の肥満

　肥満は乳癌患者の予後不良につながっていると考えられる（資料13-6）。肥満は脂肪組織の量が増大し、アロマターゼ活性が亢進するので、過体重または肥満の女性ではアロマターゼ阻害剤の効果が低下するのではないかという懸念がある（アロマターゼ阻害剤の項を参照）。

1）乳癌患者の肥満と予後

　肥満は閉経後乳癌、特にホルモンレセプター陽性の乳癌の独立した危険因子であるのみならず、乳癌の予後因子でもある。乳癌患者の過体重、肥満、または術後の体重増加が治療関連の合併症のリスクと乳癌再発、死亡のリスクを増加させる可能性がある。閉経前後の乳癌患者の全死因による死亡リスクと乳癌特異的死亡リスクは肥満度（BMI）が上昇するごとに増加した（8～29％）。内臓肥満が乳癌患者の予後不良の因子であり、脂肪の分布（ウエスト周囲径、ウエスト・ヒップ比）がBMIとともに乳癌患者の予後を評価するときに重要である。

化学療法の無作為化比較試験において、過体重と肥満の患者は高齢、大きな腫瘍、閉経後が多かった。多変量解析で肥満患者は非肥満患者に比較して有意に短い無病期間（P＝0.006）と全生存期間（P＝0.006）を示した。これらの生存期間の違いは閉経後患者では有意であったが、閉経前ではそうでなかった。非肥満患者の生存期間の延長はホルモンレセプター陽性の患者で著明であった。

乳癌診断時の過体重および高い肥満度が閉経前後の乳癌の再発、死亡の相対的リスクを1.1～4.2倍上昇したが、そうでない報告も多くある。

あるメタアナリシスでは、体重増加の5年再発に対する相対的なリスクは1.78倍有意に上昇し、10年死亡に対するリスクは1.36倍有意に上昇した。肥満度が増加すると5年再発の相対的リスクは1.91倍有意に増加し、10年死亡に対するリスクは1.6倍有意に増加した。診断時に肥満の患者、および術後に体重が増加した患者は再発しやすく、死亡しやすいといえる（資料13-7）。身体的な運動と体重のコントロールが乳癌患者の良好な予後を獲得するには大切である。

わが国の乳癌登録のデータ（20,090例、追跡期間中央値6.7年）により、肥満は全死亡（1.46倍）、乳癌死亡（1.47倍）のリスクを増加し、閉経後患者ではそれぞれ1.47倍と1.58倍増加した。低体重は全患者での全死亡のリスクを1.41倍増加した。

2）乳癌術後の体重増加

乳癌の術後補助療法を受けた患者で体重が増加することが指摘されている。この術後の体重増加が再発や死亡のリスクを上昇する可能性がある（資料13-8）。タモキシフェンまたはアロマターゼ阻害剤を服用している乳癌患者において体重増加がしばしばみられる。術後の化学療法も乳癌患者の体重を増加させた。体重増加は予後や患者のコンプライアンスに影響する。しかし、術後補助療法を行わなかった患者も体重が増加したことはタモキシフェンまたは化学療法以外に原因があることを示唆している。

術後の体重増加のメカニズムは不明であるが、食事習慣の変化、ホルモンレベルの変化、疲労感または正常のライフスタイルの破壊による身体活動の変化、または正常の加齢による身体構成、代謝や活動の変化によるであろう。術後補助療法による無月経（閉経）やタモキシフェンやアロマターゼ阻

害剤治療によるホルモン環境の変化が、体重増加に関連する可能性がある（資料13-8）。

体重増加は術後化学療法中の精神的因子に正に相関し、生物学的因子には依存しなかったという報告もある。すなわち、体重増加は個々の患者が感情を発散できずに癌の診断に対抗する方法として食事で代償とするためであると考えられた。手術1カ月後に精神的に問題があると認められた乳癌患者が1年後に体重増加を示した頻度が明らかに高かった。体重増加は術後のストレスに対して能動的に対処・克服しようとする適応機構による過食の結果として起こると考えられた。しかし、過食が体重増加の原因であるとする証拠は少なく、栄養士による食事のカウンセリングは有効でなかった。

身体活動のレベルが変化しないか、増加した患者に比べて、減少した患者では明らかに体重が増加した。放射線療法や化学療法に伴う疲労感も患者の気分、注意力、活動能力を阻害し、体重増加につながることが考えられる。

術後の体重増加と予後の関係を調査した4件の報告のうち3件で、体重増加により再発のリスクが増大し、生存期間が短縮した。545例の早期乳癌患者で体重増加が5.9kgを超えた患者はそうでない患者に比べて、再発のリスクが1.5倍、死亡リスクが1.6倍増加した。術後体重が10kg以上増加した患者の生存期間は有意に短縮した。体重増加と再発のリスクは相関しなかったという報告もある。

乳癌手術時に肥満でないことが良好な無病生存率につながる可能性があり、術後に治療前の体重を維持し、減少することが死亡率を低下する重要な手段であると考える研究者が多い。

3）体重減少の介入 ── 食餌制限

食餌性の脂肪摂取が乳癌患者の肥満と予後不良の一因と考えられた（資料13-9）。運動による体重のコントロール、適切な野菜、果物、全穀類、低脂肪食物、低飽和脂肪酸の摂取が生存期間を延長する可能性がある。

食餌性脂肪を制限するライフスタイルへの介入は、体重の低下と無再発生存期間を改善する可能性がある。低脂肪食は体重を低下し無再発生存期間を延長した。食餌性脂肪の低下は中等度の体重減少とともに、再発の頻度を低下する可能性がある（資料13-9）。

4）体重減少の介入 —— 身体的運動

2,987例の早期乳癌患者において、乳癌術後の身体的活動により死亡が減少した。1週間の運動時間数が少ない群（普通のペースで1時間歩く程度）に比べて、それ以上に多い4段階の群の女性の乳癌死亡リスクは、運動時間が増加するにつれて有意に低下した（資料13-10）。この効果は特にホルモンレセプター陽性患者で著しかった。1週間に3〜5時間の歩行に相当する運動を行う女性に最も利益があった。

米国がん協会の癌患者の治療後の栄養と運動に関するガイドライン（前述）では、身体運動は癌治療後の患者が罹りやすい共存症（例えば、心疾患や骨粗鬆症など）やQOLの低下、身体機能の低下、疲労などを防止する可能性があるとした。身体運動により癌の進展や再発を防止できるかは不明である。肥満または過体重の乳癌患者に対する勧告は次の通りである。①体重をさらに増加しない、②身体活動を増やす、③野菜や果物などの低カロリーの食餌が豊富で、脂肪と精製砂糖を制限したヘルシーな食事を摂取すること。

6．性機能障害

術後タモキシフェン治療中の患者の54%が性交時疼痛、灼熱感、不快感を訴えた（資料13-11）。若年者では心理社会学的因子が関与し、乳房喪失、乳房への侵襲、ボディーイメージの変化が性機能障害に影響する。60歳以下の103例の乳癌患者で、化学療法は性機能（$P=0.01$）と身体的健康（$P=0.09$）に悪影響を与えた。50歳以上ではタモキシフェン治療は性機能に影響しなかった。平均56.9歳の558例でも化学療法を受けた患者は受けなかった患者に比べて、性機能が低下した（$P<0.001$）。

タモキシフェン服用者でリビドー（性的欲望、性衝動）が低下したという報告もある。アロマターゼ阻害剤術後補助療法により膣乾燥感、気分の変化、不眠などとともにリビドーの低下が報告されている（資料13-11）。

乳癌治療に関連する卵巣機能障害と心理社会学的因子が相互に影響し性機能障害をもたらすので、治療には医学的および心理学的手段が必要であり、膣湿潤剤、潤滑剤や骨盤底筋肉緩和トレーニングなどのカウンセリングが行われる。低用量エストロゲン膣内投与は有効であるが、特に最初の2〜4週

目に血中にエストロゲンが漏入する可能性があり、ホルモン療法の効果を修飾する可能性がある。主治医との相談の上で各患者が決定するべきであろう。

7．術後補助療法のQOLに及ぼす影響

　術後補助療法が乳癌患者のQOLにどのように影響するかに関しては、Q-TWIST法による評価がある（資料13-12）。ATAC試験において、QOLに及ぼす影響を評価した。アナストロゾール群（335例）とタモキシフェン群（347例）で、治療前、3カ月後、6カ月後、その後は6カ月毎に評価した。2年後の全般的QOLは治療前に比べて改善し、群間には差がなかった。2年後と同様に、5年後のQOLも両群で有意差はなかった。
　閉経前の乳癌患者に対するホルモン療法の副作用はホットフラッシュ、性機能不全、骨粗鬆症、不妊があり、すべてQOLを阻害する。卵巣機能抑制は更年期障害の症状を悪化する。ホットフラッシュは卵巣機能抑制＋タモキシフェンで強く、性機能不全と骨粗鬆症は卵巣機能抑制＋アロマターゼ阻害剤で多い。

8．乳癌術後の妊娠と出産

　閉経前の若い乳癌患者が術後補助化学療法および/またはホルモン療法により長期の生存が可能となり、受精、妊娠、出産を希望する女性が増加している。この問題は2つの面をもつ。妊娠、出産の乳癌の予後に及ぼす影響と術後補助療法による無月経と不妊の可能性である。若い女性にとって不妊の恐れと実際の不妊の経験は癌の診断、治療の際に苦痛となる（資料13-13）。
　乳癌術後の妊娠は予後に影響しないという報告が増えている。しかし、術後補助化学療法は卵巣機能障害と不妊をもたらし、ホルモン療法は不妊と受精を阻害する可能性がある。これまでは医療関係者から近い将来の再発を防止するために妊娠を避けるように、しばしば忠告されていた。これらのことが若年乳癌患者の精神状態を不安定にし、QOLを悪化させる。妊娠はホルモン療法後には安全であるが、将来の出産を希望する患者は、特に化学療法を行う場合には胚または卵子の凍結保存を考慮する。

1）化学療法後の受精能力の保持

　現在、化学療法後の受精能力を保持する種々の技術が発展しつつある。オンコファーティリティー（癌・生殖医療）は腫瘍学（Oncology）と生殖医学（Fertility）を合わせた造語であり、生殖世代の女性の癌治療、特に化学療法が女性の生殖能力を阻害する事実に対して、受精能力をいかに保持するかを研究する学問の分野である。具体的には、卵巣刺激と卵母細胞の採取と卵母細胞または胚の凍結保存と体外授精という処置が行われ、現時点では最も確実な方法と考えられている。卵巣刺激による超生理学的エストロゲンレベルが乳癌の再発のリスクを増加させるという危惧が指摘されている。このために乳癌術後患者の少数でしか行われていない。

　化学療法とともにLHRHアゴニストを投与することが抗癌剤に対する卵巣予備能力を保護する可能性が指摘されている（資料13-13）。受精能力の保持のために胚の凍結とレトロゾールの使用により卵巣の刺激を行った。2015年のザンクトガレン会議は40歳未満の患者では卵巣組織または卵母細胞の保存による受精能力の保持を勧告した。

2）乳癌患者の妊娠と予後

　従来、乳癌術後の妊娠は予後に悪影響を与えるとして、できるだけ避けるようにいわれてきた。現在では、乳癌術後の妊娠は乳癌の予後に影響しないか、むしろ良好な予後を示したという報告が多くなっている（資料13-14）。45歳未満の10,236例の追跡で、371例が乳癌術後に妊娠した。診断時年齢、臨床病期、診断前の妊娠歴を加えた多変量解析により、乳癌治療後の満期妊娠の患者の死亡は非妊娠患者に比較して有意に27%減少した。この効果は年齢、腫瘍径、リンパ節転移、乳癌診断前の妊娠歴で修飾されなかった。乳癌後の自然または人工流産も予後を悪化させなかった。

　この問題は特にER陽性患者で重要である。診断後5年間に妊娠した32例の閉経前患者と年齢と臨床病期をマッチさせた対照の非妊娠の29例の予後を後ろ向きに比較した。妊娠群は8例（26%）、非妊娠群は4例（14%）が再発した（有意差なし、$P = 0.34$）。5年無病生存率は84%と92%であり、有意差をみとめなかった（$P = 0.69$）。

9．乳癌術後のホルモン補充療法

　乳癌患者は、治療（卵摘、LHRH アゴニスト、化学療法による無月経、SERM、アロマターゼ阻害剤など）、自然発生的、またはホルモン補充療法の中止により更年期症状を呈することが多い。乳癌患者は一般住民に比べて更年期症状の頻度が5.3倍高かったが、更年期症状の治療のためのエストロゲン使用は25分の1と少なく、大豆製品、ビタミンE、ハーブなどの代替治療が7.4倍多かった。タモキシフェン服用者は特に更年期症状の頻度が高く、代替治療の頻度が高かった（資料13-15）。

　乳癌術後患者は種々の更年期症状の寛解のためのホルモン補充療法を、また閉経前では術後の妊娠を避けるように指導されるために経口避妊薬を使用したいという希望が多くなる。

　乳癌術後にホルモン補充療法を行うことにより乳癌の再発を促進するという危惧からこれまで禁忌と考えられてきた。しかし、予後良好な乳癌患者は長期に生存し、種々の術後補助療法による更年期症状の発現とQOLの低下や骨粗鬆症、心血管系疾患のリスクの上昇などに対処するにはホルモン補充療法を健康な閉経後女性と同じように行ってもよいのではないかという考え方がでてきた（資料13-15）。エストロゲン補充療法／ホルモン補充療法が乳癌の発癌のリスクを上昇したことより、乳癌術後の使用に反対する意見も少なくない。

　乳癌術後にホルモン補充療法を服用した64例と服用しなかった121例において、60カ月までの更年期症状の減少はホルモン補充療法服用群で有意に強く（$P<0.001$）、特に50歳以下で強かった（$P<0.0001$）。骨密度の低下はホルモン補充療法服用群で有意に弱かった（50歳以下は$P<0.05$、50歳以上は$P<0.01$）。

　いくつかの試験で乳癌術後にエストロゲン補充療法／ホルモン補充療法を服用した患者と服用しなかった患者の再発のリスクを集計すると、再発数／全体の症例数はエストロゲン補充療法／ホルモン補充療法を受けた患者では12.2％（71/584）、受けなかった患者では19.5％（384/1974）であり再発のリスクは37％低下した。

　HABITS（乳癌術後のホルモン補充療法——安全か？　hormonal replacement therapy after breast cancer——is it safe?）試験では、447例の乳癌術後患者

がホルモン補充療法の有無に無作為に割り付けられた（追跡期間中央値2.1年）。ホルモン補充療法群で26例、非投与群で7例の再発が発生、リスクは3.3倍有意に上昇した。術後のホルモン補充療法は危険であるとして試験は中止された。さらに、HABITS試験の447例のうち442例を4年間（中央値）追跡した。ホルモン補充療法群（221例）のうち39例、対照群（221例）のうち17例が再発した。再発の相対的リスクは有意に2.4倍上昇した。5年後の累積頻度は22.2%と8.0%であった。乳癌術後のホルモン補充療法は再発のリスクを明らかに上昇した。

しかし、同時期に同じスウェーデンで開始されたストックホルム試験では378例の追跡期間中央値4.1年で、乳癌再発リスクはホルモン補充療法と関連しなかった。ホルモン補充療法群の再発リスクは有意差なく18%低下した。この2件の試験では再発率が異なっていた（P = 0.02）。

ホルモン補充療法の安全性を検討する前向き無作為化比較試験の報告4件と、15件以上の観察的試験のうち、HABITS試験のみがホルモン補充療法により再発リスクが増加した。

多くの報告で、ホルモン補充療法を受けた女性は乳癌の再発リスクが上昇した、またはしなかったことにかかわらず、乳癌死亡が低下または不変であった。171,000人以上の女性の18年間の追跡調査で、ホルモン補充療法の現在の使用者は非使用者に比べて、全死亡、心疾患死、脳卒中死、全癌死、乳癌死が有意に低下した。ホルモン補充療法を10年以上使用または中止後5年以上経過した女性では低下しなかった。

1）乳癌患者の術後のホルモン補充療法に対する態度

閉経前患者に化学療法やホルモン療法が補助療法として用いられるようになり、多くの若い女性が早発閉経を経験する。特にホットフラッシュなどの血管運動神経症状を中心とする更年期症状はQOLの低下を招き、主として閉経後のタモキシフェンやアロマターゼ阻害剤の使用はしばしばホットフラッシュなどの症状を悪化させる。予後良好な患者はより長期間生存し、閉経の短期的および長期的な障害をホルモン補充療法で防止することが大切となる。患者のこのような治療に対する受容がどうであるかは不明である（資料13-16）。

乳癌術後のホルモン補充療法は禁忌と考えられる女性に対してフィトエス

トロゲンは有益のようにみえるが、そのエストロゲン効果は否定できない。
　結局、乳癌術後患者の更年期症状に対するホルモン補充療法の効果は明らかであり、再発促進の危険性は少ないが、危惧を一掃するに足る前向き大規模試験の成績は得られていない。現時点ではホルモン補充療法は乳癌術後の更年期症状の初回治療としてではなく、既知の非ホルモン療法が無効であった場合にのみ、リスクと利益の評価の説明を十分に行った後に、注意深く行うというのが妥当であろう。
　乳癌患者の術後の経口避妊薬の使用は少数の試験では、対側乳癌のリスクを増加しなかった。

10. 重複癌

　住民基盤研究において、乳癌術後患者の種々の臓器の重複癌の頻度は一般住民に比べて明らかに上昇した。52,527例の乳癌患者の重複癌の標準化罹患率は1.25倍有意に上昇した。対側乳癌以外では胃癌、結腸・直腸癌、肺癌、軟部組織肉腫、メラノーマ、皮膚癌、子宮内膜癌、卵巣癌、腎癌、甲状腺癌、白血病が有意に多かった（資料13-17）。放射線療法は肺癌のリスクを上昇し、化学療法はメラノーマ、子宮癌、急性骨髄性白血病のリスクを上昇し、ホルモン療法は乳房以外の二次癌、特に子宮内膜癌のリスクを上昇した。
　EBCTCGのオーバービュウでは、タモキシフェン5年間投与群で子宮癌（頸癌、内膜癌、不明）は7,512例中118例、対照群では7,505例中32例で有意に増加した（$P<0.00001$）。卵巣、肝、肺、結腸・直腸、造血器などのその他の臓器では有意差はみられなかった。対側乳癌の頻度はタモキシフェン群が244例、対照群が331例であり有意に低下した（$P<0.00001$）。ホルモン療法は対側乳癌のリスクを42％、化学療法は27％有意に低下した。初回診断時が55歳未満の対側乳癌の634例（症例）と対照の1,158例の症例対照研究において化学療法は対側乳癌のリスクを対照群に比べて有意に46％低下した。タモキシフェンも対側乳癌リスクを34％有意に低下した。

11. 術後補助療法の受け入れと治療法の決定

1）タモキシフェンまたはアロマターゼ阻害剤に対するアドヒアランス

　術後補助療法に対するアドヒアランスとパーシステンスの治療効果に対する影響が重視されるようになった。タモキシフェンやアロマターゼ阻害剤などの術後補助ホルモン療法はホルモンレセプター陽性の乳癌患者の無病生存期間と全生存期間を著しく改善している。これらの治療の利益が証明されているにもかかわらず、アドヒアランスとパーシステンス（持続性）は不十分である。これは一部には、QOLに負に影響する厄介な副作用のためである（資料13-18）。

　薬物療法、特に長期の経口薬剤治療に対するコンプライアンス（服薬遵守）の問題が治療効果を達成する上で重要視されてきた。医療提供者の経口薬剤治療に関する指示に患者が従うべきであるという原則のもとに、コンプライアンスの重要性が論じられてきた。したがって、ノンコンプライアンスの原因は患者側にあるとされてきた。

　しかし、服薬は患者の主体的な行為であり患者自身が治療方針の決定にかかわるべきであり、治療のメリットとデメリットを十分に納得して、積極的に治療を受けるというアドヒアランス（固守、執着）という概念が生まれた。これを規定する因子は治療内容、患者側の因子、医療者側の因子、患者と医療者の関係などである。服薬アドヒアランスを良好に保つためには医療者が患者に十分な情報を与え、相談の上で治療を決定するという段階を踏むことになる。疾患の特徴と予後、治療の必要性と副作用の理解、副作用の軽減法などに十分な理解を得ることが大切である（資料13-18）。

　ノンアドヒアランス（薬を飲みたくない）の理由は頻回投与、病気の否認、服薬がもたらす利益の理解不足、副作用への恐怖、経済的費用などが多いが、さらに患者側の要因として、治療への無関心、忘れてしまう、服薬に関する懸念（副作用、依存性）、薬の効果を信じない、疾患の重要性（再発リスク）の否定、経済的懸念、処方指示に対する誤解、症状がないのになぜ飲まないといけないかという疑問、薬剤の嚥下困難、開封困難、処方箋の調剤薬局へ行きにくいなどの物理的な問題。薬物の要因として、有害作用（現実、または想像、伝聞による）、複雑な処方（頻回の服薬、多数の薬剤、複雑な服薬法）、事前の注意が不都合または制限的、不快な味やにおい、など

がある。

　平均年齢76.4歳の5,150例の術後補助ホルモン療法でノンアドヒアランスは41％、ノンパーシステンスは49％であった。ホルモン療法（アロマターゼ阻害剤、タモキシフェン）のうちで、エキセメスタンが最悪のノンアドヒアランスとノンパーシステンスであり、次いでレトロゾール、アナストロゾールであり、タモキシフェンが最良であった。

　文献的には経口抗癌剤の服用率は20％未満から100％までばらばらであった。抗癌剤に対するノンアドヒアランスは抗腫瘍効果を低下し、反対にオーバー・アドヒアランスは有害事象のリスクを増加する。

　カペシタビンを投与された乳癌または大腸癌の患者38例で、20例は適切なアドヒアランスを示した。引退、規則正しい生活、アドヒアランスに注意してくれるパートナーがいること、教育程度が低いこと、が適切なアドヒアランスにつながった。一方、教育程度が高く、不規則な、活発な生活を送っている患者はアドヒアランスが低かった。カペシタビンを服用している患者はすべてオーバー・アドヒアランスのリスクを示し、有害事象を増強するリスクがあった。

　乳癌の術後補助ホルモン療法は5年またはそれ以上の長期間にわたり、治療効果が投与期間に依存することが判明し、患者の長期服薬率に関心がもたれるようになっている。55歳以上のタモキシフェン服用中の乳癌術後患者292例で服薬率を調査した。65％の患者がタモキシフェンを服用し15％が中止した。55〜64歳に比べて65〜74歳の患者、病期1に比べて病期2、ER陽性、医師と良好な関係のある患者がタモキシフェンの服用率が高かった。ER陽性乳癌患者597例中86％がタモキシフェンを処方され、17％が投与2年以内（そのうち68％が1年以内）に中断した。薬剤の効果に中立的、または否定的な考えをもつ患者やリンパ節転移陽性の患者がタモキシフェン治療を中断した。若年者、高齢者、非白人、乳房切除の患者の服薬率が低かった。

　長期のホルモン療法の服薬率（アドヒアランス）に関する9件の試験のメタアナリシスで、4年以上のタモキシフェンまたはアロマターゼ阻害剤の術後補助ホルモン療法において、23〜29％が服用を時期尚早に中断した。タモキシフェンとアロマターゼ阻害剤で差はなかった。

　術後タモキシフェン補助療法の受容（投与予定期間を服用するかしない

か）が患者の生存期間にどの程度影響するかは明確でない。米国の乳癌患者の術後補助療法としての化学療法、放射線療法、タモキシフェンの非コンプライアンスは7％（31/421）、4％（30/855）、37％（297/795）であった。高齢者は化学療法と放射線療法を受容せず、若年者の多くはタモキシフェンを受容しなかった。化学療法と放射線療法への非コンプライアンスは5年局所および遠隔転移率に影響しなかった。タモキシフェンに対する非コンプライアンスは局所および遠隔転移に関する5年無病生存率を低下した（それぞれ87％ vs 96％、76％ vs 87％、P＜0.001）。タモキシフェンの服用拒否は再発のリスクを上昇させた。

　米国の癌登録システムのSEER（Surveillance Epidemiology and End Results）とメディケアのデータを照合し、9,492例の乳癌患者のホルモン療法に対するアドヒアランスの程度を5群に分け、死亡率と相関させた。①高アドヒアランス（頻度56.2％）、②早期に中断（9.5％）、③中等度の時期に中断（7.9％）、④早期に中断、その後に復帰（16.0％）、⑤遅くに中断（10.5％）。死亡率はアドヒアランスの分類に有意に相関した。高アドヒアランス群①に比べて、死亡リスクは早期の中断群②は1.41倍有意に上昇、中等度の時期に中断群③は1.25倍有意に上昇した。ホルモン療法に対するアドヒアランスが80％未満の乳癌患者は80％以上の患者に比べて死亡のリスクが上昇した。

　BIG-1試験の6,144例の患者で、低アドヒアランス（レトロゾールの早期中断およびコンプライアンスが90％未満）は無病生存期間を有意に短縮した（P＝0.01、P＝0.02）。低アドヒアランスは高齢、喫煙、リンパ節転移陰性、既血栓塞栓症に相関した。逐次的治療は非パーシステンスが多かった。

　12,000例以上のアナストロゾールを処方された乳癌患者のデータベースにおいて予定服薬期間の80％未満の服薬であった場合を非服用とすると、最初の1年間には82〜88％が服用していた。3年の服薬予定の患者で平均服薬率は年々低下し、1年目には78〜86％、3年目には62〜79％になった。

　術後補助化学療法により生存期間が改善されることがわかっているにもかかわらず、予定通りの治療を完遂しない患者が多い。早期乳癌患者の化学療法を完遂しなかった因子を検討した。333例の乳癌患者のうち、198例が術後補助化学療法を開始した。13例（7％）が化学療法を完遂しなかった。完遂しなかった患者は黒人、未婚が多く、社会的なサポートを受けることが少なく、術後のボディーイメージが悪いと考えた女性であった。患者を援助

するプログラムを受けた患者は非完遂率が低かった。

　3,941例の早期乳癌患者に対するレトロゾール術後補助療法を行った。再発のため以外の治療の中断は13.7％で観察された。このうち、73.5％は薬剤の毒性によった。6カ月、12カ月、15カ月のパーシステンスは92％、87％、86％であった。高齢、共存症、低BMI、低グレードが治療中断に影響した。

　術後補助ホルモン療法を開始した523例の患者のうち、2年以上の追跡で18％（94例）が非パーシステンスとなった。ベースラインのQOLやホルモン療法に対する態度が非パーシステンスの原因となった。

　このように、経口のホルモン療法や化学療法はノンアドヒアランスの問題がかならず付きまとい、再発・死亡率の上昇につながる。特に10年間のホルモン療法が推奨されているが、服薬の持続性に関するアドバイスとサポートを患者と医療者が共有することが大切である。

2）術後補助療法の治療法の決定

　個人の健康に関する種々の治療法とその結果を知らせ、患者が治療法の選択ならびに意思決定を助けるために、各種小冊子やビデオ、またコンピューターを使用した双方向通信型のマルチメディアプログラムなどが作成されている。例えば、Decision Board、Shared Decision Making Program、Adjuvant!、Numeracyなどが開発されている。これらの意思決定のためのツールはそれぞれの治療法の利益とリスクを示している。

　そのうちの1つの、医師および患者に乳癌術後補助療法に関する意思決定に役立つ実際的および教育的なコンピュータープログラムのAdjuvant!は、カナダのデータベースを使用して、1989〜1993年の4,083例のT1/2、N0/1、M0乳癌の人口統計学、病理学、臨床病期、治療データに基づいて、10年生存率、乳癌特異的生存率、無イベント生存率を個々の患者で予測する。患者の年齢、閉経状況、共存症、腫瘍径、リンパ節転移の個数、ER発現状況を入力すると基本的な予後の評価が得られ、タモキシフェン5年間、多剤併用化学療法（CMF、アンスラサイクリンを含む化学療法、タキサン）の種類の選択により、全生存期間、無病生存期間および臨床試験の改善結果が示される。期待余命や長期の生存曲線も得られる。さらに、ザンクトガレンのガイドラインやNCCNのインターネット上のガイドラインも参考になる。さらに、前述のオンコタイプDX（RS）、マンマプリントなどの分子生物学的

な遺伝子発現プロファイル法による術後補助療法の提案が商用ベースで行われている。また、これに近似する方法として、IHC法による分類が有用である。

12. 術後補助療法の副作用と予後

　最近、術後補助療法の副作用が強く出現した患者は再発・死亡のリスクが低下するという指摘が多くなされるようになった。ホルモン療法または化学療法による有害事象の発生が抗腫瘍効果と同じメカニズムで生じる可能性がある。早期に発生した、耐えられる副作用は予後良好のサインであると確認されれば、患者にとって治療継続のモチベーションとなる。

　TEAM試験の9,325例の患者において投与開始1年以内に血管運動神経症状、筋肉骨痛症状、膣外陰部症状を示した患者は、有害事象を示さなかった患者に比べて無病生存期間と全生存期間が有意に改善した。ホルモン療法による特定の有害事象の発生により予後を予測できる可能性がある。

　乳癌に対する術後補助ホルモン療法の有害事象が乳癌患者の予後因子となるか否かをメタアナリシスで検証した。10件の試験（32,192例）で、有害事象が陽性の患者は無病生存期間を有意に改善した。タモキシフェンやアロマターゼ阻害剤による血管運動症状、筋肉骨痛症状を示した患者でも同様であった。術後3〜12カ月での有害事象でも同様であった。全生存期間には影響しなかった（資料13-19）。

　MA.17試験で血管運動神経症状をベースライン、1.6カ月以後12カ月毎に集計した。延長レトロゾール群において血管運動神経症状の新しい発生は無病生存期間と無遠隔転移生存期間を有意に改善した。新しい筋肉骨症状は予後を改善しなかった。血管運動神経症状の新しい発生は非再発を予測する役に立つ手段となる。

13. 術後補助ホルモン療法の費用効率

　医療経済学的にみると、10年間に及ぶ長期のホルモン療法は現在ホルモンレセプター陽性乳癌患者が急速に増加している状況では、その費用効率が問題とならざるをえない（資料13-20）。

ATAC試験での費用効率を検討すると、アナストロゾール群の最初の5年間の負担は増加するが、その後は費用効率が良好であった。タモキシフェンのジェネリック製剤に比較してもアナストロゾールの費用効率は良好であった。アロマターゼ阻害剤の5年間投与、2、3年でのスイッチング、タモキシフェン5年後の投与の3つの想定でも、費用効率は良好であった。ATAC試験とIES試験において、アロマターゼ阻害剤はタモキシフェンに比べて費用は高額であったが生存期間を延長し、費用効率は著しく良好であった。

　ホルモンレセプター陽性の閉経後乳癌患者に対する標準的タモキシフェン治療、延長タモキシフェン治療、延長アロマターゼ阻害剤の3つの方法の費用対効果をマルコフモデルにより評価した。一人当たりの全費用は延長タモキシフェン治療で安く、延長アロマターゼ阻害剤で高かった。延長アロマターゼ阻害剤が最も効果的で、標準タモキシフェンで効果が低かった。延長アロマターゼ阻害剤治療は延長タモキシフェン治療に比べて費用効率が高かった。延長アロマターゼ阻害剤治療と延長タモキシフェン治療は標準的タモキシフェン治療に比べて、低いヘルスケアのコストでQALYを改善した。延長アロマターゼ阻害剤治療は高い薬剤費用にもかかわらず、QALYを最も大きく改善し、最も費用効率が高かった。

第14章 再発乳癌の治療
—— 乳癌が再発したらどうしたらよいか

　前述のように、再発とは、乳癌が初めての治療（手術、放射線療法、化学療法、ホルモン療法など）により、いったん臨床的に消失した後、潜在的に残った癌細胞が種々の臓器に転移し、再び出現したものをいう（第1章参照）。

1. 再発・進行乳癌の治療法の決定の助けとなる情報

　再発した乳癌に対する治療を行う前に、個々の患者の再発・転移に関する情報を詳細に把握することが第一歩である。また、特定の治療を行うときに、その治療の効果や再発後にどのくらいの無病または再々発までの、無症状で、苦痛がなく、いいかえれば良好な QOL をもって生活できるか（TTP、TTF、または無増悪生存期間の延長）、治療の副作用にどれだけ耐えられるか、再発後生存期間がどれだけかという疑問を予測することが、患者の治療の受容に影響する。その1つに、再発乳癌の予後因子があり、患者の状態、癌の再発の状態、治療法の特徴と効果、の組み合わせが再発乳癌患者の治療効果とその後の生存期間を予測する（後述）。特に、再発・転移の部位、広がり、再発までの期間（無病期間）、再発後の生存期間の予測が臨床的には重要である。

1）乳癌はどこに再発・転移するか
　乳癌の再発には局所再発と遠隔転移がある。

(1) 局所再発
　局所再発は乳癌細胞が本来存在する部位、すなわち、乳房温存療法後の温存乳房内、または乳房切除術（乳切）後の患側胸壁で再増殖する。局所再発は初回の局所治療が役立たなかったことを示唆する。領域リンパ節再発（腋窩リンパ節、胸骨旁リンパ節、鎖骨下および鎖骨上リンパ節転移）も広義の

局所再発であり、乳癌が乳房および腋窩リンパ節を越えて進展したことを示し、局所再発よりも予後が悪い（資料14-1）。

局所再発と遠隔転移の比率は、根治手術後の照射や術後補助療法のない場合には20〜30％対70〜80％程度であった。乳癌の局所再発はその後の遠隔転移に直結すると考えられる。局所再発の患者は10年以上にわたり、遠隔転移のリスクが多かれ少なかれ増加した。

乳癌の局所（領域）再発例は一般的に遠隔転移例に比べて、より長く生存するが、局所再発もときに全身的な転移の一部であることがあり、致命的であることが古くから指摘されている。このように、局所（領域）再発は遠隔転移の先触れであることが多いが、そうでない場合もあり、その見極めは困難である。

ⅰ）乳房温存療法後の同側乳房内再発

乳房温存療法を行った2,233例の乳癌患者のうち、119例の局所再発、32例の同側乳房の新病巣、414例の遠隔転移が生じた。局所再発と遠隔転移のタイミングは異なっていた。すなわち、局所再発は術後10年目まで毎年約1％発生したが、遠隔転移は2年目に5％が発生し、8年目まで漸進的に減少した。若年とリンパ管癌浸潤が局所再発および遠隔転移の危険因子であった。腫瘍径とリンパ節転移は局所再発には無関係であったが、遠隔転移の重要な予測因子であった。広範な乳管内浸潤は局所再発のみの危険因子であった。2年未満の局所再発は遠隔転移を予測した。局所再発後の5年生存率は69％であった。このように、局所再発と遠隔転移は異なる時期に発生する、部分的に独立した事象であり、いくつかの予測因子も異なっていた。

乳房温存療法後の局所領域再発は遠隔転移と死亡の有意な予測因子であった。1,169例の局所再発は術後補助療法12年後までに11％に発生した。局所再発を起こした症例と起こさなかった女性の12年生存率は71％と81％（P＝0.001）、乳癌特異的生存率は69％と88％（P＜0.001）ともに低下した。多変量解析で、局所再発は乳癌特異的死亡を有意に予測した。1990〜2011年までの術後補助療法の第3相無作為化比較試験53件（86,598例）の局所・領域再発と遠隔転移の頻度の変化を検討した。局所・領域再発の頻度はほぼ30％から15％に有意に低下した（P＜0.001）。術後補助療法は遠隔転移よりも局所・領域再発の頻度を減少した。最近の試験では、局所・領域再発

は全再発の10〜15%未満であった。

ⅱ）局所・領域再発の治療

　局所・領域再発に対する治療は乳房切除術（乳切）後の場合は可能であれば腫瘍の摘出を行い、胸壁と領域リンパ節への放射線治療（照射）を追加する。乳房温存療法後の同側乳房内と腋窩に限局した乳房温存療法後の同側乳房内と腋窩に限局した再発に対しては、乳切＋腋窩リンパ節郭清を行う。遠隔転移の可能性が高いために全身治療を追加する。局所治療後の化学療法の効果を162例（ER陽性：104例、ER陰性：58例）で検討した（CALOR試験）。ER陰性例では化学療法の追加により無病生存期間、全生存期間、無乳癌特異的生存期間が有意に延長したが、ER陽性例では差がなかった。

　EBCTCGのオーバービュウ（2005年）は42,000例の乳癌患者を含む78件の無作為化比較試験において、放射線療法の有無、術式の大小、拡大手術と照射などの局所領域再発と乳癌死亡に対する影響を解析した。局所領域再発の約4分の3が最初の5年間に起こった。放射線療法は局所再発を有意に低下し、15年乳癌特異的および全死亡が減少した。すなわち、局所再発リスクは長期の死亡に影響する。一方、放射線療法は対側乳癌の発生と乳癌以外の死亡（心臓疾患と肺癌）を増加した。他因死がないと仮定すると局所再発の4例が避けられるごとに約1例の乳癌死亡が次の15年間に防止できる計算となるという結論であった。

　乳房温存療法を受けた1,675例の早期乳癌患者を診断から局所再発までの期間、診断から死亡までの期間を同定した。13.1年の追跡期間中央値で243例（14.5%）が局所再発、281例（16.8%）が乳癌死した。15年局所再発率は、DCISが16%、臨床病期1期が15%、2期が16%であった。15年乳癌特異的死亡率は、それぞれ、3%、10%、30%であった。局所再発後の15年乳癌特異的死亡率は16%、32%、59%であった。局所再発のリスクは乳癌死亡のリスクに相関しなかった。局所再発後には、乳癌死亡のリスクは初めの診断時の病期に依存した。

(2) 遠隔転移

　遠隔転移は最も致命的な再発の形と考えられ、初回治療直後にも起こり手術時にすでに潜在的な転移が起こっている可能性が強い。乳癌の転移・再発

表14-1 乳癌の初回転移部位

初回転移部位	頻度の範囲
骨	25〜46%
肺/胸膜	13〜35%
肝	5〜8%
軟部組織	7〜19%
中枢神経系	1〜3%
その他	1〜27%
多発性	15〜26%

(1970〜1989年の9件の報告の2,923例の集計)

の一部は長期間後に起こることも知られている。乳癌の遠隔転移の部位はさまざまであり、剖検例の検索では肺、肝、骨、胸膜への転移が最も多かった（資料14-2）。臨床的に検索した初回の遠隔転移部位の分布においても、骨、肝、肺、脳、胸膜などが多かった（表14-1）。もっとも、この集計は術後補助療法が発達していなかった時代のものであり、現在と異なる可能性がある。

乳癌は早期より微小転移が存在し、全身疾患であるというフィシャー（B. Fisher）の言う、転移は生物学的に前もって決定されているという概念からすれば、全身療法が原発乳癌の微小転移、さらに再発乳癌での顕在転移巣を制御できるか否かが、乳癌患者の生存期間を左右すると考えられる。

2）乳癌はいつ再発するか ── 再発までの期間（無病期間）

乳癌の診断または初回治療から初回再発までの期間を無病期間という。乳癌再発の時期は極めて広範囲に分布する。乳癌が術後どのような時期に再発しやすいかを解析する第一歩は術後補助療法を行わなかった集団での検討が必要である。なぜならば、術後補助療法が無再発生存期間に影響するからである。乳癌の診断、治療から再発までの無病期間は0〜5年までが多い（表14-2）。1,547例の乳癌患者の再発の大部分は術後10年以内に起こり、26〜45年では192例に1例の再発がみられたのみであった。この時期の後では再発は稀であり、死亡率は一般住民と違いがなく、再発または対側乳癌の発生が

表14-2　乳癌の初回再発までの期間（累積再発率）

術後経過年数	累積再発率
1年	29～50%
2年	50～75%
3年	55～85%
5年	77～100%

（1970～1980年の5件の報告の859例の集計）

なく、この期間を経過するとおそらく治癒したと考えられる（資料14-3）。

　一方、乳癌のER発現や術後補助療法が再発の時期にどのように影響するか？　23万例以上の乳癌患者の集計を解析した結果、ER陽性乳癌患者では再発の急峻なピークは存在せず年間1～2％で長期に一定であった。ER陰性乳癌患者の再発リスクは乳癌診断の約2年後に年間7～8％と急激に上昇しその後に低下した（資料14-3）。この再発の急峻なピークの原因は、大きな腫瘍径、リンパ節転移陽性、高グレード、PgR陰性などの高リスクの性格を示していたが、再発のリスクが低い乳癌は反対の性格をもち、このピークを欠いていた。術後の最初の4年間の再発のパターンは閉経前と閉経後で異なっていた。

　IBCSG試験Ⅰ～Ⅴは4,105例の乳癌患者を1978～1985年に登録した。追跡期間の中央値が24年において、乳癌再発の年間ハザード比は最初の5年間（10.4％）が最も高くピークが1～2年（15.2％）であった。最初の5年間で、ER陽性患者は陰性患者に比べて明らかに低いハザード比を示した（9.9％ vs 11.5％、P＝0.01）。5年以後ではER陽性患者はER陰性患者に比べて、高いハザード比を示した（5～10年：5.4％ vs 3.3％、10～15年：2.9％ vs 1.3％、15～20年：2.8％ vs 1.2％、20～25年：1.3％ vs 1.4％、P＜0.001）。ER陽性患者では再発ハザード比はリンパ節転移陰性や1～3個陽性でも10年後においても上昇したままであり一定値を示した。ER陽性乳癌患者は長期間にわたり再発のリスクが持続し、追跡の必要性と長期の再発予防治療が必要である。

　一般的に、急速に出現した乳癌は急速に進展し、ゆっくりと増殖する癌は無症状の期間が長く治療後もゆっくりと進展する。しかし、乳癌がと

きに非常に長期の無病期間を示すことから乳癌の不活動状態（休眠状態、dormancy）が起こるという考え方が生まれた。不活動な微小転移は長期間にわたり無症状であり、臨床的には検出不能である。微小転移巣の乳癌細胞は、血管新生、アポトーシス、細胞周期進展、細胞増殖などの正と負の綱引きが釣り合って、休眠・静止状態を続けていると考えられる。また、前述のように、乳癌幹細胞の存在によるという意見もある。術後の補助療法により乳癌の大部分が消滅しても、少数の癌幹細胞は治療に感受性がなく生き残り再発の原因となる。これらの因子のバランスが崩れたときに腫瘍増殖が再開する。したがって、再発巣は一定の連続した増殖率で増殖するのではなく、一定の癌の静止休眠期を経て急速な増殖を起こすと考えられる。乳癌の不活動状態の限界は20～25年と考えられる。個々の患者の再発後の生存期間が長いか短いかという予後を予測することは治療方針を決める際に重要である。

3）再発後の生存期間

　乳癌の再発パターンとその後の再発後生存期間（初回再発から死亡までの期間）は他の癌に比べて著しく多様であることが特徴である。どのような患者が、再発後の生存期間が長いか短いかという予後を予測することは治療方針を決める際に重要である。再発した患者自身にとっても、どれだけ長く生きられるかは最重要の問題である。

　術後補助療法がほとんど行われていない時代の4,000例以上の集計で、初回再発から死亡までの期間の中央値は11～36カ月にわたり、3年生存率は12～28％、5年生存率は4～27％に分布した。10年以上の長期の生存は2～19％にみられた（表14-3、資料14-4）。

　ドイツの癌登録の1,395例の再発・進行乳癌患者の初回治療後の全生存期間中央値はホルモンレセプター陽性、HER2陰性例で33.8カ月、HER2陽性例で38.2カ月、TN乳癌で16.8カ月であった。

2．再発をどのようにして発見するか ─ 術後の追跡検査 ─

　再発乳癌は術後のフォローアップ検査により発見されることもあるが、患者自身が体表面（局所、胸壁、リンパ節など）の腫瘍、しこりに気付くこと

表14-3 乳癌の初回再発からの生存期間

生存期間中央値	11〜36カ月
3年生存率	12〜28%
5年生存率	4〜27%
10年生存率	2〜19%

(1969〜1992年の10件の報告の4,261例の集計)

も多く、また咳、疼痛、全身倦怠感などの症状が検査を受けるきっかけとなることもある。局所再発の早期の検出は予後に好影響を与えるとの意見もある。

再発をできるだけ早く発見するための術後の追跡検査の意義に関しては論争がある（資料14-5）。集学的な追跡は再発を早く発見できるが、再発後の生存期間を延長しないという報告がある。1,320例の乳癌患者が集学的追跡（既往症の聴取、理学的検査、マンモグラフィー検査、血液生化学的検査、胸部X線撮影、骨シンチグラフィ、CTスキャン、肝エコー）を前もって定められた間隔で行う群と対照群（既往症の聴取、理学的検査、マンモグラフィー検査のみ）に無作為に割り付けられた。コンプライアンスは80％以上であった。7カ月の追跡期間中央値で生存率には差がなかった。再発の検出までの期間やQOLにも差がなかった。

1,243例の乳癌術後患者で6カ月毎に理学的検査とマンモグラフィー検査のみを行う臨床的追跡の群と、さらに胸部X線撮影、骨シンチグラフィを加えた集約的追跡を行う群とを少なくとも5年間追跡する無作為化比較試験を行った。393例（局所再発104例と遠隔転移289例）の再発のうちで、孤立性の胸郭内転移と骨転移が、臨床的追跡に比べて集約的追跡で明らかに増加して検出された（112例 vs 71例）。他の遠隔転移と局所領域再発では差がなかった。集約的追跡で早期に再発が検出され、5年無再発生存率は臨床的追跡で有意に高かった。5年生存率は、18.6％と19.5％で差はなかった。すなわち、周期的な胸部X線撮影と骨シンチグラフィにより遠隔転移の早期発見は得られたが、生存期間には影響しなかった。

1,120例の初回再発例の集計で、周期的な追跡検査により自覚的には無症状で検出された再発乳癌患者と有症状で検出された患者とを比較した。初回

治療から再発までの期間（無病期間）は無症状群で短く、周期的検査が早期の再発の診断に役立っていた。しかし、生存期間は無症状群と有症状群で差がなく、周期的検査の予後への効果はみられなかった。このように、欧米では追跡調査のための検査の不要論が少なくない。病歴の聴取、理学的検査（視触診）、マンモグラフィーだけで十分であり、血清学的検査、胸部Ｘ線撮影、骨シンチグラフィ、CTスキャン、肝エコーなどの集約的な追跡検査は不要であるという意見である。当然、異常な症状や上述の検査で異常があれば詳しい検査が必要である。

　一方、乳癌術後に術後補助療法を行う（化学療法では数カ月、ホルモン療法では5年間またはそれ以上など）ので、その期間は再発の検出と共に補助療法の副作用（有害事象）の発見と対策が必要である。乳癌術後補助療法後にも、追跡検査を最初の2〜3年では1年に2〜4回で、以後1年に1回程度行うことが多くの国で行われている。その主な目的は局所再発や異時性乳癌の発見であるが、種々の情報や精神的、社会的なサポートの提供も含まれる。しかし、これらの頻回の受診は費用効率と医療経済の面から論争があり、より強力でない費用効率のよい方法が探索されている。

　術後の定期的診察は再発の検出だけでなく、乳癌術後患者の再発の恐怖、不安を和らげる精神的なサポートや、新しい情報（例えば、新しい治療法、副作用の防止法、肥満や骨粗鬆症の防止、タモキシフェンやアロマターゼ阻害剤の治療期間の延長、妊娠やホルモン補充療法の使用の影響など）の共有などに役立つと考えられる。最近の報告でも術後患者は癌の不安のケアには看護師や一般医よりも腫瘍専門医を好む傾向であった。

　米国臨床腫瘍学会（ASCO、2006年）のガイドラインは乳癌の術後経過において、再発などの検出の追跡調査として病歴の聴取、理学的検査、マンモグラフィーが重要であることを示した。検査は最初の3年間では3〜6カ月毎、術後4〜5年では6〜12カ月毎、その後も年に1回行う。乳房温存療法を行った患者では、マンモグラフィーを放射線療法後6カ月後に行い、その後1年に1回行う。末梢血、血清化学検査、骨シンチグラフィ、胸部Ｘ腺、肝超音波検査、CTスキャン、PET・CT、MRI、腫瘍マーカー（CEA、CA15-3）は術後の無症状の通常の追跡では推奨しなかった。

3．乳癌の再発・転移形式と再発治療前の評価

　乳癌は乳房皮膚、胸筋、胸壁への局所進展とともに、リンパ行性、血行性転移を起こす。乳癌の転移は通常孤立性でなく、複数の臓器にほぼ同時期に出現し、同一臓器でも多発性のことが多い。はじめは孤立性であっても、癌の進行とともに多発性となることが多い。したがって、再発の治療前に確認した病巣のみならず、全身的に他の転移が存在するか否かを検索する。

　治療前のベースラインの検査は再発・転移病巣の計測、評価のほかに、全身的な転移の有無、転移部位の検索のための画像検査を行う（胸部X線撮影、骨シンチグラフィ、骨X線、CT検査、MRI検査、PET・CT、肝のエコーやCT、脳のCTやMRIなど）。末梢血液像検査、生化学的検査（肝機能、腎機能、電解質）、やPSの評価が必要である（表14-4）。腫瘍の生検材料が得られれば、組織像、ホルモンレセプター、HER2、Ki-67などの癌遺伝子や増殖因子などの情報が得られる。原発乳癌の手術時の腫瘍の大きさ、組織学的リンパ節転移の有無、ホルモンレセプター発現、HER2発現、Ki-67値や術後補助療法の有無、薬剤の種類、投与量、補助療法中であるか終了後長期間後であるか、治療中断の有無、副作用、無病期間、再発後の治療およびその効果などの情報も収集する。最も大切なことは腫瘍の広がりとそのパターン、腫瘍の悪性度、ホルモンレセプター（ホルモン感受性）、HER2発現、サブタイプ、Ki-67値、閉経状況である。

表14-4　再発・進行乳癌の治療前の検査

1 ）再発・転移病巣の計測、評価
2 ）全身的な転移の有無、転移部位の検索
　　□胸部X線撮影、肺CT検査、肺MRI検査
　　□骨シンチグラフィ、骨X線、CT検査、MRI検査
　　□肝のエコー、CT検査
　　□脳のCT、MRI検査
　　□PET・CT検査
3 ）末梢血液検査
4 ）生化学的検査（肝機能、腎機能、電解質）
5 ）パーフォーマンス・ステイタス（PS）
6 ）病巣の生検材料が得られれば、組織像、ホルモンレセプター、HER2、Ki-67など

再発乳癌の単一の標準的な治療法は存在せず、患者の好み（選択）を尊重し外科手術、放射線療法、ホルモン療法、化学療法、分子標的治療などが単独または組み合わせで、継続的に行われる。

　最近の治療法の発達により再発乳癌の治療は多くの選択肢から個々の患者に最適な治療を選択することができるようになり、細分化、個別化への方向へ進んでいる。治療法の選択は、年齢、閉経状況、PS、共存症[注1]などの患者の特徴や、原発乳癌の性格、例えば、ホルモンレセプター発現、HER2過剰発現または増幅の有無、サブタイプ、次世代シークエンシングの結果などの腫瘍の性格などの多くの因子に基づく。前治療（術前、術後補助療法）の効果、無病期間、転移病巣の大きさや転移部位、数、再発層の組織像、ホルモンレセプター、増殖因子や癌遺伝子の発現なども治療選択に影響する（表14-5）。しかし、治療法の決定や治療効果の予測には依然曖昧さが残っており、治療選択は個々の患者の状況により異なり、最近では患者自身の好みや選択も重要視されている。

　再発乳癌に対する治療を選ぶには、それぞれの治療法の効果と副作用の情報が必要である。治療の効果を科学的にどのように評価するかの方法が確立している。これまで再発乳癌患者の治療に関する膨大なデータが蓄積され、どのような患者にはどのような治療がどの程度有効であるかが大略判明している。これらのデータから個々の患者に最も適した治療法を選択する。

表14-5　再発・進行乳癌の治療法の選択基準

1）患者の特徴 　　▫年齢、閉経状況、PS、共存症 2）原発乳癌の特徴 　　▫ホルモンレセプター発現、HER2過剰発現または増幅の有無、サブタイプ 3）再発までの特徴 　　▫無病期間、術前・術後補助療法の効果 4）再発の特徴 　　▫再発・転移部位、広がり、数 5）再発巣の特徴 　　▫組織像、ホルモンレセプター、増殖因子、癌遺伝子の発現 6）患者の好み（選択）

[注1] 癌の他に、例えば心疾患、高血圧、肝・腎疾患などの複数の疾患を有している。

4. 再発乳癌に対する治療の効果をどのように評価するか

1）治療効果の評価

個々の患者に対して最適の治療を選択する時に重要なことの一つは、それぞれの治療法の効果を客観的に評価することである。再発乳癌の全身的治療の評価として、腫瘍の縮小、奏効率、CB率、TTP、TTF、奏効期間、CB期間、無増悪生存期間、全生存期間、QOL、自覚症状の改善などがある（表14-6、表14-7）。臨床試験で必要とされる厳格なRECIST基準はリアルワー

表14-6　再発・進行乳癌の治療効果の臨床的判定

1）腫瘍縮小効果*
　　CR（完全効果）：すべての病変の消失が少なくとも4週以上続く
　　PR（部分効果）：病変の総和の50％以上の減少
　　SD（安定）、NC（不変）：病変の総和の50％未満の減少、または25％
　　　　　　　　　　　　　　未満の増大
　　PD（進行）：病変の総和の25％以上の増大
　　最良効果：治療開始から進行または再発までに記録された最良の効果
　　奏効率：CR+PR/全症例（％）
　　CB（臨床的有用）：CR+PR+24週間（6カ月）以上持続するSD
　　CB率：CB/全症例（％）
*臨床試験で使用されるRECIST基準とは異なり、日常診療で一般的に用いられる判定

表14-7　再発・進行乳癌の治療効果の臨床的判定

2）時系列的効果判定
　　奏効期間：CRまたはPRが最初に判定された時点からPDと診断された時点までの期間
　　CB期間：CBと判定された時点からPDと診断された時点までの期間
　　無増悪生存期間：奏効例において、治療開始からPDと判定されるまでの期間
　　TTP（無増悪期間）：すべての症例において、治療開始からPDと判定されるまでの期間
　　TTF（治療継続期間）：すべての症例において、治療開始から毒性、同意撤回、PD判定、病状増悪、死亡などの理由から治療中止までの期間
　　再発後生存期間：再発から死亡までの期間
　　全生存期間：すべての症例において、治療開始から死亡までの期間

ルドの実地臨床では必要がなく、患者にとって最も重要なことは症状の改善とともに、生存期間が確実に延長することであろう。

これまでは、治療の効果は腫瘍の消失（CR）や50％以上の縮小（PR）に基づいた奏効率（CRの症例数＋PRの症例数/全症例数）により評価されてきた（資料14-6）。最近ではさらに、腫瘍の大きさが安定（SD、不変NC）であることが24週間（6カ月）以上持続する（LonG SD）ことを臨床的有用性、クリニカルベネフィット（CB: Clinical Benefit）と考えるようになった。乳癌の場合には奏効した患者とCBとなった患者の生存期間が同様であることが多いためである。このCB率が治療有効であるとみなされるようになった（特にホルモン療法において）。

CRまたはPRとなった再発乳癌患者が長期の生存期間を示すことは古くから報告されている。SDとなった患者の生存期間が延長するか否かについては賛否がある。いくつかの報告では、SDの患者はCR、PRの患者と類似した奏効期間と生存期間を示したが、他の報告ではSD例はCR、PR例に比べて短い生存期間であった。このことは判定基準の違いとともに、SDと評価された患者群の中に持続期間などの種々の生物学的性格の患者が混在することにもよると考えられる（資料14-6）。

腫瘍の状態が6カ月以上持続するSD（CB）は治療が無効ではなく、積極的に治療を継続すべきである。特にホルモン療法は比較的副作用が少なく、コンプライアンスが高い場合にはQOLが良好で、ある程度の生存期間の延長が予想されるからである。患者の立場からいえば、期待していた腫瘍の消失（CR）または大幅な縮小（PR）ではなく、不変（SD）で良いとする医療側の説明に納得できないかもしれない。

TTP、無病生存期間、奏効期間、再発後生存期間、全生存期間などの時間パラメーターが治療のエンドポイントとして評価される（表14-7）。

TTPや無増悪生存期間の延長は必ずしも全生存期間の改善に結びつかないことがあり、無作為化比較試験において、ある治療（薬剤）が他の治療（薬剤）に比べて無増悪生存期間は有意に延長したが、全生存期間には有意差がなかった場合に、真の治療効果を示したことになるのか否かが問題となっている。乳癌特異的生存期間は乳癌が原因である死亡のみを算定した生存期間である。

これらの治療のエンドポイントのどれが、ある治療の真の治療効果を最も

適格に表現するかは大変困難な問題である。

　再発乳癌の全身的治療の抗腫瘍効果の評価として生存期間が最も患者にとっては重要と考えられる。生存期間をプライマリーエンドポイント[注2]として、ある治療法の評価手段とすることには長時間を要し、治療効果を早期に判定できない。また、初回治療の生存期間に対する効果は第二次治療の効果により薄められる（しかし、恐らく無くなるわけではない）。このため、これまで治療の近接効果としての腫瘍縮小効果が重要視されてきた。腫瘍縮小効果が生存期間の代替エンドポイントとして有用であるかについては議論がある。最近ではCB率とともに、CB期間、奏効期間などの時間的パラメーターが比較的短期間で評価可能であり、時間的因子を考慮すると最も適しているとみなされている。TTPや無増悪生存期間は再発乳癌の治療の試験でのプライマリーエンドポイントとして使用されるようになっている。さらに、症状の改善やQOLも問題とされるようになった。

2）2つの治療のうち、どちらが優れているか —— 有意差検定

　これまでの"標準治療"の多くは無作為化比較試験において統計学的な検定（有意差検定）に基づいて有効性を確認している。最も効果的な治療法（薬剤）を選ぶためには、これまでの最良の治療法（薬剤）と比較して優劣を決定する必要がある。そのためには無作為化比較試験が必須である。医師や患者が恣意的に自己の経験から"他の治療よりも良さそうである"治療法を選択することは有効な治療を受けるチャンスを失う可能性がある。無作為化比較試験は過去の最良の治療法（標準治療）と前臨床試験（動物モデル）、第1相試験、第2相試験により安全性と有効性が確認された新しい治療法（薬剤）を医師や患者の恣意的な治療の選択を制限（無作為化、二重盲検）し、比較する。したがって、決して"モルモット試験"ではない。新しい治療（薬剤）が従来の標準治療に比べてより優れている（抗腫瘍効果と副作用）可能性が高いとの予測で行われる。そのために新しい治療（治験薬）が客観的な優位性を示す必要がある。

　これまで、再発・進行乳癌に対する治療法（薬剤）は無数に試験されてきた。これには数十万～数百万人の患者、医療関係者、統計学者、ボランティ

[注2] 臨床試験における第1の主要な評価項目。

ア等の貴重な貢献の上に成り立っている。

　無作為化比較試験において、治療法の優位性を示すために、統計学的に"有意差あり"、または"有意差があるとはいえない"という言葉がでてくる根拠を以下に示す。

　特定の治療法が有効である証拠がどのようにして得られたか？　まず、その治療法と無治療（またはプラセボ）を無作為に比較することが必要であるが、倫理的にも、社会的にも、医学的にも、再発・進行乳癌患者に無治療を無作為に要求することはできない。したがって、試験を行った時点で最良の治療として普遍的に行われ、ある程度の効果が認められている"標準治療"を対照として新しい治療を評価する。

　全身療法の治療効果を評価するためには腫瘍が縮小、消失したという事実を示す客観的かつ恣意的でない判定基準が必要になる。再発・進行乳癌に対する複数の治療の効果を比較する時には癌の大きさの変化（腫瘍縮小効果）とその効果がどのくらい持続するか（TTP、TTF、無増悪生存期間）、またその効果が生存期間に影響するか否か（再発後生存期間、全生存期間）、副作用（有害事象）、患者のQOLに与える影響、などに基づいて、優劣を判定する。

　治療群と対照群の効果などの違いが統計学的に意味のある差であるか否か、すなわち、その治療が真に有効であるか、または偶然に生じたものであるかを検定するには、有意差検定が必要である。AとBを投与した再発乳癌患者群の背景因子[注3]に違いがないこと、治療効果の判定が適切に行われ、評価されていること、十分な数の症例（サンプルサイズ）が含まれること、などが必要である。

　有意差検定ではまず"AとBの効果に差がない"という帰無仮説（すなわち、Aが優れているという仮説と逆の仮説）を立てる。この仮説の下で、実際のデータを評価し、もし偶然では説明できないほどのデータが帰無仮説からずれていれば"差がない"という仮説は間違いであるとして棄却し、"有

[注3]　治療の効果に影響する可能性のある患者などの因子、例えば、年齢、閉経状況、PS、再発部位と数と広がり、無病期間、ホルモンレセプター、HER2発現、サブタイプなど。

意差がある"と判定する。帰無仮説からのずれが偶然の範囲であれば、結論が得られない（"差がある"とはいえない）。

　偶然の範囲を調べるために、得られたデータよりも大きな差が生じる確率、すなわちP値を計算する。P値が十分に小さければ帰無仮説が起きる確率は小さく、P値をあらかじめ決定しておいた値（経験的に0.05に設定することが多い）以下であれば"差がない"という仮説を棄却して、データの差に意味がある（有意）とみなし、偶然とは考えにくい有意差があると考える。すなわち、$P<0.05$であれば、治療群と対照群の効果に統計学的に有意の差があるとみなす。P値が小さければ（例えば、$P<0.00001$）、帰無仮説を棄却する検出力が強いと考えられる。片側検定（P）と両側検定（2P）がある。本書に記載しているP値はこのような有意差検定の結果を示している。

　P値の使用と解釈に関しては論争がある。P値は治療効果ありとなしを厳密に区別する二分法の境界としてではなく、臨床試験の結果を解釈する実用的なガイドと考えるべきであるという意見がある。

　治療群間の効果（奏効率など）の比較の検定にはカイ2乗（χ^2）検定などを用いる。共変量の影響の評価の数学モデル（多変量解析）にはロジスティック回帰分析がよく行われる。

　無作為化比較試験の時系列的結果はよくカプラン・メイヤー曲線、すなわち割り付けからの時間軸に対するイベント、例えば、無病生存者、無再発生存者または生存者の率をプロットして描写される。2群の生存曲線の差はログランクテストにより検定される。2つの治療群の比較としてハザード比（HR）が用いられる。Cox比例ハザードモデルによる、複数の変数からなる多変量のデータによる生存期間の解析も多く用いられる。これらの解析はコンピューターソフトを用いて比較的容易に行うことができる。

3）治療効果の判定基準

　ある治療法（薬剤）Aの効果が他の治療法（薬剤）Bに比べて優れていることを確実に立証するには一定の手順が必要である。「効き目がありました」、「自分に合っているようです」などの個人的な感想を集めてAが優れていると結論することは科学的でなく、全く意味がない。

　治療効果をどのように判定してきたかを歴史的にみると、早期の頃の判定

基準で「奏効」の定義として、「新病巣の出現なしにすべてまたはほとんどの病巣が改善され、かつ改善の最小限の持続時間が必要であること」として、6カ月の奏効期間の持続が提唱された。

その後、UICC や WHO の抗腫瘍効果判定基準が設定され、世界的に広く使われるようになった。さらに、これらの基準の修正が必要とされ、WHO 改訂案である Response Evaluation Criteria in Solid Tumors（RECIST）が1999年に公表された。日本乳癌学会も RECIST に準拠した効果判定基準を提示した（資料14-7）。

現在、癌に対する新しい治療法、特に薬剤の効果を判定するには3つの段階で行われる。まず、被験薬の安全性（有害事象）と薬物動態（吸収、分布、代謝、排泄）を志願者で検討する（第1相試験）。次いで、第2相試験として、比較的少数の患者を対象に、有効性、安全性、薬物動態、適切な用量、用法を決定する。第2相試験では抗腫瘍活性を有するか否かを判断する一指標としての奏効率の評価のために世界的な基準である RECIST 基準（固形癌における評価基準）が用いられている。

この試験で有効性と安全が確認されると、これまでの標準治療ないし標準薬を対照として有効性と安全性の優位性を検証する比較的大規模な第3相試験が行われる。得られた結果の客観性のため、無作為化や盲検化などが採用されることが多い。

この場合には奏効率よりも患者にとってより利益があると考えられる無増悪生存期間、TTP や全生存期間が重要視されることが多い。さらに、製造販売後に第4相試験が行われ、第3相試験までに検出されなかった予期せぬ有害事象を検出し有効性を確認する。

5．再発・進行乳癌の治療は生存期間を延長するか

再発・進行乳癌患者にとって生存期間が延長することが治療を受ける最大の目標の1つであろう。行われる予定の治療が生存期間を延長させるか否かを検証することはきわめて困難である（資料14-8）。全生存期間が再発・進行乳癌患者の試験で最も重要な臨床的な目標であるか否かは多くの論争がある。これは、生存期間は癌の進行後に使用される治療により影響される可能性があるためである（資料14-9）。

文献検索による115件の報告で、69件（60％）は化学療法、32件（28％）は分子標的治療、14件（12％）はホルモン療法において、癌の進行後の治療の効果と生存期間を検討した。それぞれの治療により約20％の試験で生存期間の改善がみられた。癌の進行後の治療の情報は第3相試験ではほとんど得られなかった。

大規模な第3相無作為化比較試験において、1つの治療法が他の治療法に比べて、TTP、TTF、無病生存期間を延長することはしばしばみられるが、全生存期間を延長したという報告は多くない。最近の化学療法の全生存期間の比較では、カペシタビン＋ドセタキセル対ドセタキセルの比較（511例）では、14.5カ月 vs 11.5カ月（P＝0.013）、ゲムシタビン＋パクリタキセル対パクリタキセル（529例）の比較では、18.5カ月 vs 15.8カ月（P＝0.018）などがある。化学療法を受けた再発・進行乳癌患者に対して、エリブリン単独（508例）は主治医の選択した治療（254例）に比べて、全生存期間中央値は13.1カ月 vs 10.6カ月とエリブリン群で有意に改善された（P＝0.041）。

アンスラサイクリンとタキサンの治療を受けた再発・進行乳癌患者において、エリブリンとカペシタビンの効果を比較した。エリブリン群（554例）の全生存期間中央値は15.9カ月、カペシタビン群（548例）のそれは14.5カ月であった（P＝0.056）。無増悪生存期間中央値は4.1カ月と4.2カ月、奏効率は11.0％と11.5％であった。

再発・進行乳癌に対するホルモン療法では、例えば、タモキシフェン治療例に対するアナストロゾールとMAの2つの比較試験の統合解析で、アナストロゾール投与群の治療後生存期間がMA群に比べて明らかに延長した（生存期間中央値：26.7カ月 vs 22.5カ月、P＜0.025）。

あるメタアナリシスでは、第3世代アロマターゼ阻害剤（アナストロゾール、レトロゾール、エキセメスタン）は従来のホルモン療法（タモキシフェン、プロゲスチン）に比べて全生存期間を有意に延長した（P＜0.001）。再発初回治療としての第3世代アロマターゼ阻害剤は、タモキシフェンに比べて全生存期間を明らかに改善した（P＝0.03）。

HER2過剰発現の再発・進行乳癌患者234例において、標準的な化学療法＋トラスツズマブ対化学療法単独を比較したところ、生存期間中央値は25.1カ月と20.3カ月と有意に延長した（P＜0.001）。

このように、いくつかの治療法は標準的な治療法に比べて全生存期間を延

長したが、患者個人は最適と思われる治療を選択しても、自己の生存期間がどの程度延長するか、しないかは依然わからない。どれだけ長く生きられるかを知りたい願望に対応することは困難である。

6．再発乳癌に対する治療の目標

　原発乳癌の治療の目的は乳房の欠損がないか、目立たないような手術を行い、再発しないように治癒させることである。一方、再発乳癌の治療の主な目標は、再発乳癌の完全な治癒が稀なことより、良好な健康状態を保ちながら、治療効果の持続や生存期間を延長することである。疾患をコントロール（腫瘍の縮小ないし進行の停止）し、不快な症状があれば改善し、身体的、精神的な活動性の回復、増進、言い換えればQOLの改善、維持が重要である。治療の効果と治療の副作用ないし有害事象という負の効果のバランスを取ることが重要である。

　最近、再発・進行乳癌に対する過剰治療が危惧されるようになった。すなわち、最小限度の毒性の治療を選択するべきであり、ER陽性患者にはホルモン療法、HER2陽性患者には抗HER2治療によりほぼ可能である。一方、化学療法を要する患者には攻撃的な多剤併用化学療法が多くの患者に過剰に投与されているのではないかという指摘が増加している。

　再発・進行乳癌の全身的治療の目標として、腫瘍の縮小、PFS（無増悪生存期間）、TTP（増悪までの期間）、TTF（治療継続期間）、再発後生存期間、全生存期間、QOL、自覚症状の改善などがある（表14-5、表14-6）。患者にとって最も重要なことは、副作用が少なく、症状の改善とともに、生存率が向上し、TTPや全生存期間が延長することであろう。しかし、全生存期間をプライマリーエンドポイント（治療効果の主要評価項目）として、ある治療法の評価手段とすることには長時間を要し、治療効果を早期に判定できない。また、初回治療の生存期間に対する効果は、二次治療の効果により薄められる（しかし、おそらく無くなるわけではない）。このため、これまで治療の近接効果としての腫瘍縮小効果が特に臨床試験で重要視されてきた。このような腫瘍縮小効果が生存期間の代替のエンドポイントとして有用であるかについては、議論のあるところであり、必ずしも両者は相関しない。進行

癌の臨床試験のエンドポイントとして生存期間は非現実的であるという意見もあり、生存期間を正確に予測する代替エンドポイントが探求されている。無増悪生存期間やTTPが全生存期間の代替となるという主張も少なくない。

1）全生存期間

再発・進行乳癌の治療の評価として全生存期間（再発後生存期間）を目標とすることは術後補助療法の場合と同様に種々の問題を提起する（資料14-9）。確かに、生存（死亡）は単純、正確に評価可能であり、疑問の余地のないエンドポイントである。しかし、①長期の追跡調査を要し新規治療の評価を遅延させる恐れがあり、患者のコンプライアンスを低下させ、追跡不能例が増加して費用がかさむ。②長期間の試験は有効な薬剤の認可と普及を遅らせ、逆に無効であれば代わりの治療法の開発が遅れる。医療経済的にも無駄な治療により巨額な費用を無駄に使用される。③生存期間は治療無効後の治療によっても影響される。対照群の患者は治療群の薬剤にクロスオーバーされ、または他の治療に変更される。治療後において重複癌が発生し、重複癌により死亡が全生存期間に有意に影響した。④特に高齢者では、他の癌やその共存症などの他の原因による死亡により影響される。

したがって、できるだけ短期間に新規治療薬を開発するために多くの方法が提案されている。より迅速で侵襲の少ない低コストの代替エンドポイントが考案されている。あるメタアナリシスでは治療効果、無増悪生存期間、TTPが再発・進行乳癌の初回治療のエンドポイントとしての生存期間の代理として正当であるか否かを検討した。アンスラサイクリン（単独または併用）とタキサン（単独またはアンスラサイクリンとの併用）を比較した11件の無作為化比較試験の、3,953例の個々のデータを集計した。治療効果と病勢のコントロールは生存期間に強く相関した。無増悪生存期間とTTPは生存期間と控えめに相関したが、生存期間を適切に予測する代替とはならなかった。治療効果は無増悪生存期間の代替となると考えられた（資料14-9）。

2）無増悪生存期間（PFS）と無増悪期間（TTP）

無増悪生存期間（無進行生存期間、PFS）は再発・進行乳癌患者の奏効例において、治療開始から治療無効（増悪、進行）または死亡までの期間である。すなわち、癌が進行せず安定した期間をいう。ある治療の効果を判定す

る場合に全生存期間の代理として認知されている（資料14-9）。

　TTP（無増悪期間、無進行期間）はすべての対象症例において診断または治療開始から腫瘍が増悪するまでの期間である。抗腫瘍効果の表現として、全生存期間に比較してTTPまたはPFSは短期間で評価可能であり、時間的因子を考慮するとエンドポイントとして最も適していると考えられ、再発・進行乳癌治療の試験でのプライマリーエンドポイントとして使用されるようになっている。TTPとPFSの違いは奏効率の違いに相関すると考えられ、いくつかのホルモン療法の臨床試験において、TTPの延長と生存期間の延長が同時に得られた。TTPとPFSはしばしば混同して使用される（資料14-9）。

　初回治療として化学療法を受けた再発・進行乳癌患者の第2次、第3次化学療法後の全生存期間の代理のエンドポイントとして、無増悪生存期間、TTP、奏効率が役立つか否かを24件（8,617例）の無作為化比較試験で検討した。無増悪生存期間/TTPと全生存期間の相関は良好であったが、奏効率は相関しなかった。22件の試験で無増悪生存期間/TTPのハザード比は全生存期間に中等度の相関を示した。特に、HER2陽性の患者で無増悪生存期間/TTPと全生存期間の相関が強かった。無増悪生存期間/TTPは第2次、3次の化学療法後の全生存期間の有効な早期の予後因子と考えられる。

　TTF（治療継続期間）はすべての対象症例において登録または治療開始から、毒性、同意撤回、PD判定、病状悪化などの理由で治療が中断されるまでの期間、またはいかなる死因であっても死亡までの期間をいう。

3）無増悪生存期間と全生存期間の相関性

　再発・進行乳癌患者の臨床試験の究極のエンドポイントは全生存期間である。無増悪生存期間をプライマリーエンドポイントにすることには論議がある。無増悪生存期間は臨床試験のプライマリーエンドポイントとして、全生存期間の代替として次第に受け入れられるようになっている。しかし、患者は無増悪生存期間の延長の臨床的利益をよく理解していない。患者はむしろ目に見える結果として治療がどれだけ効いたか、すなわち、奏効率ないし、腫瘍の縮小効果を期待しているのでないか。時系列的な、増悪しない期間はそれが終わってから判明するのみである。術前化学療法においてpCRの達成が高く望まれるターゲットであった。

医療者は無増悪生存期間、全生存期間、他のエンドポイントを個々の治療計画、奏効率、有害事象、QOLを含めて患者と議論するべきである。

HER2陽性の再発・進行乳癌患者に対する抗HER2治療の無作為化比較試験で、どの程度無増悪生存期間が全生存期間の代理のエンドポイントとなるかを検討した。13件のトラスツズマブまたはラパチニブの試験の無作為化比較試験（2,545例）を同定した。9件の1,839例のデータ（7件が初回治療）を解析した。全生存期間中央値は22カ月、無増悪生存期間中央値は5.7カ月であった。両者は中くらいに相関した（スピアマン相関係数：0.67）。無増悪生存期間に対する治療効果は全生存期間のそれにある程度相関した。このように、無増悪生存期間は全生存期間の代理にある程度はなるが、完全な代替とはならない。

再発・進行乳癌患者のTTPまたは無増悪生存期間と全生存期間の関連性は必ずしも明確でないが、正の相関が見られることが多い。著者らの264例の再発・進行乳癌患者のTTPは全生存期間によく相関した（$P = 0.0001$、図14-1）。

最良の場合には、再発・進行乳癌に対する治療は症状を軽減するだけでな

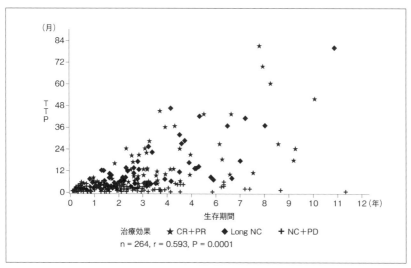

図14-1　再発・進行乳癌患者の治療効果別のTTPと生存期間の相関性（経口ホルモン剤または経口抗癌剤を受けた264例の後ろ向き解析）

野村ら、1995

く、全生存期間を延長する。多くの患者の悩みの源は、再発という事実を知ることによる死の恐怖と無力感であろう。患者にとっては治療効果ないし腫瘍が増悪しない（縮小ないし安定）状態ができるだけ長く続き、全生存期間ができるだけ延長することが望ましい。しかし、TTPまたは無増悪生存期間は治療中には不明であり、効果の終了後に判明し、生存期間は患者の死後に初めて後ろ向きに判明する。

4）奏効率とCB率

再発・進行乳癌に対する治療効果を第2相および第3相試験で評価する場合に最もよく使用される尺度は奏効率である。

最近では特にホルモン療法の試験において、CB率が頻用されている。時間パラメーターに対して、奏効とCBは同等の影響を示す。

奏効率の改善は必ずしも生存期間の延長に繋がらず、腫瘍縮小効果が臨床的エンドポイントとして有用であるか否かに疑問が生じている。奏効率のみでは、生存期間の利益を予測できない。

再発・進行乳癌を含む2,126例のエピルビシンを含む化学療法の10件の無作為化比較試験のメタアナリシスでは、強化化学療法は標準療法に比較して奏効率が有意に増加し、生存期間に延長の傾向がみられたが有意差は得られなかった。抗腫瘍効果は生存期間の有意な予測因子であった（$P<0.0001$）。強化化学療法の生存期間への利益は奏効率の上昇によると考えられた。再発・進行乳癌の化学療法による奏効が生存期間の延長をもたらし、抗腫瘍効果が生存期間の代替エンドポイントとなりうると結論された。

5）症状の改善

症状の改善を再発・進行乳癌患者の試験のエンドポイントとすることは、肺癌などに比べて少ない。ある報告では、いくつかの自覚的症状の改善はCR、PRの患者で最も強くSDが続きPDの患者で最低であった。

臨床試験の登録条件は、年齢、閉経状況、PS、病巣が測定ないし評価可能であること、血液学的ないし生化学的検査結果、合併症、前治療、転移病巣のパターンなどで、これらは厳格に規定されている。したがって、試験の結果を直ちにリアルワールド（現実の世界、日常診療）の通常の再発・進行乳癌患者にそのまま適用できず、客観的エンドポイント（奏効率、奏効期間

など）が個々の患者に重要であるか否かは疑問である。例えば、再発・進行乳癌患者に無選択的に、ある化学療法を行ったところ初回治療の奏効率は34％であり、二次治療の奏効率は16％であった。この化学療法の臨床試験での奏効率は50～70％であり、臨床試験の結果は一般臨床上のそれに直結しなかった。しかし、最近、無作為化比較試験の成績と日常診療での成績を比較し、臨床試験の結果がリアルワールドで再現されているという報告が増加している。

　日常診療では、治療効果の判定は臨床データや臨床検査データに基づいて曖昧に判定され、厳密なRECISTの判定基準を用いる必要はない。RECIST基準による奏効率は必ずしも患者にとっての治療による利益を意味しない。現在治療中の患者にとってPDと宣告されない、すなわち、治療効果が改善ないし維持と評価されれば治療を続ける価値があると考えるべきである。

　再発・進行乳癌に対する治療が生存期間を延長するか否かは議論のあるところである。しかし、急速に進展する癌性リンパ管炎など生命を危うくする場合には、病勢の進展を一時的にせよ停止させるような治療により、生存期間をわずかであるが延長するかしないかにかかわらず、症状を寛解することが重要である。したがって、この時期の乳癌に対する治療は本質的に姑息的である。このため、治療の目的は、できるだけ長期に生活を活動的に、無症状で快適にし、有害事象を最少にすることである。

　化学療法は毒性が著しいことが多く、その利益例えば、症状の寛解、活動性の改善、腫瘍の縮小、生存期間の延長と、身体的な毒性、病的精神状態、社会・家庭内の崩壊などの副作用ないし毒性とのバランスをとることが必要である。

6）クオリティオブライフ（QOL）

　クオリティオブライフ（QOL、生活の質）、または健康関連QOL（HRQOL）の評価法には多くの方法があり、治療の重要なエンドポイントであるが正確な評価が困難である。多くは質問表に基づき症状の緩解、治療効果と毒性、精神的な有害事象などのスコアにより評価する。ある報告では、再発乳癌患者は初回の化学療法により20％のみがQOLの真の利益を得た。155例の再発乳癌患者で初回化学療法の前後のQOLは改善が26％、不変が19％、悪化が22％、治療中止が33％であり、治療効果と相関した。しかし、QOLは患

者側の治療に対する評価であるといえ、治療効果とは必ずしも一致しない（資料14-10）。

文献検索によりホルモン療法のQOLに与える効果を検討した。一般的に古いホルモン療法例えばプロゲスチンやタモキシフェンは、新しいホルモン療法、例えばアロマターゼ阻害剤やフルベストラントに比べて副作用が多かった。タモキシフェンは血管運動神経症状や膣分泌の頻度が高かったが、化学予防や術後補助療法として用いられた場合には精神的うつには結びつかなかった。アロマターゼ阻害剤とプロゲスチンの比較では、前者が血栓塞栓症や膣出血が少なくQOLが良好であった。

末期癌患者のQOLが生存期間にどのように影響するかは明確でない。末期状態の初期の248例において死亡のリスクは呼吸困難、悪心・嘔吐の存在により増加したが、肝転移、肺転移、腫瘍量が最も予後不良を予測した。末期状態の後期（756例）では、呼吸困難と虚弱が予後を予測した。感情や不安感などは無関係であった。

7）治療効果の質と生存期間

一方、治療効果の質や程度が生存期間に影響する可能性がある（資料14-9）。CRとなった患者はPRまたはSDであった患者に比較して長期に生存する可能性がある。特に、CRは治癒につながる可能性があり長期の生存期間と相関するのではないかと期待された。他の多くの腫瘍において高いCR率は長期の生存期間を予測することができた。しかし、乳癌の場合は異なり、CR、PR、SDの患者はPDの患者に比較して長期に生存したが、生存期間は同様であった。一方、術前化学療法によりpCRとなった患者は、長期の無病生存期間を得た。

(1) CR（完全奏効）とPR（部分奏効）

再発・進行乳癌に対する全身療法によるCR（完全奏効）は比較的稀である。CR患者のTTPの中央値は13～27カ月であり、生存期間中央値は21～52カ月であった。このうちの少数例は長期の奏効期間を示した。ランドマーク法によっても、CRとなった患者の50%のTTPは24カ月を超えた。

422例の再発・進行乳癌のうち60例（14%）がCRとなったが、ホルモン療法（閉経前では卵摘、閉経後ではタモキシフェン）により8%（16/206）、

ホルモン療法と化学療法の併用により17％（37/216）がCRと評価された。CRとなった患者は軟部組織転移が多く、骨、肺転移が中間で、肝転移では少なかった。腫瘍量とCRは逆相関した。ホルモン療法単独と化学・ホルモン療法によりCRとなった患者のTTP中央値は26カ月と29カ月、生存期間中央値は52カ月と53カ月で同等であった。

　1973年から1982年の1,581例の再発・進行乳癌患者の初回治療として、ドキソルビシンを含む多剤併用化学療法によるCR例の長期の追跡調査を行った。16.6％（363例）がCRと評価され、3.1％（49例）が5年以上生存した。191カ月の追跡期間中央値で、26例は初回治療によるCRを維持し、4例はCRのまま死亡、18例は乳癌により死亡、1例は再発生存中であった。CR例と全患者を比較すると、長期生存したCR例は若く、閉経前が多く、腫瘍量が少なく、PSが良好であった。増悪のリスクは治療開始のほぼ3年後より低下した。このように、大多数の再発・進行乳癌患者の治療効果は一時的であるが、CRとなった患者の一部は長期にわたってCRを維持し、長期に寛解する可能性がある。初回CR後に再燃した226例を検討した他の報告では、CRの持続期間が長い症例では再燃後の生存期間が延長したが、無病期間とは相関しなかった。内臓転移が予後不良の因子であることは広く認められているが、長期に生存した例もみられる。

　種々の癌に種々の抗癌剤を投与しCRの記載がある68件の化学療法の試験（2,732例）のメタアナリシスで、進行癌のCR率は癌のタイプや抗癌剤の種類、処方にかかわらず、7.4％と低かった。癌の種類で、最大11％を超えなかった。

⑵　SD（安定）ないしCB（臨床的有用）

　CRまたはPRとなった再発・進行乳癌患者がときに長期の生存期間を示すことは、古くから報告されている。これまでの基準ではNCないしSD（不変、安定）は原則的に期間を規定していないが、4週間、骨病変においては8週間持続することが多かった。このような"不変"という判定の範疇は、これまでわが国ではいわゆる"有効"には加えず、"無効"に属するとされてきた（すなわち、CR+PR vs NC+PD）。RECIST基準でのSD（安定）は、PRに該当する腫瘍縮小も、PDに該当する増大も認めないもので、SDの期間はプロトコルで定めるとしている。

SDとなった患者の生存期間が延長するか否かについては賛否がある。いくつかの報告でSDの患者はCR、PRの患者と類似した奏効期間と生存期間を示したが、他の報告ではSD群の生存期間はCR、PR例に比べて短かった。このことはSDと評価された患者群の中に効果持続期間などの種々の生物学的性格の患者が混在することによるためであると考えられる。

381例の再発・進行乳癌患者において、初回治療がCR、PR、SDとなった患者の生存期間はほぼ同様であり、PD例のみの生存期間が短かった。初回治療がホルモン療法であろうと化学療法であろうと、また閉経状況にかかわらず、CR、PR、SD例の生存期間は同一であった。すなわち、CR、PR、SDのカテゴリーの区別は生存期間においては意味がないと考えられた。PDのみが短い生存期間を予測できた。著者らによる154例の再発・進行乳癌患者のランドマーク法による解析では、CRとなった患者の生存期間が明らかに延長した。

治療にある程度奏効した患者が治療に反応せず腫瘍が進行した患者に比べて生存期間が長いという傾向は確かにある。しかし、この生存期間の延長が治療効果によるか、または治療が生物学的に延命をするような患者群を選択するためであるかは不明である。臨床的にはCRとなった患者が早期に再発し、SDのままの患者に比べて早期に死亡することは稀ではない（資料14-9）。

アロマターゼ阻害剤の第3相試験では、SD≧24週のカテゴリーが記載されており、CB（臨床的有用）が奏効のクライテリアとして認知されつつある。CR、PR、SD≧24週（CB）のグループと24週以内にPDと判定されたグループに区別することは、ホルモン療法の試験を単純化するのに役立つ。

日常診療では、良好な治療効果が直接生存期間の延長をもたらすことは自明であると考えられてきた。奏効率が高ければ生存期間も長くなるという考え方である。したがって、抗腫瘍効果を最大に求めるためには高用量の抗癌剤を使用すべきであるということになる。このような方法では、確かに腫瘍の縮小は得られるが、このことが長期の生存期間またはQOLの改善につながるか否かは疑問である。

生物学的見地からは腫瘍が一定期間不変であることは疑問であり、CBという評価は次のような理由により慎重に考慮すべきであるという意見もある。①多発性骨転移などでは効果を観察、判定することが困難であり、存在

する病変が進行するか新病巣が発現するまでは不変と考えられている。②長期間不変である病巣は治療に対する反応としてではなく、腫瘍自体の緩徐な増殖速度による。③評価病変を不変と判定することは主観的な判断である。

腫瘍の増殖速度が遅いためではなく治療により腫瘍の進行が停止し治療効果を不変（安定）と判定するためには、次のような条件を満たす必要がある。①治療開始時に腫瘍が進行していることの臨床的な証拠、②腫瘍の進行状態が変化し、不変の判定が得られること、③治療効果に依存せず不変になるのであれば、無作為化比較試験の治療群と同様に不変群が分布しているはずである。

7．再発・進行乳癌の予後因子

ある患者の再発後の生存期間が長いか短いかという予後を予測することは治療方針を決める際にも重要である。このような予後を予測する因子、すなわち、再発乳癌の予後因子[注4]が数多く提唱されてきたが、現在的確な予後を予測する単一の因子はない（資料14-11）。以下に述べるような多数の予後因子が提唱されていることは現在予後を正確に予測できないことを示唆している。

初回再発後の生存期間にどのような因子が影響するかを決定するためには、統計学的な証拠を持って科学的に評価する必要がある。現在、その方法はほぼ世界的に統一されている（前述）。

再発乳癌の治療効果、再発後の生存期間に影響する因子として次のような4つの項目の因子が提唱されている（表14-8）。すなわち、患者自身の状況、原発乳癌の性格、手術とその後の経過（無病期間：再発までの期間）、再発・転移の様相である。

①患者側の条件として、人種や民族、年齢、閉経状況、乳癌の家族歴、などが再発に関与し再発後の予後因子となる。患者のPSが癌の進展の程度に相関し、再発後の生存期間や治療の効果に影響することがよく知られてい

[注4] 乳癌の再発からの予後（生存期間）を予測し、適切な治療方針を決定する判断材料。

表14-8　再発・進行乳癌患者の予後因子

1) 患者の因子
   人種や民族、年齢、閉経状況、乳癌の家族歴、PS
2) 原発乳癌の性格
   TNM臨床病期、腫瘍径、リンパ節転移の有無と転移陽性リンパ節数、ホルモンレセプター、組織型、組織学的または核グレード、EGFR・IGFRなどの増殖因子レセプター、HER2などの癌遺伝子発現および下流のPI3K/AKT/mTOR経路などの過剰発現、血管新生因子（VEGF、FGF）、サイクリンD1、遺伝子発現プロファイル
3) 手術と術後補助療法
   手術方法（範囲）、術後補助療法の有無と種類など
4) 初回再発およびその後の情報
   転移部位と数と病巣の広がり、無病期間、再発の初回の治療法の種類とその効果、有害事象などによる治療の完遂の有無、重複癌の発生

る。

　PSは、全身的なウエルビーイングと日々の活動性を定量化した患者の全身状態の指標であり、日常生活がどの程度制限されているか、活動の程度を示す。特に毒性の強い化学療法の選択にはPSが影響し、高度のPSの患者には強力な抗癌剤は使用困難であり、したがって治療効果が低く、その後の生存期間が延長しないと考えられている。ECOG（Eastern Cooperative Oncology Group）のPSグレードがよく使用される（表14-9）。

　②原発乳癌の性格は、TNM臨床病期、腫瘍径、リンパ節転移の有無と転移陽性リンパ節数、ホルモンレセプター、組織型、組織学的または核グレード、血管/リンパ管侵襲、DNA異数性、S期分画、EGFR・IGFRなどの増殖因子とそのレセプター、癌遺伝子発現（HER2、c-myc、p53、bcl-2など）、血管新生因子（VEGF、FGF）、AIB-1、サイクリンD1、遺伝子発現プロファイル、乳癌サブタイプ、次世代シークエンシング、などが挙げられる。これらは、当然再発の予測因子であるが、再発後の経過にも影響する。乳癌の分子生物学的な性格が個々の乳癌で異なることは、画一的な治療の選択が治療効果を向上させないことに通じる。さらに分子標的治療はそのターゲットとする特異的な蛋白分子変異を同定しなければ、有効とはならない。

　最近の遺伝子発現プロファイルによる乳癌の性格ないしサブタイプを決定

表14-9　パーフォーマンスステータス　PS（ECOG のグレード）

グレード0	無症状で社会活動が可能であり、制限を受けることなく、発症前と同様に振る舞える。
グレード1	軽度の症状があり、肉体的な運動は制限を受けるが、歩行、軽労働、座業はできる（例えば、軽い家事、事務）。
グレード2	歩行や身の回りのことはできるが、時に少しの介助を必要とすることもある。軽労働はできないが、日中の50％以上は起きている。
グレード3	身の回りのある程度のことはできるが、しばしば介助が必要であり、日中の50％以上は就床している。
グレード4	身の回りのこともできず、常に介助がいり、終日就床を必要としている。
グレード5	死亡。

することが注目されているが、腫瘍量ないし広がり（腫瘍径やリンパ節転移数）が依然独立した予後因子とみなされている。

③手術方法（範囲）、術後補助療法の有無と種類など。乳切に比べて乳房温存術は局所・領域再発が多く、長期的には遠隔転移率が上昇し、全生存期間を短縮する可能性がある。また、原発乳癌に対する強力な術後補助療法は、確かに生存期間を延長するが、再発後の治療効果を低下させ、再発後の生存期間を短縮する。

④初回再発転移の種々の情報が生存期間の予測に有用であるという報告は枚挙にいとまがない。主な転移部位と数と病巣の広がり、無病期間（再発までの期間）、再発の初回の治療法の種類とその効果、有害事象などによる治療の完遂（アドヒアランス、パーシステンス）の有無、重複癌の発生、などが再発後の生存期間に影響する。

内臓転移の存在が骨または軟部組織転移例に比べて再発後の生存期間が短縮することは古くより知られている。特に、脳転移や肝転移の存在が生存期間の短縮につながる。558例の乳癌患者のうち145例が再発し、初回転移部

位は骨（51％）、肺（17％）、脳（16％）、肝（6％）、多発性（10％）であった。再発後の生存期間は骨、肺転移で12カ月、脳転移で3カ月、肝転移で1カ月、多発転移で7.5カ月であった。

　ER陽性の再発乳癌患者はER陰性例に比べて、再発後の生存期間が延長した。わが国の3,089例の乳癌患者の解析では、無病生存期間にはホルモンレセプターの発現の有無は相関しなかったが、ER陽性患者の全生存期間はER陰性患者に比べて明らかに延長した（図4-5-C）。このことは再発後の生存期間が、転移部位の違いおよび再発後の治療、特にホルモン療法に対する効果の違いのためであった。

　新しいホルモン療法、ホルモンレセプター陽性乳癌に対する分子標的治療、新しい抗HER2治療の無作為化比較試験11件（6,701例）の再発・進行乳癌患者において、主転移部位が無増悪生存期間と全生存期間に及ぼす影響を調査した。ホルモン療法では、内臓転移と非内臓転移例は無増悪生存期間が有意に異なっていた（P＝0.05）。ホルモン療法と分子標的治療の併用治療はホルモン療法単独に比べて、無増悪生存期間を改善した。新しい抗HER2治療では、内臓転移例のみで無増悪生存期間と全生存期間が有意に延長した。

　原発乳癌の予後因子に関しては術後補助療法の項において述べた。原発乳癌に対する術後補助療法は、確かに生存期間を延長するが、再発後の治療効果を低下し再発後の生存期間を短縮する。初めての再発に対する治療の効果が生存期間を決定するか否かは非常に難解な問題であり、どのような治療を選択するかという意思決定に役立つ予測因子はないといえる。472例の再発乳癌患者に化学療法および/またはホルモン療法を行い、無増悪生存期間を初回治療後、2次治療以後の治療後に分けて、相互の関係や全生存期間への影響を検討した。全例の全生存期間中央値は34カ月、初回治療後の無増悪生存期間中央値は9カ月であった。6カ月の利益（CB率）は、初回治療では63.5％、2次治療では40.5％、3次治療では33.8％、4次治療では23.3％にみられた。初回治療により6カ月での利益がなかった患者は2次治療による6カ月での利益が52％有意に減少し（P＝0.0026）、2次治療以後の全体でも61％有意に減少した（P＜0.0001）。

　全体で、再発乳癌患者の初回治療の効果が、無増悪生存期間の6カ月後の利益がない場合には以後の治療効果が低いことを予測する。

第15章 再発乳癌の治療選択
― どのような治療を選ぶか ―

1. 局所療法、対症療法、全身療法の選択

再発乳癌に対する局所療法、対症療法、全身療法は相反するものではなく、可能であれば同時に併用する（表15-1）。

1）局所療法

乳癌の再発、転移は多発性のことが多く、局所再発に対する局所療法は不完全であることが多いが、孤立性の胸壁局所やリンパ節の再発転移巣の外科的摘出や放射線療法により長期の緩解が得られることがある。遠隔の臓器への転移や周囲の播種性の再発転移の疑いがあるときには局所療法は適応がない。骨の比較的限局性の転移や脳転移に対する放射線療法は症状の改善に役立ち、ときに比較的長い寛解が得られる。孤立性の肺、肝や脳の転移に対する外科的摘出が有効であるとの報告が散見されるが、多発病巣や当該臓器外の転移のないことを確認する必要がある。このような情報は後ろ向きの解析

表15-1 再発乳癌の治療選択

1) 局所療法
   - 局所再発に対する外科的手術、放射線療法
   - 脳、肝、骨、軟部組織などの孤立性転移に対する外科的手術、放射線療法
   - 全身療法の追加が必要
2) 対症療法
   - 再発・転移部位による、疼痛、倦怠感、呼吸困難、脳圧亢進症状、代謝障害に対する対症的な治療
3) 全身療法
   - ホルモン療法
   - 化学療法
   - 分子標的治療
   - 免疫療法

によることがほとんどであり、一般的には延命にはつながらないと考えられてきたが、一部は全身治療を行わなくても長期間に新病巣の発現なしに生存することも報告されている。

　孤立性転移に対して、外科的摘出および／または照射後に全身治療を加える治療は有効であることが少なくない（資料15-1）。

　各臓器の孤立性転移に対するこのような治療に関しては、それぞれの項で後述する。

2）対症療法

　乳癌の転移により種々の臓器の機能障害が生じる。肺、胸膜転移による呼吸困難は胸水の排出、合併炎症の処置、ステロイド剤治療などを行う。リンパ管炎性の肺転移の治療困難な急速な進展に注意すべきである。肝転移による代謝障害、脳転移による脳圧亢進症状に対しても適切な処置を要する。骨転移特に脊椎骨転移による神経麻痺に対する整形外科的減圧手術が有効なことがある。長管骨の骨折も観血的処置を要することが多い。胸壁局所の大きな腫瘤、潰瘍、それに伴う出血に対して、胸壁切除、再建などの外科的処置が放射線療法や全身療法に比べてQOL、延命に有意に貢献するか否かは不明である。いわゆる"生命を脅かす"と称せられる状態に対する有効な治療はないと考えるべきであろう。これらに対してはホルモン療法の適応はなく化学療法でたとえ奏効、緩解が得られても極めて短期間であることがほとんどである。十分な情報のもとの患者の希望にしたがった対症療法が適切であろう。

3）全身療法

　現在の再発・進行乳癌に対する治療の主流は全身療法である。個々の患者に対して外科手術、放射線療法などの局所療法、全身療法のうち化学療法、ホルモン療法、化学・ホルモン療法のどれを選択するかを決定することには完全な合意が得られていない。これは一つにはそれぞれの治療法の効果予測因子、予後因子が判然としていないことによる。最近ではいくつかのガイドラインが作成されている。

4）再発・進行乳癌患者の治療の受け入れ

　再発・進行乳癌患者の治療方針の決定には患者の選択ないし好み（意思決定）が重要視されてきている。ある研究では患者は再発乳癌に対する姑息的な化学療法を疾患と治療と予後に関する十分な情報と治療決定への参画という条件下で満足して治療を受け入れた。

　患者と医療者の治療に関する意思決定の共有は広く主張され、特に早期癌に対する術後補助療法などの好みに敏感な決定では重要視されている。治療の選択は利益と有害事象の間の主観的なトレード・オフであり、患者の好みが優先される。いわゆるインフォームドコンセントは医師が治療法などを一方的に決定するのでなく、再発であること、病状、予後、治療の種類や効果などをわかりやすく十分説明し、患者と家族が同意し、治療法を決定することといわれている。しかし、素人で基礎知識が不十分な患者、家族の十分な納得が得られることは困難であろう。医療者が意識的または無意識的に自身の最も興味あるオプション（暗黙の説得）に誘導しようとすると、故意に意思決定の共有の努力を覆すことになる。

　治療選択に対する患者の好みは薬剤の効果を超えて拡大する。医師は患者と無増悪生存期間に関して、治療計画、臨床的成績、QOL などを論議するべきである。しかし、患者は主治医との良好な関係を崩したくないために医師の主張に従う傾向がある。105例の早期乳癌患者で、治療の選択は乳癌の進行度には関連せず、リンパ節転移陰性の患者は治療効果にかかわらず、ほぼ50％は化学療法、96％の患者はホルモン療法を受けるように説得された。

　治療法の選択は無治療という選択を含めて QOL に影響し、決定には生存期間と QOL を考慮すべきである。化学療法に対する患者、癌専門医、一般医、看護師の態度を比較した研究で、ほとんどの患者は1％の治癒の可能性または3カ月の生存期間の延長のために強力な化学療法を受け入れる用意があったが、医療関係者を含めた癌でない人々はこのようなリスクを受け入れなかった。リスクと利益の評価に基づいた治療法の選択の範囲は非常に広範であるが、生存期間の少しばかりの延長のために大きな副作用のリスクを受け入れるという女性が確実に存在する。

　腫瘍の縮小、消失は臨床試験における治療法の評価、比較には必要不可欠であるが、一般臨床上では QOL の改善や生存期間の延長に関与することにおいてのみ患者にとって意義がある。もちろん、患者が腫瘍の縮小・消失を

自覚し、また診断画像を医師から示されることは精神衛生上有益であり、そのこと自体がQOLや予後を改善する可能性はある。このような治療の近接効果の改善が生存期間を延長するか否かは確認されているわけではない。

115人の乳癌術後患者（非再発）に対して、乳癌が再発し、18カ月の余命であると仮定した場合の4つの治療のシナリオをそれぞれの副作用とともに提示し、選択するように依頼した。①CMFまたはACなどの標準的な化学療法、②実験的な奏効率の高い可能性がある化学療法（第2/3相試験）、③標準的な化学療法かホルモン療法の選択、④標準的な化学療法か骨髄細胞移植を伴う高用量化学療法の選択。5年、1年6カ月、1年、6カ月、1カ月、1週間の余命の延長の50％のチャンスがあるとすれば、どの治療を選択するか、生存期間は延長しないが癌による疼痛や症状を軽減する治療を選択するか、無症状であれば症状がでるまで治療を行わないことを選択するかを尋ねた。90％以上の患者が5年の余命の延長のために標準的な化学療法を受け入れた。44％は6カ月の余命の延長でも受け入れた。12％は生存期間が1週間延長する治療法を受け入れた。9％は標準的な化学療法を拒否した。実験的な化学療法に対して、87％は5年の余命の延長のために受け入れたが、33％は6カ月の延長、13％は1週間の余命の延長のために受け入れた。13％はこの治療法を拒否した。もし生存期間が延長しなくても疼痛や症状が軽減すれば76％が標準的または実験的な化学療法を受け入れた。40％または46％は症状が出現するまでは標準的、または実験的な化学療法を行わないと言明した。

標準的な化学療法とホルモン療法のどちらを選ぶかを聞かれたときに、半々の患者がそれぞれを選択した。ホルモン療法を選んだ患者の50％以上は余命が1週間の延長のためでも受け入れた。標準的な化学療法を選択した患者の16％のみが1週間の延長、24％が1カ月の余命の延長のために受け入れた。標準的な化学療法を選択した患者の22％が症状の発現までは治療を開始しないと言明し、ホルモン療法を選択した患者の41％が同様であった。

実験的な化学療法と標準的な化学療法の無作為化比較試験を12％が拒否した。高用量化学療法を1カ月の余命の延長のために受け入れたのは10％未満だが、18カ月の延長とすると74％が受け入れた。90％の患者が無作為化比較試験を拒否した。

このように、リスクと利益の評価に基づいた治療法の選択の範囲は非常に広範である。しかし、生存期間の少しばかりの延長のために大きな副作用のリスクを受け入れるという女性が確実に存在した。

余命が短い再発・進行乳癌患者と医療者の間の病状と治療効果に関する話し合いと決定は患者および医療者の双方にとって困難である。治療により期待される効果に関する質問表を9,000人の患者と6,938人の医師に送付した。患者は医師に比べて大きな治療効果を期待した。50％以上の患者が12カ月以上の全生存期間の延長を期待した。医師の7～30％が同様の結果を望んでいた。患者の治療法の選択の最も強い因子は治療の有害事象と子供の存在であった。

2．全身療法の選択 ── ホルモン療法、化学療法、分子標的治療の選択基準

現在、再発乳癌に対する全身療法には大雑把に言って、ホルモン療法、化学療法、分子標的治療、免疫療法がある。これらの治療法の長所と短所、どのような特徴のある再発乳癌に用いるか、その効果の特徴、比較、副作用（有害事象）などについて述べる。

乳癌の再発は個々の患者において個性的であり、様々な様式と部位に分布する多様性を示す。したがって、治療もそれに対応した個別化が必要であるが、治療法も無数に存在し、それぞれがある程度の効果を示す。したがって、個々の患者に対して最適の治療を選択することが困難となっている。現状では個々の再発乳癌および患者の生物学的性格を的確に把握することは困難であるが、ER、PgR、HER2の発現の有無が大雑把な効果予測因子となる。年齢、閉経状況、無病期間、転移部位、病変の広がりなどの時間的、空間的な臨床経過や、術後補助療法の種類や効果も有効な選択基準となる。また、これまでの治療歴、獲得耐性の有無、増悪の仕方、再発までの時間（無病期間）、腫瘍の悪性度、年齢と閉経状況、共存症の有無、患者自身の好みと選択を考慮すべきである。さらに、腫瘍の遺伝子シグニチャー、サブタイプも関係する。

再発・進行乳癌に対して、どのような効果を期待し、どのような治療を選択するかについて、全般的な合意が得られているとは考えられない。その理

由はいくつか考えられる。①再発・進行乳癌の性格が複雑、多岐にわたり、治療に対する反応性は個々の症例で非常にまちまちである。②その治療法も再発部位の外科的摘出、照射などの局所療法、化学療法、ホルモン療法、化学・ホルモン療法、分子標的治療などの全身療法など、種々存在し、それぞれがある程度の奏効率を示し、ある治療が特別な優位性をもつわけではない。さらに、世界中の医学誌に多くの臨床試験の成績や総説が毎月報告され、混乱に拍車をかけている。最近は、世界的なカンファレンスやシンポジウムにより、再発・進行乳癌の広範な種類や様相に対する標準治療が喧伝され、それに従うことが医療者のステイタスシンボルになっている。③患者および医療者の期待する効果が奏効率か、TTPの延長か、生存期間の延長か、症状の改善か、QOLの改善か、などにより治療法が異なり、癌の進行段階によっても事情が違う。④多施設臨床試験特に無作為化比較試験が推奨されているが、一部を除いて定着しているとはいい難い。したがって、わが国の治療法の効果の証拠の大部分は他国での臨床試験を追認したものである（最近では国際的な臨床試験にわが国の施設も参加し、貢献している）。

　再発・進行乳癌の単一の標準的な治療法は存在せず、個々の患者と腫瘍の性格が治療法の決定に役立つ因子となる。十分な情報伝達の後の患者の好み（選択）が考慮されるべきである。

1）ホルモン療法を選択する

　攻撃的でない、比較的ゆっくり進行する再発例では、ER、PgRおよびHER2発現の有無により治療法を決定する。ホルモンレセプター陽性の患者にはホルモン療法を先行する。閉経状況によりホルモン療法の種類が選択される。ホルモン療法に適する症例は無病期間が長く（2年以上）、再発の発見からの増殖速度が遅く、病変の広がりが少なく、転移病巣数が少なく、腫瘍量が小さい、比較的高齢の、生命に差し迫った危険がない患者である。勿論ホルモンレセプター陽性例やHER2発現陰性例が奏効しやすいが、これらが不明であっても上述のような性格であれば、ホルモン療法を行う。

　再発・進行乳癌では前向きの多遺伝子検査や乳癌サブタイプ解析は行われていない。ホルモンレセプター陽性の閉経後の再発乳癌患者に対する初回治療（レトロゾール＋ラパチニブ、レトロゾール）においてPAM50検査によるサブタイプ別の予後を後ろ向きに調査した。821例のサブタイプが無増

悪生存期間と全生存期間の最強の予後因子であり、HER2陰性（644例）とHER2陽性（157例）でもそうであった。無増悪生存期間中央値はルミナールAで16.9カ月、ルミナールBで11.0カ月、HER2陽性で4.7カ月、ベーサルライクで4.1カ月であった。全生存期間中央値は45カ月、37カ月、16カ月、23カ月であった。HER2陽性乳癌に対するラパチニブの併用は無増悪生存期間を延長した。

　ホルモン療法は多くの場合、同時併用でなく逐次的に行う。初回ホルモン療法に奏効またはSD（CB）で後に再発した場合には、作用機序の異なる他の種類のホルモン療法が奏効することが多く、もう一度ホルモン療法を行う。ホルモン療法の逐次的治療は化学療法を開始するまでの期間を延長し、良好なQOLと少ない副作用が持続する可能性がある。このことにより、化学療法への移行が遅れることによる生存期間への悪影響がでることはないと考えられる。

　乳癌に対する最も有効な薬剤が術後（または術前）補助療法として使用されるようになり、これらが再発乳癌の治療効果に影響を及ぼすので、再発初回治療は実質的には2次治療としての位置づけとなる。術後補助ホルモン療法の終了後1年以上経過して再発した患者も未治療と同じと考える研究者が多くなった。465例の再発乳癌患者において、種々のホルモン療法の効果は転移部位により異なり、軟部組織転移の奏効率が高く、奏効期間が骨または内臓転移よりも長かった。

　再発乳癌に対する現在のホルモン療法の奏効率は32〜44％、CB率が60〜70％、TTPは8〜10カ月程度である。第2次、3次ホルモン療法によりさらにある程度の奏効またはCBが得られる。ホルモン療法の逐次的治療は化学療法を開始するまでの期間を延長する可能性がある。一方、乳癌はホルモン療法に対して必然的に早晩、耐性となり、次の治療への移行が必要となる。その場合に、前述のような、ホルモン療法に対する耐性のメカニズムを理解することが治療選択の助けとなる。

　以下に、患者の状態とこれまでの治療の有無、ホルモンレセプターの状況により、具体的な治療計画を示す。

(1) 閉経前のホルモンレセプター陽性、HER2陰性の再発初回治療としてのホルモン療法

　閉経前の再発・進行乳癌に対する初回治療は、タモキシフェン、LHRHアゴニスト、またはLHRHアゴニスト＋タモキシフェンが考えられる。

　ⅰ）タモキシフェン

　閉経前女性では、タモキシフェン治療によりエストラジオールおよびプロゲステロンレベルがときに著しい上昇を示し、腫瘍の増殖を誘導しないかということが懸念された。実際に、エストラジオール上昇により卵巣刺激症状がみられたという報告がある。

　しかし、ある集計では、閉経前患者でのタモキシフェンの奏効率は31％（83/267）、奏効期間中央値は13～23カ月と、卵摘とほぼ同様の効果が得られた。

　別の集計では、閉経前の再発・進行乳癌患者の第2相試験でのタモキシフェンの奏効率は平均31％（89/285、範囲：20～45％）、SDを含めると44％（126/285）であった。3件の無作為化比較試験でも、奏効率、奏効期間、TTP、全生存期間には、タモキシフェンと卵摘の効果の間に統計的な有意差はなかった。大部分がER陽性または不明の閉経前再発・進行乳癌に対する、卵摘または卵巣照射とタモキシフェンの効果を比較した220例のメタアナリシスでは、奏効率、TTP、全生存期間に差はなかった。

　ⅱ）LHRHアゴニスト

　閉経前の再発・進行乳癌患者に対する種々のLHRHアゴニストの効果の報告を集計すると、奏効率は38％（161/419）、ER陽性例では50％であった（資料15-2）。別の集計では、閉経前再発・進行乳癌に対するLHRHアゴニストの奏効率は30～45％であり、奏効期間中央値は8～16カ月、TTPは4～12カ月程度であった。

　これらの成績は、卵摘の効果にほぼ一致した。すなわち、3,380例の集計では、卵摘の奏効率は33％（範囲2～41％）であった。1974～1984年に601例の両側卵巣摘出術を行い、奏効率31％、うち10.5％のCRを得た。

ⅲ）LHRHアゴニスト＋タモキシフェンの併用

LHRHアゴニストと他のホルモン療法との併用として、①LHRHアゴニスト＋タモキシフェン、②LHRHアゴニスト＋アロマターゼ阻害剤、③LHRHアゴニスト±タモキシフェン＋化学療法が検討されている（資料15-3）。

閉経前と閉経期の再発・進行乳癌患者318例で、ゴセレリン単独治療により31％（50/159）、ゴセレリン＋タモキシフェンにより38％（60/159）の奏効率であり、有意差は認められなかったが、TTPは併用群で延長した（P＝0.03）。全生存期間には差がなかった。

4件の試験を集計したCHATメタアナリシスでは、LHRHアゴニスト単独256例とLHRHアゴニスト＋タモキシフェン併用の250例が比較された。6.8年の追跡期間中央値において、奏効率、生存期間、無増悪生存期間で併用群が優れていた。奏効率は併用群が39％（97/250）、LHRHアゴニスト単独群が30％（75/256）であり、併用治療が明らかに高かった（P＝0.03）。無増悪生存期間の中央値は5.4カ月と8.7カ月と有意に延長した（P＝0.0003）。全生存期間中央値はLHRHアゴニスト＋タモキシフェン群が2.9年、LHRHアゴニスト単独群が2.5年と明らかに延長した（P＝0.02）。LHRHアゴニスト単独と比較して、LHRHアゴニスト＋タモキシフェン治療は死亡のリスクを22％有意に低下し（P＝0.02）、進行のリスクを30％有意に低下した（P＜0.001）。奏効期間中央値は併用群が602日で、単独群が350日であった。ER陰性例がこの解析には含まれるが少数であり、LHRHアゴニスト＋タモキシフェン併用療法はER陽性、不明の閉経前、閉経期の再発・進行乳癌の標準治療とみなされた。閉経前でホルモンレセプター陽性の再発・進行乳癌患者にはタモキシフェン、LHRHアゴニスト単独、LHRHアゴニスト＋タモキシフェン併用療法、特に後者が選択されるべきであろう。LHRHアゴニストまたはLHRHアゴニスト＋タモキシフェン治療は投与初期の有害事象、効果発現時期の遅延、投与終了後の腫瘍の再増殖の可能性、投与期間、妊娠希望の患者への対応などの問題がある。

ⅳ）LHRHアゴニスト＋アロマターゼ阻害剤の併用

閉経前女性に対してLHRHアゴニスト＋アロマターゼ阻害剤の併用効果が試験されているが、再発・進行乳癌の初回治療としての効果は確認されて

いない。前述のように、閉経前再発・進行乳癌患者の初回治療としてゴセレリン＋アナストロゾールを使用しCB率は60％（12/20）であった（資料15-4）。

　ⅴ）LHRHアゴニスト±タモキシフェンと化学療法の併用

　再発・進行乳癌患者に対するCAF化学療法とブセレリンの併用により、82％（49/60）の奏効率、48％（29/60）のSD率、11.5カ月のTTP中央値、37カ月の生存期間中央値が得られた（資料15-5）。

　現在では、ER陽性の閉経前乳癌患者の治療として、化学療法よりもLHRHアゴニストまたはLHRHアゴニスト＋タモキシフェン、またはLHRHアゴニスト＋アロマターゼ阻害剤をまず考慮すべきであるとの評価が多い。

⑵　閉経前再発・進行乳癌の第二次ホルモン療法

　閉経前再発・進行乳癌患者の第二次ホルモン療法として、LHRHアゴニスト＋アロマターゼ阻害剤の併用、またはアロマターゼ阻害剤治療が考慮されるが、確立した無作為化比較試験はみられない。閉経前患者に対する第二次ホルモン療法において、LHRHアゴニストとアロマターゼ阻害剤を併用することにより奏効例が得られLHRHアゴニスト単独治療よりも血中エストラジオールレベルのより強い抑制が得られた。

　閉経前再発・進行乳癌患者に対し、ゴセレリン＋タモキシフェン治療後の病勢進行に際して、ゴセレリン＋アナストロゾールの併用治療を行うことによりCB率は75％（12/16）、奏効期間中央値は17+カ月（6～47+カ月）であった。

　このように、LHRHアゴニスト＋アロマターゼ阻害剤による強力な全エストロゲンブロックにより、LHRHアゴニスト単独と比較して血中エストロゲンレベルが低下し、奏効率が上昇すると考えられるが、この報告は少数、散発的であり、これにより乳癌のコントロールがどれだけ長期に行われるかが問題である。閉経前再発・進行乳癌のゴセレリン＋タモキシフェンで進行した場合の二次治療、または初回治療として、LHRHアゴニスト＋アロマターゼ阻害剤治療が検討されている。

⑶ 閉経後のホルモンレセプター陽性、HER2陰性の再発・進行乳癌に対するホルモン療法

ⅰ）閉経後のホルモンレセプター陽性の再発乳癌患者に対する初回治療

閉経後のホルモンレセプター陽性、HER2陰性の再発・進行乳癌患者に対しては、ホルモン療法を選択するのが標準的である（資料15-6）。しかし、イタリアのリアルワールドの集計によると、446例のルミナールライク、HER2陰性の再発・進行乳癌患者の38%が初回治療として化学療法が選択されていた。全生存期間（化学療法：37.5カ月、ホルモン療法：33.4カ月）、無増悪生存期間（13.3カ月と9.9カ月）には有意差がなかった。化学療法の頻度が低いのは高齢と骨転移のみの患者であった。

閉経後患者に対するホルモン療法の選択肢は幅広く、最適の順序は決定されていない。再発・進行乳癌の初回治療として、術後補助療法としてタモキシフェンを受けた患者にはアロマターゼ阻害剤、術後補助療法としてアロマターゼ阻害剤を受けた患者にはタモキシフェンというオプションがある。さらに、フルベストラントやMPAも考慮される。再発初回治療として、アロマターゼ阻害剤、タモキシフェン、フルベストラントが単独で使用され、持続性の効果と少ない有害事象を示す。

再発・進行乳癌の初回治療としてのアロマターゼ阻害剤とタモキシフェンの大規模無作為化比較試験における対照群としてのタモキシフェンの効果、およびトレミフェンとタモキシフェンの無作為化比較試験のタモキシフェン群の効果をみると、タモキシフェンの奏効率は17～42%、CB率は38～56%、TTPは5.0～10.2カ月、奏効期間は25カ月であった。全生存期間の記載は少なかったが、中央値は12.3～39カ月であった（資料15-6）。

再発初回治療としてのアロマターゼ阻害剤とタモキシフェンの比較試験の結果、アロマターゼ阻害剤はER陽性の乳癌の再発・進行乳癌の初回治療として、タモキシフェンに比べて優れており、または少なくとも同等の臨床効果を示すと考えられ、アロマターゼ阻害剤がタモキシフェンに取って代わり第1選択となった（資料15-6）。

文献検索で、生存期間をエンドポイントとして再発・進行乳癌に対するアロマターゼ阻害剤と従来のホルモン療法（タモキシフェンまたはプロゲスチン）をメタアナリシスとして比較した。25件の試験の合計8,504例で、第3世代アロマターゼ阻害剤の生存期間はこれまでのホルモン療法に比べて有意

に延長した（P＜0.001）。再発初回治療としての第3世代アロマターゼ阻害剤はタモキシフェンに比べて、生存期間が有意に延長した（P＝0.03）。二次治療以降の治療においても有意に延長した（P＜0.001）。アロマターゼ阻害剤により従来のホルモン療法に比べて再発・進行乳癌患者の生存期間の有意な延長が得られると考えられる。3つのアロマターゼ阻害剤の効果の違いはないようにみえる（資料15-6）。

　アロマターゼ阻害剤またはフルベストラントとタモキシフェンの無作為化第3相試験では、アロマターゼ阻害剤またはフルベストラントがタモキシフェンに比べて、同等または優れた効果を示し、同様に忍容性が高く、再発初回治療として標準的な選択と考えられる。

　8,504例の大規模なメタアナリシスでは、アロマターゼ阻害剤はタモキシフェンに比較して生存期間を有意に11％改善した。アナストロゾールとタモキシフェンを比較した2件の試験では、TTP中央値は11.1カ月と8.2カ月であった。

　フルベストラントとタモキシフェンの効果には差がなかった。フルベストラントはアナストロゾールに比べてTTP、全生存期間が延長した（FIRST試験、資料15-6）。

　ホルモンレセプター陽性の閉経後の再発・進行乳癌患者694例において、アナストロゾール単独とアナストロゾール＋フルベストラント（250mg）を初回治療として比較した（SWOG試験）。無増悪生存期間中央値はアナストロゾール単独群が13.5カ月、併用群が15.0カ月と有意に延長した（P＝0.007）。全生存期間は41.3カ月と47.7カ月と延長した（P＝0.05）。

　この試験に参加した患者のうち、タモキシフェン治療を受けていなかった患者が利益を得た。アナストロゾール単独群でタモキシフェン未治療例の無増悪生存期間中央値は12.6カ月、併用群では17.0カ月と有意に延長した（P＝0.006）。タモキシフェン治療を受けていた患者では無増悪生存期間中央値は14.1カ月と13.5カ月で差がなかった。

　第2の初回治療の第3相試験（514例）で、アナストロゾール単独とアナストロゾール＋フルベストラント250mgの併用を比較した。TTP（10.2カ月 vs 10.8カ月）、全生存期間（38.2カ月 vs 37.8カ月）には有意差がみられなかった。この2つの試験は人口統計学的な違いがあり、併用治療の利益はデノボの、未治療の再発・進行乳癌でのみ見られると考えられる。

トレミフェンの効果はタモキシフェンと同様と考えられた（資料15-7）。

非ステロイド系アロマターゼ阻害剤で進行した、ホルモンレセプター陽性の再発・進行乳癌の閉経後患者を、フルベストラント（250 mg）＋アナストロゾール（243例）、フルベストラント（250 mg）＋プラセボ（231例）、エキセメスタン単独（249例）の3群に無作為に割り付けた（SoFEA試験）。無増悪生存期間は3群の間で差がなかった。ER陽性/PgR陽性（ルミナールA）の患者は併用ホルモン療法により利益が多かった（資料15-8）。

このように、ホルモン療法を既に受けていない患者やホルモン感受性が高い患者がアロマターゼ阻害剤＋フルベストラントの併用に非常に効果的であった。

これらの成績から、二次治療のホルモン療法が初めての再発・進行乳癌患者や高度にホルモン感受性（ER陽性/PgR陽性で表現される）の患者が併用ホルモン療法に最大の利益が得られると考えられる。

ホルモン療法は異なった作用機序をもち、違ったホルモン療法を併用することにより効果を増強しようとする考えは合理的のようにみえる。前臨床試験では、この併用の戦略は上手くいくことがあるが、再発・進行乳癌では効果はまちまちであった。

アロマターゼ阻害剤とフルベストラントの併用を全てのホルモンレセプター陽性の患者に行うことに躊躇するという意見もある。

ホルモン反応性の閉経後の再発・進行乳癌患者4,514例を含む9件の試験のフルベストラントの効果に関するメタアナリシスでは、フルベストラントは対照群（標準的な治療）に比べて、無増悪生存期間は少なくとも同様であった。フルベストラントが他のホルモン療法と併用の有無にかかわらず（初回治療または第二次治療）無増悪生存期間には違いはなかった。CB率や全生存期間にも対照群と違いはなかった。血管運動神経障害、関節痛、婦人科的障害にも差がなかった（資料15-8）。

ホルモンレセプター陽性、HER2陰性の閉経後の再発・進行乳癌患者に対する初回のホルモン療法単独の優劣をネットワークメタアナリシスで比較した。8件の無作為化比較試験（3,492例）において、奏効率の優れた治療は、レトロゾール＞エキセメスタン＞アナストロゾール＞フルベストラント500 mg＞タモキシフェン＞フルベストラント250 mgであった。TTP/無増悪生存期間に対しては、フルベストラント500 mg＞レトロゾール＞アナスト

ロゾール＞エキセメスタン＞タモキシフェン＞フルベストラント250 mgであった。奏効率とTTPと忍容性からフルベストラント500 mgとレトロゾールが適切であろう。

　ii）閉経後のホルモンレセプター陽性の再発乳癌患者に対する第二次ホルモン療法

　術後補助ホルモン療法を受けた患者の再発初回治療は、実質的には二次治療としての位置づけとなる。

　a）閉経後のタモキシフェン耐性乳癌の第二次ホルモン療法

　タモキシフェンを術後補助療法または再発初回治療として投与され、進行した閉経後乳癌患者に対して、アロマターゼ阻害剤とフルベストラントのどちらを先行させるのがよいかは乳癌治療の問題点の1つである。ホルモン依存性の閉経後乳癌でのアロマターゼ阻害剤の効果は、再発・進行乳癌の初回治療、術後補助療法、術前治療においてタモキシフェンを凌駕することが多くの臨床試験により確立されている。タモキシフェン治療で進行した患者に対してフルベストラントはアナストロゾールと同等に有効であった（資料15-8）。

　b）タモキシフェン耐性乳癌に対するフルベストラントとアナストロゾールの比較

　ホルモン療法に耐性の閉経後再発・進行乳癌患者を対象として、フルベストラント250 mg/月筋注とアナストロゾールを比較する、2件の第3相無作為化比較試験が行われた。96％以上がタモキシフェン治療後であった。北米試験は400例、ROW試験は451例の再発・進行乳癌患者で両治療の効果には有意差がみられなかった。

　ある系統的レビュウによると、再発・進行乳癌に対するフルベストラントの4件の無作為化比較試験のうち3件において、既ホルモン療法に耐性となった患者でフルベストラントはアナストロゾールまたはエキセメスタンと比較して、効果と安全性に関して有意差は得られなかった。さらに2件の後ろ向きの解析で、アナストロゾールに対するフルベストラントの非劣性が証明された。したがって、フルベストラントはアロマターゼ阻害剤の代替治療

とみなされた（資料15-8）。

c）閉経後のアロマターゼ阻害剤耐性乳癌の第二次ホルモン療法

　現在、アロマターゼ阻害剤は術後補助療法や再発初回治療としての役割をタモキシフェンに取って代わっているので、アロマターゼ阻害剤治療後に耐性は必然的に発生する。アロマターゼ阻害剤に対して耐性となった乳癌患者に対してタモキシフェン、フルベストラント、MPA、高用量エストロゲンなどの他のホルモン療法が試みられている。非ステロイド系アロマターゼ阻害剤とステロイド系アロマターゼ阻害剤の間の交差耐性の部分的な欠如が認められており、非ステロイド系アロマターゼ阻害剤治療後にステロイド系アロマターゼ阻害剤（あるいはその逆）が有効である可能性がある。これらの治療に対する耐性は、ERと増殖因子シグナル伝達経路の間のクロストークによると考えられるので、ER陽性乳癌に対してホルモン療法と種々の分子標的治療薬の併用により、このような耐性を克服できる可能性がある（後述）。

　アロマターゼ阻害剤耐性乳癌に対してタモキシフェンは一定のCB率が得られている。アナストロゾール→タモキシフェンとタモキシフェン→アナストロゾールの効果を二重盲検クロスオーバー試験として検討した（TARGET試験のサブスタディ）。初回治療としてのアナストロゾール（31例）とタモキシフェン（29例）によるTTP中央値は、11.3カ月と8.3カ月であった（有意差なし）。クロスオーバーからのTTP中央値はアナストロゾール→タモキシフェン（19例）では6.7カ月、タモキシフェン→アナストロゾール（18例）では5.7カ月であった。2回目の進行までの期間の中央値は、28.2カ月と19.5カ月であった。アナストロゾール→タモキシフェンの生存期間は69.7カ月、タモキシフェン→アナストロゾールの生存期間は59.3カ月であった（有意差なし）。このように、タモキシフェンはアナストロゾール治療後の有効な二次治療と考えられた（資料15-9）。

d）非ステロイド系アロマターゼ阻害剤後のステロイド系アロマターゼ阻害剤（または逆の順序）の効果

　非ステロイド系アロマターゼ阻害剤治療後のエキセメスタン治療の105例では5％の奏効率と20％のCB率が得られた（後述）。奏効期間およびCB

期間の中央値は58.4週と37.0週であった（資料15-10）。

アロマターゼ阻害剤未治療でホルモンレセプター陽性または不明の閉経後患者にまずエキセメスタンを投与し、進行時にアナストロゾールまたはレトロゾールにクロスオーバーした。40例の患者がアロマターゼ阻害剤の初回治療としてエキセメスタン治療を受け、CB率は67.5%、TTP中央値は9.6カ月であった。一方、エキセメスタンにより進行した18例が非ステロイド系アロマターゼ阻害剤治療を受け、CB率は55.6%、TTPは9.3カ月であった。逆に、非ステロイド系アロマターゼ阻害剤後にエキセメスタンを受けた23例では、CB率は43.5%、TTPは5.1カ月であった。

ステロイド系アロマターゼ阻害剤から非ステロイド系アロマターゼ阻害剤への変更の試験は少ないが、非ステロイド系アロマターゼ阻害剤とステロイド系アロマターゼ阻害剤の部分的な非交差耐性は投与順序によらないことを示唆している。アロマターゼ阻害剤の治療後にも他のタイプのアロマターゼ阻害剤に対して低頻度ではあるものの奏効例が得られ、CB率は比較的高かった。2つのクラスのアロマターゼ阻害剤の交差耐性がないか少なくとも部分的であることを示唆している。逐次的なアロマターゼ阻害剤治療により、化学療法までの期間を延長することが可能である。しかし、前述のように、非ステロイド系アロマターゼ阻害剤治療後にエキセメスタン単独治療に比べて、エキセメスタン＋エベロリムスが有意に有効であった。

e）アロマターゼ阻害剤耐性乳癌に対するフルベストラントの効果

アロマターゼ阻害剤治療後の進行例でのフルベストラントの治療効果についての報告は少ないが、CB率が19～57%であることがいくつかの第2相試験で確認されている。フルベストラントを主とするホルモン療法の既往のある再発・進行乳癌患者339例の集計では、CB率は39%（132/339）、奏効率は11.8%（40/339）であった（資料15-11）。

f）複合ホルモン療法

ホルモン療法の作用機序はそれぞれの治療法で異なり、また乳癌はERのみならずPgR、AR、GR、PRLRなどをもち、それぞれのレセプターを介するホルモン活性が個々の乳癌細胞の増殖を制御する。実際には、ERとPgRの発現が乳癌のホルモン療法の効果を左右し、他のホルモンレセプターは少

なくとも臨床の場面では重要視されていない。

　このことは、むしろ臨床的に先行して想定されていた。すなわち、再発・進行乳癌に対してあるホルモン療法の無効、または奏効後の再燃時に異なった種類のホルモン療法を行うと再び奏効することが古くから知られていた（資料15-12）。つまり、部分的交差感受性があり完全交差耐性がないことになる。

　閉経後乳癌患者に対してタモキシフェン＋アロマターゼ阻害剤、フルベストラント＋アロマターゼ阻害剤、閉経前乳癌患者に対してLHRHアゴニスト＋タモキシフェン、LHRHアゴニスト＋アロマターゼ阻害剤、LHRHアゴニスト±タモキシフェン＋化学療法などが考えられている（それぞれの項目を参照）。

　ER陽性、閉経後の再発・進行乳癌患者に対する、ホルモン単独療法と比較した複合ホルモン療法の有効性に関するメタアナリシスが、189試験の31,510例の種々の複合療法の無作為化比較試験で行われた。タモキシフェン単独とタモキシフェンと他のホルモン療法を併用した治療の比較が22試験の2,949例で行われ、生存期間に関するデータが1,819例から得られた。52％が初回治療であった。複合ホルモン療法がタモキシフェン単独に比べて有意に1.34倍高い奏効率（43％と36％）であった（資料15-12）。副作用は併用群で、倦怠感、傾眠、脱毛、浮腫、体重増加、発疹などが有意に増加した。

　タモキシフェンと組み合わせた薬剤別にみると、死亡のリスクはタモキシフェンとMAの併用はタモキシフェン単独に比べて有意に27％低下した。

　タモキシフェンとアロマターゼ阻害剤の逐次的ホルモン療法はそれぞれが有効であり、化学療法の使用までの時間を延長するが、どちらを先行するか、両者の使用後にどのようなホルモン療法を選択するかは明確でない（資料15-12）。アロマターゼ阻害剤に獲得耐性となった乳癌がタモキシフェンなどによる第二次ホルモン療法にどの程度感受性があるかは結論が出ていない。さらに、タモキシフェン→アロマターゼ阻害剤にスイッチする逐次的治療がアロマターゼ阻害剤→タモキシフェンへのスイッチングに比べて優劣があるかについても議論の余地がある。また、タモキシフェン治療後の2次治療として、フルベストラントはアナストロゾールと同等の成績を示した。アロマターゼ阻害剤とフルベストラントの同時併用の効果はアロマターゼ阻害剤単独に比べて優れていなかった（資料15-12）。閉経前のホルモン反応性の

乳癌に対する複合ホルモン療法に関しては前述した。

2）米国臨床腫瘍学会（ASCO）の再発・進行乳癌患者に対するホルモン療法の勧告

2016年、米国臨床腫瘍学会（ASCO）の再発・進行乳癌患者に対するホルモン療法の勧告が提出された（資料15-13）。

①ホルモン療法はERおよび/またはPgRがどのようなレベルであれ発現していれば、行うべきである。

②治療の選択は術後補助療法のタイプ、無病期間、再発時の疾病の広がりを基準に行うべきである。特定のホルモン剤は再発が最後の治療から12カ月以上で起こった時には再び投与する。

③ホルモン療法は直ちに生命を脅かす状態、または術後補助ホルモン療法の間に内臓転移が急速に進展した患者を除いて、ホルモンレセプター陽性の再発・進行乳癌患者の最初の治療として推奨する。

④治療は画像診断、臨床検査、または乳癌関連の症状により立証された乳癌の進行が明らかになるまで続けるべきである。

⑤ホルモン療法と化学療法の同時併用は推奨しない。

⑥患者には初回治療を含む臨床試験に参加することを薦める。

▫ 初回治療
  ○ 閉経後のホルモンレセプター陽性の再発・進行乳癌患者に対しては、アロマターゼ阻害剤を初回のホルモン療法の一部として投与する。
  ○ 非ステロイド系アロマターゼ阻害剤とフルベストラント（500 mgとローディングスケジュール）は、術後補助ホルモン療法を受けていない患者に投与してもよい。
  ○ 閉経前のホルモンレセプター陽性の再発・進行乳癌患者に対しては、卵巣機能抑制または卵摘を他のホルモン療法とともに行う。
▫ 第2次治療
  ○ 臓器機能不全を伴った急激な病勢の進展の例を除いて、ホルモン反応性の患者には逐次的なホルモン療法を行う。特定の順序は推奨されなかった。
  ○ フルベストラント投与の場合には、500 mgとローディングスケジュー

ル（治療開始日、15日、28日、続いて1回/月）。
▫ 分子標的治療
　◦ 閉経後のホルモンレセプター陽性の、未治療の再発・進行乳癌患者に対して、非ステロイド系アロマターゼ阻害剤とパルボシクリブを投与する。これは、レトロゾールのみでは無増悪生存期間は延長したが、全生存期間は改善されなかったためである。
　◦ 非ステロイド系アロマターゼ阻害剤（化学療法を受けた、または化学療法を受けなかった、またはフルベストラント治療の有無にかかわらず）を受けた閉経後のホルモンレセプター陽性の再発・進行乳癌患者に対して、エキセメスタンとエベロリムスの併用を投与する。これは、エキセメスタンのみでは無増悪生存期間は延長したが、全生存期間は改善されなかったためである。
　◦ フルベストラントとパルボシクリブの併用を、アロマターゼ阻害剤を受けた患者に投与する。これは、フルベストラント単独に比べて、この併用治療により無増悪生存期間が改善されたからである。治療はCDK4/6阻害剤の治療を受けなかった患者に制限される。
　◦ 化学療法を早急に行わない時に、HER2陽性の再発・進行乳癌患者に対して抗HER2治療を初回のアロマターゼ阻害剤治療と併用して投与する。
　◦ ホルモンレセプター陽性の再発・進行乳癌患者に対する治療を選択するために、遺伝子発現プロファイル解析は行うべきでない。
　ASCOの再発・進行乳癌患者の治療に関する実地臨床のガイドライン（資料15-13）とその文献的根拠を示す（資料15-14、資料15-15）。
　これ以外にもいくつかのガイドラインが発表されている。

3）化学療法を選択する

　ホルモンレセプターが陰性であれば、当然、化学療法を選択すべきである。化学療法はホルモンレセプター陽性でホルモン療法を行った後にホルモン耐性となった例、急速に進行する乳癌、多発性の転移、広範な、高度の内臓転移、短い無病期間の再発例に使用される。ホルモンレセプター陽性乳癌はホルモン療法が先行するが、究極的には耐性となり化学療法に移行する。
　化学療法に奏効しやすい再発乳癌は無病期間が短く、再発後も増殖速度が

速く、S期分画が高く、異数性である。ホルモン療法や分子標的治療と異なり、化学療法のターゲットとする分子は特定されていない。

ER陰性、PgR陰性患者では化学療法を単独または併用して使用する。PSの程度、患者の共存症（糖尿病や心、腎、肝疾患）の存在や有害事象に耐えることも、化学療法の選択に際して重要である。

無病期間が短い（増殖速度が速い）乳癌が化学療法に奏効しやすいと言われている。化学療法の奏効率はホルモン療法に比べて高いが、TTPや奏効期間が短い傾向である。

最善の化学療法の期間は少なくとも4～6カ月、または最良の効果までであり、これは毒性と腫瘍の進行が起こらないことに依存する。

欧米では、実際にはホルモンレセプター陽性、HER2陰性の再発・進行乳癌の初回治療から化学療法を行うことが少なくない（資料15-16）。

化学療法単独とホルモン療法単独の再発乳癌に対する効果の比較の8件（817例）の無作為化比較試験の集計のレビュゥでは、ホルモン療法に比べて化学療法の奏効率が有意に高かった（P = 0.04）。6件（692例）の試験で生存期間には有意差がみられなかった。原則として、化学療法とホルモン療法の同時併用は生存期間を延長しないことが多く、ホルモン療法から化学療法へという順序で逐次的に行う。

多剤併用化学療法は通常高い奏効率を示し、ときに生存期間を延長し、PSが良好の内臓転移をもつ若年の患者に用いられる。これに対して、単剤の化学療法は副作用の頻度と程度が低く、高い忍容性を示すことが多く、効果と忍容性のバランスが必要な患者に適用される。ある会合では、急速な臨床的進展、生命を脅かす内臓転移、症状および/または病態の急速なコントロールの必要性がない場合には、逐次的な単剤の化学療法を推奨した。現在の単剤の化学療法の効果はそれほど高いものではなく（表7-5）、多剤併用化学療法が通常行われるが、単剤の逐次的投与の有用性も根強く主張されている。患者および病態関連因子により多剤併用または逐次的単剤化学療法を選択すべきとされた。

現在、効果的な単剤の化学療法としては、タキサン、アンスラサイクリン、ビノレルビン、カペシタビン、ゲムシタビン、エルブリンなどがある。

再発・進行乳癌に対する化学療法としてアンスラサイクリンを含む多剤併用化学療法が最も効果があるとして、この数十年間にわたり使用されてき

た。しかし、最近では、アンスラサイクリンの種々の有害事象、特に心毒性を考慮して、タキサンを含む化学療法が広く使用されるようになった。

従来の化学療法を受けた再発・進行乳癌患者の生存期間中央値は12～24カ月の間であった。多剤併用化学療法は、単剤化学療法に比べて生存期間の有意な延長が得られた。後ろ向きの解析で、アンスラサイクリンを含まない化学療法群は化学療法なしの群に比べて6～9カ月間生存期間が延長した。無作為化比較試験によりアンスラサイクリンを加えた化学療法では、アンスラサイクリンを含まない化学療法に比較して奏効率と生存率が有意に上昇した。しかし、CMF＋プレドニソロンは、いくつかのアンスラサイクリンを加えた化学療法よりも効果的であった。ビノレルビンやタキサンを用いた二次化学療法は、TTPや生存期間を1～3カ月延長した。

その後のタキサン（パクリタキセル、ドセタキセル、ナブパクリタキセル）の登場により、アンスラサイクリンと同等またはそれ以上の効果が示され、再発・進行乳癌、および術前ないし術後補助療法としての標準治療とみなされるようになった。パクリタキセルとドセタキセルの効果は同様と考えられる。ナブパクリタキセルはアレルギー症状が起こる可能性がある溶媒を含有していないために、ステロイド剤などの前投薬が不必要である。効果はパクリタキセルと同様である。

ナブパクリタキセルと通常のパクリタキセルの術前化学療法を1,206例で無作為に比較した。pCR率は38％と29％（P＝0.00065）で有意に高かった。前者で、貧血、末梢性知覚神経障害が多かった。ナブパクリタキセルは再発・進行乳癌に対して従来のタキサンに比べてより有効であり忍容性が高い。TN乳癌に対しても奏効する。45例のHER2陽性の乳癌患者に対して、術前化学療法として、アンスラサイクリン後にナブパクリタキセルとトラスツズマブを併用して投与した。pCR率は49％であった。ER陽性例では36％、ER陰性例では71％であった。

(1) 再発初回化学療法

再発・進行乳癌に対するタキサンを含む化学療法と含まない化学療法の効果を比較した無作為化比較試験をメタアナリシスした。28件の報告（6,871例）で、種々の状況との組み合わせにおいて、タキサンを含む治療は含まない治療に比較して、TTP（P＝0.002）、全生存期間（P＝0.002）を有意に延

長した。初回治療のみでは、全生存期間は有意に延長した（P＝0.03）が、TTPには差がなかった。奏効率も高かったが、報告毎にばらばらであった。タキサンの有害事象は末梢神経障害、脱毛が多かったが、悪心・嘔吐が少なかった。白血球減少と腫瘍関連死は差がなかった。結局、タキサン基盤の化学療法が同等の効果と少ない有害事象のために良い選択であろう。

　カペシタビンの単独または併用治療とカペシタビンを含まない化学療法を再発・進行乳癌の初回化学療法として比較した無作為化比較試験をメタアナリシスした。9件の試験（1,798例）において、カペシタビンを含む化学療法は含まない化学療法に比べて、奏効率（P＝0.013）と無増悪生存期間（P＜0.0001）が有意に改善された。全生存期間も改善の傾向であったが、有意差はみられなかった。カペシタビンを含まない化学療法では、好中球減少やそれによる発熱が多かった。カペシタビンを含む化学療法では、嘔吐、下痢、手足症候群が多かった。カペシタビンを含む化学療法は再発・進行乳癌の初回治療として、有用であった。

(2) 二次化学療法

　アンスラサイクリンとタキサンを受けた再発・進行乳癌患者に対する二次化学療法の効果の系統的レビュウを行った。無作為化比較試験では、カペシタビン、ゲムシタビン、ビノレルビンなど、有意に生存期間を延長した処方はなかった。無増悪生存期間に対して、ビノレルビン単独に比べてゲムシタビン＋ビノレルビンが有意に優れていた。二次治療としてカペシタビン＋ベバシズマブがカペシタビン単独に比べて優れていた。非無作為化比較試験で、カペシタビン単独、およびゲムシタビン＋ビノレルビンがビノレルビン単独に比べて、生存期間と奏効率に関して有意に優れていた。他の集計では、ビノレルビンやタキサンを用いた二次化学療法は、TTPや生存期間を1〜3カ月延長した。

　全体として、これらの化学療法後の生存期間中央値は16カ月未満であった。16件の第2、3相試験のレビュウでは、アンスラサイクリンとタキサンに耐性の再発・進行乳癌に対するカペシタビン、ゲムシタビン、パクリタキセルなどの単独または種々の併用により、奏効率は11.5〜57％であった。このように、アンスラサイクリンとタキサンの既治療後の化学療法の効果は限られている。

エリブリンは微小管の重合を抑制することにより細胞分裂を阻害する。アンスラサイクリンやタキサンを含む、2〜5回の化学療法を受けた再発・進行乳癌患者に対して、エリブリン単独（508例）または主治医の選択した治療（254例）に無作為に割り付けた。全生存期間中央値は、13.1カ月と10.6カ月であり、エリブリン群が有意に改善された（P＝0.041）。

エリブリンの後ろ向きの試験のプール解析（1,095例を含む13件の報告）では、奏効率とCB率は20.1％と46.3％であった。これは2件の無作為化比較試験の14.9％と30.9％に比べて高かった。

エリブリンの主な有害事象は、無気力、疲労感、好中球数減少、末梢神経障害であった（EMBRACE試験）。

(3) 化学療法耐性

癌細胞はほとんど全ての抗癌剤に対する耐性を、多くの種類のメカニズムと経路で生じる。化学療法耐性はデノボあるいは獲得耐性にかかわらず、抗癌剤の蓄積の低下、または薬剤の排出の亢進、抗癌剤の標的やシグナル伝達の変更、薬剤誘導性のDNA損傷の修復の亢進、アポトーシスの回避、などの原因による。

ホルモンレセプター陰性乳癌の再発が、アンスラサイクリンとタキサンを含む再発初回治療を行った数年後に起こった場合には、同種の薬剤による再治療が有効である可能性がある。しかし、これらの初回治療の後1年以内に再発がみられた場合には、他の種類の化学療法が望ましい。すなわち、70例の再発・進行乳癌の初回治療としてアンスラサイクリンを含む化学療法を行い、最大の奏効が得られた後に治療を中止した。二次化学療法の奏効率は44％、奏効期間は10カ月、全生存期間は13カ月であった。

術後補助化学療法としてアンスラサイクリンやタキサンが頻繁に使用されるようになり、これらに耐性の再発乳癌の初回治療が問題となっている。術後補助化学療法後の無病期間が12カ月以上の症例では、同じ薬剤に対して感受性である可能性があり、同じ薬剤のリチャレンジが考えられる。無病期間が12カ月未満であれば異なった薬剤を使用する。カペシタビン、ゲムシタビン、ビノレルビンが有効である可能性がある。アンスラサイクリンやタキサンに耐性と考えられる場合には多くの化学療法の組み合わせが試みられている。ビノレルビン、エリブリン、ゲムシタビン、カペシタビン、オキザ

リプラチンなどが単剤または併用治療として試験されている。

　アンスラサイクリン／タキサン化学療法により増悪した82例の再発・進行乳癌患者で、カペシタビンを基盤とした維持療法を行う群（54例）と維持療法を行わない群（28例）を比較した。全体の奏効率は29.7％であった。維持療法群で7.4％がSD、非維持療法群で奏効率は3.6％であった。無増悪生存期間中央値は36週と24週であった。血液学的有害事象と手足症候群が主な副作用であった。カペシタビンの維持療法は有効であり、安全であった。

　再発・進行乳癌に対する化学療法は1回だけでなく、引き続いて数回異なった抗癌剤を用いて行われることが多い。初回の化学療法の抗腫瘍効果が次回以降の化学療法の効果にどのように影響するか。

　91例の再発・進行乳癌患者で、30％の患者が5回以上の化学療法を受けた。初回治療は多くは、アンスラサイクリン基盤の多剤併用化学療法であり、引き続いてタキサン、カペシタビン、ビノレルビンが投与された。RECIST法による奏効率は、初回は20％であったが、4回目には0％に低下した。CB率は85％から54％に低下した。初回治療でCBとなった患者の24％が進行時にその後の化学療法を受けなかった。初回にPDとなった患者の61％が次の化学療法を受けなかった。第2回以降の化学療法の効果は既治療の利益に非依存性に同様であった。

　再発・進行乳癌患者の初回の化学療法によるCBは次回以降の治療の効果を予測しなかった。初回治療で無効の患者の60％以上がその後の治療を拒否したことは、効果の診断が問題であったか、初回治療で無効であった事実がその後の治療の効果も無効であると予測したためかもしれない。したがって、治療効果の判定の改善が必要である。

4）化学・ホルモン療法を選択する

　古くから、再発・進行乳癌に対して、ホルモン療法と化学療法の同時併用（化学・ホルモン療法）は高い奏効率を示すことが主張されてきたが、生存期間などの時間軸での改善に結びつくか否かは未解決であった。化学・ホルモン療法には古くより関心が寄せられ、1970年代に化学療法が広く使用されるようになると、卵摘や副腎摘出術またはタモキシフェンと併用して種々の抗癌剤が、再発・進行乳癌に対するより攻撃的な治療法として、また抗腫

瘍効果の向上が期待され、頻用された。

　原則として、化学療法とホルモン療法の同時併用は生存期間を延長せず、ホルモン療法から化学療法へという順序で逐次的に行うことが、効果、副作用の面から常識的である。

(1) 化学療法とホルモン療法の併用効果のメカニズム

　化学療法とホルモン療法の併用の理論的根拠は、乳癌細胞の抗ホルモン剤と抗癌剤への異なった感受性である。すなわち、それぞれの治療は異なった作用機序により作用し、有害事象も異なり、それぞれの最大有効量が毒性の蓄積ないし増大なしに投与可能であると考えられた（資料15-17）。

　化学療法とホルモン療法を同時に併用する根拠は次の3つの仮定に基づく。①腫瘍は不均一な集団からなり、ER陽性とER陰性の細胞が種々の割合で構成される、②ER陽性とER陰性細胞はホルモン療法と化学療法のそれぞれに異なった反応を示す、③化学療法もホルモン療法も相対する治療の効果に干渉せず（負の相互作用がなく）、併用療法の効果は相加的であり、拮抗的でない。

　しかし、これらの仮定の根拠は必ずしも確実ではない（資料15-17）。

(2) ホルモン療法と化学療法の拮抗作用と相乗効果

　ホルモン療法と化学療法は、相乗的に働くメカニズムだけでなく、拮抗的に働くメカニズムも提起されている（資料15-17）。ホルモン療法は、乳癌細胞を細胞周期のG0/G1期に蓄積し、S期およびG2/M期の細胞数を減少させることにより、化学療法に対する感受性を低下させる可能性がある。

　ホルモン療法と化学療法のそれぞれに対する個々の乳癌の感受性の異同を臨床的に評価することは困難である。多くの臨床試験において、複合ホルモン療法の場合と同様に、化学・ホルモン療法でも同時併用の相対する薬剤ないし治療法を試験後に使用することが多く（例えば、A＋B vs Aの試験で、Aの後にBを使用）、結局、同時併用か逐次的投与かを比較しているにすぎないことになる（A＋B vs A→B）。このような場合には、それぞれに対する感受性と耐性の分布は両群で大差がないと考えられる。

　ホルモン療法または化学療法単独と同時または逐次的投与を比較する無作為化比較試験の多くで、化学・ホルモン療法により奏効率の向上または

TTPの延長が得られた。しかし、これらの試験で統計学的有意差が得られたものは稀であり、生存期間の改善が得られた試験はなかった。真の優位性は、同時併用治療による奏効率の上昇と奏効期間の延長が、同じ薬剤の逐次的投与による奏効率や奏効期間に比べて得られることである。全生存期間の有意な延長も必要である。術後補助療法においても、最適なホルモン療法と化学療法のタイミングと順序は十分に解明されていない。結局、化学療法とホルモン療法を同時に使用することが拮抗的に働くという仮説は、再発・進行乳癌の治療または早期乳癌に対する術後補助療法において、いまだ実証されていない。

⑶閉経前の再発・進行乳癌患者に対する化学・ホルモン療法

　従来は、閉経前患者に対する化学療法の効果は直接的な殺細胞効果によると考えられてきたが、無月経を発来させるホルモン効果が加わった二重の効果（卵巣機能抑制と殺細胞効果）によるという認識が強くなっている（第9章参照）。卵摘単独に比べて卵摘（またはLHRHアゴニスト）＋化学療法の同時併用が奏効率、無増悪生存期間を改善したという報告がいくつかある（資料15-18）。

⑷閉経後の再発・進行乳癌患者に対する化学・ホルモン療法

　ⅰ）化学・ホルモン療法とホルモン療法の比較

　いくつかの試験において、ホルモン療法単独に比べてホルモン療法と化学療法の併用により奏効率が上昇した。しかし、奏効期間や生存期間の明らかな延長を示した報告は少なかった。

　339例の再発・進行乳癌患者にタモキシフェン→AC、AC→タモキシフェン、タモキシフェン＋ACの同時併用の3群比較の無作為化比較試験を行った（ANZBCTG試験）。初回治療の奏効率は、タモキシフェン群が22％、AC群が45％、タモキシフェン＋AC群が51％（P＜0.001）であった。タモキシフェン→AC群の全体の奏効率は43％であり、AC＋タモキシフェン群の47％と同等であった。TTF中央値は3カ月、11カ月、9カ月であり（P＝0.01）、タモキシフェン群のTTFが明らかに短かった。ホルモン療法単独で治療を開始すると、奏効率が併用群、化学療法先行群に比べて明らかに低いにもかかわらず、3群の生存期間は同一であった。タモキシフェンは初回治

療時と化学療法後の投与で同様の奏効率であった。ホルモン療法と化学療法は単独または併用において、どの治療法から開始しても治療後の生存期間は類似していた。この試験はクロスオーバー試験であり同様の治療を時期を変えて行っただけであるという批判もあり、生存期間の評価にはなじまないかもしれない。

　卵巣・副腎摘出術（卵副摘）、FAC 化学療法、FAC＋タモキシフェン、FAC＋卵副摘の 4 群の無作為化比較試験を行った。それぞれの奏効率は 33％（10/30）、54％（14/26）、59％（17/29）、76％（16/21）であり、卵副摘単独群と FAC＋卵副摘群（$P=0.006$）、卵副摘単独群と化学療法を含んだ他の 3 群の奏効率（$P=0.015$）の間に有意差がみられた。しかし、ホルモン療法単独群の生存期間は、化学療法を含んだ他の 3 つの群に比べて生存期間が延長する傾向であった（$P=0.07$）。すなわち、化学・ホルモン療法、または化学療法は奏効率が高かったが、生存期間は、ホルモン療法単独で治療を開始し、無効、再燃時に化学療法を行う逐次的な治療で長い傾向であった。この治験を加えて著者らが行った卵副摘群の 189 例と FAC 化学療法＋ホルモン療法群の 182 例を後ろ向きに比較検討した。奏効率はそれぞれ 32％（60/189）と 48％（88/182）であり、ホルモン療法単独に比べて化学・ホルモン療法が高く、有意差がみられた（$P=0.0011$）。これらの症例を ER 陽性または不明例と ER 陰性例に分けて奏効率をみると、ER 陽性または不明例ではホルモン療法は 43％（59/138）、化学・ホルモン療法は 52％（75/144）の奏効率であり同等であった。ER 陰性例では当然のことながら 2％（1/50）、34％（13/38）と著明な差がみられた。治療法別に治療効果を従属変数として多変量解析を行うと、卵副摘群では ER のみが有意の独立変数となった。これに対して、化学・ホルモン療法群では、PS と主転移部位が有意な独立変数であり、大部分がホルモン療法を併用しているにもかかわらず、ER の有無はホルモン療法群のようには有意な独立変数とはならなかった。卵副摘のホルモン療法より治療を開始した患者群の生存期間が、明らかに化学・ホルモン療法群に比較して長かった（$P=0.0001$）。このような差をもたらす因子を解析したところ、以下のような結果が得られた。ER 陽性または不明例では同様に卵副摘例が化学・ホルモン療法に比べて生存期間が長く、強い有意差を認めたが、ER 陰性例では、両者の間に差がなく、ER 陰性例に対してホルモン療法より治療を開始し、無効、再燃時に化学療法を

行っても、いわゆる手遅れになるとは考えられない。このように、奏効率が高いことが必ずしも生存期間の延長にはつながらない可能性が強い。

410例の局所進行乳癌に対して、2×2法により、放射線療法、放射線療法＋化学療法、放射線療法＋ホルモン療法、放射線療法＋ホルモン療法＋化学療法の4群比較を行った。化学療法とホルモン療法はそれぞれ局所領域再発と遠隔転移までの期間を有意に延長したが、両者の併用が最も効果的であった。試験終了時には化学療法により生存期間が有意に延長した（$P = 0.004$）が、長期の追跡期間ではこの効果は消失した。ホルモン療法は初期には生存期間を延長しなかったが、長期の追跡では生存期間の改善がみられ（$P = 0.02$）、死亡のリスクが25％低下した。最も生存期間が延長した群は放射線療法＋ホルモン療法＋化学療法群であり（$P = 0.02$）、死亡のリスクは35％低下した。

ⅱ）化学・ホルモン療法と化学療法の比較

再発・進行乳癌に対して、化学療法単独と化学療法と種々のホルモン療法を種々のスケジュールで併用した比較試験が行われたが、化学療法単独に比べて優れた効果を示さない試験が多かった（資料15-19）。再発・進行乳癌に対する化学療法とホルモン療法の併用はそれぞれの単独治療に比較して奏効率が高く、またはTTPが延長したという試験が多かったが、有意差が示されたものは少なく、生存期間が延長した試験はなかった。さらに、これらの試験では、ホルモン療法→化学療法と同時併用治療、または化学療法→ホルモン療法と同時併用治療の比較はなされていなかった。いくつかの試験で化学療法単独に比較してホルモン療法を上乗せすることにより奏効率が有意に上昇した。生存期間はほとんど差がなかった。

CMF化学療法単独とCMF＋タモキシフェンの併用を比較した220例の試験では、奏効率は49％と75％（$P = 0.0001$）、奏効期間中央値は12カ月と18カ月（$P = 0.09$）、生存期間中央値は19カ月と24カ月（$P = 0.07$）であった。ANZBCTGの結果でも、AC化学療法とAC＋タモキシフェンの奏効率、TTF、生存期間には差がなかった。

現実には、ホルモン反応性の患者にも化学療法が初回治療として、特に攻撃的な内臓転移例に頻繁に使用されている。化学療法とホルモン療法の逐次的治療と比較して、同時併用において生存期間の延長、奏効率の向上、奏効

期間の延長がQOLの改善とともに得られることが明確になるまでは、逐次的ホルモン療法を行い、その後に化学療法を開始するというスケジュールが妥当であろう。

iii）再発・進行乳癌に対する化学療法とホルモン療法の比較

　ホルモンレセプター陽性の乳癌患者に対しては、まずホルモン療法を行うことが当然と考えられている。後ろ向きのコホート研究で、ホルモンレセプター陽性/HER2陰性の再発・進行乳癌患者の初回治療として、化学療法のみ、ホルモン療法のみを検出した。324例の患者の55%（179例）が化学療法、45%（145例）がホルモン療法を受けていた。死亡率には違いがなかった。ヘルスケアのコストはホルモン療法に比べて化学療法が1.64倍余計にかかった。

iv）化学療法＋高用量プロゲスチンと化学療法の比較

　化学・ホルモン療法において、高用量プロゲスチンと化学療法の併用は他のホルモン療法の場合とやや異なる効果を示している（資料15-20）。

　化学療法＋高用量プロゲスチンと化学療法単独の比較試験で奏効率には必ずしも有意差はみられなかったが、奏効期間ないしTTPが延長したものが多く、生存期間が有意に延長した試験もみられた。

　化学療法と化学療法にMPAを含めたホルモン療法の併用を比較した25件の試験（3,606例での28の比較）のメタアナリシスを行った。化学・ホルモン療法の奏効率は化学療法単独に比べて有意に1.56倍高く（56% vs 46%）、化学療法＋タモキシフェン群、化学療法＋MPA群でも同様に高かった。しかし、生存期間の延長は得られなかった。

　わが国のCAF化学療法とCAF＋MPAの無作為化比較試験では、奏効率はCAF＋MPA群が54%（46/86）とCAF単独の37%（30/82）に比べて有意に高かった（P = 0.041）。特に、リンパ節転移と骨転移例において奏効率が高かった。奏効期間中央値はMPA併用群で明らかに延長した（P = 0.023）が、生存期間には有意差はみられなかった。CAF＋MPAはCAF単独に比較して悪心・嘔吐が明らかに減少したが、満月様顔貌、浮腫、膣出血が有意に多かった。CAF＋MPA群ではPSの改善と体重減少の防止が利益として認められた。

このように、MPA と化学療法の併用は他のホルモン療法の場合とやや異なり、奏効期間、場合により生存期間の延長が得られた。MPA の併用により QOL の改善や骨髄障害の軽減がみられることが報告されている。

一方、化学療法単独または化学療法＋ホルモン療法併用では、ホルモン療法単独に比べて明らかに毒性が増大した。このことは看過されがちな事実である。また、QOL に対する影響も十分には正当に評価されていない。これまでの試験成績をみるかぎり、ホルモン療法を単独で ER 陽性患者に行い、ホルモン療法に耐性となった時点で逐次的に化学療法を行うことが妥当であると考えられる。

ⅴ）閉経後再発・進行乳癌患者に対するホルモン療法と化学療法の選択

乳癌の再発は個々の患者において個性的であり、多様性を示す。したがって、治療もそれに対応した個別化が必要である。しかし、現状では個々の再発乳癌およびそれをもつ患者の性格を的確に把握することは、前述の臨床病理学的、生化学的、分子生物学的因子のみでは不可能である。そのため、再発乳癌の時系列的、空間的な臨床経過を観察することが肝要である（資料 15-21）。

5）分子標的治療を選択する

現在、再発・進行乳癌に対する分子標的治療の臨床応用可能なターゲットとその阻害剤として、HER2/EGFR シグナル伝達経路（トラスツズマブ、ラパチニブ、ペルツズマブ、トラスツズマブエムタンシン）、PI3K/AKT/mTOR 経路（エベロリムス）、CDK4/6 阻害剤（パルボシクリブ）、血管新生（ベバシズマブ）が対象となりうる。これらの分子標的治療薬は単独よりも、化学療法またはホルモン療法と併用して用いられる。

HER2 陽性の乳癌に対する抗 HER2 治療薬の効果のメタアナリシスは（11,276 例の 21 試験の 25 の比較）、トラスツズマブエムタンシンとペルツズマブ＋トラスツズマブ（ドセタキセルと併用）が全生存期間を、ラパチニブ＋トラスツズマブ、ラパチニブ、トラスツズマブ、ペルツズマブに比べて改善した。トラスツズマブエムタンシンはラパチニブ、トラスツズマブに比べて全生存期間が延長した。ペルツズマブ＋トラスツズマブはラパチニブ、トラスツズマブ、抗 HER2 治療なしの標準的化学療法に比べて、奏効率が向上

した。

　ERシグナル伝達経路とクロストークを行う増殖因子経路をブロックすることにより、併用効果が得られている。抗HER2治療とアロマターゼ阻害剤の併用、エベロリムス＋エキセメスタン、フルベストラントとパルボシクリブなどの効果が実証されている（後述）。

　再発・進行乳癌患者の初回治療としての分子標的治療と化学療法またはホルモン療法との併用効果を13件の試験で系統的にレビュウした。HER2陽性乳癌患者で、トラスツズマブ、ペルツズマブ、ラパチニブ、ベバシズマブを化学療法に加えると、奏効率、TTP、全生存期間が有意に改善した（$P < 0.05$）。HER2陽性でホルモンレセプター陽性の患者では、トラスツズマブまたはラパチニブとホルモン療法の併用は奏効率、TTP、無増悪生存期間を有意に改善した（$P < 0.05$）。

　HER2陰性の患者では、化学療法にベバシズマブを上乗せすると、奏効率を有意に上昇した（$P < 0.05$）が、無増悪生存期間や全生存期間は改善しなかった。HER2陰性とホルモンレセプター陰性例では、トラスツズマブと化学療法の併用は、奏効率または無増悪生存期間を改善しなかった。

　HER2陰性（または不明）の再発・進行乳癌患者に対する化学療法と分子標的治療に関するASCO（2014年）の勧告は次のようである。閉経後のホルモンレセプター陽性の、未治療の再発・進行乳癌患者に対して、非ステロイド系アロマターゼ阻害剤とパルボシクリブを投与する。非ステロイド系アロマターゼ阻害剤を受けた閉経後のホルモンレセプター陽性の再発・進行乳癌患者に対して、エキセメスタンとエベロリムスの併用を投与する。フルベストラントとパルボシクリブの併用を、アロマターゼ阻害剤を受けた患者に投与する。

　既治療のない再発・進行乳癌患者に対して、HER2とホルモンレセプターの発現状況に応じて、分子標的治療と化学療法またはホルモン療法を併用することにより、奏効率、無増悪生存期間、全生存期間を有意に改善した。

　ホルモンレセプター陽性、HER2陰性の閉経後再発・進行乳癌患者に対する再発初回治療として、パルボシクリブ＋レトロゾールおよびパルボシクリブ＋フルベストラント治療を化学療法と比較した60件の無作為化比較試験をネットワークメタアナリシスした。初回治療において、パクリタキセル＋レトロゾールはカペシタビン、ミトザントロンに比較して有意に無増悪生存

期間/TTP を改善し、パクリタキセルとドセタキセルに比べて改善の傾向であった。多剤併用化学療法に対しても同様であった。第二次治療として、パルボシクリブ＋フルベストラントはカペシタビン、ミトザントロン、リポソームドキソルビシンに比べて無増悪生存期間/TTP を有意に改善した。タキサンや他の多剤併用化学療法に比べて改善の傾向であった。

ホルモン耐性またはホルモンレセプター陰性の再発・進行乳癌患者で、再発初回の化学療法または化学療法＋ベバシズマブの比較が行われた。併用群で無増悪生存期間と奏効率が有意に改善した。第二次化学療法においてもベバシズマブを併用した患者群が無増悪生存期間が有意に改善し、奏効率も改善した。しかし、ベバシズマブの追加は全生存期間を改善しなかった。このように、再発・進行乳癌に対する分子標的治療は化学療法またはホルモン療法と併用することにより、明らかに治療効果を上げることがある。しかし、どのような組み合わせが最適か、効果予測因子は何か、新しい分子標的治療薬、などは今後の課題である。

これまで述べてきたような情報に基づき、再発・進行乳癌患者に対する治療法のガイドラインが頻繁に提唱されている。ホルトバジー（Hortobagyi GN）は、再発・進行乳癌の広がりと転移部位の確認が重要であり、治療方針は年齢、閉経状況、無病期間、ホルモンレセプター発現状況、病変の広がり、HER2 発現状況により決定することを主張した。比較的限局性で、生命に差し迫った危険がない病変、特に無症状、高齢、ER 陽性の患者には、初回治療としてホルモン療法を行い、奏効すればできるだけ持続し、病変の進行に際しては第二次、第三次ホルモン療法を行う。このような逐次的ホルモン療法により、良好な QOL と最小限の症状と副作用が持続する可能性がある。しかし、再発・進行乳癌はいずれはホルモン療法に耐性となり、化学療法を受けることになる。

6）再発・進行乳癌に対する治療選択の目安

これまで述べてきた多くの情報に基づいて、以下に、現時点での ER/PgR、HER2 発現、閉経前後、術後補助療法別の再発・進行乳癌の初回治療およびその後の治療の順序など選択する目安を示す。

第15章 再発乳癌の治療選択

(1) ホルモンレセプター陽性の再発・進行乳癌

どのようなホルモン療法を行うかは、ホルモン療法をこれまで受けたかと、閉経前か閉経後であるかによる。ただし、生命を脅かす、内臓危機と呼ばれる緊急事態、すなわち、臓器機能の悪化（肺転移による呼吸困難、肝転移による黄疸などの肝機能障害、骨転移による骨折、高カルシウム血症など）や急速な病気の進行（症状、血液肝腎機能検査など）に対しては、ホルモン療法は無力であることが以前より知られている。

ⅰ）閉経前の再発初回ホルモン療法

術後補助ホルモン療法（±化学療法）を受けなかった患者、または術後補助ホルモン療法終了長期間後に再発した場合では、再発時に月経が回復している時には、LHRHアゴニスト＋タモキシフェン、LHRHアゴニスト＋アロマターゼ阻害剤、タモキシフェン、LHRHアゴニストが候補となるが、LHRHアゴニスト＋タモキシフェン、またはLHRHアゴニスト＋アロマターゼ阻害剤が第1の選択となる。術後補助化学療法による閉経後（無月経のみならず、血中エストラジオール、FSHレベルで確認が必要）では、アロマターゼ阻害剤、タモキシフェン、フルベストラント、MPA、化学療法という順序となる。

術後タモキシフェン補助療法（±化学療法）中または終了短期に再発した場合では、再発時に月経が回復していれば、LHRHアゴニスト、LHRHアゴニスト＋アロマターゼ阻害剤が第1選択である。次いでフルベストラントまたはMPA、その後に化学療法となる。術後補助療法により閉経となった場合には、アロマターゼ阻害剤をまず使用する。

術後LHRHアゴニスト補助療法（±化学療法）中または終了短期間後に再発した場合では、再発時に月経が回復していれば、LHRHアゴニスト＋タモキシフェンまたはタモキシフェンが選択される。LHRHアゴニスト＋アロマターゼ阻害剤の効果が有効である。その後に、フルベストラント、MPA、化学療法。閉経が確認されれば、アロマターゼ阻害剤、タモキシフェン、フルベストラント、MPA、化学療法。

術後LHRHアゴニスト＋タモキシフェン補助療法（±化学療法）中または終了短期間後に再発した場合では、再発時に月経が回復していれば、LHRHアゴニスト＋アロマターゼ阻害剤、フルベストラント、MPA、化学

療法が選択される。閉経が確認されれば、アロマターゼ阻害剤、フルベストラント、MPA、化学療法。

ⅱ）閉経後の再発初回ホルモン療法

術後補助ホルモン療法（±化学療法）を受けなかった患者、または術後ホルモン療法終了長期間後に再発した場合では、アロマターゼ阻害剤、タモキシフェン、フルベストラント、MPA、化学療法。

術後タモキシフェン補助療法（±化学療法）中または終了短期間後に再発した場合では、アロマターゼ阻害剤（非ステロイド系→ステロイド系または逆の順序）、フルベストラント、MPA、化学療法。

術後アロマターゼ阻害剤補助療法（±化学療法）中または終了短期間後に再発した場合では、タモキシフェン、フルベストラント、MPA、化学療法。

非ステロイド系アロマターゼ阻害剤後に再発した場合にはエキセメスタン＋エベロリムス。

パルボシクリブ＋レトロゾールはホルモン療法未治療、パルボシクリブ＋フルベストラントはホルモン療法および1回の化学療法を受けた患者に投与される。

ⅲ）閉経前後でホルモンレセプター陰性の場合

閉経前後で、ホルモンレセプター陰性の乳癌患者では、術後補助化学療法に選択した抗癌剤と異なる薬剤を使用する。例えば、タキサンを中心とした化学療法後であれば、アンスラサイクリンを中心とした多剤併用化学療法を行う。その逆の場合もある。

ⅳ）HER2陽性の場合

HER2陽性乳癌では、術後補助療法としてトラスツズマブを化学療法に併用するが、再発時には、トラスツズマブを続行しながら、異なる化学療法を併用する。または化学療法にラパチニブ、またはペルツズマブを併用する。トラスツズマブエムタンシンが有効である。

ⅴ）ER/PgR陰性乳癌患者に対するホルモン療法

ER/PgR陰性乳癌患者に対するホルモン療法の効果は10％未満であり、患

者の強い希望以外ではホルモン療法を行うべきではないであろう。しかし、小腫瘍でリンパ節転移陰性、長い無病期間、増殖速度がゆっくりした再発患者であれば、臨床経過を厳重に監視しながら、化学療法への移行に留意しながらホルモン療法を行う。

 vi）再発乳癌に対する第二次ホルモン療法
　再発乳癌に対する第二次ホルモン療法は、前治療の如何による。前治療に奏効した例は次のホルモン療法にも奏効またはSDとなることが多く、治療をできるだけ続行する。前治療がPDとなった乳癌患者は次のホルモン療法にもPDとなることが多く、その次の化学療法への移行を用意しておく（少数であるが、奏効する場合がある）。
　ホルモンレセプター陽性の再発・進行乳癌の多くは、骨転移や癌の広がりが小さいことが多い。ホルモン療法は単独でもこのような場合には奏効することが多い。しかし、もし乳癌が肝臓や肺などの内臓転移があり、急速に大きくなるような場合には、癌の増殖を手早くコントロールするために、まず化学療法を行い、その後にホルモン療法を行う。
　閉経前では、卵巣摘出（卵巣照射）またはLHRHアゴニストを投与し、閉経後と同じ状況とし、アロマターゼ阻害剤またはタモキシフェンを付け加える。ホルモン療法を受けたことがない場合にはタモキシフェン単独の治療も選択される。
　閉経後では、これまでホルモン療法を受けたことがない場合にはアロマターゼ阻害剤が第1選択と考えられている。他の選択はタモキシフェンまたはフルベストラントの投与である。ホルモン療法を受けたことがある場合には、既治療のホルモン療法以外の薬剤となる。ホルモン療法は治療が無効であると確認されるまで続行する。これにより、抗癌剤の有害事象に比べて、比較的軽い副作用のホルモン療法を続けることによりQOLが損なわれない。一方、内臓転移が発生したときには化学療法に移行する。

⑵　ホルモン療法に無効（ホルモン耐性）の場合
　ホルモンレセプター陽性の再発・進行乳癌患者がホルモン療法に無効であった場合には、まずHER2陽性であるか否かを確かめる。

ⅰ）HER2陰性：化学療法
　ホルモンレセプター陽性で、非ステロイド系のアロマターゼ阻害剤に耐性となった再発・進行乳癌患者（HER2陰性）に対して、エベロリムス＋エキセメスタン治療を行う。

　ⅱ）HER2陽性：トラスツズマブ、ラパチニブ、ペルツズマブなど
　抗HER2剤を化学療法と併用する。最近の試験の結果、トラスツズマブ＋ペルツズマブ＋タキサンが第1選択と考えられている。または、トラスツズマブ±化学療法も選ばれる。これらの治療に無効であっても、トラスツズマブは続行すべきであり、トラスツズマブエムタンシンが推奨される。トラスツズマブ＋ラパチニブ＋化学療法もある。

⑶　ホルモンレセプター陰性の再発・進行乳癌
　ⅰ）TN乳癌：化学療法
　TN乳癌に対してはアンスラサイクリンとタキサンの逐次的併用が標準である。ベバシズマブ＋タキサンの併用は化学療法単独に比べて、無増悪生存期間と奏効率を改善したが、全生存期間はしなかった。初回治療として考慮する。プラチナ製剤のTN乳癌に対する効果は論議がある。プラチナ製剤を標準的な術前化学療法に追加するとpCR率が向上した。しかし、再発TN乳癌では適切な情報はない。

　ⅱ）HER2陽性：トラスツズマブ＋ペルツズマブ＋タキサン（ドセタキセル、パクリタキサン）、または、トラスツズマブ±化学療法
　HER2陽性乳癌に対しては、トラスツズマブ＋ペルツズマブ＋タキサン（ドセタキセル、パクリタキサン）、または、トラスツズマブ±化学療法を行う。

第16章 特定の臓器に転移した乳癌の特徴と治療

1. 脳転移

　症状の重篤さと適切な治療法が少ないために、脳転移は肝転移と共に乳癌の自然史の最終段階の1つとみなされてきた。再発・進行乳癌の全身的治療の改善により、生存期間が延長し、中枢神経系（脳、脊髄）への転移が増加している。癌一般の脳転移の頻度の増加は、高齢化、全身の転移の治療効果の改善、頭蓋内腫瘍の診断法の改善などによる。

　転移性脳腫瘍の転移と増殖の病態生理学は不明な点が少なくないが、血液脳関門[注1]が主な役割を担っていることは間違いない。脳転移のカスケードは他臓器の場合と同様である。しかし、脳転移の形成は、宿主の免疫とともに、乳癌細胞が血液脳関門により保護された脳の微小環境にどのように侵入するかにかかっている。血液脳関門は星状膠細胞と血管内皮細胞により構成され、星状膠細胞の足状突起が血管を取り巻き、密着結合を形成する。血液脳関門は高分子と微生物などを締め出すような免疫学的に特定された間隙を作成する。

　中枢神経系に到達した癌細胞の最初の障害は血液脳関門への侵入であるが、どのように侵入するかは完全には解明されていない。中枢神経系転移の頻度が原発腫瘍の種類により異なることは、癌細胞が血液脳関門の防御を潜り抜けて、脳内で生存する能力が異なる（種子と土壌仮説）ためと考えられる。乳癌脳転移において、癌細胞で発現するVEGFが血液・脳関門を破壊し、内皮細胞の透過性を亢進し、癌細胞が血液脳関門を通り抜けやすくさせるという考え方がある。中枢神経系転移は、再発・進行乳癌の自然史のなかで末期に起こるとされ、肺、肝、骨転移が先行する。脳転移の予後は原発癌の種類に依存し、乳癌は比較的良好である。

　乳癌の脳転移は、癌全体の脳転移の14～20％に発生し、肺癌の次に多かった。メラノーマ、結腸癌が続く。乳癌患者の6～16％に臨床的に明ら

[注1] 血液と脳・脊髄の組織液との間の物質交換を制御する機構。

かな脳転移がみられるが、剖検例では18〜30％に及ぶ。乳癌の剖検例1,044例のうち309例に中枢神経系への転移がみられ、193例が脳転移を示した。42％が孤立性転移であった。中枢神経系転移は若年者に多く、臨床経過が短かった。また、乳癌の晩期に発症することが多く、しばしば臨床的に無症状であり、死亡までに臨床的に診断されたのは31％のみであった。脳転移はほとんどが血行性転移であり、約80％が大脳半球、15％が小脳、5％が脳幹に局在した。小脳テント下よりもテント上の病変が多かった。乳癌の脳転移はメラノーマや肺癌と異なり、しばしば単発性もある（資料16-1）。

1）脳転移の症状

　大多数の乳癌の脳転移は、全身転移の診断の後に発見されることが多い。脳転移の徴候と症状は多様であるが、緩やかに拡張する腫瘍塊、それに伴う浮腫、脳内圧の亢進、稀には閉塞性の水頭症による進行性の神経障害がみられる。頭痛、局所的な神経症状、片側不全麻痺、運動失調、記憶障害や気分障害、性格の変化、痙攣、悪心、嘔吐などがみられる。頭痛は24〜48％、精神状態の変化や認知障害は24〜34％にみられた。

　脳転移の最も多い症状は頭痛（35％）、嘔吐（26％）、悪心（23％）、片側不全麻痺（22％）、視覚異常（13％）、痙攣（12％）などであった。大多数の脳転移は多発性であった（54.2％）。小脳と前頭葉が転移部位として最も多かった（33％と16％）。

　乳癌の脳転移は1990年代にMRIが応用されるようになり、小さな転移が容易に検出可能となった。CTに比べてガドリニウム造影MRIが脳実質および軟膜転移の同定に感度が優れている。FDG-PETの価値は明確でない。

　乳癌の脳転移が増加しているという証拠がある。血液脳関門を通過しない抗癌剤（例えばドキソルビシンやタキサン）やトラスツズマブ（後述）により中枢神経系以外の転移がコントロールされるが、後に脳転移が多く発現した。

　乳癌の中枢神経系転移420例の後ろ向き集計によると、乳癌診断時の年齢の中央値は45歳（25〜77歳）、グレード3が多く、40％がER陽性、34％がPgR陽性であり、ホルモンレセプター陰性が多かった。HER2発現は248例中39％が陽性であった。中枢神経系転移患者の初回再発部位は肝、骨、肺が多かったが、中枢神経系転移が最初の転移であった患者は12％であった。

78％（320/420）が術前または術後補助化学療法（74.4％はドキソルビシン）を受けていた。孤立性の転移は26.4％であり、6.9％は脳軟膜転移のみであった。乳癌診断から中枢神経系転移までの期間の中央値は30.9カ月（5～217カ月）であった。中枢神経系転移の診断からの生存期間中央値は6.8カ月であった。多変量解析で、診断時の年齢（若年）とER状況（ER陰性）のみが生存期間を有意に予測した。

2）脳転移の危険因子

脳転移の危険因子は、若年、閉経前、攻撃的な乳癌であり、ER陰性乳癌やHER2陽性乳癌、トラスツズマブ治療例が多い。乳癌の肺転移、内臓転移、リンパ節転移と肝転移の既往が脳転移の危険因子であった（資料16-2）。

脳転移を起こした原発乳癌のER陽性は37％、ER陰性は41％とER陰性が多く、PgR陽性は34％、PgR陰性は34％、HER2陽性は35％、HER2陰性は41％、TN乳癌は27％、TN乳癌は18％であった。

20例の原発乳癌とその脳転移巣の組織のPAM50のサブタイプを比較した。20例の脳転移例の17例が原発乳癌のサブタイプを維持していた。HER2遺伝子は20例中7例（35％）で2倍以上発現が増加していた。7例中3例は原発乳癌ではHER2陰性であった。

3）HER2陽性とトラスツズマブ治療

HER2陽性乳癌患者において脳転移が増加した。脳転移例の原発乳癌で、HER2陽性が39％（97/248）であった。301例のHER2陽性と363例のHER2陰性乳癌において、3.9年の追跡期間中央値で、脳転移は9％（27/301）と1.9％（7/363）とHER2陽性乳癌で4.23倍有意に多かった（P＝0.0007）。多変量解析で、HER2過剰発現、腫瘍径が2cm以上、ホルモンレセプター陰性が脳転移の独立した危険因子であり、ホルモンレセプター陽性は抑制因子であった。

HER2陽性乳癌患者に対するトラスツズマブ治療後に脳転移が増加したという報告が多くみられるようになった（資料16-3）。脳以外への乳癌転移はトラスツズマブによりコントロールされるが、脳転移の増殖は阻害されず、脳転移の頻度が増加すると考えられている。再発・進行乳癌に対するトラスツズマブ治療後の脳転移の発生は、25～48％と報告されている。HER2陽性

乳癌患者に対するトラスツズマブの術後補助療法により、脳転移の頻度が1.82倍有意に増加した。HER2陽性の再発・進行乳癌患者122例の再発診断から28カ月の中央値において、35.2％（43/122）が中枢神経系転移を発生した。中枢神経系転移の診断から死亡までの期間の中央値は23カ月であった。この群の患者の中枢神経系転移から死亡までの期間は、対照群に比べて長かった。これはトラスツズマブによる頭蓋外転移の良好なコントロールによると考えられた（資料16-4）。

このように、HER2陽性でトラスツズマブ治療を受けた再発・進行乳癌患者は、トラスツズマブ治療を受けなかった患者に比べて中枢神経系転移の頻度が高いという報告が多く、脳はトラスツズマブ治療を受けたHER2陽性乳癌細胞の聖域と考えられるようになった。しかし、異論もある。

4) TN乳癌

TN乳癌は血行性転移が多く、肺または脳転移を起こしやすく、骨および肝転移の頻度が低かった。脳転移およびその原発乳癌の大部分はホルモンレセプター陰性であり、HER2の過剰発現/増幅やTN乳癌で増加していた。

805例の再発乳癌中、126例（15.7％）が脳転移を示した。脳転移例と非脳転移再発例でのHER2陽性/ER陰性乳癌は29％と16％、TN乳癌は37％と25％であった。再発後生存期間中央値はルミナールA乳癌（39.6カ月）、ルミナールB乳癌（27.4カ月）、HER2陽性/ER陰性（20.9カ月）、TN乳癌（15.5カ月）であった（$P = 0.024$）が、脳転移後の生存期間はそれぞれ4.0カ月、9.2カ月、5.0カ月、3.1カ月であり（$P = 0.0113$）、ルミナールA乳癌とTN乳癌患者が短かった。HER2陽性患者でのトラスツズマブ治療は生存期間を延長した。

5) 脳転移乳癌患者の予後

1,292例の脳転移乳癌患者の生存期間中央値は3.4カ月であり、1年および2年生存率は12％と4％であった。乳癌の診断から脳転移の成立までの期間が予後因子であった。脳転移例の19.5％（82/420）が診断後18カ月以上生存したが、このうち30％がHER2陽性であった。さらに、18例（4.2％）が60カ月以上生存した。これらの患者の年齢の中央値は42歳で、原発乳癌が比較的早期であったが、半数がホルモンレセプター陽性、73％がグレー

ド3、半数が孤立性転移であった（資料16-4）。一方、いくつかの研究で、HER2陽性乳癌患者の脳転移診断後の生存期間がHER2陰性例に比べて延長した。これは、併存する内臓転移に対するトラスツズマブ治療が有効であったためであると考えられる。HER2陽性乳癌で脳転移を発生した26例の生存期間は、非発現の60例に比べて有意に長期であった（6.2カ月 vs 3.8カ月、P＝0.027）。これは、HER2陽性患者の69％が脳転移診断後にトラスツズマブ治療を受けたためであると考えられた。この群の生存期間中央値は11.9カ月であり、HER2非発現例の3.8カ月（P＝0.002）、およびHER2陽性例でトラスツズマブ治療を受けなかった患者の3.0カ月に比べて長かった（P＝0.05）。このように、トラスツズマブ治療は、脳転移の発生により排除されるべきでないと考えられる。

6）乳癌脳転移の治療

脳転移の治療の目的は、神経症状の寛解と腫瘍の進行をできるだけ長期にコントロールすることである。治療法として摘出手術、照射、化学療法、ホルモン療法がある。個々の患者における治療選択は腫瘍の局在、大きさ、転移数や年齢、一般状態、神経症状、さらには他臓器への転移の有無、程度、既往の治療効果などによる。

脳転移の治療は2つまたはそれ以上の併用が多く、ある報告では脳全体に照射する全脳照射（52％）、化学療法（51％）、腫瘍部のみに照射する定位放射線療法（20％）、外科的摘出手術（14％）、HER2陽性例に対するトラスツズマブ（39％）、ホルモンレセプター陽性例に対するホルモン療法（34％）などが組み合わせて行われた。予後に影響する因子は、原発乳癌のグレード、腫瘍の大きさ、多発転移、頭蓋内以外の転移、TN乳癌またはHER2陽性、PSなどであった。

脳転移の標準治療として放射線療法、特に全脳照射が行われてきた。全脳照射は、神経症状の改善（70〜90％）や神経症状による死亡リスクの低下につながると考えられてきた。全脳照射により痙攣と頭痛が最もよく緩解し、75〜85％が症状の安定を示したが、運動麻痺は回復し難かった。また、全脳照射後の記憶障害などの晩期副作用が指摘されている（資料16-5）。新しい分子標的治療も試みられている。

(1) 外科的摘出±照射

　孤立性の脳転移は外科的摘出±照射の適応になることがある。外科手術の適応決定の最大の因子は他臓器転移の広がりの程度である。また、単発性か多発性か、腫瘍の局在、神経症状の有無、乳癌の初診から脳転移までの期間、PSなどにも依存する。外科手術は1～3個の転移数、全身治療によりコントロール中であることが必要である。全生存期間への効果は不明であるが、全脳照射は摘出手術後に行うと、局所的な腫瘍のコントロールができ、頭蓋内再発を減少する（資料16-6）。

　定位放射線治療は3個までの孤立性の転移の一部分に行われ、手術の代わりとなる。全脳照射はわずかに生存期間を延長し、最良の支持療法である。3個以上および/または病巣が3cm以上、または25cm^{3}以上の容積のときに行うという意見がある。3件の無作為化比較試験により、孤立性脳転移の48例において、全脳照射と外科的切除＋照射を比較した。外科的切除＋照射群が局所再発が少なく（20% vs 52%）、生存期間が延長した（40週 vs 15週）。TTR中央値は59週と21週であった。外科的切除＋照射群がQOLも良好であった。多変量解析で、外科手術、頭蓋外転移の欠如、脳転移までの期間、若年が生存期間の延長に相関した。

　脳転移による脳浮腫の症状に対する治療として、コルチコステロイドは70～75％の患者で症状の劇的な緩解をもたらす。痙攣に対しては抗痙攣剤も使用される。

(2) 化学療法

　全身療法の局所的コントロールの意義は不明である。乳癌の脳転移に対する全身療法ことに化学療法は、血液脳関門の存在が妨げとなり、治療効果が低いとされ、これまで頻繁には行われなかった。抗癌剤が血液脳関門を通過するか否かはなお論議がある。

　血液脳関門は内因性の物質や抗癌剤やトキシンや抗体などの種々の薬剤やその代謝産物を排出するが、小分子の脂溶性の薬剤は通過する。抗癌剤は血液脳関門を通過しないとされてきたが、転移性脳腫瘍では血液・脳関門は破壊されているという見解もある。多くの抗癌剤は無傷の血液脳関門を通過し難いが、脳転移では治療レベルに達しうる（資料16-7）。

　乳癌脳転移治療における化学療法の役割は決定的でないが、ある症例では

照射療法に変わりうると考えられた。乳癌の脳転移に対して種々の化学療法がある程度の効果を示したが、奏効期間、生存期間は比較的短く、照射後の再発に対する緩解療法との位置づけと考えられてきた。100例の有症状の乳癌脳転移患者に種々の抗癌剤を投与し（これらの薬剤の一部は正常の血液・脳関門を通過しないにもかかわらず）、50％の奏効率（10例のCR、40例のPR）が得られた。奏効期間の中央値はCR例で10+カ月、PR例で7カ月であった。生存期間中央値は、39.5カ月と10.5カ月であった。

乳癌脳転移の22例にCMFまたはCAFを投与し、奏効率は59％、神経学的な寛解期間の中央値は30週であった。生存期間中央値は25週であった。61例の脳転移に対して、全脳照射後に化学療法を行ったところ、奏効率は65％（CR：20％、PR：45％）であった。CR例の生存期間中央値は12カ月であった。カペシタビンが乳癌の軟膜転移に有効であり、12カ月の奏効期間が得られた。

タキサンは乳癌の他臓器への転移に対する効果は優れているが、血液・脳関門を通過しにくく、脳転移の形成を予防しなかった。このように、乳癌脳転移に対して、化学療法はいくらかの効果を示すことは確実であるが、大規模試験の成績は得られていない。

(3) 分子標的治療

前述のように、トラスツズマブ治療により脳転移が増加する可能性が高い。それにもかかわらず、乳癌脳転移に対するトラスツズマブ治療により奏効例が得られ、生存期間が延長したという報告がみられる。これは主として脳以外の臓器への転移に対するトラスツズマブの効果によると考えられる。前述のように、脳転移に対する全脳照射後のトラスツズマブ治療が奏効する可能性がある。

ラパチニブは低分子のため、血液脳関門を通過し、HER2陽性の乳癌脳転移を制御する可能性がある。トラスツズマブ治療中に脳転移を発生したHER2陽性乳癌患者39例（37例は照射後進行）にラパチニブを経口投与した。奏効率（PR）は2.6％（1/39）で、7例（18％）は中枢神経系および非中枢神経系転移が16週間増大しなかった。トラスツズマブ治療、全脳照射後のHER2陽性の進行性の乳癌脳転移患者242例のラパチニブに対する奏効率（50％以上の縮小）は6％であった。20％以上の腫瘍の縮小は21％に

みられた。ラパチニブ＋カペシタビン治療は50例中0％の奏効率であり、40％が20％以上の腫瘍の縮小を示した。

乳癌脳転移の799例（12件）のメタアナリシスで、HER2陽性乳癌患者に対するラパチニブ単独またはラパチニブ＋カペシタビンの奏効率は21.4％であった。ラパチニブ＋カペシタビンでは29.2％であった。全体の無増悪生存期間中央値は4.1カ月、全生存期間中央値は11.2カ月であった。

(4) ホルモン療法

乳癌脳転移に対するホルモン療法の系統的な報告はみられない。これは1つには、ER陽性乳癌はER陰性例と比較して脳転移を起こしにくいことによるかもしれない。タモキシフェンは血液脳関門を通過し、脳転移内のタモキシフェンとその代謝産物の濃度は血中の46倍であった。タモキシフェン、MA、アロマターゼ阻害剤に乳癌脳転移が奏効したという報告が散見される。アロマターゼ阻害剤が血液脳関門を通過するか否かは明確でない。ホルモン療法に奏効した場合には、長期の寛解が得られたという報告が多い。

2．肺転移

肺は乳癌の初回再発部位の15〜25％を占める。肺転移の半数以上が孤立性の腫瘍としてみられる。孤立性肺転移は通常腫瘍径が3cm以下で、肺末梢に無症状に胸部X線写真などの画像にて検出され、無気肺や肺門部のリンパ節腫大を伴わない。胸腔内転移は27％（109/401）に検出され、8％で肺、胸膜および/または縦隔が唯一の転移部位であった。鑑別診断には胸部CT検査が有用である。乳癌の既往があれば、孤立性肺腫瘤は乳癌の肺転移、原発性肺癌、良性の肉芽腫の可能性があるが、後者が最も多い。

肺転移の疑いで開胸した103例のうち、88％は肺転移が確認されたが、12％は良性腫瘍または原発性肺癌であった。乳癌術後の肺腫瘤は必ずしも肺転移とはいえず、外科手術は病理学的確認の手段となる。孤立性肺腫瘤の治癒切除79例のうち、原発性肺癌が38例、乳癌肺転移が27例、良性が14例であった。乳癌術後患者の原発性肺癌の診断までの期間は乳癌肺転移例に比べて有意に長かった。ビデオアシスト胸腔鏡手術（VATS）が診断に有用である。

孤立性肺転移にはホルモン療法、化学療法、照射などが用いられてきたが、肺転移の切除の報告も多くなっている。術死は0％であった。全体の5年生存率は27％、完全切除例では31％であったが、不完全切除例では0％であった。

国際肺転移登録機構の467例の集計では、84％で完全切除がなされ、5年、10年、15年生存率は38％、22％、20％であった。無病期間が36カ月以上の患者では、45％、26％、21％であり、36カ月未満例に比べて高率であった（$P=0.0001$）。孤立性転移と多発性転移の生存率には有意差がみられなかった（資料16-8）。

肺に限局した再発乳癌患者88例に対するドキソルビシン＋シクロフォスファミドの効果と生存期間を検討した。奏効率は76％、CR率は33％であった。生存期間中央値は22カ月（1〜210カ月）で、10年生存率は9％であった。肺以外の再発・進行乳癌患者の奏効率は64％、CR率は14％（$P<0.001$）、10年生存率は3％（$P<0.007$）であった。しかし、生存期間には差がなかった。

3．肝転移

肝転移は脳転移とともに乳癌の進展の最終段階と考えられている。再発・進行乳癌の50％以上が最後には肝転移を生じる。乳癌の肝転移は播種性転移の一部としてみられ、孤立性転移は少ない。再発・進行乳癌患者のうち、5〜20％に肝転移が検出された。乳癌の肝転移は他臓器への転移を多く伴い、進行性であり、予後不良であった（資料16-9）。

912例の乳癌患者のうち47例（5.2％）が肝転移を生じ、無病生存期間の中央値は20.2カ月（4〜192カ月）であった。31例がホルモン療法と化学療法を受け、6例のみが奏効した。治療例の生存期間中央値は4カ月であった。初回再発乳癌患者394例のうち、59例（15％）が肝転移を生じ、11例は肝転移のみであった。

肝転移の診断には、CT、MRI、超音波検査の画像診断と血液生化学検査が用いられる。血清ビリルビン、AST、ALP、LDHの4つの測定結果が全て陰性であれば、肝転移は99％除外可能、2つ以上が陽性であれば肝転移は95％に検出されたという報告がある。

1955年頃にホルモン療法または単剤の化学療法を行った肝転移の58例では、生存期間中央値は4カ月であった。1970年代にドキソルビシンを含む化学療法で治療された再発・進行乳癌の1,171例のうち、肝転移は233例（20％）にみられた。奏効率は57％（132/233）、生存期間中央値は14カ月であった。

　1988年から2004年までの再発・進行乳癌に対する初回化学療法に登録した1,426例のうち、500例（35％）に肝転移が認められた。年齢の中央値は54.5歳、PS 0/1が76％、ホルモンレセプター陽性が54％、高グレードが35％、他臓器転移が0または1個が59％にみとめられた。初回の化学療法は、アンスラサイクリンおよび/またはタキサンを含む化学療法が88％に使用され、奏効率は34％であった。79％の患者は上記以外の二次化学療法を受け、奏効率は16％に得られた。生存期間中央値は16.3カ月、5年生存率は8.5％であった。単変量解析の結果、予後良好の因子は、ホルモンレセプター陽性、組織学的低グレード、肝転移のみ、または肝転移と1つの他臓器への転移、PS良好であった。多変量解析では、肝転移のみ、または肝転移と1つの他臓器への転移およびPS良好が予後良好の因子であった。

1）肝転移の治療
(1) ホルモン療法と化学療法
　少数であるにせよホルモン療法が乳癌肝転移に有効であったという報告があるにもかかわらず、歴史的には乳癌肝転移はホルモン療法が奏効し難いと考えられ、化学療法が第1選択とみなされてきた。この理由の1つは内臓転移、特に肝転移はホルモンレセプター陰性の乳癌が多かったことによる。原発乳癌がホルモンレセプター陽性であれば、まずホルモン療法を行うべきであるという意見もある。ホルモン療法に有効であった肝転移患者の生存期間中央値は13.9カ月であり、化学療法に有効であった患者の13カ月と同等であった。

　乳癌の肝転移の患者は、他の部位の転移例に比べて化学療法が奏効し難く、生存期間が短いことが常識的になっている。現在はアンスラサイクリンとタキサンが最も有効な薬剤と考えられている（資料16-10）。

　5件の化学療法の第2相試験の奏効期間中央値は、全症例で8.3カ月、肝転移例で7.2カ月であった。生存期間は16.4カ月と14.7カ月であった。この

ように、肝転移の存在は、初回治療としてのドセタキセルの効果を減じるとは考えられなかった。二次治療としてのドセタキセルの効果も、肝転移の存在の有無による差はみられなかった。

　アンスラサイクリンとタキサンなどの併用により、生存期間中央値は2年に近づきつつある。2件のEORTC試験（初回再発患者に対するドキソルビシン〈A〉とパクリタキセル〈T〉の比較とACとATの比較）における肝転移患者を追跡した。肝転移単独および肝転移と他臓器転移の患者の生存期間中央値は22.7カ月と14.2カ月（A vs T）、および27.1カ月と16.8カ月（AC vs AT）であった（P＝0.002、P＝0.19）。TTP中央値は10.2カ月と8.8カ月（P＝0.02）および8.3カ月と6.7カ月（P＝0.37）であった。HER2陽性の再発乳癌に対するトラスツズマブと化学療法の併用の効果も確認されている。

(2) 外科的切除術（肝切除）

　乳癌肝転移に対する化学療法やホルモン療法によるCR効果は稀であり、外科切除術が、適応を限局して考慮されるようになった。49例の局所療法（摘出手術、定位放射線療法、肝動脈内化学療法）の生存期間中央値は30カ月であり、全身療法のみの301例の11カ月に比べて延長した。肝切除の報告は散発的であり、肝転移の存在自体が散在性・播種性の転移を反映していると考えられ、局所治療は疑問視されてきた。しかし、1つの臓器に限局した肺、肝、脳、胸骨への乳癌の転移の一部に対する外科的切除が、特に全身療法の補助として行われると、生存期間を延長する場合があるという認識が広まりつつある。その適応は他臓器転移のないこと、良好なPS、無病期間が長いことであった。

　孤立性の乳癌肝転移は再発・進行乳癌の4～5％にすぎない。孤立性の肝転移の切除は、厳格な適応では術死は5％未満であり、生存期間は化学療法の場合と比較して延長した（資料16-11）。

　ある集計によると、肝転移切除例296例（それぞれが15～65例の各報告の合計）の生存期間中央値は24～57カ月に分散し、5年生存率は18～61％であった。その予後因子は無病期間、ホルモンレセプター陽性、肝外の転移の有無などが指摘されているが、決定的ではない。

　2,150例の乳癌肝転移例のうち8％（167例）が孤立性の転移であった。69

例が外科的に摘出され、98例が内科的に治療された。73カ月の追跡期間の中央値で、外科的治療群は、転移巣が小さく、ホルモンレセプター陽性が多く、乳癌診断から肝転移までの期間が有意に長かった（53カ月と30カ月）。肝切除群は無再発生存期間中央値が28.5カ月で10例（15％）が5年後にも再発がなかった。しかし、全生存期間は外科治療群と内科的治療群の間に差がなかった（50カ月と45カ月）。乳癌の孤立性肝転移に対する肝切除は全生存期間を改善しなかったが、無再発生存期間が有意に延長した。このような結果は選択バイアスがあるが、化学療法までの期間を稼ぐことができる。

　このように、孤立性または少数の複数の肝転移に対して、全身化学療法を伴った肝切除術は安全に、生存期間をある程度延長するという報告が増加している。しかし、すべて後ろ向きの解析であり、個々の報告は少数例で、切除の基準もまちまちである。このように、肝転移に対する肝切除は腫瘍数の減少のための手術であり、単独で決定的な治療法とは考えられず、肝転移患者への肝切除は、①手術が低リスクで、②完全切除可能、③骨転移以外の肝外転移がない場合のみに限定されるべきであろう。

4．骨転移

　骨転移はほとんどの癌でみられるが、乳癌、前立腺癌、肺癌、甲状腺癌、腎癌などが頻繁に骨に転移する。骨は乳癌が最も多く転移する臓器である。再発・進行乳癌の70～100％、または30～85％が骨転移を示し、26～50％の患者の初回再発部位が骨であった。492例の再発・進行乳癌のうち、267例（54％）に骨転移が認められた。そのうち、34％は骨転移のみであった。

　骨転移には溶骨性と造骨性の2つのタイプがある。溶骨性の骨転移は骨の正常のリモデリング成分を破壊し、破骨細胞活性の上昇がみられることが多い。二次性の造骨反応がみられるものの、種々の程度に障害され、病変は主として骨溶解性である。造骨性の骨転移は稀であり、骨溶解なしに起こるとされてきたが、ほとんどで破骨細胞の活性化がみられる。

　癌の骨転移の好発部位は、血管の分布が豊富な脊椎骨や長管骨の近位端、肋骨などの赤色骨髄である。乳癌の骨転移の好発部位は脊椎と骨盤であり、次いで肋骨、頭蓋骨、大腿骨である。骨盤（55％）、腰椎（54％）、胸椎（45％）、肋骨（43％）、長管骨（39％）、頭蓋骨（29％）、頸椎（22％）とい

う分布であった。

　乳癌の骨転移の自然史は肺癌のそれと異なり、予後に及ぼす影響が異なる。転移性肺癌の予後は不良であり、数カ月以内に死亡する。しかし、乳癌患者では骨転移は必ずしも生存期間を短縮するとは限らない。骨転移患者の予後は原発癌の種類、骨転移以外の転移巣の存在、骨転移の範囲と進行速度などに強く左右される。骨転移のみの患者の生存期間中央値は24カ月であり、20％が5年以上生存した（資料16-12）。648例の解析で、初回再発が骨転移であった患者は内臓転移であった例に比べて、全生存期間（71カ月 vs 48カ月、P＜0.001）、初回再発からの生存期間中央値（24カ月 vs 12カ月）が明らかに延長した。骨転移はER陽性例に多く、グレード1/2、S期分画が5％未満が多かった。多変量解析によると、骨転移例の診断からの生存期間に、無病期間、骨以外の転移の有無、ER状況、血中腫瘍マーカーレベルが有意に影響した。

1）骨転移の症状

　骨転移の主な症状は、恒常的または間歇性の骨痛やそれに伴う病的状態である。骨髄抑制による貧血や白血球数減少、高カルシウム血症、病的骨折、脊髄圧迫などの神経圧迫症状なども存在し、すべてQOLを著しく損ねる。骨痛は癌に伴う疼痛のうちで最も頻繁に起こり、しばしば脊椎骨を巻き込む。骨痛は骨転移の最初の徴候であることが多く、椎間板ヘルニアや筋肉痛などとの鑑別が困難であることがある。静止時や仰臥位の疼痛に注意すべきである。骨転移による疼痛の原因は、癌による溶骨性変化、癌細胞自体、癌による神経障害などが考えられる。下肢運動機能不全、反射機能不全、大腸/膀胱機能不全の患者は、脊髄根症状または馬尾神経麻痺などの早急な検査を要する。骨転移による病的骨折は急激な疼痛と機能障害をもたらす。脊椎の圧迫骨折は身長の短縮、疼痛を示し、しばしば骨転移の最初の徴候であることがある。大腿骨や骨盤への転移による機能障害は著しい。

2）骨転移と骨破壊のメカニズム

　骨は皮質骨、海綿骨、骨髄よりなる。皮質骨は骨量の80〜85％を占め、緻密で、血管導管をもつ。その内層に海綿骨、骨髄が存在する。すべての骨

表面は種々のサイトカイン[注2]と増殖因子により調節され、破骨細胞と造骨細胞が連携した、バランスのとれた作用により周期的にリモデルされている。すなわち、骨を破壊しながら、骨を造るという相反する作用が繰り返される。

骨髄には間質細胞と造血幹細胞が存在し、造骨細胞と破骨細胞に分化する。これらの細胞はサイトカインと増殖因子を分泌し、石灰化マトリックスに固着する。このマトリックスはIGF-I、II、TGF-β、PDGFなどに富むが、破骨細胞性の骨吸収後にマトリックスから放出される。赤色骨髄は脊椎、骨盤、大腿骨近位端に存在し、脂肪骨髄は長管骨に存在する。骨は恒常的なリモデリングを受け、破骨細胞と造骨細胞の機能の間のダイナミックなバランスを維持している。これら2つの細胞型が同時に活性化し、骨転移において、溶骨性か造骨性または混合性の変化がみられる。破骨細胞の形成は間質細胞および造骨細胞依存性の過程であり、ランクRANK（核内因子κBレセプター活性化因子）とそのリガンドであるランクルRANKL（RANKリガンド）とオステオプロテゲリンOPG[注3]系により媒介される（資料16-13）。RANKLは副甲状腺ホルモン/副甲状腺ホルモン関連蛋白PTH/PTH-rPなどにより刺激され、そのレセプターであるRANKに結合し、破骨細胞を活性化する。すなわち、RANKLとOPGが骨吸収の主な調節因子であり、多くのホルモン、サイトカイン、増殖因子は、RANKL/OPG比を変更することにより骨吸収を媒介する（図16-1）。RANKL/RANKシステムは乳腺の発育に必須であり、乳癌の発癌に関与する。

破骨細胞の形成と活性化は造骨細胞により調節される。骨マトリックスのIGFやTGFなどの増殖因子は造骨細胞により合成・分泌され、破骨細胞が骨を溶かすことにより骨マトリックスから遊離する（図16-1）。固形癌の骨転移はRANKL/OPG系のバランスを崩壊し、乳癌と肺癌はRANKL/OPG系と骨基質蛋白質のオステオポンチンの刺激を介して溶骨性活性が亢進する。一方、前立腺癌はOPGレベルを上昇させ、造骨活性を増加した。

[注2] 免疫システム細胞から分泌され、免疫、炎症、細胞増殖、分化、アポトーシスなどに関与する。

[注3] 破骨細胞分化抑制因子、破骨細胞のRANKと結合し、RANKLを介するシグナル伝達を阻害する。

第16章 特定の臓器に転移した乳癌の特徴と治療

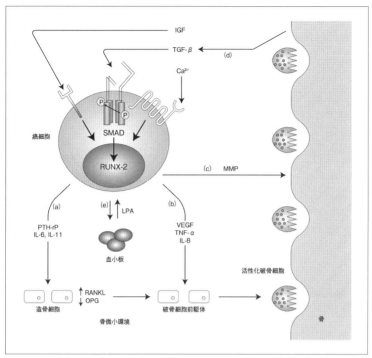

図16-1 乳癌の溶骨性骨転移における骨吸収のメカニズム

Clines GA, et al. 2008

転移した乳癌細胞は骨に侵入し、骨微小環境に破骨細胞の形成を支持する因子を分泌する。逆に、破骨細胞による病的な骨吸収は、骨マトリックスから骨微小環境に固着化増殖因子を放出させ、これがさらに乳癌細胞を刺激する。正常骨のリモデリングと破骨細胞由来の骨吸収に関与するシグナル伝達経路は転移性乳癌細胞により利用され、骨における癌細胞の増殖を促進する。

(a) 腫瘍により産生されたPTH-rP、IL-6、IL-11は造骨細胞のRANKL活性を刺激し、OPG活性を減少し、破骨細胞形成を亢進する。
(b) 腫瘍から分泌されたIL-8、TNF-α、VEGFはRANK/RANKL系と独立して破骨細胞形成を促進する。
(c) 腫瘍細胞で産生されたMMPは骨表面を平らにし、破骨細胞の接着を容易にする。
(d) 骨吸収の拡大は、骨マトリックスに固着しているTGF-βやカルシウムなどの因子を放出する。TGF-βは腫瘍細胞を刺激し、SMADと転写因子のRUNX-2を介して、溶骨性因子を産生する。このようにして、溶骨性骨転移の悪循環が開始される。さらに、IGFは増殖と生存のシグナルを伝達し、カルシウム濃度の上昇は腫瘍細胞の活性化をもたらす。
(e) 乳癌細胞は血小板の凝集を亢進し、血小板由来のLPAを放出する。乳癌細胞のLPAレセプターの活性化は細胞増殖を刺激する。

IGF：インスリン様増殖因子、IL：インターロイキン、LPA：リソホスファティヂジン酸、MMP：マトリックスメタロプロテアーゼ、OPG：オステオプロテグリン（破骨細胞形成抑制因子）、PTH-rP：副甲状腺ホルモン関連蛋白、RANK：NF-κBレセプター活性化因子、RANKL：NF-κBレセプター活性化因子リガンド、RUNX-2：RUNT関連転写因子2、SMAD：TGF-βなどの信号を伝達する細胞内蛋白質、TGF-β：トランスフォーミング増殖因子、TNF-α：腫瘍壊死因子、VEGF：血管内皮細胞増殖因子

3）造骨性骨転移

　骨髄腔の腫瘍細胞巣の周囲に骨新生をもたらす造骨性の骨転移は、骨X線上で特徴的な硬化像を示す。この種の骨転移は前立腺癌に多いが、乳癌、膀胱癌などの尿路系腫瘍、稀には肺癌、リンパ腫、骨髄腫などでもみられる。造骨性骨転移のメカニズムはよく知られていないが、単純に骨梁表面に骨吸収なしに新しく骨が形成されたとは考え難く、ほとんどすべての骨吸収マーカーが上昇している。血清アルカリフォスファターゼレベルがしばしば著しく上昇している。ある患者では、新生骨形成が吸収部位で直接みられたが、ある場合には骨吸収の促進が骨形成の前にみられた。

4）骨髄転移

　乳癌の骨転移はしばしば骨髄転移を伴い、骨髄癆による貧血を示す。再発・進行乳癌患者のほぼ60％が骨髄転移を伴う。しかし、明らかな皮質骨への転移がなく骨髄のみの転移の報告もあり、骨髄生検が有用である。111例の骨髄転移例のうち、原発が乳癌である場合が最も多かった。

5）乳癌骨転移の画像診断

　骨転移の診断および治療効果の評価には、骨シンチグラフィ、骨X線撮影、CT、MRIは必須である。溶骨性、造骨性、混合性の骨病変の判別は、骨または腫瘍の解剖学的な直接的視覚化によるか、骨または腫瘍の代謝の間接的な測定による（資料16-14）。

　骨シンチグラフィは骨転移の検出に優れているが、非特異的で疑陽性の場合がある。骨X線検査は骨濃度の減少あるいは消失（溶骨性骨転移）、または硬化病変あるいは病変のへりの硬化像（造骨性骨転移）により骨転移を示すが、感度が低い。CT検査は骨髄を含め、骨病変を詳細に表現するが、撮影の範囲が限られる。MRI検査は骨と骨髄の詳細な描写を可能にし、早期の海綿骨転移の診断に適している。CTやMRI検査は骨皮質の破壊、骨髄質構成比率、骨密度、周囲との連続性、軟部組織転移などの評価が可能である。

　結局、早期乳癌では骨転移のスクリーニングは不要である。骨転移のスクリーニングの第1の選択は、正確さを欠くものの、骨シンチグラフィである。臨床的に疼痛や生化学マーカーの上昇があれば、骨シンチグラフィをま

ず行う。しかし、正確な診断には他の方法（X線、CT、MRI）による追加の検査が必要である。骨シンチグラフィで異常があれば、また疼痛などの局所的な症状があれば、X線検査を行う。さらに疑わしければ、CTとMRI検査により詳細な解剖学的変化を描写できる。CTは骨髄または皮質骨転移であっても、脊椎の骨転移の評価に有用である。MRIは骨髄転移または脊髄圧迫の検出に有用である。PETまたはPET-CTによるスクリーニングは、文献上では推奨できない。現在では、骨転移の検出にはこれらの方法を逐次的に併用することが効果的であると考えられる。骨転移が確認されると、治療前のベースライン検査として、X線、CT、またはMRIを行う。

6）乳癌骨転移の生化学的マーカー

乳癌の骨転移の診断とモニタリングに、骨代謝の生化学的マーカーが役立つことが報告されてきた。骨形成のマーカーにはアルカリフォスファターゼおよびその骨特異性アルカリフォスファターゼ（BAP）、オステオカルシン、Ⅰ型プロコラーゲン・C末端プロペプチド（PINP）などがある。骨吸収マーカーにはⅠ型コラーゲン架橋・Nテロペプチド（NTx）、Ⅰ型コラーゲン架橋・Cテロペプチド（CTx）、Ⅰ型コラーゲンC・テロペプチド（ICTP）などがある。骨の形成と骨吸収を反映する生化学的マーカーは、早期の治療効果を示唆する可能性はあるが、早期の骨転移を検出するほどの鋭敏さはない。そのなかで、NTxやCTxが有力視されている。これらは、破骨細胞により骨コラーゲンが分解するときに産生される。

乳癌骨転移は溶骨性転移が多く、骨形成マーカーよりも骨吸収マーカーがより鋭敏である。進行性骨転移では骨吸収マーカーが上昇するが、治療に反応または活動性でない骨転移病変では骨吸収マーカーは低値か下降し、骨形成マーカーが上昇した。骨マーカーレベルは、骨転移の有無、骨転移部位数、骨転移のタイプに相関した。骨マーカーが骨転移患者で高頻度に上昇し、骨マーカーのレベルと骨転移の程度が相関した。尿中NTxとBAPは骨転移部位数に相関した。NTxとBAPが治療法の決定や治療効果の判定に役立つという見解が多くなっている。

骨転移に対するビスフォスフォネートの3件の無作為化比較試験において、尿中NTxと血中BAPを、乳癌を含む1,824例において測定した。低NTx値の患者に比べて、高および中等度のNTx値の患者は、骨関連イベン

トと疾患の増悪・進行のリスクが2倍であった。各疾患で高NTx値の患者の死亡リスクは4〜6倍上昇し、中等度レベルでは2〜4倍上昇した。BAPは負の臨床効果と相関した。NTxやCTxは、骨転移の重篤度と広がりを評価するよい手段であり、ビスフォスフォネートの効果判定に役立つ。骨転移のみまたは骨転移と軟部組織転移患者の250例において、治療前に高血中レベルである患者は、正常例に比べてCB期間、TTP、全生存期間が短かった。

7) 乳癌骨転移の治療
(1) 骨転移に対するホルモン療法と化学療法

乳癌骨転移患者に対しては、ホルモン療法や化学療法などの全身療法が主体であり、比較的限局した骨転移に対しては放射線療法や外科的手術が行われる。乳癌の骨転移の全身療法は他の部位に対する治療効果に比べて劣っていることがしばしば報告されている。これは1つには骨転移の治療効果の正確な評価が不十分であるためでもあろう。850例以上の骨転移のみの患者の平均の奏効率は53〜60％であった。骨転移に対する化学療法の効果は0〜30％であった。ある施設での195例の骨転移のみの再発に対してFAC化学療法を中心とした治療を行った。奏効率は59％（CR：7％、PR：52％）、骨転移の診断からの全生存期間中央値は35カ月、FAC治療開始からの生存期間中央値は28カ月（範囲：1〜118カ月）、TTP中央値は14カ月であり、化学療法の終了後に長期寛解例がみられた。病的骨折の頻度は57％であり、高カルシウム血症は19％、脊髄圧迫は10％にみられた。

わが国の再発・進行乳癌に対するCMF化学療法の第2相試験において、病巣部位別効果は軟部組織転移が51％（19/37）、内臓転移が29％（8/28）、骨転移では20％（4/20）と比較的低かった。

後述のビスフォスフォネートと化学療法の併用と化学療法単独の無作為化比較試験の対照群（化学療法単独）では、5FU、シクロフォスファミド、ドキソルビシン、メトトレキサートなどの種々の化学療法が用いられた。195例のうち、117例（60％）は骨転移のみであった。治療効果は、CR 0％、PR 18％、SD 32％であった。

多発性の骨転移に古くからホルモン療法が用いられ、約30％の奏効率が示された。卵摘、エストロゲン、アンドロゲン、タモキシフェン、MPAな

どが使用された。後述のビスフォスフォネートとホルモン療法の併用とホルモン療法単独の無作為化比較試験の対照群は、MA、タモキシフェン、アミノグルテシミドなどであったが、189例のうち137例（72％）は骨転移のみであった。ホルモン療法の効果は、CR 0％、PR 21％、SD 37％であった。ホルモン療法を受けた骨転移の患者は、SDが比較的多いことは古くから知られており、全生存期間は奏効例（CR、PR）と同等であることが多い。

乳癌骨転移に対するホルモン療法、特にタモキシフェン、アロマターゼ阻害剤、MPAに関しては該当の箇所を参照されたい。

(2) 乳癌骨転移に対する分子標的治療

エベロリムスは破骨細胞の形成と活性を阻害することが示されている。骨転移のみのHER2陰性の乳癌患者で、二重盲険、プラセボ対照群の第2相試験を行った（RADAR試験）。エベロリムスの8週間投与によりSDであった患者をエベロリムス持続またはプラセボ投与に無作為に分けた。89例が登録されエベロリムス治療で39例が8週後にSDとなった。エベロリムス持続群のTTPは37.0週、プラセボ群のTTPは12.6週であった（P = 0.0818）。ホルモン療法により調整すると進行のリスクは54％有意に低下した（P = 0.037）。エベロリムス有効例の6例のTTPは86週であった。エベロリムスは乳癌骨転移に単剤で有効であり、エベロリムス治療により8週間以内に進行しなければ長期の利益が得られる。乳癌患者は骨転移により骨健康が悪化し、したがって、骨の健康を維持することが大変重要である。非ステロイド系アロマターゼ阻害剤治療で再発または増悪したER陽性の閉経後再発・進行乳癌患者に対して、エベロリムスをエキセメスタンに加えることによる臨床的利益が示された（BOLERO-2試験）。さらに、エベロリムスは骨代謝回転と骨の進行性病変に好影響を及ぼした。これらの結果はmTOR阻害剤が破骨細胞の生存と活性を低下させたという前臨床研究により支持されている。かくして、エベロリムス治療は骨の健康に対するエストロゲンの抑制の悪影響を改善すると考えられる。

(3) 骨転移に対する放射線療法

乳癌骨転移に対する放射線療法は主として疼痛の緩和、切迫した病的骨折の防止、脊髄圧迫の治療として行われるが、最適の照射線量とスケジュール

には論議がある。骨痛に対して10分割照射と単回照射の効果は同一で、奏効率は66％であり副作用は後者で少なかった。疼痛性の骨転移に対する照射の効果を検討した単回照射と分割照射の無作為化比較試験16件の系統的レビュウを行った。疼痛の緩和は単回照射で58％（1468/2513）、分割照射で59％（1466/2487）で同様であった。疼痛の完全寛解は23％と24％であった。病的骨折や脊髄圧迫のリスクは前者で高い傾向であったが、有意差はなかった。再治療は前者に多かった。乳癌骨転移に対してストロンチウム89などの放射性アイソトープ治療も行われる。乳癌の骨転移に対して、89％（25/28）で骨痛の緩和が得られた。放射性アイソトープの無作為化比較試験の集計により、ストロンチウム89またはサマリウム153が骨転移の骨痛の緩解に有用であった。

(4) 骨転移に対する外科手術

長管骨への癌転移による病的骨折は大腿骨、特に近位端、上腕骨、脛骨などに多い。これらに対する外科的手術としては、髄内固定、骨セメント、滑走スクリュー、プレート固定、関節形成術などが行われている。長管骨の髄内固定により96％の患者で疼痛が緩解し、寛骨臼骨折に対する関節再建により84％で疼痛が緩解した。脊椎骨悪性腫瘍による脊髄圧迫に対する減圧と固定手術により、82％の患者で神経圧迫症状が改善し、32％の患者が2年以上生存した。乳癌骨転移による病的骨折に対する外科手術後の平均生存期間は、24.6カ月であった。このように、早期に疼痛が軽減し、歩行可能となり、一般的には短命であるが、長期の生存例もみられる。脊髄圧迫に対する減圧手術は後述する。

(5) 骨転移に対するビスフォスフォネート治療

ビスフォスフォネートは炭素が置換されたピロリン酸塩の類似体である。ビスフォスフォネートは骨のリモデリングと骨吸収の部位に局在し、骨代謝の盛んな骨ミネラル（ヒドロキシアパタイト）に強く結合し、破骨細胞に取り込まれ、アポトーシスを誘導して、腫瘍誘導性の骨吸収を抑制する。すなわち、ビスフォスフォネートは破骨細胞媒介性の骨破壊を阻害する。

それぞれの世代のビスフォスフォネートは新しい乳癌骨転移の頻度や骨折を低下し、高カルシウム血症や骨関連イベントを改善し、生存期間を延長し

た。クロドロネート、パミドロネート、アレンドロネート、リセドロネート、ゾレドロネート（ゾレンドロニック酸）などが各世代を代表してきた（資料16-15）。

　前向き無作為化比較試験で、ビスフォスフォネート（パミドロネート、ゾレドロネート）は乳癌骨転移の合併症の出現を有意に遅らせた。溶骨性骨転移の乳癌患者に対する化学療法またはホルモン療法に併用したパミドロネート静注の2件の大規模な無作為化比較試験の751例の統合解析で、骨関連イベント[注4]までの期間はパミドロネート群でプラセボ群に比べて有意に延長した（資料16-15）。第3世代のゾレドロネートの評価が無治療またはパミドロネートを対照として行われた。乳癌骨転移または多発性骨髄腫の1,648例において、ゾレドロネート4 mg/4週または8 mg/4週の静注とパミドロネート90 mg静注/4週の24カ月間投与の効果を比較した。ゾレドロネートとパミドロネートはともに骨関連イベントを減少させた。初回骨関連イベントまでの期間の中央値はともに1年であり、忍容性は同程度であった。照射の必要性はゾレドロネート群で明らかに低下した。また、25カ月の追跡調査において、ゾレドロネートはパミドロネートに比べて高カルシウム血症を含む骨関連イベントのリスクをさらに16%（P = 0.030）低下させた。乳癌患者で、ゾレドロネートはパミドロネートに比べて骨関連イベントのリスクをさらに20%（P = 0.025）低下させ、ホルモン療法を受けている患者では、さらに30%（P = 0.009）低下させた。長期間の追跡調査でも、ゾレドロネートはパミドロネートに比較して乳癌骨転移患者の骨関連イベントの低下がより強力であった。

　わが国の乳癌骨転移患者228例に対して、ゾレドロネート（114例）またはプラセボ（114例）を4週毎に1年間投与した。1年後の骨関連イベントのリスクは49%有意に低下した（P = 0.027）。ゾレドロネートは高カルシウム血症を除く骨関連イベントをプラセボに比べて39%減少した。すくなくとも1つの骨関連イベントを示した患者の頻度は20%減少した（29.8% vs 49.6%、P = 0.003）。また、初回の骨関連イベントまでの期間（中央値）を有意に延長した（未到達と364日、P = 0.007）。ゾレドロネートは忍容性が高く、グレード3/4の血清クレアチニンレベルの上昇はみられなかった。

[注4] 高カルシウム血症、病的骨折、脊髄圧迫、照射または外科手術の必要性。

これらの多くのビスフォスフォネートの試験では、カルシウムとビタミンDの補充が併用されている。ビタミンDが欠乏したままでのビスフォスフォネートの使用は、骨の石灰化を障害するので注意が必要である。
　1,653例を含む3件のビスフォスフォネートを用いた術後補助療法では、骨転移を有意差なく18％（P＝0.07）低下したが、内臓転移のリスクの低下はみられなかった。生存期間は有意に18％延長した（P＝0.02）が、試験間にばらつきがみられた。ビスフォスフォネート治療の最適の開始時期と持続期間は不明である。特に、いつ治療を中止するかはビスフォスフォネート治療の効果がどれだけ続くかにかかっており、その効果予測因子も不明である。したがって、ビスフォスフォネートを死亡まで投与されていることが多い。
　アロマターゼ阻害剤を受けたホルモンレセプター陽性の骨密度が低い閉経後乳癌患者109例において、リセドロネート1/週またはプラセボを2年間無作為に投与した。87例が2年間投与を完了した。骨密度は対照群に比べてリセドロネート群で有意に上昇した（脊椎で3.2％）。
　乳癌骨転移患者で、ビスフォスフォネートとデノスマブは骨関連イベントの頻度を低下し、発生時期を遅らせ、QOLを改善し、疼痛を軽減した。大規模無作為化比較第3相試験で、デノスマブは初回骨関連イベントをゾレドロニック酸に比較して有意に遅らせた。また平均骨関連死亡率を低下した。
　ビスフォスフォネートまたはデノスマブの最適の治療期間は不明である。両者の有害事象はほぼ同様であるが、ビスフォスフォネートで、発熱、骨痛、関節痛、腎不全、高カルシウム血症がより多い。一方、デノスマブでは、低カルシウム血症、歯痛が多かった。顎骨壊死は稀であり、有意差はなかった。
　ASCOとCancer Care Ontario（CCO）は共同で骨転移患者に骨修正薬（ビスフォスフォネート、デノスマブ）を投与することを勧告した（2017年）。デノスマブ、120 mg皮下注射、4週毎、パミドロネート、90 mg静注、3～4週毎、ゾレドロネート、4 mg静注、12週毎、または3～4週毎。これらの骨痛に対する鎮痛効果は控えめであり、骨痛のみには使用しない。

(6) ビスフォスフォネートの副作用
　ビスフォスフォネートは忍容性が高いが、副作用として、腎障害（血清ク

レアチニン上昇）、低カルシウム血症、悪心、嘔吐、発熱、稀に顎骨壊死が記載されている。ゾレドロネートなどの窒素を含むビスフォスフォネートの有害事象は一過性の軽度の発熱、リンパ球減少、不定愁訴、筋肉痛、顎骨壊死などである。低カルシウム血症はビスフォスフォネート治療の50％までに起こるが、有症状となることは稀であった。

　18件の試験の集計でも、重篤な有害事象は記載されなかった。ゾレドロネート8 mg投与と15分未満の急速な投与時間が腎毒性につながった。すなわち、高用量と点滴速度の速さが高い血清ピークレベルをもたらすと考えられる。経口のカルシウム（500 mg/日）とビタミンD（300〜400 IU/日）を併用すると、腎機能障害や低カルシウム血症は観察されなかった。しかし、ゾレドロネート投与の各コースで腎機能のモニタリングが勧告された。経口のビスフォスフォネートの主な有害事象は消化器症状であったが、軽度であった。

　顎骨壊死（顎骨骨髄炎）は口腔内の露出した骨の疼痛、感染、軟部組織の潰瘍などを生じ、そのリスクはビスフォスフォネートの効力、用量、治療期間により増加した。顎骨壊死のメカニズムは、破骨細胞機能の阻害、抗血管新生作用、角化細胞による細胞周期の阻害効果などが考えられる。ビスフォスフォネート、特にゾレドロネートは、破骨細胞と角化細胞のアポトーシスを促進し、口腔粘膜の角化細胞を破壊した。臨床的には非特異的な症状から骨壊死や腐骨を伴う骨髄炎に至り、放線菌類の感染のために口臭が出現する。

　ビスフォスフォネート治療を行った患者の12.9％に顎骨壊死が検出された。他の報告では、6.7％（17/252）が顎骨壊死を発生した。多発性骨髄腫9.9％、乳癌2.9％（2/70）、前立腺癌6.5％、他の癌では4％であった。顎骨壊死が発生した患者の治療回数と治療期間の中央値は35回と39.3カ月であり、発生しなかった患者に比べて明らかに多数回の治療と長期の治療で高頻度であった。他のビスフォスフォネートに比べてゾレドロネート治療で多かった。

　顎骨壊死は1年以内の歯科的治療または義歯作成の既往の患者で多かった。骨粗鬆症に対する経口ビスフォスフォネート治療の11件の報告での26件の顎骨壊死の症例では、下顎骨が多く、60歳以上、女性、歯科治療の既往が多かった。ビスフォスフォネートの治療期間と相関するとはいえなかっ

た。60例の集計では、上顎骨が37%、下顎骨が50%、両者が13%であった。ある集計では、骨粗鬆症に対する経口ビスフォスフォネートによる顎骨壊死のリスクは、1/10000〜1/100000未満と低かった。癌骨転移に対する高用量の静注ビスフォスフォネートによる顎骨壊死のリスクは明らかに高頻度で、100例中1〜10例であり、治療期間に依存した。ゾレドロネート治療において、最近の抜歯と義歯の使用が顎骨壊死のリスクを増加させた。

　顎骨壊死の治療の統一的な見解は得られていない。抗生物質と口腔内清掃などの保存的治療が推奨されている。デブリードマンは必要でないという意見と、罹患骨の除去の外科的処置を要するという意見がある。6カ月以上のビスフォスフォネートの中止、長期の抗生物質投与、高圧酸素、外科的修復などが顎骨壊死の治療として挙げられている。

(7) ビスフォスフォネートの抗腫瘍効果と骨転移防止の可能性

　ビスフォスフォネートの抗腫瘍効果の可能性が指摘されているが、明確な証拠は示されていない（資料16-16）。術後補助療法において、ビスフォスフォネートの骨転移予防効果が検討されたが、試験毎にまちまちの結果であった（資料16-17）。

　EBCTCG（2015年）はビスフォスフォネートの投与の有無が乳癌の再発、遠隔再発、乳癌死亡、再発部位（骨）などを抑制するかをメタアナリシスした。18,766例の登録（97%はビスフォスフォネートの2〜5年投与）で、追跡期間中央値が5.6年であった。全体として、乳癌再発（2P＝0.08）、遠隔再発（2P＝0.03）、乳癌死亡（2PEPI＝0.04）の低下はわずかの有意差を示した。骨転移は有意に17%低下し、効果は明確であった（2P＝0.004）。閉経前ではビスフォスフォネート治療は明らかな効果を示さなかったが、閉経後患者（11,767例）では、再発を有意に14%低下（2P＝0.002）、遠隔再発を有意に18%低下（2P＝0.0003）、骨転移を有意に28%低下（2P＝0.0002）、乳癌死亡を有意に18%低下（2P＝0.002）した。しかし、骨転移においてさえ、利益は多様であり、閉経状況、年齢でわずかに有意であり、ビスフォスフォネートの種類、治療スケジュール、ER発現状況、リンパ節転移、グレード、化学療法の併用では有意差がなかった。非乳癌死には差がなかった。ビスフォスフォネート群では骨折が減少した。ビスフォスフォネートの術後補助療法は乳癌の骨転移リスクを低下し、生存期間を改善した

が、閉経後患者のみであった。

8）術後補助療法による骨密度低下の防止効果

　アロマターゼ阻害剤などによる骨密度の低下をビスフォスフォネートやデノスマブが保護する可能性が指摘されている。術後補助療法（閉経後患者に対する化学療法、アロマターゼ阻害剤および閉経前患者に対するタモキシフェン）による骨密度低下の予防としてのビスフォスフォネートの効果は確認されている（資料16-18）。レトロゾール術後補助療法を受けた乳癌患者1,667例における Z-FAST/ZO-FAST の2件の試験の合併解析を行った。ゾレドロネート投与12カ月後に、最初からの投与群が遅延投与群に比べて、腰椎の BMD が5.2％高かった。初めから投与した群の再発リスクは有意に低下した（$P = 0.0401$）。

　このように、乳癌の骨転移患者に対してビスフォスフォネート治療は骨の病的状態、骨関連イベント、疼痛を軽減し、QOL を改善することは間違いないが、生存期間の延長は得られない。ビスフォスフォネートが乳癌の術後補助療法として骨転移の発生を低下させる可能性はあるが、確実でない。骨以外の臓器への転移を予防するか否かも異論がある。一方、ビスフォスフォネートは乳癌術後患者の骨粗鬆症のリスクを低下した。

9）骨転移に対するデノスマブ治療

　ランクル（RANKL）を標的としたヒト化モノクローナル抗体のデノスマブ（®ランマーク）はランクルに高親和性、特異的に結合し、その破骨細胞へのシグナル伝達を阻害し、骨吸収を抑制する。アロマターゼ阻害剤の術後補助療法を受けた252例の乳癌患者において、アロマターゼ阻害剤の治療期間が6カ月以下の群と6カ月より長い群で層別し、カルシウムとビタミンDを投与し、デノスマブ60 mg の6カ月毎の皮下注射群とプラセボ群に無作為に割り付け骨密度に対する効果を比較した。12カ月後と24カ月後に、腰椎骨密度はデノスマブ群でプラセボ群に比較して、5.5％と7.6％増加した（ともに $P < 0.0001$）。副作用は両群で同様であった。デノスマブの6カ月毎の治療により、海綿骨と皮質骨の骨密度が増加した。このデノスマブによる骨密度の改善はビスフォスフォネートによる効果に匹敵し、特に皮質骨の骨密度の増加が特異的であった。ビスフォスフォネート治療に抵抗性となった乳

癌骨転移患者に対してデノスマブ治療はuNTxレベルを低下し、骨関連イベントの発生を抑制した。デノスマブの主な有害事象は低カルシウム血症や顎骨壊死である。アロマターゼ阻害剤による術後補助ホルモン療法は乳癌患者の骨の健康を傷害し、骨減少症、骨粗鬆症、骨折につながる。ホルモンレセプター陽性の、アロマターゼ阻害剤を受けた閉経後の乳癌患者に対して、デノスマブ（60 mg/ 6カ月、皮下注射）またはプラセボを無作為に割り付けた、前向き、二重盲検、プラセボ対照の第3相無作為化比較試験を行った（ABCSG 18試験）。3,420例が2群に割り付けられた。プラセボ群に比べて、デノスマブ群は骨折の出現までの時間が有意に遅延した（P＜0.0001）。デノスマブ群の骨折数は92件、対照群は175件と差がなかった。有害事象に差はなく、顎骨壊死は報告されなかった。

このように、閉経後のアロマターゼ阻害剤を受けた乳癌患者の骨折のリスクが年2回のデノスマブ投与により明らかに低下した（資料16-19）。

デノスマブとゾレドロネートの骨関連イベントの予防効果は、年齢、骨関連イベントの既往、ベースラインの骨痛の如何にかかわらず、第3相試験でデノスマブが優れていた。3件の乳癌、前立腺癌、他の固形癌の無作為化比較試験（5,543例）のメタアナリシスにおいて、ゾレドロネートに比較して、デノスマブは最初の骨関連イベントのリスクを低下した。これはPS、骨転移の部位、骨転移数、内臓転移の有無、尿中uNTxレベルの全てのサブグループで同様であった。また、初回およびそれ以降の骨関連イベントのリスクも全てのサブグループで低下した。腫瘍の種類でも同様であった。

デノスマブの有害事象は低カルシウム血症、顎骨壊死、アナフィラキシー、大腿骨骨折、皮膚感染症などが記載されている。

10）骨関連イベント

癌の骨転移による骨関連イベントとして、高カルシウム血症、病的骨折、脊髄圧迫ないし神経根圧迫、骨に対する外科手術または照射の必要性などがある（資料16-20）。最近のビスフォスフォネートの無作為化比較試験のエンドポイントとして、骨関連イベントの頻度、初回骨関連イベントまでの期間が選ばれている。しかし、骨痛、不動性、鎮痛剤使用、費用などは骨関連イベントの構成要素ではない。これらの点には論議がある。

再発・進行乳癌患者718例の後ろ向きの検討で、50%以上が骨関連イベン

トを発症し、このうちの51％が複数のイベントを示した。診断時に骨転移のみの患者の約80％、骨と内臓転移の患者の60％、骨転移を示さなかった患者の21％が骨関連イベントを示した。骨関連イベントの予測因子は初回転移部位、アルカリフォスファターゼ高値、3年未満の無病期間であった。多変量解析では診断時の骨転移の有無が骨関連イベントを予測した。

デノスマブとゾレドロネートの骨関連イベント予防効果を3件（5,543例）の無作為化比較第3相試験を骨転移をもつ乳癌、前立腺癌やその他の固形癌で比較した。ゾレドロネートに比べてデノスマブは初回骨関連イベントのリスクを有意に低下した。

(1) 高カルシウム血症

カルシウムのホメオスタシス（恒常性）は骨、腎、上皮小体、小腸が協調して調節する過程である。腫瘍はこのホメオスタシスをホルモン因子を生成することにより破壊し、体液性の高カルシウム血症を生じる異所腫瘍性状況をつくる。癌に伴う高カルシウム血症は骨転移による破骨細胞が起こす骨吸収か、骨転移が少ないかみられなくても、PTH-rP の分泌に伴う骨吸収により起こる（体液性の高カルシウム血症）。PTH の異所性分泌によることは稀である。このように、上皮小体亢進症と悪性腫瘍に伴う高カルシウム血症の主な病態生理は、破骨細胞による骨吸収である。

高カルシウム血症は腎機能を障害し、ナトリウムとカルシウムの排泄をもたらし、PTH と PTH-rP は尿細管のカルシウム再吸収を促進する。高カルシウム血症の症状は既存の骨痛の増強とともに、食欲不振、悪心、嘔吐、便秘、消化器潰瘍、急性膵炎などの消化器症状、不整脈、高血圧などの心血管系症状、口渇、多尿、腎結石などの腎症状、傾眠、全身脱力感、錯誤、昏睡などの神経・精神症状である。これらの症状は非特異的であり、末期癌自体の症状、全身的治療の副作用としてかたづけられることが少なくない。心電図上では QT 時間の短縮、ST 波の変化が特徴的である。

高カルシウム血症は全進行癌の5〜10％にみられるが、乳癌、多発性骨髄腫、肺扁平上皮癌に多い。再発・進行乳癌患者の10％が高カルシウム血症を発症したが、そのうちの85％は広範な骨転移を示した。骨のみの転移例では15％が高カルシウム血症を発症した。

高カルシウム血症の治療はまず、大量の生理食塩水を中心とした水分補給

を心血管系状態や腎機能に応じて200〜500 mL/時を行い、フロセミドなどの利尿剤によりナトリウムの利尿とともにカルシウムの腎よりの排泄を促すことが必要である。根本的には、破骨細胞性の骨吸収を阻害することが肝要であり、歴史的にはプリカマイシン、カルシトニン、硝酸ガリウムが用いられてきた。現在ではビスフォスフォネートやデノスマブによる治療が標準である。

　高カルシウム血症に対する治療としてのビスフォスフォネートの意義は確立している。第一世代のエチドロネートでも高カルシウム血症の40〜70%が奏効した。クロドロネートやパミドロネートは61〜100%、イバンドロネートは44〜67%、アレンドロネートは74%が高カルシウム血症を正常化することが確認された。窒素原子を含むビスフォスフォネート（パミドロネート、イバンドロネート、ゾレドロネート）は含まないビスフォスフォネートに比べてより強力であった。

　悪性高カルシウム血症の患者に対するビスフォスフォネートの効果は投与量と治療前の血清カルシウム濃度に依存した。

　２件の無作為化比較試験のプール解析において、中等度ないし高度の悪性高カルシウム血症［調整血清カルシウム≧3.00 mmol/L（12.0 mg/dL）］の287例に対して、ゾレドロネート（4 mgまたは8 mg）5分間静注とパミドロネート（90 mg）2時間点滴静注を比較した。臨床的エンドポイントは、投与後10日までの完全効果（血清カルシウムレベルの正常化）、奏効期間とTTRであった。275例の効果評価例で完全効果はゾレドロネート4 mg群で88.4%（パミドロネートに比べてP＝0.002）、ゾレドロネート8 mg群で86.7%（P＝0.015）、パミドロネート90 mg群で69.7%に得られた。高カルシウム血症の正常化は、ゾレドロネート治療により約50%が4日までに達成したが、パミドロネート治療では33.3%であった。完全効果の期間は上述の順に、32日、43日、18日で、ゾレドロネートが優れていた。高カルシウム血症の初回治療としてゾレドロネートがパミドロネートに比べて優れており、ゾレドロネート4 mgが再発または反復性の高カルシウム血症に推奨された（ゾレドロネート8 mg投与は腎障害が認められた）。

　わが国の悪性腫瘍に伴う高カルシウム血症に対して、ゾレドロネート4 mgの15分間点滴静注を25例で評価したところ、平均調整血清カルシウムレベルは投与後10日目までに14.5 mg/dLから9.6 mg/dLに低下した。完全

効果は84％で得られ、TTR 平均は23日（0～56日）であった。38℃以下の発熱がみられた。

(2) 脊髄圧迫と病的骨折

　転移性癌による脊髄圧迫（硬膜外脊髄圧迫）または馬尾神経圧迫は比較的ありふれた合併症であり、米国では年間20,000件以上にみられる。放置すれば事実上100％が対麻痺となり、救急処置が必要である。多くの脊髄圧迫の患者は短命であるが（6カ月以内）、3分の1は1年以上存命する。癌の脊椎転移による脊髄圧迫に対してQOLを維持、改善し、対麻痺を回避し、神経機能の回復のチャンスを目指すために、早急な治療を可及的速やか（24～36時間以内）に行うべきである。

　脊髄圧迫の症状は局所的な骨痛、脊髄根症状、下肢の筋力低下、大腸/膀胱機能障害、歩行失調、対麻痺などである。骨X線写真には限界がありMRI検査が脊髄圧迫の診断に最適である。脊髄圧迫に対する標準的な治療はコルチコステロイドと放射線療法であると考えられてきた。前向き試験の209例の評価例で30 Gyの照射による背部痛の緩和は82％にみられた。76％は歩行能力が可能または維持され、44％で排尿機能が改善した。早期の診断が機能回復の最も強力な予測因子であった。乳癌、骨髄腫、前立腺癌などが照射に反応しやすく、これらは奏効期間も長かった。

　276例の脊髄圧迫症例に対する照射により57％が背部痛の緩解、70％が歩行可能、89％が膀胱機能を回復した。生存期間中央値は4カ月であり、症状の改善期間の中央値は3.5カ月であった。

　1,304例の後ろ向き解析で脊髄圧迫例に対する照射により、運動機能の改善は26～31％、歩行可能の改善は63～74％に認められた。多変量解析で運動機能改善の予測因子は年齢、PS、原発癌の種類、罹患脊髄部位、癌の診断から脊髄圧迫までの期間、治療前の歩行状態、運動障害の期間であった。脊髄圧迫例の生存期間の予後因子は原発癌の診断から脊髄圧迫までの期間、脊髄圧迫直前の歩行状態、治療後の歩行状態であった。

　ドイツの「乳癌骨転移とそれによる脊髄圧迫に対する照射に関するガイドライン」によると、診断時期から治療開始までの時間が最も重要であった。予後と治療選択の基準は脊髄圧迫診断時の神経学的状況と神経症状の持続期間と進行の如何であった。放射線療法が効果的で第1選択とみなされ、即時

の外科侵襲は不必要であるとした。照射量と分割照射スケジュールは統一されなかった。硬膜外脊髄圧迫に対する減圧手術は照射に比べて優れているという報告が多くなった。歩行可能性や術後の生存期間は原発腫瘍の組織型によった。癌骨転移による脊髄圧迫症例を減圧手術後の照射（50例）と照射のみ（51例）に無作為に割り付けた。照射単独群（29/51、57％）に比較して外科手術＋照射群（42/50、84％）で歩行可能となる率が有意に6.2倍高かった（P = 0.001）。また、歩行可能な期間が有意に延長した（P = 0.003）。割り付け時に歩行不能であった患者では、外科手術＋照射群は照射群に比べて歩行可能となる率が高かった（10/16、62％ vs 3/16、19％、P = 0.01）。コルチコステロイドと麻薬鎮痛剤の必要性が手術群で有意に減少した。

おわりに

　乳癌は一つの疾患ではなく、4～5のサブタイプ（TN乳癌、HER2陽性、ルミナールAとルミナールBなど）に分かれ、ホルモン反応性や悪性度が異なり、再発・転移に関連する遺伝子（群）の発現の有無、程度が異なると考えられる。このようなサブタイプは、癌が大きくなる速度、転移しやすいか否か、早くから再発するか、遅く再発するかなどの癌の臨床的な態度、さらに、治療（化学療法、ホルモン療法、分子標的治療など）に効きやすいかどうかを決定する。

　遺伝子発現プロファイリングによる多遺伝子検査やIHC法によるER、PgR、IHC法とFISH法によるHER2、およびKi-67によりサブタイプが決定される。

　ER、PgR陽性、HER2陰性（ルミナールタイプ）の乳癌にはホルモン療法が有効である。閉経後のER陽性乳癌に対するタモキシフェン5年間投与は再発をほぼ半減し、乳癌死亡は最初の15年間には約3分の1減少した。アロマターゼ阻害剤はタモキシフェンに比べて、再発リスクを30％低下し、乳癌死亡リスクを14％低下した。

　一方、ER陰性乳癌に対する化学療法の発達、特にアンスラサイクリンとタキサンの治療により抗腫瘍効果が増強した。若年者では再発のリスクは39％有意に低下し、高齢者では28％有意に低下した。乳癌死亡リスクはそれぞれ32％、19％有意に低下した。

　さらに、最近の分子標的治療の発達は著しく、HER2阻害（トラスツズマブ、ラパチニブ、ペルツズマブ、トラスツズマブエムタンシン）、PI3K/AKT/mTOR阻害（エベロリムス）、CDK4/6阻害（パルボシクリブ）、血管新生阻害（ベバシズマブ）が有効であった。これらの分子標的治療薬は単独よりも、化学療法またはホルモン療法と併用して用いられる。このように、最近の乳癌サブタイプに適応した治療法の発展で、多くの乳癌患者の命が救われている。

　さらに、個々の乳癌のDNAを構成するヌクレオチドの塩基配列を決定し、ゲノムの変異などと乳癌の性格や治療に対する反応が正確に判別できる可能性がでてきた（次世代シークエンシング）。リキッド・バイオプシーに

より、乳癌の全経過で、ゲノムの特定の遺伝子（群）の変異（塩基配列変化）が腫瘍の進行をドライブしていることが決定できれば、この原因遺伝子をターゲットとした分子標的治療の効果が個人的なレベルで予測できる可能性が生じる。このように、個々の乳癌に特定した治療の選択が可能となり、いわゆる精密医療（precision medicine）が期待されている。

野村　雍夫（のむら　やすお）

九州大学医学部大学院卒業、九州大学医学部第2外科講師、国立病院九州がんセンター、にゅうわ会及川病院顧問 日本乳癌学会（元評議員、元理事、初代編集委員長）、名誉会員、日本癌学会（元評議員）、日本癌治療学会（元評議員）、日本外科学会（元評議員、元指導医）、EBCTCG (Early Breast Cancer Trialists' Collaborative Group)のExecutive Committee Member、ATLAS Trial (Adjuvant Tamoxifen Longer Against Shorter)のNational Coordinator of Japanなどを歴任

【著書】
『乳癌のホルモン療法（全11巻）』（リノ・メディカル株式会社）

及川　達司（おいかわ　たつじ）

広島大学医学部大学院卒業、広島大学原爆放射線医学研究所・外科部門、福岡大学医学部外科講師を経て、にゅうわ会及川病院理事長・院長

【共著】
『乳癌は予防できるか』（東京図書出版）

乳癌のホルモン療法を知っていますか

2018年12月3日　初版第1刷発行

著　者　野　村　雍　夫
　　　　及　川　達　司
発行者　中　田　典　昭
発行所　東京図書出版
発売元　株式会社 リフレ出版
　　　　〒113-0021　東京都文京区本駒込3-10-4
　　　　電話 (03)3823-9171　FAX 0120-41-8080
印　刷　株式会社 ブレイン

© Yasuo Nomura, Tatsuji Oikawa
ISBN978-4-86641-167-5 C0047
Printed in Japan 2018
落丁・乱丁はお取替えいたします。

ご意見、ご感想をお寄せ下さい。

[宛先]　〒113-0021　東京都文京区本駒込3-10-4
　　　　東京図書出版

CD-ROM に関するご注意

1．使用条件

　本書に付属するCD-ROM（以下、本CD-ROM）は、1人もしくは1台のコンピュータで使用することができます。同時に複数のコンピュータで使用する場合は、使用するコンピュータ台数と同数の本書の購入が必要となります。

　本CD-ROMは、DVDプレーヤーおよびCDプレーヤーでは再生できません。

2．著作権

　本CD-ROMは、著作権法によって保護されており、その内容を無断で転載、複製することはできません。

3．返品・交換

　製造上あるいは流通上の原因によるトラブルによって使用不能の場合は、トラブルの具体的な状態を明記の上、購入日より1カ月以内に小社までご返送ください。新しい製品と交換いたします。上記以外の交換には一切応じかねますので予めご了承ください。

4．著作者・出版社の責任

　著作者および出版社は、本CD-ROMの使用によって発生した、お客様の直接的・間接的な損害に対して一切責任を負いません。